SARCOPENIA
肌 少 症

原书第2版

原著　[西] Alfonso J. Cruz-Jentoft　[美] John E. Morley

主审　范　利　励建安　　主译　董碧蓉　胡亦新

中国科学技术出版社

· 北 京 ·

图书在版编目（CIP）数据

肌少症 : 原书第 2 版 / (西) 阿方索 · J.克鲁兹–詹托夫特, (美) 约翰 · E.莫利原著 ; 董碧蓉, 胡亦新主译 . — 北京 : 中国科学技术出版社 ,2023.9

书名原文 : Sarcopenia, 2e

ISBN 978-7-5236-0239-3

Ⅰ . ①肌… Ⅱ . ①阿… ②约… ③董… ④胡… Ⅲ . ①老年病 — 肌肉疾病 — 治疗 Ⅳ . ① R685

中国国家版本馆 CIP 数据核字 (2023) 第 127097 号

著作权合同登记号 : 01-2023-3501

策划编辑	延 锦 孙 超	
责任编辑	延 锦	
文字编辑	陈 雪	
装帧设计	佳木水轩	
责任印制	徐 飞	

出 版	中国科学技术出版社	
发 行	中国科学技术出版社有限公司发行部	
地 址	北京市海淀区中关村南大街 16 号	
邮 编	100081	
发行电话	010-62173865	
传 真	010-62179148	
网 址	http://www.cspbooks.com.cn	

开 本	889mm × 1194mm 1/16
字 数	504 千字
印 张	19
版 次	2023 年 9 月第 1 版
印 次	2023 年 9 月第 1 次印刷
印 刷	北京盛通印刷股份有限公司
书 号	ISBN 978-7-5236-0239-3/R · 3115
定 价	285.00 元

版权声明

译者名单

主　　审　范　利　中国人民解放军总医院

　　　　　励建安　南京医科大学第一附属医院康复医学中心

主　　译　董碧蓉　四川大学华西医院

　　　　　胡亦新　中国人民解放军总医院

副 主 译　康　琳　北京协和医学院

　　　　　王晶桐　北京大学人民医院

　　　　　李　敏　郑州市第九人民医院

　　　　　王　琳　上海体育学院

　　　　　荣湘江　首都体育学院

译　　者　（以姓氏笔画为序）

　　　　　邓一平　四川大学华西医院

　　　　　宁　静　郑州市第九人民医院

　　　　　吉英杰　中国人民解放军总医院

　　　　　邬真力　内蒙古自治区人民医院

　　　　　刘　硕　北京协和医学院

　　　　　刘小美　上海体育学院

　　　　　李　宇　辽宁省金秋医院

　　　　　李　翠　辽宁省金秋医院

　　　　　杨　萌　北京协和医学院

　　　　　肖　滢　北京协和医学院

　　　　　何逸康　南京医科大学第一附属医院康复医学中心

　　　　　邱俊强　北京体育大学

　　　　　邹　琳　中国人民解放军总医院

　　　　　邹艳慧　内蒙古自治区人民医院

　　　　　张　云　辽宁省金秋医院

　　　　　张　珑　辽宁省金秋医院

　　　　　张　童　周口职业技术学院

　　　　　张　勤　浙江大学医学院第一附属医院

　　　　　武笑楚　四川大学华西医院

　　　　　欧阳晓俊　南京医科大学附属老年医院

郝　蓉　北京大学人民医院

周　华　北京大学第三医院

赵晓雪　辽宁省金秋医院

赵瑞娜　北京协和医学院

哈　斯　内蒙古自治区人民医院

姜　珊　北京协和医学院

姜　娟　北京大学人民医院

耿佳旭　北京大学人民医院

高　伟　中国人民解放军总医院

高　畅　中国人民解放军总医院

曹振波　上海体育学院

董星娜　内蒙古医科大学

程勇前　中国人民解放军总医院

舒刚明　中国人民解放军总医院

游　琪　辽宁省金秋医院

谭雅鑫　北京体育大学

暴继敏　辽宁省金秋医院

薛　倩　北京大学人民医院

学术秘书　邹艳慧　杨存美　武笑楚

内容提要

　　本书引进自 WILEY 出版集团，是一部全面、系统介绍肌少症及其治疗方法和预防策略的著作。随着社会老龄化进程加速，肌少症对老年人健康的危害已经得到广泛关注，而国内关于此类疾病的图书甚少。全书共 28 章，详细阐明了肌少症的定义、流行病学、发生危险因素、评估及不良后果，并提出了运动干预、营养支持和预防手段等多种管理策略。书中配有大量精美插图，理论翔实，内容丰富，表达深入浅出，可作为从事老年健康管理和科研人员的案头工具书，也可作为医学生、老年健康服务者的指导参考书。

　　补充说明：本书涉及的英文缩略语较多，为方便读者学习掌握缩略语，特别汇总了"常用术语中英对照表"并更新至网络，读者可扫描右侧二维码，关注出版社医学官方微信"焦点医学"，后台回复"9787523602393"，即可获取。

主审简介

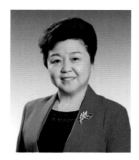

范 利

主任医师，教授，博士研究生导师，中国老年医学学会会长；国家老年疾病临床医学研究中心（中国人民解放军总医院）主任；第十一、十二届全国政协委员及教科文卫体专业委员会委员；中国医师协会常务理事；《中华保健医学杂志》《中华老年多器官疾病杂志》主编。中央军委保健委员会专家组专家，从事老年心血管专业及医疗保健工作 50 年。享受国务院政府特殊津贴。多次被评为中央保健先进个人，荣立个人二、三等功，并获得中央保健委员会荣誉证书及全军医疗保健特殊贡献奖。2013 年获中国女医师五洲女子管理科研创新奖；2014 年被评为全军保健杰出专家，获国家科技进步二等奖 2 项；军队医疗及科技成果一、二等奖 5 项，三等奖 6 项；"十一五"军队医学科技重大成果奖。作为首席专家承担国家"十一五"科技支撑计划，培养研究生 50 余名，主编国家级培训教材 1 套、心血管专著 13 部、科普图书 15 部，共发表论文 250 余篇。

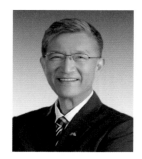

励建安

主任医师，教授，博士研究生导师，美国医学科学院国际院士，南京医科大学康复医学院名誉院长，江苏省人民医院钟山康复分院院长，亚洲和大洋洲物理医学与康复医学学会候任主席，《中国康复医学杂志》主编，中国老年医学学会运动健康分会名誉会长，中国残疾人康复协会副理事长，中国康复医学会终身成就奖获得者，曾主持国家级、省级课题近 20 项，以第一或通讯作者身份在国内外学术期刊发表论文 40 篇。

主译简介

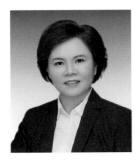

董碧蓉

主任医师，教授，博士研究生导师，国家老年疾病临床医学研究中心（四川大学华西医院）主任，中国老年医学学会运动健康分会会长，四川省学术和技术带头人。Elsevier 2018、2019 年中国高被引学者（Most Cited Chinese Researchers），获"国家名医盛典卓越建树奖"，2021 年全国老年医学领域专家国际论文学术影响力百强排名第 1 位。承担科技部重大专项、国家自然科学基金、教育部博士点基金、卫生部行业基金课题、卫生部中央保健局课题、国家药监局和省级课题、四川省科技厅课题等 40 余项。参与国际指南 3 项、组织专家共识 3 项，参与专家共识 6 项，获发明专利 7 项、著作权专利 2 项。主编和副主编教材 / 专著 18 部、参编 30 余部，在国内外学术期刊发表论文 400 余篇。

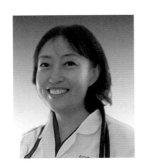

胡亦新

主任医师，副教授，硕士研究生导师，中国人民解放军总医院第二医学中心保健四科副主任，美国国家健康研究院老年所（NIH/NIA）访问学者，中国老年医学学会运动健康分会常务副会长，中国老年医学学会常务理事，国际交流工作委员会主任，北京医师协会高血压专业专家委员会委员，青委副主任委员，中国老年医学学会标准化专家库成员，国家老年疾病临床医学研究中心运行办副主任。研究方向老年高血压合并失能、认知障碍的早期评估干预，主持慢病合并衰弱系列研究及全国多中心临床注册研究（ChiCTR），国际 Pittsburgh Fatigability Scale 量表中文版负责人，*Aging Clinical and Experimental Research* 等 3 种期刊编委，主编国家级规划教材《老年医学临床实践技能进阶培训教程》《中国老年医疗照护》，副主编国家研究生教育"十三五"规划教材《老年医学》，主要执笔《老年高血压合并认知障碍诊疗中国专家共识 2021》《高龄老年人血压管理中国专家共识》《老年衰弱门诊服务规范》团体标准、北京卫健委《老年医学科多学科门诊服务模式与规范》。获软件著作权 2 项、医疗成果奖 4 项，以第一完成人身份主持课题 5 项，发表学术论文 40 余篇。

中文版序一

　　生命在于运动。对肌肉功能的保持和科学维护，赋予了老年人群保持运动功能、实现主动健康的内在能力。肌少症是引起老年人运动功能下降，导致跌倒、致残、失能和认知障碍等风险增加的重要疾病。近年来，随着对肌少症本质的深入研究，已发现肌肉功能与个体健康息息相关。当前，借助营养和运动手段对肌少症进行干预的防治策略已被赋予最高证据等级。肌少症的相关防治问题受到国内外老年医学领域学者们的重点关注，但在如何早期预防、精准诊治和科学康复等现实问题层面，尚欠缺指导性教材。

　　我国已经进入老龄化社会，《"健康中国 2030"规划纲要》《健康中国行动（2019—2030）》等纲领性文件陆续发布。在这一背景下，中国科学技术出版社引进此部 *Sarcopenia, 2e* 恰逢其时。将肌少症评估管理的最新证据引进和翻译具有重要意义，是响应积极老龄化的重要举措。我非常荣幸能够参与本书的译审工作，并在第一时间将这一里程碑式的肌少症专著分享给国内的广大老年健康从业者。

　　本书原著引进自 WILEY 出版集团，该机构是全球历史最悠久、最知名的学术出版集团之一，享有世界第一大独立学术图书出版商和第三大学术期刊出版商的美誉。本书是国际老年肌少症领域的经典著作，2012 年 10 月原著首次出版，2021 年 11 月第 2 版问世，深受全球读者好评。原著者为老年疾病研究领域的知名学者 Alfonso J. Cruz-Jentoft 和 John E. Morley。原著围绕肌少症核心问题，从宏观与微观角度系统设置本书章节，内容涵盖基础、临床研究成果、实用评估工具、疾病管理策略和跨学科进展等相关内容，并组织全球顶尖专家教授团队牵头撰写，是一部内容翔实、严谨且清晰的行业工具书。

　　我们组织本书的翻译，一方面是希望为广大读者全方位呈现肌少症研究的最新证据，并为老年健康从业者提供一部翔实的工具书、参考书；另一方面旨在推动我国肌少症相关疾病诊治和科学研究的深度与广度，为积极应对我国老龄化问题，贡献智慧与力量。

　　本书的译者团队汇聚了国内从事老年肌少症研究的权威专家和知名学者，部分译者也曾参与中国肌少症专家共识制订的相关工作。在本书主译董碧蓉主任、胡亦新主任的组织下，译者团队成员利用个人的休息和空闲时间，反复打磨、核对学术观点，经过 8 个月的不懈努力，最终完成本书的全部翻译工作。感谢全体译者团队成员的付出与奉献。

　　中国老年医学学会一直致力于老年疾病及失能防治、老年医学学科标准化建设和老年医学人才培养。本书是中国老年医学学会继牵头编写的《老年医学临床实践技能进阶培训教程》《中国老年医疗照护》等教材后，组织专家推出的又一部老年医学领域的实用工具书和教材，可供临床医学工作者、医学生、医养结合机构研究人员和其他老年健康从业者等参阅。由于医学技术进展迅速，加之文化背景差异，译文恐有个别欠妥之处。如读者发现有漏译、错译，欢迎不吝赐教指正。

中国人民解放军总医院　范利

中文版序二

1989 年，世界卫生组织对"健康"一词进行了定义，即"健康不仅是没有疾病，而且包括躯体健康、心理健康、社会适应良好和道德健康"。老年人群的健康状态与功能维护密切相关，其中，运动功能作为老年健康的核心能力之一备受关注。近年来，随着肌少症相关研究的重磅成果陆续发布，该疾病在与老年医学、康复医学等多学科协同研究的广度与深度上得到了高度重视。

本书围绕肌少症疾病特征，以国际前沿高质量证据为支撑，以立足临床研究、基础研究和生活方式研究为切入点，对疾病本质、病因、筛查、诊断、治疗、康复和卫生经济学等相关核心内容进行了系统阐述，为医务人员和老年健康服务从业者提供了一部实用型工具书。

随着我国进入老龄化、高龄化社会，肌少症不但是引起老年人跌倒、失能、认知障碍风险增加的重要疾病，还与许多慢病的不良预后有关。肌少症发生率随年龄增长显著升高，部分研究显示，70—80 岁老年人群中肌少症发生率高达 30%。在对肌少症患者早期干预的相关研究中发现，运动康复治疗策略效果较好，并且接受度较高。因此，呼吁社会各界提升对肌少症的识别与防控意识，提高临床医生的筛查和康复技能，对维护老年人群健康，促进积极老龄化具有深远意义。

感谢中国老年医学学会范利会长对本书翻译工作的大力支持与帮助。本书汇聚国内临床医学、康复医学、体育学、基础医学、流行病学等多学科领军型专家教授，对原著内容进行了系统、科学和严谨的翻译。同时，也非常感谢中国科学技术出版社能够引进这部实用型专著，为我国肌少症相关防治、康复和科研工作提供指导性教材。

最后，衷心希望国内各行业读者能够以本书为起点，不断探索符合我国人群特征的肌少症防治新策略、新模式和新证据。

南京医科大学第一附属医院康复医学中心　励建安

译者前言

　　随着我国老龄化问题日益严峻，肌少症因其与跌倒、不良生活行为习惯、认知衰退、慢病和共病等多个老年问题显著相关而备受关注。2016年，肌少症已经被正式赋予国际疾病分类 ICD-10 疾病编码，并在国家科技部的统筹和支持下开展了多个纵向大型临床研究。我国已先后发布了《中国老年人肌少症诊疗专家共识（2021）》《预防老年人肌少症核心信息中国专家共识（2021）》等标志性共识。对肌少症科学诊治问题的探索不仅是老年医学科的热点，还促使老年医学科与营养科、内分泌科、风湿免疫科和康复医学科等众多交叉学科发布了《肌少 – 骨质疏松症专家共识》《肌肉减少性肥胖的定义和诊断标准共识》，在促进临床研究的同时，增强了各科室的深度融合与学科建设。尽管肌少症的重要性得到了广泛认可，但目前尚无合适的指导性专著能够较为全面地阐述老年人肌少症的基础研究和临床研究进展；同时，也缺少科学应对肌少症的教材和指导性工具书。

　　本书原著是老年医学领域经典著作，由国际顶尖专家教授团队牵头撰写，为全新第 2 版，涵盖了当前国际肌少症研究的最新权威证据，我们非常荣幸能够参与并组织本书的翻译工作。原著内容覆盖面广，紧跟研究进展，翔实介绍了肌少症的定义、流行病学特点、疾病诊治等关键问题，我们翻译的初衷是为了满足从事老年医学、体育学、护理学、医学教育和老年健康从业者的迫切需要。

　　本书的译者团队来自老年医学、体育学、老年护理学等多领域权威专家，他们不仅是国内从事老年肌少症临床管理或研究的领衔专家，也是曾经牵头或参加我国肌少症专家共识撰写的行业奠基者。而且许多译者都具备海外学习和翻译专著的相关经历，从而确保了本书翻译工作的专业性、严谨性和准确性。

　　本书受保健专项课题（20BJZ30）国家老年医学疾病临床研究中心开放课题（NCRCG-PLAGH-2022008）资助。此外，我们非常感谢范利教授和励建安教授给予的专业指导。副主译和全体译者在紧张的工作之余，反复修改，倾力奉献，最终使本书编译工作顺利完成。感谢中国科学技术出版社在版权引进、组织出版等方面给予的大力支持。邹艳慧主任对全书统稿及学术观点确认进行了大量深入细致的工作；武笑楚老师和杨存美老师进行了名词校准与协调沟通，在此一并感谢！

　　本书可供临床医学工作者、医学生和老年健康从业者等参阅。由于医学技术与时俱进，加之原著中描述的国外医疗体系及文化背景与国内有所不同，书中的相关内容仅供读者参考。

　　最后，书中翻译如有失当之处，恳请读者批评指正！

四川大学华西医院　董碧蓉　　　　中国人民解放军总医院　胡亦新

原书前言

自 1988 年"肌少症"一词被首次提出以来，有关其病理生理学、定义（及适合不同种族的诊断界值）和管理的科学研究已迅速增加。尤其当肌少症被确立为一种肌肉疾病，并有了自己的 ICD-CM 诊断代码（ICD-10-CM M62.84）后，人们对其有了更多了解。原发性肌少症（与年龄有关）是老年医学专家、营养学家、老年病学家、流行病学家、生物学家、物理和职业治疗师，以及所有为老年人提供照护服务的健康专业人士的关注热点。对于一些慢性疾病（如充血性心力衰竭或慢性阻塞性肺疾病）患者，继发性肌少症则是越来越重要且可治疗的不良反应。

自 8 年前 Sarcopenia 首次出版以来，人们对衰老与肌肉如何相互作用而改变其功能的基础科学概念的理解取得了重大进展。同时，人们对肌肉量与功能测定的方法学也有了更深入的了解，这些知识与对肌少症的认识相辅相成。众所周知，由于肌肉流失导致的功能下降是肌少症发展的标志，这使得对该疾病的定义变得更加复杂，并且需要针对不同种族采用不同的定义。对肌少症的主要治疗方法是抗阻训练和其他多种类型的运动训练与营养补充相结合，但大量治疗肌少症的药物也正在开发中。这些令人振奋的迅猛进展促使我们编写了本书的第 2 版。

更新版本对有志于了解肌少症复杂性的所有健康服务专业人员、运动生理学家和研究人员是一部清晰、准确的参考书。书中不仅讨论了与年龄有关的肌肉萎缩在生物学方面的复杂性（除了疾病对肌肉的直接影响外，还有与之相关的肌肉萎缩），还介绍了有关肌少症迅速增长的流行病学进展，证明了肌少症对健康和个人生活质量的破坏性影响，并详细探讨了有助于识别和改善肌少症患者预后的诊断和管理方案进展。为此，我们召集了来自世界各地该领域的专家共同撰写本书。我们还着重探讨了将肌少症的一级和二级预防作为改善老年人生活质量的重要途径。

本书全面、系统地介绍了肌少症，是一部先进前沿的教科书。我们希望本书能成为所有对肌少症感兴趣者有价值的参考工具。本书各章编者都以深入浅出的方式对该领域的复杂议题进行了清晰的阐述，我们相信无论是刚进入这一领域的新人，还是有志于从事肌少症评估和治疗的研究专家、临床医生都可从中获益。

Alfonso J. Cruz-Jentoft

John E. Morley

目　录

第1章 肌少症的定义
Definitions of Sarcopenia

Alfonso J. Cruz-Jentoft　Beatriz Montero-Errasquín　John E. Morley　著

李　敏　译　宁　静　校　董碧蓉　审

一、肌少症：诞生和第一阶段

Irving Rosenberg 是研究肌少症的鼻祖，1988 年他创造了"肌少症"一词（源于希腊语，词根 "-sarx" 即肌肉，"-penia" 即缺少，意为"缺乏肌肉"），用以描述年龄相关性的瘦体重显著下降及其潜在的功能意义[1]。

随着估算肌肉量（或瘦体重）方法的不断增加，使用这些技术的流行病学研究也越来越多。基于这些参数的肌少症操作性定义是指肌肉量逐渐减少。例如，Baumgartner 使用了基于双能 X 线吸收法（dual-energy X-ray absorptiometry，DXA）测定四肢骨骼肌量的定义，用身高进行校正，并将肌少症定义为低于参考人群中健康年轻人（18—40 岁）性别特异性肌肉量均值的 2 个标准差[2]。纵向研究证实男性和女性都存在肌肉量的逐渐减少[3]。50 岁以后肌肉量每年下降的速度为 1%~2%。肌少症被定义为肌肉量的严重下降（低于健康年轻人群 2 个标准差），60—70 岁人群患病率为 5%~13%，80 岁以上的人群患病率为 11%~50%[4]。

虽然仅以肌肉量减少为基础的肌少症定义在科学界得到了很好的应用，但是临床医生、制药行业和监管机构对这一定义却不太满意。与骨密度不同，肌肉量的测定方法还没有被临床医生广泛采纳。监管机构也没有接受将肌肉量恢复作为一种药物被批准使用的有效理由。此外，简单地使用肌肉量作为测量指标会忽略肌少症的很多重要方面，肌肉量被证实对临床结局的预测能力较弱；肌肉量、肌肉功能（由肌肉力量和爆发力定义）、身体功能表现和其他下游结局之间的联系也不是线性的[5-8]。

事实上，所有临床测量肌肉量的方法都是估算，测量误差范围很大，这可以部分地解释为什么不是线性关系[9]。研究还表明，肌肉力量的下降比肌肉量的下降快 2~5 倍，这与肌肉质量的变化（定义为肌内脂肪）有关，对结局的预测更准确。

二、肌少症：成长及青春期

21 世纪的最初 10 年（2000—2009 年），肌肉功能的意义如此明确，导致了不同行动路线的产生，包括使用不同的术语来命名这种状态。动力减退症和克氏肌萎缩症被建议作为描述肌肉力量和爆发力丧失的替代术语[8, 10]，肌萎缩症被建议作为普遍性骨骼肌肉流失[11]的替代术语。但是，发表于 21 世纪第 1 个十年末的 6 个不同国际共识定义都提出在肌肉功能下降的基础上增加肌肉量减少来重新定义肌少症，使用的方法略有不同[10, 12-16]。

（一）欧洲老年肌少症工作组和亚洲肌少症工作组

欧洲老年肌少症工作组（European Working Group on Sarcopenia in Older People，EWGSOP）将肌少症定义为一种以肌肉量和力量的进行性、广泛性下降为特征的综合征，可导致不良结局风险增加，包括身体失能、生活质量下降和死亡率增加。这是迄今为止引用最广泛的定义，也是唯一得到一系列国际科学学会［欧洲老年医学会（European Geriatric Medicine Society，EuGMS）、欧洲临床营养与代谢学会（European Society for Clinical Nutrition and Metabolism，ESPEN）、欧洲地区国际老年病学和老年学协会（International Association of Geriatrics and Gerontology-European Region，IAGG-ER）、国际营养与衰老学会（International Academy on Nutrition and Aging，IANA）］认可的定义。根据 EWGSOP 标准，肌少症的诊断需要肌肉量减少的证据加上低肌肉力量或低身体功能表现的证据。为了鼓励所有卫生保健机构和患者进行肌少症的评估，EWGSOP 提供了种类繁多的评估工具以确保评估的可行性，使其在资源有限的环境中也可实施，包括将以身体功能表现（通常是指步速）为基础的案例查找建议算法作为临床实践中肌少症筛查最简单和最可靠的初始步骤。EWGSOP 还建议将肌少症分类（原发性或年龄相关性肌少症和继发性肌少症），并将肌少症进行分期以反映病情的严重程度，然而，EWGSOP 没有为定义中使用的每个参数推荐截断值提供证据。

EWGSOP 的倡议得到亚洲肌少症工作组（Asian Working Group on Sarcopenia，AWGS）[15] 的大力支持，AWGS 收集了来自亚洲国家肌少症研究的最佳证据，用来建立肌少症诊断共识，并且又向前迈出了一步，即提出了使用 DXA 或生物电阻抗分析测定的肌肉量性别特异性截断值和握力、步速的截断值。除了对社区居住的老年人进行肌少症筛查，AWGS 还建议在一定的临床条件下和医疗保健机构中进行肌少症评估，以促进肌少症在临床实践中的应用。

（二）欧洲临床营养与代谢学会特殊兴趣小组

ESPEN 成立了一个关于慢性消耗性疾病中的恶病质－厌食症特殊兴趣小组，小组最重要的任务是确认恶病质的定义、评估和分期[12]。该小组发表的第一篇关于恶病质和恶病质前期定义的共识文章中，需要鉴别恶病质和其他疾病相关性低肌肉量的标准，这成就了 ESPEN 特别兴趣小组与老年病学营养方面的合作。肌少症的诊断需同时满足 2 个条件：①低肌肉量［肌肉量百分比低于全国健康和营养调查（National Health and Nutrition Examination Survey，NHANES）年轻健康人群平均肌肉量测量值 2 个标准差以上］；②步速减低。

（三）肌少症、恶病质和消耗性疾病协会

肌少症、恶病质和消耗性疾病协会（Society for Sarcopenia，Cachexia and Wasting Disorders，SSCWD）传达了美国和欧洲研究人员制订的肌少症定义，这一定义能作为临床有用终点的一个有意义替代品、允许治疗、只包括与有意义的结果相关的纵向测量指标，有基于数据确定的截断值[10]。与其他小组的定义不同的是，"活动受限性肌少症"被确定为定义需要进行治疗性干预患者的首选术语。活动受限性肌少症被定义为与步速减低相关的肌肉减少，使用的方法与 ESPEN 提出的方法相呼应。活动受限不应该明确归因于特定疾病的直接影响，如外周血管疾病、中枢或外周神经系统疾病、痴呆或恶病质。该小组提出了一个问题：肌少症应该作为一个局限于老年人群使用的术语，还是作为适用于任何年龄成年人的通用术语。

（四）肌少症国际工作组

2009 年底，为了就肌少症的定义达成共识，来自美国、欧洲学术界和工业界的老年医学专家和科学家（其中一部分人员参与过其他共识的制订）组成的肌少症国际工作组（International Working Group on Sarcopenia，IWGS）在意大利会面。肌少症定义为与年龄相关的肌肉量减少和功能下降[14]。所有身体功能、力量或整体健康状况下降的老年患者，尤其是那些卧床不起、不能独立从椅子上站起来或步速缓慢的患者，都应该考

虑是否存在肌少症。在上述临床条件下，应该确定肌肉量减少是否为肌少症。

（五）美国国立卫生研究院基金会

几年以后，由美国国立卫生研究院基金会（Foundation for the National Institutes of Health，FNIH）生物标志物联盟发起的一项美国倡议使用了不同的方法定义肌少症，主要基于流行病学研究的 Meta 分析[16]。该倡议收集了 9 项社区老年人的研究数据，共有 26 625 名参与者，以确定低肌肉量（通过体重指数调整后的四肢瘦体重进行估算）和低肌肉力量（握力测量）的性别特异性截断值。这些截断值被证明与功能受限有关（包括步速缓慢，被用作其他定义的一个组成部分）。

AWGS 和 FNIH 都试图通过提出精确的参考值来定义每个变量的常态性，从而解决 EWGSOP 定义的一个重要限制，即没有推荐定义所包含参数的明确截断值。然而，目前所有的定义都同意肌少症的总体概念，即同时满足低肌肉量和肌肉功能下降 2 个条件，其定义为肌肉力量、功能下降或两者兼有。尽管一些建议也提及了肌肉质量的作用，但是目前还不是特别清楚。

从这些定义的产生过程中衍生出一些重要的里程碑：2016 年通过 ICD-10-CM 编码将肌少症确定为一种独立疾病[17]、第一个临床指南的制订[18]、欧洲药品管理局参与制订药物开发框架和工作的举措[19]。

三、肌少症的成熟：新的定义

10 年后，在更广泛的学术支持［在 ESPEN 和 EuGMS 中增加了国际骨质疏松症基金会（International Osteoporosis Foundation，IOF），欧洲骨质疏松症、骨关节炎和肌肉骨骼疾病临床和经济方面协会（European Society for Clinical and Economic Aspects of Osteoporosis, Osteoarthritis and Musculoskeletal Diseases，ESCEO）］下，EWGSOP 再次召开会议，回顾和更新了 2010 年的定义并回顾基础研究、流行病学和临床知识的进步，以促进肌少症在主要临床实践中的应用[20]。更新后的共识定义为 EWGSOP-2，指出肌肉力量下降、低肌肉量或低肌肉质量的个体将被诊断为肌少症。肌少症一旦影响身体功能表现的测量指标，将被划分为重度肌少症。肌少症现在被理解为可能急性出现（在急性疾病或突然不动的情况下）或具有慢性病程的器官（骨骼肌）衰竭或功能不全[21]。它与世界卫生组织提出的以功能为中心的新模式相一致，该模式以内在能力（定义为个人所有身心能力的总和）为焦点[22]。

EWGSOP-2 定义的 3 个主要进展源于新的见解：①肌少症不再是一种老年综合征，而是一种具有 ICD-CM 诊断代码（ICD-10-CM M62.84）的肌肉疾病；②引入肌肉质量下降作为新的诊断标准；③肌肉力量是公认的健康结局最佳预测指标。该定义旨在通过提供一种简单的诊断标准，将肌少症广泛应用于临床实践。AWGS 也发布并更新了定义[23]。澳大利亚和新西兰已经认可了 EWGSOP 的定义[24]。肌少症、恶病质和肌肉萎缩协会[25] 及国际衰弱和肌少症研究会议[18] 发表了类似的定义，侧重于力量或功能下降的同时伴有瘦体重下降。抗阻运动和主要治疗方法都被强烈推荐。

在美国，肌少症定义和结果联盟（Sarcopenia Definition and Outcomes Consortium，SDOC）在 2015 年得到国家老龄化研究所（National Institute on Aging，NIA）的资助，并得到 FNIH 的额外支持。SDOC 的目标是制订基于证据的诊断性瘦质量和（或）肌肉力量截断值，以便于识别危险人群或活动性失能，并将其作为潜在的功能促进疗法的目标人群[26]。与 FNIH 倡议一样，SDOC 为了从大量的受试者中积累数据，并能够计算出一种预测肌少症结局的算法，再次使用了流行病学的几个队列（大多数来自美国，也有欧洲）。该项目于 2019 年 8 月完成，最终文件和建议于 2020 年发布[27]。

肌少症现在已经远远超出了老年人的范围，最近的研究尝试将肌少症定义为器官疾病[28]，甚至存在于儿科[29]。

一项全球（欧洲、亚洲、美国、澳大利亚、新西兰）倡议正在进行中，试图就肌少症的可操作性定义达成共识，从而结束这一漫长历程。

四、新成员：骨骼、脂肪和肌肉

当前对肌少症的定义中没有考虑某些特定因素，例如，要解决脂肪、骨骼如何单独或两者共同发挥作用的路程还很漫长[30]。本书的其他章节中对其进行了详细讨论，然而，在这里有必要提到一些与一般定义相关的方面。

骨质疏松症是一种与肌少症密切相关的骨骼疾病，这种疾病被称为肌少 - 骨质疏松症。两者的并存似乎增加了与每一种疾病相关的跌倒和其他结局的风险[31]。肌少 - 骨质疏松症是否应该根据身体成分（即低肌肉量和低骨骼量）进行定义，或者能否将肌肉功能作为其一般性定义的一部分还存在争议[32, 33]。

"肥胖肌少症"疾病中经常同时存在肌少症和肥胖[34-37]。大多数估算骨骼肌量方法的准确性和校正会受到肌肉内脂肪增加和体重增加的重大影响。与肌少 - 骨质疏松症一样，在研究中，已经存在 2 种方法同时使用的情况，即身体成分法（即低肌肉量加上以脂肪增加或基于人体测量学定义的肥胖）和一种使用功能测量指标来定义肌少症的方法，并且正在努力完善这一类型的定义。

五、前沿：衰弱、恶病质、营养不良

衰弱、恶病质和营养不良是与肌少症有一些共同特征的疾病：它们经常出现在老年人群，预测不良结局，并以某种方式将低肌肉量包括在它们的定义中，这可能会导致临床医生试图给特定患者确定哪个疾病占主导地位时带来麻烦[38, 39]。

世界领导人营养不良倡议（Global Leadership Initiative on Malnutrition, GLIM）已经提出了包括肌肉量减少作为 3 种表型诊断标准之一的营养不良定义[40]。因此，肌肉功能正常的低肌肉量可能表明存在潜在的营养不良，这很可能是营养不良相关性肌少症的开端。

在广泛使用的恶病质定义中也包括低肌肉量，同时考虑了肌肉力量下降的作用[12, 41]。疾病相关性肌少症和恶病质（一个历史悠久的术语，用于描述与重度炎症疾病相关的严重体重减轻和肌肉萎缩）之间的界限非常模糊，通常取决于炎症程度、潜在的病理生理学、诱发条件，甚至来自于临床医生的判断[42]。

躯体衰弱和肌少症之间的联系在另一章中讨论。然而，与此相关的是，衰弱表型包括无意识的体重减轻（通常与肌肉萎缩有关）、虚弱（握力下降）和功能下降（步速减慢）[43]，这些都是肌少症定义的一部分。这两种情况密切相关，肌少症在一些躯体衰弱相关病例中起着重要作用[44, 45]。国际上和亚洲都已经有了对躯体衰弱的定义[46, 47]。

六、研究领域

正如其他常见疾病和专科一样，肌少症的定义正在迅速演变进展[48-50]。

在需要进一步改进肌少症定义的相关研究和争议领域中，有些可能值得关注的内容（排名不分先后）[25, 45]。

- 肌肉量测量需要从目前的估算改进为实际的测量，以便确定如何将该项参数的最佳值纳入肌少症的定义中[9]。
- 应阐明躯体表现（作为定义的一部分、严重程度测定指标或上游的结果）的作用[51]。
- 需要确定出适合不同种族的截断值。
- 我们仍然需要包含复杂人群（如住在疗养院的人群）的流行病学研究，目的是确定每个参数的最佳截断值，以及根据各参数预测结局的能力而定义肌少症的技术。
- 为了提升临床管理（效果），需要一种能在临床实践中区分恶病质、肌少症和营养不良的实用方法，但这在很多情况下可能不可行。

- 作为其他疾病（如肝病、肾病、癌症、大手术）并发症的肌少症定义，目前已经被大量研究所阐明，但仍有许多研究使用不包括功能的肌肉量范式。

- 在临床实践和研究中，就众多不良结局中哪一个与治疗肌少症更相关达成一致，这将增加确诊患者的数量并促进各种疗法的研究。

- 与肌肉量和功能测定相比[52]，需要说明简易筛查工具的需求性和作用。

- 最后，需要进一步完善肌少症的全生命周期概念。肌少症是一种老年疾病吗？还是应该将这一分界值转移和扩延伸至更年轻的人群？如果是这样，全生命周期都使用相同的定义，有效吗？

结论

肌少症最初被定义为年龄相关性的肌肉量减少。最新定义已从这一点扩展至包括使用不同方法测定的肌肉功能和肌肉量。目前的定义已经证实了肌少症有重要意义，发病率高，并与不良结局相关，但还不能将诊断和管理扩展到当前的临床实践中。肌少症的定义仍在不断研究中。

参考文献

[1] Rosenberg IH. Sarcopenia: origins and clinical relevance. *J Nutr.* 1997;127:990–991.

[2] Baumgartner RN, Koehler KM, Gallagher D, et al. Epidemiology of sarcopenia among the elderly in New Mexico. *Am J Epidemiol.* 1998;147:755–763.

[3] Delmonico MJ, Harris TB, Visser M, et al. Longitudinal study of muscle strength, quality, and adipose tissue infiltration. *Am J Clin Nutr.* 2009;90:1579–1585.

[4] von Haehling S, Morley JE, Anker SD. An overview of sarcopenia: facts and numbers on prevalence and clinical impact. *J Cachexia Sarcopenia Muscle.* 2010;1(2):129–133.

[5] Visser M, Goodpaster BH, Kritchevsky SB, et al. Muscle mass, muscle strength, and muscle fat infiltration as predictors of incident mobility limitations in well-functioning older persons. *J Gerontol Biol Sci Med Sci.* 2005;60:324–333.

[6] Newman AB, Kupelian V, Visser M, et al. Strength, but not muscle mass, is associated with mortality in the health, aging and body composition study cohort. *J Gerontol Biol Sci Med Sci.* 2006;61:72–77.

[7] Goodpaster BH, Park SW, Harris TB, et al. The loss of skeletal muscle strength, mass, and quality in older adults: the health, aging and body composition study. *J Gerontol Biol Sci Med Sci.* 2006;61:1059–1064.

[8] Clark BC, Manini TM. Sarcopenia = / = dynapenia. *J Gerontol Biol Sci Med Sci.* 2008;63: 829–834.

[9] Evans WJ, Hellerstein M, Orwoll E, Cummings S, Cawthon PM. D3 -creatine dilution and the importance of accuracy in the assessment of skeletal muscle mass. *J Cachexia Sarcopenia Muscle.* 2019;10(1):14–21.

[10] Morley JE, Abbatecola AM, Argiles JM, et al. Sarcopenia with limited mobility: an international consensus. *J Am Med Dir Assoc.* 2011;12:403–409.

[11] Fearon K, Evans WJ, Anker SD. Myopenia-a new universal term for muscle wasting. *J Cachex Sarcopenia Muscle.* 2011;2:1–3.

[12] Muscaritoli M, Anker SD, Argiles J, et al. Consensus definition of sarcopenia, cachexia and pre-cachexia: joint document elaborated by Special Interest Groups (SIG) 'cachexia-anorexia in chronic wasting diseases' and 'nutrition in geriatrics'. *Clin Nutr.* 2010;29(2):154–159.

[13] Cruz-Jentoft AJ, Baeyens JP, Bauer JM, et al. Sarcopenia: European consensus on definition and diagnosis: report of the European Working Group on Sarcopenia in Older People. *Age Ageing.* 2010;39:412–423.

[14] Fielding RA, Vellas B, Evans WJ, et al. Sarcopenia: an undiagnosed condition in older adults. Current consensus definition: prevalence, etiology, and consequences. International working group on sarcopenia. *J Am Med Dir Assoc.* 2011;12(4):249–256.

[15] Chen L-K, Liu L-K, Woo J, et al. Sarcopenia in Asia: consensus report of the Asian Working Group for Sarcopenia. *J Am Med Dir Assoc.* 2014;15(2):95–101.

[16] Studenski SA, Peters KW, Alley DE, et al. The FNIH sarcopenia project: rationale, study description, conference recommendations, and final estimates. *J Gerontol A Biol Sci Med Sci.* 2014;69(5):547–558.

[17] Anker SD, Morley JE, von Haehling S. Welcome to the ICD-10 code for sarcopenia. *J Cachexia Sarcopenia Muscle.* 2016;7(5):512–514.

[18] Dent E, Morley JE, Cruz-Jentoft AJ, et al. International Clinical Practice Guidelines for Sarcopenia (ICFSR): screening, diagnosis and management. *J Nutr Health Aging.* 2018;22(10):1148–1161.

[19] Le Lain R, Ignaszewski C, Klingmann I, Cesario A, de Boer WI, SPRINTT Consortium. SPRINTT and the involvement of stakeholders: strategy and structure. *Aging Clin Exp Res.* 2017;29(1):65–67.

[20] Cruz-Jentoft AJ, Bahat G, Bauer J, et al. Sarcopenia: revised European consensus on definition and diagnosis. *Age Ageing.* 2019;48(1):16–31.

[21] Cruz-Jentoft AJ. Sarcopenia, the last organ insufficiency. *Eur Geriatr Med.* 2020;75(7):1317–1323.

[22] Cesari M, Araujo de Carvalho I, Amuthavalli Thiyagarajan J, et al. Evidence for the domains supporting the construct of intrinsic capacity. *J Gerontol A Biol Sci Med Sci.* 2018;73(12):1653–1660.

[23] Chen LK, Woo J, Assantachai P, et al. Asian Working Group for Sarcopenia: 2019 consensus update on sarcopenia diagnosis and treatment. *J Am Med Dir Assoc.* 2020;21(3):300–307.e2.

[24] Zanker J, Scott D, Reijnierse EM, et al. Establishing an operational definition of sarcopenia in Australia and New Zealand: Delphi method based consensus statement. *J Nutr Health Aging.* 2019;23(1):105–110.

[25] Bauer J, Morley JE, Schols AMWJ, et al. Sarcopenia: a time for action. An SCWD position paper. *J Cachexia Sarcopenia Muscle.* 2019;10(5):956–961.

[26] Cawthon PM, Travison TG, Manini TM, et al. Establishing the link between lean mass and grip strength cut-points with mobility disability and other health outcomes: proceedings of the sarcopenia definition and outcomes consortium conference. *J Gerontol A Biol Sci Med Sci.* 2020;75(7):1317–1323.

[27] Bhasin S, Travison TG, Manini TM, et al. Sarcopenia definition: the position statements of the sarcopenia definition and outcomes consortium. *J Am Geriatr Soc.* 2020;68(7):1410–1418.

[28] Carey EJ, Lai JC, Sonnenday C, et al. A North American expert opinion statement on sarcopenia in liver transplantation. *Hepatology* 2019;70(5):1816–1829.

[29] Ooi PH, Thompson-Hodgetts S, Pritchard-Wiart L, Gilmour SM, Mager DR. Pediatric sarcopenia: a paradigm in the overall definition of malnutrition in children? *JPEN J Parenter Enteral Nutr.* 2020;44(3):407–418.

[30] Bauer JM, Cruz-Jentoft AJ, Fielding RA, et al. Is there enough evidence for osteosarcopenic obesity as a distinct entity? A critical literature review. *Calcif Tissue Int.* 2019;105(2):109–124.

[31] Nielsen BR, Abdulla J, Andersen HE, Schwarz P, Suetta C. Sarcopenia and osteoporosis in older people: a systematic review and meta-analysis. *Eur Geriatr Med.* 2018;9(4):419–434.

[32] Edwards MH, Dennison EM, Aihie Sayer A, Fielding R, Cooper C. Osteoporosis and sarcopenia in older age. *Bone.* 2015;80: 126–130.

[33] He H, Liu Y, Tian Q, Papasian CJ, Hu T, Deng H-W. Relationship of sarcopenia and body composition with osteoporosis. *Osteoporos Int.* 2016;27(2):473–482.

[34] Baumgartner RN, Wayne SJ, Waters DL, Janssen I, Gallagher D, Morley JE. Sarcopenic obesity predicts instrumental activities of daily living disability in the elderly. *Obes Res.* 2004;12(12):1995–2004.

[35] Donini L. Critical appraisal of definitions and diagnostic criteria for sarcopenic obesity based on a systematic review. *Clin Nutr.* 2020;39(8):2368–2388.

[36] Scott D, Hirani V. Sarcopenic obesity. *Eur Geriatr Med.* 2016;7(3):214–219.

[37] Barazzoni R, Bischoff SC, Boirie Y, et al. Sarcopenic obesity: time to meet the challenge. *Clin Nutr.* 2018;37(6 Pt A):1787–1793.

[38] Jeejeebhoy KN. Malnutrition, fatigue, frailty, vulnerability, sarcopenia and cachexia: overlap of clinical features. *Curr Opin Clin Nutr Metab Care.* 2012;15(3):213–219.

[39] Ter Beek L, Vanhauwaert E, Slinde F, et al. Unsatisfactory knowledge and use of terminology regarding malnutrition, starvation, cachexia and sarcopenia among dietitians. *Clin Nutr.* 2016;35(6):1450–1456.

[40] Cederholm T, Jensen GL, Correia MITD, et al. GLIM criteria for the diagnosis of malnutrition - a consensus report from the global clinical nutrition community. *Clin Nutr.* 2019;38(1):1–9.

[41] Fearon K, Strasser F, Anker SD, et al. Definition and classification of cancer cachexia: an international consensus. *Lancet Oncol.* 2011;12(5):489–495

[42] Peterson SJ, Mozer M. Differentiating sarcopenia and cachexia among patients with cancer. *Nutr Clin Pract.* 2017;32(1):30–39.

[43] Fried LP, Tangen CM, Walston J, et al. Frailty in older adults: evidence for a phenotype. *J Gerontol Biol Sci Med Sci.* 2001;56:146–156.

[44] Morley JE. Frailty and sarcopenia: the new geriatric giants. *Rev Investig Clin.* 2016;68(2): 59–67.

[45] Cruz-Jentoft AJ, Sayer AA. Sarcopenia. *Lancet.* 2019; 393(10191):2636–2646.

[46] Dent E, Lien C, Lim WS, et al. The Asia-Pacific clinical practice guidelines for the management of frailty. *J Am Med Dir Assoc.* 2017;18(7):564–575.

[47] Dent E, Morley JE, Cruz-Jentoft AJ, et al. Physical frailty: ICFSR international clinical practice guidelines for identification and management. *J Nutr Health Aging.* 2019;23(9): 771–787.

[48] Ram CVS, Giles TD. The evolving definition of systemic arterial hypertension. *Curr Atheroscler Rep.* 2010;12(3):155–158.

[49] Słdki M, Respondek-Liberska M, Pruetz JD, Donofrio MT. Fetal cardiology: changing the definition of critical heart disease in the newborn. *J Perinatol.* 2016;36(8):575–580.

[50] Louis ED. The evolving definition of essential tremor: what are we dealing with? *Parkinsonism Relat Disord.* 2018;46(Suppl 1): S87–S91.

[51] Beaudart C, Rolland Y, Cruz-Jentoft AJ, et al. Assessment of muscle function and physical performance in daily clinical practice: a position paper endorsed by the European Society for Clinical and Economic Aspects of Osteoporosis, Osteoarthritis and Musculoskeletal Diseases (ESCEO). *Calcif Tissue Int.* 2019;105(1):1–14.

[52] Malmstrom TK, Miller DK, Simonsick EM, Ferrucci L, Morley JE. SARC-F: a symptom score to predict persons with sarcopenia at risk for poor functional outcomes. *J Cachexia Sarcopenia Muscle.* 2016;7(1):28–36.

第 2 章　增龄性肌少症的流行病学研究
Epidemiology of Muscle Mass Loss with Age

Marjolein Visser　著

李　敏　译　宁　静　校　董碧蓉　审

20 世纪 70 年代初和 80 年代早期，新的身体成分测量方法的不断发展催生了该主题的更多研究，包括年轻人和老年人之间身体成分差异的研究。紧随这些初步研究之后，很多更大规模的研究稳步跟进，覆盖年龄范围广，探讨了身体成分的全生命周期变化（情况），描述了肌肉量和去脂体重在不同年龄组的变化。这些研究为肌少症概念的发展演变提供了重要的科学依据。肌少症最初被定义为与年龄相关的肌肉量减少[1]。该术语源自希腊语 sarx（肌肉）和 penia（缺少）。这一概念的发展进一步激发了对这一特定身体成分领域的研究。最近，在老年人群进行的大规模研究已经包含了骨骼肌量的精确测量。此外，随着时间推移，这些测量被不断重复，使肌少症病程能够得到研究。

本章将就探讨年龄相关（增龄）性肌肉量下降的流行病学研究进行讨论。首先，将阐述几项横断面研究对年轻人和老年人身体组成的比较。然后，将讨论前瞻性研究，探讨老化过程中的身体成分变化。本章将以新近的前瞻性研究结果作为结尾，这些研究精确测量了大样本老年人肌肉量的变化。

一、不同年龄段肌肉量的差异

20 世纪 80 年代开始的几项小型研究已经对年轻和老年男性、女性的肌肉大小进行了比较。这些结果显示，通过使用复合超声成像技术，70 多岁健康女性的股四头肌横截面积比 20 多岁的女性缩小 33%[2]。使用相同的方法和年龄组，健康老

年男性股四头肌横截面积缩小 25%[3]。一项使用计算机断层扫描（computed tomography，CT）对整个大腿扫描 5 次以研究大腿组成（成分）的研究观察到，老年男性的肌肉横截面积与年轻男性相比更小，尽管他们的大腿总横截面积相似。老年男性的总肌肉横截面积减少了 13%，股四头肌减少了 25.4%，腘绳肌横截面积减少了 17.9%[4]。利用腿部前腔室磁共振成像法对年轻和老年男性、女性的肌肉面积进行了测定[5]，老年人的收缩（即肌肉）组织面积比年轻人小，女性小 11.5%，男性小 19.2%。使用不同身体组成成分测量技术所获得的这些数据清楚地表明，老年人的肌肉比年轻人小。所观察到的 20 岁和 70 岁的肌肉大小差异表明算出骨骼肌量丢失的速度是每年减少 0.26%～0.56%。

肌肉内非肌肉组织的数量已经得到评价，通过使用 5 次大腿 CT 扫描法对 11 名老年男性和 13 名青年男性进行评估[4]。老年男性股四头肌的非肌肉组织多 59.4%，腘绳肌的非肌肉组织多 127.3%。在一项类似的研究中，老年男性跖屈肌的非肌肉组织数量比年轻男性多 81%[6]。因此，这些研究表明，老年人除了肌肉大小缩小之外，肌肉的组分也随着年龄的增长而变化，导致老年阶段的肌肉"瘦"组织减少。

身体成分测定方法随着时间推移而日益普及，如生物电阻抗法（Bioelectrical impedance analysisi，BIA）和双能 X 线吸收法（DXA），于是肌肉大小

的横断面数据得到了收集，这些数据来自包括很大年龄范围的大型研究样本。这些研究案例的研究对象是以 10 岁为 1 个年龄组，使用了来自 DXA 测定的瘦体重（去骨和去脂体重）和来自 BIA 的去脂体重指标[7, 8]（图 2–1）。老年组全身去脂体重、全身瘦体重、肌肉量、上下肢瘦体重均较低。图 2–2 展示了每 10 岁为一个年龄组的男性和女性之间肌肉大小的差异。这些数据已经表明随着年龄组的增加，通过 DXA[9] 评估的全身瘦体重和下肢瘦体重不断降低、上肢肌肉横截面积不断缩小（来自人体测量学数据[10]）、小腿肌肉横截面积变小（来自四肢定量 CT[11]）。这些来自意大利、澳大利亚、印度、日本和美国样本的横断面数据一致表明，肌肉大小随着年龄增长而变小。这些数据还表明随着年龄的增长，男性的肌肉大小下降幅度比女性更大。

来自 72 名 18—69 岁女性样本的横断面数据显示，年龄与大腿中部 CT 扫描评估的低密度瘦组织数量之间存在很强的相关性。CT 评估的肌肉组织密度反映了肌肉内的脂肪浸润数量[12]。更大的年龄与低密度瘦组织数量增加有关（相关系数 = 0.52[13]）。这一结果再次表明，随着年龄的增长，肌肉的脂肪浸润越来越多。

然而，这些横断面研究数据应仔细解释为队列和时期效应，而不是年龄本身，这可能导致观察到的不同年龄组之间肌肉大小和肌肉成分的差异。例如，众所周知，身高的队列差异是决定肌肉大小的一个重要因素，可能是老年人比年轻人肌肉量低的一部分原因。此外，生活方式（如运动、饮食和肥胖状况）和工作需求的时期差异可能对不同年龄组的肌肉大小和肌肉成分产生差异性影响。因此，需要对同一个体的前瞻性数据进行研究，以确定肌肉量在年龄增长过程中的真实变化。

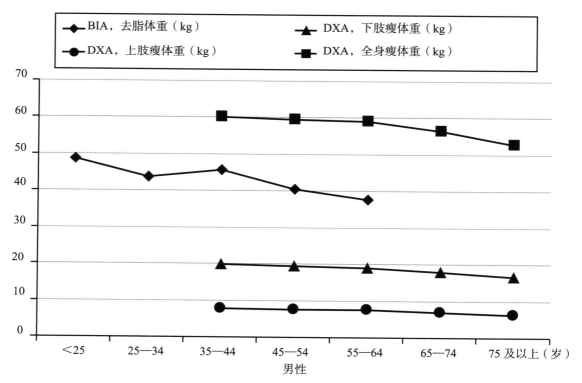

▲ 图 2–1 不同年龄组男性使用不同的身体成分测定方法的去脂体重和肌肉量差异
BIA. 生物电阻抗法；DXA. 双能 X 线吸收法（引自参考文献 [7, 8]）

二、年龄增长过程中肌肉量变化

Forbes 是第一批前瞻性数据的研究人员之一，他们首次使用 ^{40}K 测定法数据[14] 报道了一小群成年人瘦体重呈增龄相关性下降。研究显示，13 名年龄 22—48 岁男性和女性的下降率为每年 0.41%。

之后的许多前瞻性研究使用 BIA、同位素稀释、皮肤褶皱和水下称重等身体成分测定技术，探讨去脂体重和全身总含水量在年龄增长过程中的变化情况[15-21]。由于这些研究所使用的身体成分方法测定的去脂体重和全身总含水量还包括瘦组织、非肌肉组织，如内脏器官和骨骼，所以并没有获得骨骼肌量的精确数值。因此，这些研究仅仅能提供年龄增长过程中肌少症变化情况的粗略估计。

最近的前瞻性研究已经在大量的老年男性和女性样本中使用 DXA 测定了四肢肌肉量的下降情况[22-25]，并使用 CT 测量了肌肉横截面积的减

少情况[26, 27]。这些研究的特点见表 2-1。我们能从这些研究中获得一个关于肌少症过程的精准评估。据估计，老年男性骨骼肌量年相对下降率为 0.65%～1.39%，老年女性骨骼肌量年相对下降率为 0.61%～0.80%（图 2-3）。即使在体重稳定的老年人中也能观察到四肢肌肉量下降[24, 25]。老年男性骨骼肌量随年龄增长的绝对下降率和相对下降率都高于女性。此外，前瞻性研究显示，在 40—90 岁年龄组，骨骼肌量的年相对降幅随着年龄的增长而增加[23, 28]。例如，腿部瘦体重 6 年的相对变化从 40 多岁的 –0.33% 增加到 70 多岁的 –0.65%。男性的这一比例从 –0.07% 上升到 –0.65%[23]。

年龄增长过程中的肌肉脂肪预期变化数据有限。来自健康、衰老的身体成分研究的数据显示，在 5 年的随访中，老年男性大腿中部肌肉间脂肪增加了 3.1cm²，老年女性增加了 1.7cm²[29]。这意味

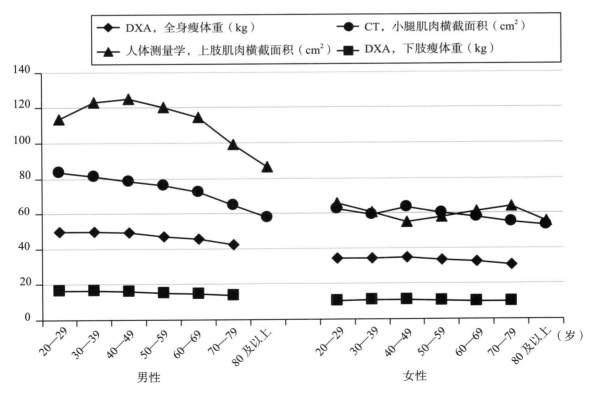

▲ 图 2-2　不同年龄组的男性和女性使用不同的身体成分测定方法在肌肉横截面积和瘦体重方面的差异
DXA. 双能 X 线吸收法；CT. 计算机断层扫描（引自参考文献 [9-11]）

表 2-1　通过 DXA 或 CT 评估老年男性和女性骨骼肌含量与年龄相关性的前瞻性研究的特点

文　献	数量和性别	国　家	年龄［标准差或变化范围（岁）］	平均随访时间（年）	身体成分测定法	肌肉测量
[22]	1129 男性 1178 女性	美国	70—90	7	DXA	下肢瘦体重
[23]	114 男性 95 女性	日本	70—79	6	DXA	下肢瘦体重
[24]*	24 男性 54 女性	美国	60—90	4.7	DXA	四肢瘦体重
[25]*	60 男性 101 女性	意大利	68—78	2	DXA	四肢瘦体重
[26]	869 男性 934 女性	美国	70—79	5	CT	大腿中部肌肉横截面积
[27]	188 男性 166 女性	英国	68.9（2.5） 69.2（2.6）	7	四肢定量 CT	手臂肌肉面积

*. 体重稳定样本；DXA. 双能 X 线吸收法；CT. 计算机断层扫描

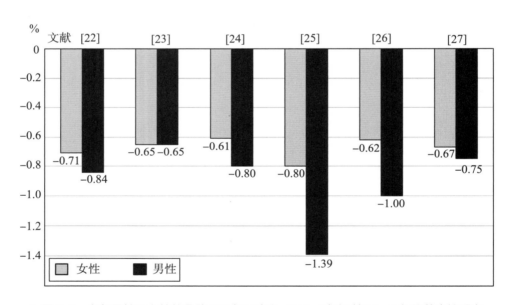

▲ 图 2-3　老年男性和女性的骨骼肌量年下降率（%），随访时间 2～7 年的前瞻性研究

着男性每年增长 9.7%，女性每年增长 5.8%。这种增加与大腿中部皮下脂肪的减少相平行，特别是肌肉组织的脂肪浸润随着年龄增长而增加。此外，平均年龄为 47.3 岁的 99 名成年男性双胞胎的数据显示，通过 $L_3 \sim L_4$ 水平的磁共振成像（magnetic resonance imaging，MRI）评估，在 15 年期间肌肉横截面积 / 功能横截面积的比值下降，表明随着年龄的增长，椎旁肌肉脂肪浸润不断增加[30]。

从这些身体成分研究可以得出结论，肌肉量随着年龄的增长而显著下降。同时，肌肉成分发生变化，脂肪浸润增加。了解这些变化对健康老龄化的潜在影响非常重要。

参考文献

[1] Rosenberg IH (1997) Sarcopenia: origins and clinical relevance. *J Nutr* 127(5 Suppl), 990S–991S.

[2] Young A, Stokes M, Crowe M (1984) Size and strength of the quadriceps muscles of old and young women. *Eur J Clin Invest* 14, 282–287.

[3] Young A, Stokes M, Crowe M (1985) The size and strength of the quadriceps muscles of old and young men. *Clin Physiol* 5, 145–154.

[4] Overend TJ, Cunningham DA, Paterson DH, Lefcou MS (1992) Thigh composition in young and elderly men determined by computed tomography. *Clin Physiol* 12, 629–640.

[5] Kent-Braun JA, Ng AV, Young K (2000) Skeletal muscle contractile and noncontractile components in young and older women and women. *J Appl Physiol* 88, 662–668.

[6] Rice CL, Cunningham DA, Paterson DH, Lefcoe MS (1989) Arm and leg composition determined by computed tomography in young and elderly men. *Clin Physiol* 9, 207–220.

[7] Atlantis E, Martin SA, Haren MT, et al. (2008) Lifestyle factors associated with age-related differences in body composition: the Florey Adelaide Male Aging Study. *Am J Clin Nutr* 88, 95–104.

[8] Das BM, Roy SK (2010) Age changes in the anthropometric and body composition characteristics of the Bishnupriya Maniopuris of Cachar district, Assam. *Adv Biosci Biotechnol* 1, 122–130.

[9] Ito H, Ohshima A, Ohto N, et al. (2001) Relation between body composition and age in healthy Japanese subjects. *Eur J Clin Nutr* 55, 462–470.

[10] Metter EJ, Lynch N, Conwit R, et al. (1999) Muscle quality and age: cross-sectional and longitudinal comparisons. *J Gerontol Biol Sci* 54A, B207–B18.

[11] Lauretani F, Russo CR, Bandinelli S, et al. (2003) Age-associated changes in skeletal muscles and their effect on mobility: an operational diagnosis of sarcopenia. *J Appl Physiol* 95, 1851–1860.

[12] Goodpaster BH, Kelley DE, Thaete FL, et al. (2000) Skeletal muscle attenuation determined by computed tomography is associated with skeletal muscle lipid content. *J Appl Physiol* 89, 104–110.

[13] Ryan AS, Nicklas BJ (1999) Age-related changes in fat deposition in mid-thigh muscle in women: relationships with metabolic cardiovascular disease risk factors. *Int J Obes Relat Metab Disord* 23, 126–132.

[14] Forbes GB, Reina JC (1970) Adults lean body mass declines with age: some longitudinal observations. *Metabolism* 19, 653–663.

[15] Noppa H, Anderson M, Bengtsson C, et al. (1980) Longitudinal studies of anthropometric data and body composition. *Am J Clin Nutr* 33, 155–262.

[16] Murray LA, Reilly JJ, Choudhry M, Durnin JVGA (1996) A longitudinal study of changes in body composition and basal metabolism in physically active elderly men. *Eur J Appl Physiol* 72, 215–218.

[17] Guo SS, Zeller C, Chumlea WC, Siervogel RM (1999) Aging, body composition, and lifestyle: the Fels Longitudinal Study. *Am J Clin Nutr* 70, 405–411.

[18] Hughes VA, Frontera WR, Roubenoff R, et al. (2002) Longitudinal changes in body composition in older men and women: role of body weight change and physical activity. *Am J Clin Nutr* 76, 473–481.

[19] Kyle UG, Zhang FF, Morabia A, Pichard C (2006) Longitudinal study of body composition changes associated with weight change and physical activity. *Nutrition* 22, 1103–1111.

[20] Dey DK, Bosaeus I, Lissner L, Steen B (2009) Changes in body composition and its relation to muscle strength in 75-year-old men and women: a 5-year prospective follow-up study of the NORA cohort in Göeborg, Sweden. *Nutrition* 25, 613–619.

[21] Genton L, Karsegard VL, Chevalley T, et al. (2011) Body composition changes over 9 years in healthy elderly subjects and impact of physical activity. *Clin Nutr* 30, 436–442.

[22] Koster A, Ding J, Stenholm S, et al. (2011) Does the amount of fat mass predict age-related loss of lean mass, muscle strength, and muscle quality in older adults? *J Gerontol A Biol Sci Med Sci* 66, 888–895.

[23] Kitamura I, Koda M, Otsuka R, et al. (2014) Six-year longitudinal changes in body composition of middle-aged and elderly Japanese: age and sex differences in appendicular skeletal muscle mass. *Geriatr Gerontol Int* 14, 354–361.

[24] Gallagher D, Ruts E, Visser M, et al. (2000) Weight stability masks sarcopenia in elderly men and women. *Am J Physiol* 279, E366–E375.

[25] Zamboni M, Zoico E, Scartezzini T, et al. (2003) Body composition changes in stableweight elderly subjects: the effect of sex. *Aging Clin Exp Res* 15, 321–327.

[26] Santanasto AJ, Goodpaster BH, Kritchevsky SB, et al. (2017) Body composition remodeling and mortality: the Health Aging and Body Composition study. *J Gerontol Med Sci* 72, 513–519.

[27] Patel A, Edwards MH, Jameson KA, et al. (2018) Longitudinal change in peripheral quantitative computed tomography assessment in older adults: the Hertfordshire Cohort study. *Calcif Tissue Int* 103, 476–482.

[28] Kim KM, Lim S, Oh TJ, et al. (2018) Longitudinal changes in muscle mass and strength, and bone mass in older adults: gender-specific associations between muscle and bone losses. *J Gerontol Med Sci* 73, 1062–1069.

[29] Delmonico MJ, Harris TB, Visser M, et al. (2009) Longitudinal study of muscle strength, quality, and adipose tissue infiltration. *Am J Clin Nutr* 90, 1579–1585.

[30] Fortin M, Videman T, Gibbons LE, Battié MC (2014) Paraspinal muscle morphology and composition: a 15-yr longitudinal magnetic resonance imaging study. *Med Sci Sports Exerc* 46, 893–901.

第3章　线粒体在增龄相关性肌少症中的作用
The Role of Mitochondria in Age-Related Sarcopenia

Luigi Ferrucci　Marta Zampino　Paul Coen　Bret H. Goodpaster　著
哈　斯　邹艳慧　译　　邹真力　校　　胡亦新　审

一、肌肉转化化学能为机械能

骨骼肌作为人体最大的器官，在衰老过程中会经历生物、表型及功能的改变。衰老所致肌肉量下降的速度比整体去脂体重更快。肌肉的减少从 40 岁开始，70 岁以后下降速度加快[1]。同期出现的肌肉力量下降的程度超过了预期肌肉量减少的水平。这与在人类和动物模型上观察到的衰老过程中肌肉出现的生物学和形态结构改变一致[2]。

肌肉的主要功能是产生机械能，机械能是身体不同部位完成行走、物体的制作和搬运、眼睛运动、肺部舒张和回缩、喉头开合的控制等很多基础功能性运动所必不可少的。产生机械力所需能量来自腺苷三磷酸（adenosine 5'-triphosphate，ATP）转化为腺苷二磷酸（adenosine diphosphate，ADP）和无机磷时水解释放出的高能磷酸键。通过磷酸肌酸（phosphocreatine，PCr）穿梭循环系统，能量得以流动并持续地满足机体的需求，这个循环系统促使高能磷酸键从肌细胞线粒体转移至肌原纤维（图 3-1）。有趣的是，体内 95% 以上的肌酸位于能量利用波动最大的横纹肌[3]。除收缩之外，正常的骨骼肌还需要持续的能量流动来维持钠 – 钾泵的活性，以及保证钙离子的转运和蓄积。维持这些活动所消耗的能量在肌肉静息耗能中占比很大，而在剧烈活动时的占比却很小[4]。

人体股四头肌中的 ATP 浓度为 5.5mmol/L（以每千克肌肉组织为单位）[5]，ATP 的水解速度在收缩过程中 18mmol/（L·min）（中等强度）增加至且在次级等长收缩时增至 55～80mmol/（L·min），甚至为了能给动态收缩提供最大能量而高达 160mmol/（L·min）。因此，如果新的供给中断，现有的 ATP 仅能支持肌肉收缩 5.5/80=0.0685min 也就是不到 4s 时间。所以，骨骼肌产生高效而强劲的力量需要 PCr 持续水解生成 ATP。肌肉组织在一次简短的运动中唯一的显著生化改变是 PCr 减少和无机磷增加[6]。值得一提的是，尽管 PCr 是化学能量的聚集体，它的浓度也仅仅是 ATP 的 4 倍，因此如果没有线粒体持续产生 ATP 来更新，现有的 PCr 浓度也只能支持肌肉收缩多几秒而已。在低强度运动中，这个系统可以保持较长时间的稳定，而当剧烈运动时，不论是有氧还是无氧运动，它都超过了产能的能力[6]。这就是为什么剧烈的重复的肌肉收缩只能维持很短的时间，并且随着年龄增长产能的效率逐渐下降，因此疲劳前的时间逐渐缩短。需要注意的是，当收缩停止时，线粒体产生的 ATP 可以恢复 PCr 浓度储备至运动前水平。PCr 恢复效率可采用 ^{31}P– 磁共振光谱分析测定并以此评估线粒体功能[7]。

鉴于能量利用对维持骨骼肌的适当功能所起的关键作用，线粒体功能障碍被视为增龄相关性肌少症主要原因的假说就不足为奇了[8]。线粒体 DNA（mitochondrial DNA，mtDNA）基因中个别母系遗传突变和编码线粒体蛋白的部分核基因突变与能量代谢受损相关，并且能引发不同程度

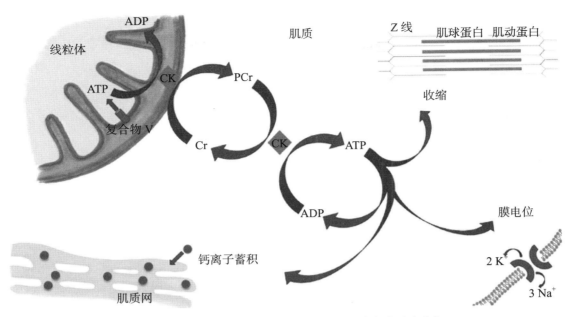

▲ 图 3–1　磷酸肌酸能量穿梭系统（此图彩色版本见书末）

电子传递链复合物 V 产生的 ATP 在线粒体基质中将肌酸（Cr）转化为磷酸肌酸（PCr），反过来在肌质中将 ADP 磷酸化。能量循环产生的 ATP 通过刺激肌原纤维的肌球蛋白链、维持膜电位以及蓄积肌质网中钙离子，从而刺激肌肉收缩

ADP. 腺苷二磷酸；ATP. 腺苷三磷酸；CK. 肌酸激酶；K^+. 钾离子；Na^+. 钠离子

的与增龄相关性肌少症相类似的脑损伤相关性肌病[9]，这一事实与以上假说相符合。此外，最近一项在多民族人群中开展的关于基因表达的研究有力证明，线粒体完整性受损和质量下降是衰弱和增龄相关性肌少症的生物学特征[10]。

二、增龄相关性线粒体功能衰退及其对肌肉健康和功能影响的证据

多项研究发现即使是健康个体，线粒体体积和功能也会随着增龄而下降，而且多病共存和久坐不动人群的下降维度更显著[8, 11]。此外，长期运动可显著增大老年人肌肉中的线粒体体积[12, 13]，与增龄、衰老相比，运动与线粒体容量和表现的相关性似乎更强[14, 15]。然而，线粒体功能障碍在作为肌少症产生的原因尚未明确，各个研究结果间存在争议，这仍是一个需要深入调查研究的领域。

动物研究已经发现，骨骼肌细胞内线粒体的数量和质量随着增龄而下降，这一点在老年人群中也得到了证实[16-21]。大部分而不是全部关于肌肉组织的研究都采用了共焦显微镜和电子显微镜，这些研究发现，随着增龄，线粒体的数量和整体质量均改变和下降，形态也发生变化[22]。这与发现性研究的结果相一致，这类研究证明线粒体转录子和蛋白质是老年人群骨骼肌中最不具有代表性的转录子和蛋白质[23]。值得一提的是，蛋白质组学研究表明即使在十分健康的人群，整个线粒体蛋白质类也随着年龄的增长而变得代表性不足，包括结构蛋白、电子传递链（electron transport chain，ECT）复合物相关蛋白、糖酵解和三羧酸循环（图 3–2）中的关键酶蛋白[24]。全部线粒体质量占肌肉质量的百分比（更准确地说是肌肉蛋白的百分比）也随增龄而下降。这两者是统一的。

线粒体质量和功能衰退对肌肉健康有重要影响。采用 ^{31}P 标记的 MRI 光谱学方法的研究表明，即使在相对健康的人群，ATP 最大产出（或者说最大氧化能力）随着增龄而衰退[25]。在体外研究中，通过对人体活检后渗透化的肌纤维进行呼吸

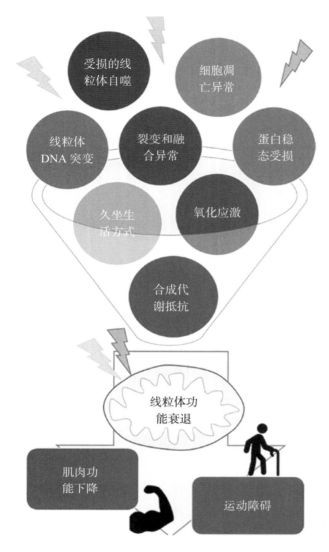

▲ 图 3-2　线粒体功能衰退、肌肉功能下降和运动障碍的假设机制（此图彩色版本见书末）

测定，证实线粒体氧化能力的衰退 [23, 26]。这种衰退很大程度上解释了衰老过程中肌力和步速下降的原因 [27]，并且与疲劳 [28] 和肌少症 [29, 30] 有关，同时也与心肺功能适应性 [23, 26] 和胰岛素抵抗的产生 [31] 有明显关系。

三、衰老骨骼肌线粒体质量和氧化能力减退的原因

尽管在文献中未能达成一致，但是目前已有足够证据证明增龄会使骨骼肌中线粒体的体积逐渐缩小，功能也在减退。然而，关于导致这种衰退的可能机制仍存在很大分歧。在这里，我们简要回顾当前主要的理论及一些支撑性证据。

现有的证据多数是基于动物模型实验或者是人群横断面研究，我们需要更深入的研究明确衰老肌肉中线粒体衰退的分子生物学改变，认识到这一点非常重要。

（一）增龄过程中的身体活动减少

当前普遍认为，即使对于健康老年人群，增龄过程中的线粒体功能衰退很大程度上归因于身体活动减少 [32]。到目前为止，活动能力水平是肌肉功能的最强预测因子，并且与线粒体功能储备相关。实际上，健康人群中通过肌肉活检进行蛋白质组学相关研究已经发现自我报告的身体活动水平与所有线粒体蛋白（包括结构和功能）的表达增加之间有很强的联系 [33]。然而，身体活动减少不能完全解释线粒体功能衰退，因为就算使用校正身体活动水平后的年龄效应进行评估，骨骼肌的氧化能力仍是减退的 [23, 26]。尽管对保持高水平身体活动的老年人群开展线粒体功能评估的观察性研究较缺乏，现有随机对照试验已经发现，规律的身体活动和抗阻运动可以有效预防增龄相关性肌少症 [34-36]。身体活动对线粒体功能的有益影响受到线粒体的调节，这种调节受到上游过氧化物酶增殖物激活受体 γ 辅助激活因子 -1α（peroxisome proliferator-activated receptor γ coactivator-1α，PGC-1α）的触发 [37, 38]。PGC-1α 调节部分转录因子的生物活性，包括核呼吸因子（NRF1 和 NRF2）和线粒体转录因子（TFAM 和 TF2B）[39]，PGC-1α 在骨骼肌中的浓度与氧化能力相关，并且随着增龄逐渐减少 [29]。PGC-1α 还能抑制叉头框 O3a（Forkhead box O3a，FoxO3a）和核因子 κB（nuclear factor κB，NF-κB），而这两个因子均可增强肌肉分解代谢 [40, 41]。在小鼠肌肉组织中 PGC-1α 过表达可预防增龄相关性肌少症 [42]。因此，通过锻炼和/或模拟训练增加线粒体生物合成、增强质量控制，被认为是预防肌少症的策略之一。

（二）氧化应激

在线粒体中由 ADP 生成 ATP 需要代谢机制的完美调节与合作，这些代谢机制处理不同的底物，最终产生高电荷的备用电子，这些电子通过由 5 种蛋白质复合物组成的呼吸链进行运输。这些电子释放的能量驱动氢离子（H^+）逆浓度梯度蓄积于膜间隙。H^+ 通过第 5 个复合物（ATP 合酶）回到线粒体基质，释放蓄积的能量产生 ATP 和水（有氧情况下）。理想情况下，电子转运系统（electron transport system，ETS）是不完美的，复合物Ⅰ和复合物Ⅲ存在高电荷电子泄漏，这些电子由线粒体基质中的超氧化物歧化酶 2（superoxide dismutase 2，SOD2）和超氧化物歧化酶 1（superoxide dismutase 1，SOD1）作用，将氧部分还原形成的超氧化物（O_2^-），之后快速转化为过氧化氢（hydrogen peroxide，H_2O_2）。目前认为少量活性氧自由基（reactive oxygen species，ROS）是重要的信号分子，并且通过调节自噬有益于保持线粒体正常功能[43]。然而，ETC 中正常电子的流通受损或减缓促进 ROS 增加超过了生理量，过量的 ROS 对细胞膜、细胞器、DNA、蛋白质等造成实质性损伤，从而损伤线粒体，这是一个假设的恶性循环，线粒体损伤促进了 ROS 生成，而 ROS 增加又进一步损伤线粒体的完整性。大量证据表明，ROS 的产生随着年龄增长而增加，并且不能通过增加清除酶［如锰超氧化物歧化酶（manganese superoxide dismutase，MnSOD）（线粒体特异性 SOD2）、过氧化氢酶（catalase，CAT）和谷胱甘肽过氧化物酶（glutathione peroxidase，GPx）］的水平完全缓冲。一直以来，衰老与大分子特别是 DNA 和蛋白质的氧化损伤相关[44]。然而，ROS 的生成、大分子的氧化损伤和线粒体功能障碍之间的直接关系仍未明确。

心磷脂是 ROS 诱导线粒体损伤的关键靶点。心磷脂是一种线粒体内特有的二聚体结构，是由 2 个磷脂酸基团连接到甘油主链形成的甘油磷脂。尽管心磷脂中存在的磷脂酸种类繁多，但最常见

的心磷脂包含 18 个碳脂肪烷基链，这个基链有 2 个不饱和键（18∶2），这种心磷脂对哺乳动物线粒体的内膜蛋白具有高亲和力，并且对线粒体内膜的结构完整性和线粒体嵴保持正常结构形态有重要作用。这与发现循环中低水平的溶血磷脂酰胆碱 18∶2 与丧失活动能力风险明显相关的多项研究结果一致[45-47]。真核生物的心磷脂只存在于线粒体，并且贯穿于线粒体的整个生命周期。功能上，心磷脂与 ECT 的复合物结合，从而稳定它们的相对位置并参与活性调节过程。特别是，心磷脂与还原型烟酰胺腺嘌呤二核苷酸（reduced nicotinamide adenine dinucleotide，NADH）依赖的辅酶 Q 氧化还原酶（复合体Ⅰ）、琥珀酸脱氢酶（复合物Ⅱ）、泛醌细胞色素氧化还原酶（复合物Ⅲ）、细胞色素 C 氧化酶（复合物Ⅳ）和复合物 V 存在相互影响。心磷脂负责将 2 种重要的酶锚定在线粒体膜上，这两种酶分别是肌酸激酶和核苷二磷酸酶，前者可将肌酸生成 PCr，后者能够可逆地催化末端磷酸在不同核苷二磷酸（nucleoside diphosphates，NDP）和核苷三磷酸（nucleoside triphosphates，NTP）之间交换，如 ATP。心磷脂与细胞色素 C 相互作用参与诱导细胞凋亡[48]，同时也是线粒体分解与融合的关键[49]。过度的非对抗性氧化应激也许决定了心磷脂的过氧化作用，其结构和对 ETC 的亲和性使得它本身容易受到 ROS 的损伤，引起线粒体的结构和功能改变并进一步影响氧化磷酸化（oxidative phosphorylation，OXPHOS）的能力。值得一提的是，在能源生产已经稀缺的环境中回收氧化心磷脂并重新合成产生新的心磷脂可能具有能量上的挑战性。在肌少症肌肉中发现，氧化心磷脂和细胞色素 C 的相互作用在凋亡途径中起到关键上调作用。事实上，尽管线粒体中的心磷脂含量随增龄而减少，由于缺乏定量、可靠且灵敏的测量方法，不同种类氧化心磷脂的改变尚未得到深入研究。鉴于其潜在治疗意义，对心磷脂展开的研究依然是当前的一个热门领域。

铭记氧化应激可能影响线粒体以外的结构非常重要。特别是重金属（如铁或铜）的存在可与过氧化氢反应生成高活性羟自由基（Fenton 反应），在这种情况下，低活性的过氧化氢可能穿过线粒体膜，攻击那些存在于细胞质、细胞核及其他细胞器里的分子。在肌肉中，这种影响可能损伤收缩装置、离子通道，可能损伤肌肉功能的信号受体。

（三）合成代谢抵抗

代谢组学研究根据年龄、性别、体形匹配后，比较了肌肉质量高低不同的配对个体，根据肌肉量和肌力之比进行评估，发现低肌肉质量人群的血浆支链氨基酸（branched-chain amino acid，BCAA）的水平高于高肌肉质量人群[50]。有趣的是，与血液中的发现不同，低肌肉质量受试者肌肉中的 BCAA 水平反而高于高肌肉质量人群。虽然这些发现背后的机制尚未明确，但这些研究结果与在饮食中添加 BCAA（如亮氨酸）的观点相一致，添加支链氨基酸的饮食可以预防增龄相关的肌力减退、缓解肌肉疲劳、改善肌肉酸痛，不过这些效应在老年人群中可能会减弱[51, 52]。肌纤维中 BCAA 缺乏会产生严重后果。在肌纤维中，BCAA 被证实能刺激 Pi3K/Akt/mTOR 细胞信号通路，主要是通过激活 S6 激酶 1（S6 kinase 1，S6K1）和抑制 4E 结合蛋白（4E-binding protein 1，4EBP1）刺激 mTORC1 调控蛋白的合成[53]。低 BCAA 导致蛋白质合成减少，随着时间推移，蛋白损伤积累最终导致肌肉量减少。BCAA 利用不良至少通过 2 种机制直接损伤线粒体。一方面，肌纤维中继发于 BCAA 利用不足的 mTORC1 激活不足和 SIRT1 生物活性下降，通过 PGC-1α（线粒体生物合成的主要调节因子）低表达而导致线粒体代谢障碍。另一方面，BCAA 经支链转氨酶（branched-chain aminotransferase，BCAT）的转氨作用成为支链 α- 酮酸（branched-chain alpha-ketoacid，BCKA），由线粒体支链 α- 酮酸脱氢酶（mitochondrial branched-chain alpha-ketoacid

dehydrogenase，BCKDH）复合物完成氧化脱羧。最后的步骤受到影响能量利用和消耗因素（如营养、运动、炎症）的高度调节[54]。最终，BCAA 分解代谢产生的碳以乙酰辅酶 A 或琥珀酰辅酶 A 的形式进入三羧酸循环（tricarboxylic acid，TCA）后被完全氧化。总之，受损的 BCAA 进入骨骼肌纤维似乎与肌肉质量下降、线粒体生物合成受损、线粒体底物传递下降有关。

（四）线粒体和核 DNA 的突变积累

据推测，随着时间的推移，mtDNA 中体细胞突变的积累是衰老骨骼肌中观察到线粒体功能障碍的原因[55]。人类 mtDNA 是小的环状双链 DNA 分子，大约包含 16 500 个碱基对，编码 37 个基因，包括 2 个核糖体 RNA，22 个转运体 RNA，以及 13 个组成呼吸链复合物亚单位的蛋白质。mtDNA 由于接近 ROS 生成位点，极易受到氧化应激损伤，但是多数近期的理论认为这些突变是由 mtDNA 聚合酶（mtDNA polymerase，POLGγ）的复制保真性错误导致的[56]。因此，损伤随着衰老进程逐渐积累，但是鉴于单个肌纤维中存在成百数千的线粒体，每个线粒体中包含数个 mtDNA，基因间的一个低水平随机积累率或许与正常功能兼容[55]。与这一理论相反的观点认为，即使很小比例的 mtDNA 分子突变（微异质性）也可能导致功能异常后果[57]。mtDNA 突变对增龄相关性肌力衰减的发生所起的作用仍存在争议[58, 59]。关于这一观点的最有力证据来自一个包含 POLGγ 突变校对缺陷形式的大鼠模型，这种校对缺陷形式导致了 mtDNA 突变的一个加重和快速积累，同时严重肌少症出现早期进展[60]。

在细胞核与线粒体中，DNA 完整性受到 ROS 和其他损伤因子（如放射和化学诱导因子）的持续挑战。内源性的 DNA 损伤频繁发生，估测每个细胞核每天会发生超过 10 000 次的氧化损伤，mtDNA 内远高于核 DNA，尤其是在骨骼肌这种高能量需求的组织中。不同类型的 DNA 损伤由一套非常复杂又精密的修复体系来持续修复。但是如果突变率超过了修复能力，损伤随时间积累并能破坏基因组稳定性，给细胞的命运造成严重后果。如果 DNA 的编码区和调控区遍布不可修复的损伤，关键细胞功能的受损概率可能变大[61]。事实上，有证据表明，体细胞突变随着年龄的增长而积累，可能是重要病理学改变的原因[62]。

加速的 DNA 损伤从可用池中摄取能量，直接减少了肌细胞产生机械能或大分子及细胞器的维持 / 修复所需的可用 ATP。此外，更重要的可能是，DNA 修复和线粒体能量代谢互相竞争性地利用烟酰胺腺嘌呤二核苷酸（nicotinamide adenine dinucleotide，NAD^+）作为重要代谢产物[63]。在线粒体中，NAD 是 OXPHOS（氧化磷酸化）过程中的关键电子受体。因此，细胞的 NAD^+ 水平或 NAD^+/NADH 比例下降会导致 ATP 产生减少。另外，NAD^+ 也是 ADP- 核糖聚合酶 -1［Poly（ADP-ribose）polymerase 1，PARP-1］的重要协同因子，这种聚合酶蛋白在细胞对不同形式 DNA 损伤做出反应的早期阶段起关键作用。DNA 修复消耗大量 NAD^+，当 NAD^+ 的消耗超过了合成速度，会导致 NAD^+ 缺乏并损伤 OXPHOS。去乙酰化酶 1 是一种通过对 PGC-1α/ERR-α 复合物去乙酰化来调节能量代谢、线粒体活动和线粒体自噬的蛋白分子，由于 NAD^+ 是这种酶的协同因子，因此 NAD^+ 缺乏可能会危害这些功能，进一步加重线粒体损伤。这一假说与研究发现的人心肌线粒体生物活性在衰老过程中出现下调的现象一致[64]。最终，细胞内 NAD^+ 减少激活了 NAD^+ 补救合成通路，消耗大量的 ATP，造成了能量危机。然而，已有证据表明身体活动可能提升该通路的效率[65]。尽管这些复合物相互作用的精确机制尚不明确，但一致认为 NAD^+ 缺乏是衰老过程中线粒体功能障碍和肌少症的潜在原因。由于 NAD^+ 和（或）NAD^+ 前体或多腺苷二磷酸核糖聚合酶抑制药的调节可以提高 NAD^+ 水平，所以这些似乎有望成为预防肌少症的治疗方法。

（五）裂变、融合和线粒体再循环

各种不同类型的损伤在线粒体内随着时间积累而蓄积，可能是衰老的骨骼肌中所观察到的线粒体质量下降和功能障碍的原因。需要注意的是，一些修复机制会减慢损伤积累的速度，但不幸的是在衰老过程中，这些修复机制的效率会下降。

维持线粒体完整性的一个主要机制就是分裂和融合的不断循环交替。裂变是线粒体分离和复制的主要机制，同时通过融合 2 个或更多较小的线粒体形成 1 个更独特的大型结构。裂变和融合的概念化通常是指线粒体作为单独的细胞器，但是骨骼肌线粒体如何发生裂变和融合并形成高度关联的网络，对此我们并不清楚。尽管目前已经明确裂变和融合对维持线粒体正常状态和能量代谢是必不可少的[66]，但是缺乏这些机制在人体（内如何作用）的知识。线粒体严格控制蛋白质的完整性，它们修复错误折叠的蛋白，或者不借助激活其他机制，只通过伴侣介导的自噬和蛋白酶水解来清除这些蛋白[67]。然而，当损害严重程度十分明显时，受损的线粒体可能与同纤维中的其他线粒体融合，组合那些未受损的部分，只要 mtDNA 突变负荷保持在一定界值以下，这些线粒体就可以保持良好的功能[68]。如果线粒体功能不能通过这些机制恢复，受损和功能障碍的线粒体会被吞噬清除（线粒体的自噬）。特别是受损的线粒体经过裂变分离出的损伤最严重的部分形成具有部分去极化膜的线粒体小囊泡。这些小囊泡既可以成为自噬的目标，也可以与其他正常的线粒体融合。如果损伤程度十分明显或超过了一定界值，裂变和融合会终止，以此来避免损伤物质传递给正常线粒体。在这些情况下，整个线粒体膜将会去极化，ATP 的产生会降至临界值以下并激活自噬，这一过程由线粒体从自噬泡液（自噬体）中隔离和通过与溶酶体（自体溶酶体）融合对其载体进行水解降解 2 个部分组成[69]。

线粒体裂变与融合蛋白的重要变化与许多增

龄性疾病相关，包括肥胖、神经退行性疾病、心血管疾病、2 型糖尿病、增龄相关性肌少症。尽管这些研究都是在动物模型上进行的，但是也表明线粒体动力学失调在人类增龄相关性肌少症和其他慢性疾病中起重要作用[70]。这一理论的证据来自于"体内"试验，参与裂变的蛋白质遗传操作加速了老年小鼠的肌肉量衰减，而抑制裂变能预防肌少症。此外，作为线粒体融合的必需蛋白，类动力 120-kDa 蛋白（dynamin-like 120-kDa protein，OPA1）的过表达可预防去神经诱导的肌肉萎缩[71]。人骨骼肌中线粒体裂变和融合蛋白的表达随着年龄增长而减少[72, 73]。作为一种线粒体融合所必需的外膜线粒体蛋白，肌少症老年人群的线粒体融合蛋白 -2（Mitofusin-2，MFN-2）水平降低，与年龄匹配的对照组相比[74]。多维度研究表明，自噬随着年龄增长开始出现缺陷，包括涉及人类骨骼肌的研究证据。

新的正常线粒体试图替代重度受损线粒体这一灾害性存在。应激的线粒体会释放出非甲基化 mtDNA 和甲酰基多肽，这一过程被免疫系统视为损伤相关的分子模式（damage-associated molecular patterns，DAMP），而且能够被 Toll 样受体 9（Toll like receptor 9，TLR9）和 NLRP3 炎性复合体监测到[75]。后者触发半胱氨酸蛋白酶 -1 的激活和白细胞介素（interleukin，IL）-1β 和 IL-18 的产生[76]。最近发现的由 mtDNA 释放触发的第 3 种促炎通路涉及细胞溶质传感器环 GMP-AMP 合酶（cGAS）的识别，该通路激活转接蛋白 STING 和 TKB1 激酶，进而产生 1 型干扰素（type 1 interferons，IFN）[77]。基于这些机制，mtDNA 的缓慢、持续释放被认为是促炎状态的潜在原因之一，这种促炎状态常与老年人群、与心血管病和其他慢性疾病相关[78]。有趣的是，以高水平的促炎因子（C 反应蛋白和 IL-6）为表现的促炎状态与增龄相关性肌少症有关，也是肌少症进展的危险因素[79]。

（六）细胞凋亡

强有力的证据表明，细胞凋亡（即细胞程序性死亡）在增龄相关性肌肉量减少和肌力下降的发病机制中起主要作用。对年轻和老年大鼠肌肉组织进行比较的研究发现，高水平凋亡和肌肉量下降的程度与凋亡 DNA 碎片的严重程度相关[80-82]。凋亡在 Ⅱ 型肌纤维中更常见，可能是 Ⅱ 型肌纤维对 TNF-α 信号通路的易感性更高的结果。在骨骼肌纤维中，线粒体非依赖机制或是线粒体依赖机制均可诱导凋亡，但目前尚不清楚哪一个途径是加速肌肉量减少和肌力下降并最终导致肌少症的原因。在线粒体中，Ca^{2+} 在线粒体基质中蓄积后打开线粒体通透性转换孔（permeability transition pore，MPTP），然后启动凋亡，MPTP 是线粒体内膜上一个非选择性大通道。MPTP 打开后 ROS 浓度增加，引发膜去极化，并释放细胞色素 C 进入细胞质，通过一系列中间步骤激活凋亡程序，包括半胱氨酸蛋白酶 -9 和半胱氨酸蛋白酶 -3 的激活。细胞凋亡包括细胞骨架重组，细胞复制停止，核膜和 DNA 破裂，最终细胞死亡。一些有待验证的证据表明，衰老骨骼肌内细胞凋亡活化的阈值升高，尤其是人类的骨骼肌，这一领域还需要进一步研究证实。有趣的是，运动和饮食限制可以缓解衰老过程中的凋亡[81, 82]。靶向凋亡可能是抵抗年龄相关性肌肉衰减的有效干预手段，然而，在潜在有效的治疗策略被发明之前，还需要进行更多的机制研究。

（七）线粒体蛋白质稳态机制

蛋白质浓度、质量控制和循环利用的完美调控对线粒体健康至关重要。这些调控由泛素 - 蛋白酶体系统（ubiquitin-proteasome system，UPS）和自噬 - 溶酶体系统实现。AMP 活化蛋白激酶和 FOXO 转录因子家族通过抑制 MTORC1（蛋白质合成和降解的主要调控因子）来调控这些分解代谢机制。然而，目前尚不清楚这种蛋白质稳定机制的失调是否会导致蛋白质随着年龄的增长而加速分解，或者更确切地说是蛋白质合成无法代偿降解的蛋白质，从而导致肌肉量下降。针对人类肌肉的蛋白组学研究发现核糖体蛋白在老年阶段表达明显不足，表明异常的合成代谢机制可能起主导作用。另外，有研究发现与年轻人相比，UPS 相关蛋白和转录因子在老年人的股四头肌中过度表达，与此同时，另外一些相关研究却未能证实这一发现[83, 84]。总之，线粒体质量控制系统在多个水平发生变化，虽然有理由假设蛋白质稳态机制在维持线粒体完整性和功效中起重要作用，但是仍不清楚这些机制是否最终导致增龄相关性肌少症。

四、增龄相关性线粒体功能异常是否是肌少症发生的根源

如上所述，有实质性证据表明骨骼肌内的线粒体功能随着年龄增长而衰退，这种衰退对活动能力产生重要的功能性（不良）后果。我们研究了线粒体增龄性功能障碍的几种可能原因，包括身体功能的渐进性下降、氧化应激、合成代谢抵抗、细胞突变的积累，以及线粒体质量控制机制的改变，包括蛋白质稳定、融合 / 裂变和线粒体自噬。尽管我们已经尝试尽可能全面地回顾文献，但是也充分意识到，这一章并不能详尽地探讨数量庞大的有关线粒体、骨骼肌与衰老复杂关系的文献。例如，有证据表明，部分衰老性骨骼肌力量下降归因于中枢和外周神经控制功能障碍，线粒体老化可能是导致肌少症的重要原因。针对肌少症的神经学研究进展在本书的其他章节阐述，我们相信本书不会忽略这些方面的研究。

重要的是，本章描述的线粒体变化发生于大多数老年个体，不仅仅发生于肌少症患者。因此这个问题仍然存在：线粒体功能障碍是增龄相关性肌少症的原因吗？尽管针对这一领域进行了广泛而复杂的研究，这一问题仍然缺少一个确切的答案。当然，如果这里描述的年龄相关性改变是明确的，那么线粒体的结构和功能会受到损害，严重影响了肌肉的氧化能力，最终影响了肌肉解剖学完整性和产生收缩力的能力。可以说，这一领域内缺乏成功，一方面是由于研究者对肌少症的准确定义存在严重分歧（本书也有提及），另一方面是因为很少有研究对与健康状况和失能相关的肌少症老年人进行肌肉活检。正如前面所提到的那样，肌少症与线粒体功能不良相关的最好证据可能是最近在多种族人群中进行的一项基因表达研究，在这项研究中，肌少症人群的肌少症相关转录因子表达明显低于对照组[10]。在相对大样本人群中开展的代谢组学研究发现，肉碱和维生素 E 在衰弱人群血清中的表达低于非衰弱人群，肉碱是一种线粒体脂质转运体，是脂肪酸进入线粒体的必要载体，是线粒体潜在的燃料和合成前体；维生素 E 是维持线粒体功能的强抗氧化剂[85]。事实上，以线粒体健康为靶点预防肌少症，这一领域的随机对照研究正在进行。最终，这些研究的结果应该能够回答线粒体功能障碍可否是肌少症的根本原因。

声明

本章部分由美国马里兰州巴尔的摩国立卫生研究院衰老研究所的校内研究计划提供支持。

作者感谢 Miguel Aon 和 Sonia Cortassa 阅读了手稿并提供了实用性建议。

参考文献

[1] Dodds, R.M., et al., *Global variation in grip strength: a systematic review and meta-analysis of normative data.* Age and Ageing, 2016. 45(2): p. 209–216.

[2] Moore, A.Z., et al., *Difference in muscle quality over the adult life span and biological correlates in the Baltimore Longitudinal Study of Aging.* Journal of the American Geriatrics Society, 2014. 62(2): p. 230–236.

[3] Walker, J.B., *Creatine: biosynthesis, regulation, and function.* Advances in Enzymology and Related Areas of Molecular Biology, 1979. 50: p. 177–242.

[4] Barclay, C., *Energy demand and supply in human skeletal muscle.* Journal of Muscle Research and Cell Motility, 2017. 38(2): p. 143–155.

[5] Kemp, G.J., M. Meyerspeer, and E. Moser, *Absolute quantification of phosphorus metabolite concentrations in human muscle in vivo; by 31P MRS: a quantitative review.* NMR in Biomedicine: An International Journal Devoted to the Development and Application of Magnetic Resonance in vivo, 2007. 20(6): p. 555–565.

[6] Lanza, I.R., D.E. Befroy, and J.A. Kent-Braun, *Age-related changes in ATP-producing pathways in human skeletal muscle in vivo.* Journal of Applied Physiology, 2005. 99(5): p. 1736–1744.

[7] Schocke, M.F., et al., *High-energy phosphate metabolism during incremental calf exercise in humans measured by 31 phosphorus magnetic resonance spectroscopy (31P MRS).* Magnetic Resonance Imaging, 2004. 22(1): p. 109–115.

[8] Rygiel, K.A., M. Picard, and D.M. Turnbull, *The ageing neuromuscular system and sarcopenia: a mitochondrial perspective.* The Journal of Physiology, 2016. 594(16): p. 4499–4512.

[9] Wallace, D.C., *Mitochondrial genetic medicine.* Nature Genetics, 2018. 50(12): p. 1642–1649.

[10] Migliavacca, E., et al., *Mitochondrial oxidative capacity and NAD$^+$ biosynthesis are reduced in human sarcopenia across ethnicities.* Nature Communications, 2019. 10(1): p. 1–14.

[11] Coen, P.M., et al., *Mitochondria as a target for mitigating sarcopenia.* Frontiers in Physiology, 2019. 9: p. 1883.

[12] Menshikova, E.V., et al., *Calorie restriction-induced weight loss and exercise have differential effects on skeletal muscle mitochondria despite similar effects on insulin sensitivity.* The Journals of Gerontology. Series A, Biological Sciences and Medical Sciences, 2017. 73(1): p. 81–87.

[13] Menshikova, E.V., et al., *Effects of exercise on mitochondrial content and function in aging human skeletal muscle.* The Journals of Gerontology. Series A, Biological Sciences and Medical Sciences, 2006. 61(6): p. 534–540.

[14] Distefano, G. and B.H. Goodpaster, *Effects of exercise and aging on skeletal muscle.* Cold Spring Harbor Perspectives in Medicine, 2018. 8(3): a029785. doi:10.1101/cshperspect. a029785.

[15] Distefano, G., et al., *Chronological age does not influence ex-vivo mitochondrial respiration and quality control in skeletal muscle.* The Journals of Gerontology. Series A, Biological Sciences and Medical Sciences, 2017. 72(4): p. 535–542.

[16] Trounce, I., E. Byrne, and S. Marzuki, *Decline in skeletal muscle mitochondrial respiratory chain function: possible factor in ageing.* The Lancet, 1989. 333(8639): p. 637–639.

[17] Boffoli, D., et al., *Decline with age of the respiratory chain activity in human skeletal muscle.* Biochimica et Biophysica Acta (BBA) - Molecular Basis of Disease, 1994. 1226(1): p. 73–82.

[18] Tonkonogi, M., et al., *Reduced oxidative power but unchanged antioxidative capacity in skeletal muscle from aged humans.* Pflügers Archiv, 2003. 446(2): p. 261–269.

[19] Short, K.R., et al., *Decline in skeletal muscle mitochondrial function with aging in humans.* Proceedings of the National Academy of Sciences, 2005. 102(15): p. 5618–5623.

[20] Lanza, I.R. and K.S. Nair, *Muscle mitochondrial changes with aging and exercise.* The American Journal of Clinical Nutrition, 2009. 89(1): p. 467S–471S.

[21] Porter, C., et al., *Mitochondrial respiratory capacity and coupling control decline with age in human skeletal muscle.* American Journal of Physiology. Endocrinology and Metabolism, 2015. 309(3): p. E224–E232.

[22] Kauppila, T.E., J.H. Kauppila, and N.-G. Larsson, *Mammalian mitochondria and aging: an update.* Cell Metabolism, 2017. 25(1): p. 57–71.

[23] Gonzalez-Freire, M., et al., *Skeletal muscle ex vivo; mitochondrial respiration parallels decline in vivo; oxidative capacity, cardiorespiratory fitness, and muscle strength: the Baltimore Longitudinal Study of Aging.* Aging Cell, 2018. 17(2): p. e12725.

[24] Ubaida-Mohien, C., et al., *Discovery proteomics in aging human skeletal muscle finds change in spliceosome, immunity, proteostasis and mitochondria.* Elife, 2019. 8: e49874. doi:10.7554/ eLife.49874.

[25] Choi, S., et al., *31P magnetic resonance spectroscopy assessment of muscle bioenergetics as a predictor of gait speed in the Baltimore Longitudinal Study of Aging.* The Journals of Gerontology. Series A, Biological Sciences and Medical Sciences, 2016. 71(12): p. 1638–1645.

[26] Coen, P.M., et al., *Skeletal muscle mitochondrial energetics are associated with maximal aerobic capacity and walking speed in older adults.* The Journals of Gerontology. Series A, Biological Sciences and Medical Sciences, 2013. 68(4): p. 447–455.

[27] Zane, A.C., et al., *Muscle strength mediates the relationship between mitochondrial energetics and walking performance.* Aging Cell, 2017. 16(3): p. 461–468.

[28] Santanasto, A.J., et al., *Skeletal muscle mitochondrial function and fatigability in older adults.* The Journals of Gerontology. Series A, Biological Sciences and Medical Sciences, 2015. 70(11): p. 1379–1385.

[29] Joseph, A.M., et al., *The impact of aging on mitochondrial function and biogenesis pathways in skeletal muscle of sedentary high-and low-functioning elderly individuals.* Aging Cell, 2012. 11(5): p. 801–809.

[30] Gouspillou, G., et al., *Mitochondrial energetics is impaired in vivo; in aged skeletal muscle.* Aging Cell, 2014. 13(1): p. 39–48.

[31] Fabbri, E., et al., *Insulin resistance is associated with reduced mitochondrial oxidative capacity measured by 31P-magnetic resonance spectroscopy in participants without diabetes from the Baltimore longitudinal study of aging.* Diabetes, 2017. 66(1): p. 170–176.

[32] Standley, R.A., et al., *Skeletal muscle energetics and mitochondrial function are impaired following 10 days of bed rest in older adults.* The Journals of Gerontology: Series A, 2020. 75(9): p. 1744–1753.

[33] Ubaida-Mohien, C., et al., *Physical activity associated proteomics of skeletal muscle: being physically active in daily life may protect skeletal muscle from aging.* Frontiers in Physiology, 2019. 10: p. 312.

[34] Rowe, G.C., A. Safdar, and Z. Arany, *Running forward: new frontiers in endurance exercise biology.* Circulation, 2014. 129(7): p. 798–810.

[35] Stessman, J., et al., *Physical activity, function, and longevity among the very old.* Archives of Internal Medicine, 2009. 169(16): p. 1476–1483.

[36] Beckwée, D., et al., *Exercise interventions for the prevention and treatment of sarcopenia. A systematic umbrella review.* The Journal of Nutrition, Health & Aging, 2019. 23(6): p. 494–502.

[37] Handschin, C. and B.M. Spiegelman, *The role of exercise and PGC1α in inflammation and chronic disease.* Nature, 2008. 454(7203): p. 463–469.

[38] Bishop, D.J., et al., *High-intensity exercise and mitochondrial biogenesis: current controversies and future research directions.* Physiology, 2019. 34(1): p. 56–70.

[39] Hood, D.A., et al., *Unravelling the mechanisms regulating muscle mitochondrial biogenesis.* Biochemical Journal, 2016. 473(15): p. 2295–2314.

[40] Sandri, M., et al., *PGC-1α protects skeletal muscle from atrophy by suppressing FoxO3 action and atrophy-specific gene transcription.* Proceedings of the National Academy of Sciences, 2006. 103(44): p. 16260–16265.

[41] Eisele, P.S., et al., *The peroxisome proliferator-activated receptor γ coactivator 1α/β (PGC-1) coactivators repress the transcriptional activity of NF-κB in skeletal muscle cells.* Journal of Biological Chemistry, 2013. 288(4): p. 2246–2260.

[42] Garcia, S., et al., *Overexpression of PGC-1α in aging muscle enhances a subset of young-like molecular patterns.* Aging Cell, 2018. 17(2): p. e12707.

[43] Redza-Dutordoir, M. and D.A. Averill-Bates, *Activation of apoptosis signalling pathways by reactive oxygen species.* Biochimica et Biophysica Acta (BBA)-Molecular Cell Research, 2016. 1863(12): p. 2977–2992.

[44] Golden, T.R., D.A. Hinerfeld, and S. Melov, *Oxidative stress and aging: beyond correlation.* Aging Cell, 2002. 1(2): p. 117–123.

[45] Schlame, M., L. Horvath, and L. Vigh, *Relationship between lipid saturation and lipid-protein interaction in liver mitochondria modified by catalytic hydrogenation with reference to cardiolipin molecular species.* Biochemical Journal, 1990. 265(1): p. 79–85.

[46] Semba, R.D., et al., *Tetra-linoleoyl cardiolipin depletion plays a major role in the pathogenesis of sarcopenia.* Medical Hypotheses, 2019. 127: p. 142–149.

[47] Gonzalez-Freire, M., et al., *Targeted metabolomics shows low plasma lysophosphatidylcholine 18: 2 predicts greater decline of gait speed in older adults: the Baltimore longitudinal study of aging.* The Journals of Gerontology: Series A, 2019. 74(1): p. 62–67.

[48] Paradies, G., et al., *Functional role of cardiolipin in mitochondrial bioenergetics.* Biochimica et Biophysica Acta (BBA)-Bioenergetics, 2014. 1837(4): p. 408–417.

[49] Frohman, M.A., *Role of mitochondrial lipids in guiding fission and fusion.* Journal of Molecular Medicine, 2015. 93(3): p. 263–269.

[50] Moaddel, R., et al., *Plasma biomarkers of poor muscle quality in older men and women from the Baltimore Longitudinal Study of Aging.* The Journals of Gerontology. Series A, Biological Sciences and Medical Sciences, 2016. 71(10): p. 1266–1272.

[51] Kitajima, Y., et al., *Supplementation with branched-chain amino acids ameliorates hypoalbuminemia, prevents sarcopenia, and reduces fat accumulation in the skeletal muscles of patients with liver cirrhosis.* Journal of Gastroenterology, 2018. 53(3): p. 427–437.

[52] Beasley, J.M., J.M. Shikany, and C.A. Thomson, *The role of dietary protein intake in the prevention of sarcopenia of aging.* Nutrition in Clinical Practice, 2013. 28(6): p. 684–690.

[53] Jackman, S.R., et al., *Branched-chain amino acid ingestion stimulates muscle myofibrillar protein synthesis following resistance exercise in humans.* Frontiers in Physiology, 2017. 8: p. 390.

[54] Brosnan, J.T. and M.E. Brosnan, *Branched-chain amino acids: enzyme and substrate regulation.* The Journal of Nutrition, 2006. 136(1): p. 207S–211S.

[55] Stewart, J.B. and P.F. Chinnery, *The dynamics of mitochondrial DNA heteroplasmy: implications for human health and disease.* Nature Reviews Genetics, 2015. 16(9): p. 530–542.

[56] Itsara, L.S., et al., *Oxidative stress is not a major contributor to somatic mitochondrial DNA mutations.* PLoS Genetics, 2014. 10(2): e1003974. doi:10.1371/journal.pgen.1003974. eCollection 2014 Feb.

[57] Smigrodzki, R.M. and S.M. Khan, *Mitochondrial microheteroplasmy and a theory of aging and age-related disease.* Rejuvenation Research, 2005. 8(3): p. 172–198.

[58] Linnane, A., et al., *Mitochondrial DNA mutations as an important contributor to ageing and degenerative diseases.* The Lancet, 1989. 333(8639): p. 642–645.

[59] Khrapko, K. and J. Vijg, *Mitochondrial DNA mutations and aging: devils in the details?* Trends in Genetics, 2009. 25(2): p. 91–98.

[60] Trifunovic, A., et al., *Premature ageing in mice expressing defective mitochondrial DNA polymerase.* Nature, 2004. 429(6990): p. 417–423.

[61] Milholland, B., Y. Suh, and J. Vijg, *Mutation and catastrophe in the aging genome.* Experimental Gerontology, 2017. 94: p. 34–40.

[62] Zhang, L. and J. Vijg, *Somatic mutagenesis in mammals and its implications for human disease and aging.* Annual Review of Genetics, 2018. 52: p. 397–419.

[63] Fakouri, N.B., et al., *Toward understanding genomic instability, mitochondrial dysfunction and aging.* The FEBS Journal, 2019. 286(6): p. 1058–1073.

[64] Niemann, B., et al., *Age and obesity-associated changes in the expression and activation of components of the AMPK signaling pathway in human right atrial tissue.* Experimental Gerontology, 2013. 48(1): p. 55–63.

[65] Roldan, M., et al., *Aerobic and resistance exercise training reverses age-dependent decline in NAD⁺ salvage capacity in human skeletal muscle.* Physiological Reports, 2019. 7(12): e14139. doi:10.14814/phy2.14139.

[66] Iqbal, S., et al., *Expression of mitochondrial fission and fusion regulatory proteins in skeletal muscle during chronic use and disuse.* Muscle & Nerve, 2013. 48(6): p. 963–970.

[67] Fernando, R., et al., *Impaired proteostasis during skeletal muscle aging.* Free Radical Biology and Medicine, 2019. 132: p. 58–66.

[68] Chen, H., et al., *Mitochondrial fusion is required for mtDNA stability in skeletal muscle and tolerance of mtDNA mutations.* Cell, 2010. 141(2): p. 280–289.

[69] Klionsky, D.J., et al., *Guidelines for the use and interpretation of assays for monitoring autophagy.* Autophagy, 2016. 12(1): p. 1–222.

[70] Sebastián, D., M. Palacín, and A. Zorzano, *Mitochondrial dynamics: coupling mitochondrial fitness with healthy aging.* Trends in Molecular Medicine, 2017. 23(3): p. 201–215.

[71] Romanello, V., et al., *Inhibition of the fission machinery mitigates OPA1 impairment in adult skeletal muscles.* Cell, 2019. 8(6): p. 597.

[72] Crane, J.D., et al., *The effect of aging on human skeletal muscle mitochondrial and intramyocellular lipid ultrastructure.* The Journals of Gerontology. Series A, Biological Sciences and Medical Sciences, 2010. 65(2): p. 119–128.

[73] Sebastián, D., et al., *Mfn2 deficiency links age-related sarcopenia and impaired autophagy to activation of an adaptive mitophagy pathway.* The EMBO Journal, 2016. 35(15): p. 1677–1693.

[74] Marzetti, E., et al., *Association between myocyte quality control signaling and sarcopenia in old hip-fractured patients: results from the Sarcopenia in HIp FracTure (SHIFT) exploratory study.* Experimental Gerontology, 2016. 80: p. 1–5.

[75] Ferrucci, L. and E. Fabbri, *Inflammageing: chronic inflammation in ageing, cardiovascular disease, and frailty.* Nature Reviews Cardiology, 2018. 15(9): p. 505–522.

[76] Nakahira, K., et al., *Autophagy proteins regulate innate immune responses by inhibiting the release of mitochondrial DNA mediated by the NALP3 inflammasome.* Nature Immunology, 2011. 12(3): p. 222.

[77] West, A.P., et al., *Mitochondrial DNA stress primes the antiviral innate immune response.* Nature, 2015. 520(7548): p. 553–557.

[78] Franceschi, C. and J. Campisi, *Chronic inflammation (inflammaging) and its potential contribution to age-associated diseases.* The Journals of Gerontology. Series A, Biological Sciences and Medical Sciences, 2014. 69(Suppl_1): p. S4–S9.

[79] Bano, G., et al., *Inflammation and sarcopenia: a systematic review and meta-analysis.* Maturitas, 2017. 96: p. 10–15.

[80] Marzetti, E., et al., *Mitochondrial death effectors: relevance to sarcopenia and disuse muscle atrophy.* Biochimica et Biophysica Acta (BBA) - General Subjects, 2010. 1800(3): p. 235–244.

[81] Dirks, A.J. and C. Leeuwenburgh, *The role of apoptosis in age-related skeletal muscle atrophy.* Sports Medicine, 2005. 35(6): p. 473–483.

[82] Dirks, A. and C. Leeuwenburgh, *Apoptosis in skeletal muscle with aging.* American Journal of Physiology. Regulatory, Integrative and Comparative Physiology, 2002. 282(2): p. R519–R527.

[83] Edström, E., et al., *Atrogin-1/MAFbx and MuRF1 are downregulated in aging-related loss of skeletal muscle.* The Journals of Gerontology Series A: Biological Sciences and Medical Sciences, 2006. 61(7): p. 663–674.

[84] Martinez-Redondo, V., et al., *Peroxisome proliferator-activated receptor γ coactivator-1 α isoforms selectively regulate multiple splicing events on target genes.* Journal of Biological Chemistry, 2016. 291(29): p. 15169–15184.

[85] Rattray, N.J., et al., *Metabolic dysregulation in vitamin. E and carnitine shuttle energy mechanisms associate with human frailty* Nature Communications, 2019. 10(1): p. 1–12.

第 4 章 运动单位的重塑
Motor Unit Remodeling

Ben Kirk　Mathew Piasecki　著
董星娜　周　华　译　邬真力　校　王晶桐　审

一、神经肌肉系统

为了全面理解运动单位（motor unit，MU）重塑在肌少症中的角色，本章将介绍神经肌肉系统的基本结构和功能。人体由 500 多块骨骼肌组成[1]。每个 MU 由一个神经元、轴突及其支配的肌纤维组成。轴突周围包裹着施万细胞，形成髓鞘，促进运动神经元动作电位的传导。运动神经元末梢和肌纤维之间有限的空间构成了神经肌肉接头。这种连接或化学突触使多种信号通过神经递质释放，再与受体结合，从神经元转换到肌细胞内。

在结构层面上，有 3 种类型的肌纤维参与收缩，分别为 I 型、IIa 型和 IIx 型。这些表型包含不同的生理特性；例如，I 型肌纤维（慢缩肌纤维）高度氧化，生成 ATP 的能力较低。相比之下，IIa 型纤维为快缩肌纤维，生成 ATP 和糖酵解能力强，不易疲劳。IIx 型纤维（也属于快缩肌纤维）具有最强的 ATP 生成能力，但糖酵解能力最差，易疲劳[2]。值得注意的是，许多肌纤维可以表达一种以上的肌球蛋白重链（myosin heavy chain，MHC）亚型，被称为混合纤维。成束的肌纤维（称为肌原纤维）含有肌节，主要由 2 种收缩蛋白组成，即肌动蛋白（轻）和肌球蛋白（重）。每个肌球蛋白由 2 个纵向排列的肌球蛋白头组成，带有 ATP 和肌动蛋白结合位点。肌动蛋白与肌球蛋白一样，具有双螺旋结构，除此之外，它有额外的蛋白质结构，即肌钙蛋白和原肌球蛋白，前者使钙（Ca^{2+}）与之结合，而后者阻断肌动蛋白的结合位点。

神经系统调节 MU 的募集，使得老年人具有进行一系列运动的能力，包括耐力运动（如上楼梯）乃至精细运动（如写作）。为了实现这种能量依赖性的运动，首先在大脑的运动皮层产生动作电位，然后通过脊髓传输到运动单元池。在外周水平上，这种动作电位进一步沿着运动轴突传导到神经肌肉接头（neuromuscular junction，NMJ），然后穿过肌纤维向下进入横管系统，进而激活雷诺丁受体，促使肌质网释放钙离子，引起结构蛋白收缩。这些电生理过程为高度能量依赖性，任何对 MU 结构或功能的破坏都会影响肌力的产生。

二、年龄相关性的 MU 重塑

MU 的丢失

神经肌肉系统功能的适应性变化以衰老为标志，这一变化可以通过人体解剖直接量化 MU 或电生理技术间接估计 MU 数量得到证实。

早期尸检结果显示，与年轻人相比，老年人（>60 岁）的腰椎段运动神经元数量显著减少（30%～50%）[3]。与此同时，又有 2 项以上的尸体研究证实，在腰椎下段区域控制肌纤维的运动神经元减少[4, 5]。不同解剖部位肌肉的肌电图检查完善了这方面的知识体系。男性胫骨前肌（一个重要的背伸肌）的 MU 数量从年轻时候（约 25 岁）的 150 个逐渐减少到老年时（约 65 岁）的 91 个，而年龄更大时（约 85 岁）进一步减少到 59 个[6]。

当老年人与年轻人相比较时，许多其他研究证实了上肢（肱二头肌）[7] 和下肢（股外侧肌）[8] 的 MU 减少。据报道，MU 数量在年轻人和老年人之间存在明显差异，但估算 MU 数的技术受到肌肉大小和电极检测面积的限制，这可能解释了大小差异极大的肌肉却拥有非常相似的 MU 数量（例如，第一骨间背侧肌有 138 个 MU [9]，股外侧肌有 195 个 MU [8]）。因此，这些方法检测的结果应该被视为一个指标，而不是真正的解剖学数量。

最近的一篇文献综述也指出，70 岁的健康老人的 MU 数量较年轻时减少约 40% [10]。值得注意的是，这些研究是在健康的老年人中进行的，这表明神经肌肉重塑在一定程度上是衰老不可避免的生理后果。近期一篇文献进一步讨论了即使在正常生理衰老的情况下，神经肌肉系统功能也会发生适应性变化 [11]。

直到现在，MU 重塑在肌少症病理生理学中的直接作用尚不清楚。尽管来自动物模型的免疫衰老研究结果表明运动神经元的凋亡及其相关的肌纤维去神经支配，导致了与肌少症重叠发生的疾病肌无力 [12]。Piasecki 及其同事 [13] 进行了一项具有说服力的研究，首次量化了健康年轻人、非肌少症老年人、肌少症前期老年人和肌少症老年人的 MU。不出意料的是，与年轻对照组相比，非肌少症老年人、肌少症前期老年人和肌少症老年人的肌肉量（8%、30%、44%）、MU 数量（33%、47%、50%）和最大肌力（34%、39%、49%）显著降低 [12]。此外，用肌内针状电极记录的非肌少症和肌少症前期老年男性的 MU 电位分别增大 26% 和 41%，在肌少症老年男性中，MU 电位与年轻男性相似。综上所述，这表明"较健康"的老年男性可以重新支配更大的肌纤维束，以抵消随着增龄相关性的运动神经元丢失，但这一过程可能会失败，导致肌纤维丢失，并发展为肌少症 [13]。这种现象被称为去神经 - 神经再支配循环，或 MU 重塑（图 4-1），可能能够解释以往研究中针对老年人所观察到的上肢和下肢运动肌肉的

MU 形态增大 [15-19]。其他研究也表明，老化肌肉中剩余的 MU 体积增大了约 50% [10]。事实上，这种 MU 重塑过程被认为主要影响快缩肌纤维，这些纤维通过代偿机制被早期招募的较小 MU 重新支配，或发生凋亡 [11]。这可能会导致 2 种情况：①较小的 MU 支配肌肉，使其转化为"较慢"表型；②单个 MU 中肌纤维减少。这两种情况均可能减少用于维持日常生活能力（activities of daily living，ADL）的力量输出（图 4-1）。最近针对 86 名老年男性进行的研究表明，当把衰弱指数作为诊断工具时，股外侧肌的 MU 电位越大，衰弱风险越低 [β=−0.10，95%CI −0.18～−0.02，P=0.013（根据年龄和体重指数进行调整）] [20]。肌少症和衰弱具有重叠特征，同时肌少症也是衰弱的风险因素，因此这些研究结果具有特别的相关性 [21]。

三、肌纤维的丢失

MU 的丢失在很大程度上与衰老过程中肌纤维丢失有关 [22]。比较年轻男性和老年男性股四头肌的尸检结果表明，后者肌纤维数量（约 214 000 个）显著减少 [23]。一项为期 12 年的针对老年男性的纵向试验也发现股四头肌的横截面积减少了 14.7% [24]。就肌纤维表型而言，对 15—83 岁的男性和女性进行了比较，发现衰老过程中肌肉量减少 25%～35% [25]。其他 2 项独立研究得出了同样的结果，到 60 岁左右，Ⅱ型肌纤维的数量从 60% 下降到 30% [26, 27]。值得注意的是，完全的肌肉萎缩可能不仅仅是单纯的Ⅱ型纤维的缺失；在上述纵向试验中，与 65 岁相比，75 岁时Ⅰ型纤维损失 40%～60% [24]。因此，Ⅱ型纤维的丢失速度更快，这可能是神经肌肉重塑的直接后果。

四、MU 的放电能力降低

MU 的放电率（通过动作电位活动测量）有着明显高水平的可塑性，并且多数老年人存在该功能受限，因此备受关注。在各种亚强度和最大强度收缩期间，老年人的 MU 放电率比年轻人低

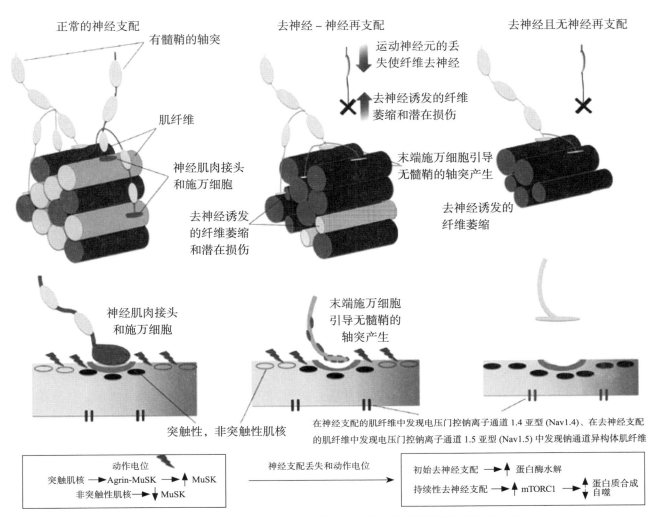

▲ 图 4-1　运动单元重塑和去神经 – 神经再支配现象（此图彩色版本见书末）
Agrin-MuSK. 集聚蛋白 - 肌特异性酪氨酸激酶；MuSK. 肌特异性酪氨酸激酶；mTORC1. 哺乳动物雷帕霉素靶蛋白 1
引自 Wilkinson 及其同事[14]

30%～35%[28, 29]，大量其他研究表明老年人下肢的放电率也较年轻人低[8, 30–32]。这种放电率的降低被认为是由 MU 的重塑引起的；此外，有证据表明具有最大力势和最快放电速率的较大肌纤维的丢失[11]，以及向较慢的Ⅰ型纤维表型的转变可能与性别有关[33]。

MU 放电能力的下降会严重损伤老年人的 ADL。例如，老年人完成如下动作需要的最大努力值明显升高，包括从椅子上坐位站起（老年人 80%，年轻人 42%）和上楼梯（老年人 78%，年轻人 54%）、下楼梯（老年人 88%，年轻人 42%）[34]。在这些任务中，与年轻人相比，老年人膝关节伸肌和屈肌的肌肉激活度分别高出 2 倍和 1.6 倍[34]。鉴于老年人混合纤维的患病率比年轻人高[35]，肌少症老年人的 MU 去神经支配更明显[13]，衰弱与 MU 重塑也存在明确关联[20]。在逻辑上讲，肌少症个体的 MU 放电率会受到明显影响，但这一点还需在使用统一定义的确诊人群中加以验证。

五、MU 重塑的机制

阻力和耐力运动在维持 MU 功能中的作用

动物模型提供的证据表明，身体活动在维持 MU 功能方面起着重要的作用。与静坐的老年大鼠相比，长期运动（游泳 10 个月，每周 3 次）减缓了老年大鼠腓肠肌运动神经元、轴突直径和肌纤维密度的丢失[36]。另一项针对大鼠的研究显示，与前一项研究相同的肌肉群在进行 8 周耐力训练（每周 5 次跑步机跑步）后，快速抗疲劳 MU 增加 12.9%[37]。值得注意的是，这些肌肉群在仅仅 2 周的训练后，就表现出更快的收缩时间和增强的力量[37]。对老龄小鼠脊髓切片的研究表明，小胶质细胞的含量可以通过耐力型运动来调控，并且可以防止运动神经元的丢失[38]。然而，这些发现对人类神经肌肉的生理功能产生何种影响尚不清楚。

一项以优秀运动员为研究对象的试验，揭示了年龄和运动对人类 MU 结构和功能的影响，虽然在这一类研究中通常只选择 60 岁以上的人群，但这些运动员基本为 35 岁以上的人群，并且参加了大运动量的体育训练和比赛[39]。在 2010 年的一项研究中，将跑步运动员（约 65 岁）胫骨前肌的总 MU 数分别与对照组（约 25 岁）和年龄匹配健康对照组（约 65 岁）的总 MU 数（2005 年公布的数据[6]）进行了比较[40]。虽然 MU 数量在年轻者与老年跑步者之间没有差异，但与老年跑步者（140 个 MU）和年轻者（150 个 MU）相比，老年人即年龄匹配健康对照组（91 个 MU）的 MU 数量显著下降[40]，表明长期锻炼可获益。然而这些结果没有可重复性，在随后的一项研究中发现在健康年轻人（约 26 岁）、老年运动员（约 69 岁）和老年人（约 71 岁）中，使用类似的方法检查胫骨前肌的 MU 数，2 组老年人的 MU 数都较年轻人少，老年运动员和老年非运动员之间没有差异[19]。

与前 2 项研究不同，该领域的一项最新研究包括了耐力（长跑运动员）和力量（短跑运动员）训练的老年运动员，针对更大的肌肉群股外侧肌进行了研究[18]。同样，健康老年人和精力充沛的老年运动员（长跑运动员或短跑运动员）之间的 MU 数量没有差异。比较结果表明，与年轻组相比，所有老年组 MU 的电位更高；然而，与老年对照组相比，2 组老年运动员受这种影响都更明显。如前所述，作者认为这种益处可能与轴突生

长和随着年龄的增长去神经纤维的神经再支配能力有关[18]。最近，这一观点得到了来自老年女性运动员（约 80 岁）的肌肉活检数据的进一步支持，与年龄匹配的久坐女性（约 77 岁）相比，这些女性运动员表现出较少的去神经标志物和较强的神经支配能力[41]。

目前有限的研究数据表明，定期进行耐力或身体锻炼可以抵消衰老对 MU 重塑的一些有害影响。尽管如此，仍需进一步研究老年人终身锻炼的益处，尤其是锻炼对肌少症患者 MU 结构和功能的影响。

六、未来展望

随着年龄的增长，肌肉量的丢失完全可以通过个体肌纤维的萎缩和丢失来解释[14]，而功能的进一步丧失，则可以通过神经调控机制的改变来解释[42]。本文展示的证据明确指出，外周运动系统是肌少症的关键原因；然而，与肌纤维萎缩相比，MU 重塑与肌纤维丢失的相关问题被严重低估，后者应被视为未来研究的干预目标，包括生活方式、营养支持或药物治疗的干预。此外，对肌纤维丢失和肌纤维萎缩的综合因素的研究将使我们对总肌肉流失有更深入的了解，包括这 2 个过程的内在联系，也就是说，肌纤维萎缩是去神经支配和随后的 MU 重塑的原因还是结果？

纵向研究数据在回答这些问题时非常有说服力，可以为老年人肌肉对多种干预措施的反应提供很多信息，然而，有关老年人 MU 结构和功能重组的数据很少。其中最关键的是有关短期（>6 周）运动干预效果的数据不足，虽然我们知道，贯穿整个成年期的运动对神经肌肉方面的益处[18, 43]，但尚不清楚更剧烈的锻炼（抗阻运动或耐力训练）干预是否会表现出类似的结果。此外，重新支配去神经纤维的代偿过程即轴突的生长涉及大量蛋白质的合成和运输，所以还应探索营养和药物干预措施。

至关重要的是，上述问题都应该通过大量的

体内 / 体外研究来解决；结合肌内和高密度肌电图（iEMG、HD-sEMG）等最新电生理学进展的技术，以及去神经 - 神经再支配的分子生物学标记，如基因表达的改变、运动诱导肌动蛋白产生和纤维类型形态学。

结论

健康的神经肌肉系统对老年阶段移动能力的维持至关重要。对 MU 完整性的任何损害，包括运动神经元的凋亡、去神经 - 神经再支配、肌纤维萎缩和纤维类型的改变，均可能降低 MU 的功能，进而影响骨骼肌的力量输出。如果 MU 重塑持续存在，并达到肌少症的临界值，衰弱、失能和过早死亡的风险很高。来自老年运动员的研究证据，强调了长期进行耐力和力量锻炼的益处，但缺乏明确的机制证据。最后，未来的研究方向为探索神经肌肉重塑前的发生机制。明确这些方面可能有助于为那些不能运动的人（即卧床、髋部骨折后）或那些不愿意进行身体活动的人开发治疗药物。

参考文献

[1] Tieland M, Trouwborst I, Clark B. Skeletal muscle performance and ageing. *J Cachexia Sarcopenia Muscle* [Internet]. 2017;9(1):3–19. Available from: https://www.ncbi.nlm.nih. gov/pmc/articles/PMC5803609/

[2] Schiaffino S, Reggiani C. Fiber types in Mammalian skeletal muscles. *Physiol Rev* 2011 Oct;91(4):1447–531.

[3] Tomlinson BE, Irving D. The numbers of limb motor neurons in the human lumbosacral cord throughout life. *J Neurol Sci* [Internet]. 1977 Nov 1 [cited 2018 Nov 23];34(2):213–9. Available from: http://www.ncbi.nlm.nih.gov/pubmed/925710

[4] Mittal KR, Logmani FH. Age-related reduction in 8th cervical ventral nerve root myelinated fiber diameters and numbers in man. *J Gerontol* 1987;42(1):8–10.

[5] Kawamura Y, Okazaki H, O'brien PC, Dyck PJ. Lumbar motoneurons of man: I) number and diameter histogram of alpha and gamma axons of ventral root. *J Neuropathol Exp Neurol* 1977;36(5):853–60.

[6] McNeil CJ, Doherty TJ, Stashuk DW, Rice CL. Motor unit number estimates in the tibialis anterior muscle of young, old, and very old men. *Muscle Nerve* [Internet]. 2005 Apr 1 [cited 2018 Nov 26];31(4):461–7. Available from: http://doi.wiley.com/10.1002/mus.20276

[7] Power GA, Dalton BH, Behm DG, Doherty TJ, Vandervoort AA, Rice CL. Motor unit survival in lifelong runners is muscle dependent. *Med Sci Sports Exerc* [Internet]. 2012 Jul [cited 2019 Dec 10];44(7):1235–42. Available from: http://www.ncbi.nlm.nih.gov/ pubmed/22246219

[8] Piasecki M, Ireland A, Stashuk D, Hamilton-Wright A, Jones DA, McPhee JS. Age-related neuromuscular changes affecting human vastus lateralis. *J Physiol* 2016 Aug 15;594(16):4525–36.

[9] Boe SG, Stashuk DW, Doherty TJ. Within-subject reliability of motor unit number estimates and quantitative motor unit analysis in a distal and proximal upper limb muscle. *Clin Neurophysiol* 2006;117(3):596–603.

[10] Piasecki M, Ireland A, Jones DA, McPhee JS. Age-dependent motor unit remodelling in human limb muscles. *Biogerontology* 2016;17:485–96.

[11] McNeil CJ, Rice CL. Neuromuscular adaptations to healthy aging. *Appl Physiol Nutr Metab* [Internet]. 2018 Nov [cited 2018 Nov 25];43(11):1158–65. Available from: http://www.nrcresearchpress.com/doi/10.1139/apnm-2018-0327

[12] Gordon T, Hegedus J, Tam SL. Adaptive and maladaptive motor axonal sprouting in aging and motoneuron disease. *Neurol Res* 2004;26:174–85.

[13] Piasecki M, Ireland A, Piasecki J, Stashuk DW, Swiecicka A, Rutter MK, et al. Failure to expand the motor unit size to compensate for declining motor unit numbers distinguishes sarcopenic from non-sarcopenic older men. *J Physiol [Internet]*. 2018 May 1 [cited 2018 Jul 18];596(9):1627–37. Available from: http://www.ncbi.nlm.nih.gov/pubmed/29527694

[14] Wilkinson DJ, Piasecki M, Atherton PJ. The age-related loss of skeletal muscle mass and function: measurement and physiology of muscle fibre atrophy and muscle fibre loss in humans. *Ageing Res Rev* [Internet]. 2018 Nov 1 [cited 2018 Aug 6];47:123–32. Available from: https://www.sciencedirect.com/science/article/pii/S156816371830134X?via%3Dihub

[15] Stålberg E, Fawcett PR. Macro EMG in healthy subjects of different ages. *J Neurol Neurosurg Psychiatry* [Internet]. 1982 Oct [cited 2018 Dec 11];45(10):870–8. Available from: http://www.ncbi.nlm.nih.gov/pubmed/7143007

[16] Stålberg E, Borges O, Ericsson M, Essén-Gustavsson B, Fawcett PRW, Nordesj?LO, et al. The quadriceps femoris muscle in 20-70-year-old subjects: relationship between knee extension torque, electrophysiological parameters, and muscle fiber characteristics. *Muscle Nerve* [Internet]. 1989 May [cited 2018 Dec 11];12(5):382–9. Available from: http://www.ncbi.nlm. nih.gov/pubmed/2725565

[17] de Koning P, Wieneke GH, van der Most van Spijk D, van Huffelen AC, Gispen WH, Jennekens FG. Estimation of the number of motor units based on macro-EMG. *J Neurol Neurosurg Psychiatry* [Internet]. 1988 Mar [cited 2018 Dec 11];51(3):403–11. Available from: http://www.ncbi.nlm.nih.gov/pubmed/3361332

[18] Piasecki M, Ireland A, Piasecki J, Degens H, Stashuk DW, Swiecicka A, et al. Long-term endurance and power training may facilitate motor unit size expansion to compensate for declining

motor unit numbers in older age. *Front Physiol* 2019;10:449.

[19] Piasecki M, Ireland A, Coulson J, Stashuk DW, Hamilton-Wright A, Swiecicka A, et al. Motor unit number estimates and neuromuscular transmission in the tibialis anterior of master athletes: evidence that athletic older people are not spared from age-related motor unit remodeling. *Physiol Rep* 2016 Oct 1;4(19):e12987.

[20] Swiecicka A, Piasecki M, Stashuk DW, Ireland A, Jones DA, Rutter MK, et al. Frailty phenotype and frailty index are associated with distinct neuromuscular electrophysiological characteristics in men. *Exp Physiol* 2019 Aug 1;104(8):1154–61.

[21] Greco EA, Pietschmann P, Migliaccio S. Osteoporosis and sarcopenia increase frailty syndrome in the elderly. *Front Endocrinol (Lausanne) [Internet]*. 2019 Apr 24 [cited 2019 Nov 28];10. Available from: https://www.frontiersin.org/article/10.3389/fendo.2019.00255/full

[22] McPhee JS, Cameron J, Maden-Wilkinson T, Piasecki M, Yap MH, Jones DA, et al. The contributions of fiber atrophy, fiber loss, in situ specific force, and voluntary activation to weakness in sarcopenia. *J Gerontol A Biol Sci Med Sci [Internet]*. 2018 [cited 2019 Dec 11];73(10):1287–94. Available from: http://www.ncbi.nlm.nih.gov/pubmed/29529132

[23] Lexell J, Henriksson-Larsén K, Sjöström M. Distribution of different fibre types in human skeletal muscles 2. A study of cross-sections of whole m. vastus lateralis. *Acta Physiol Scand [Internet]*. 1983 Jan 1 [cited 2018 Aug 16];117(1):115–22. Available from: http://doi.wiley. com/10.1111/j.1748-1716.1983.tb07185.x

[24] Frontera WR, Hughes VA, Fielding RA, Fiatarone MA, Evans WJ, Roubenoff R, et al. Aging of skeletal muscle: a 12-yr longitudinal study. *J Appl Physiol [Internet]*. 2000 Apr [cited 2018 Jul 16];88(4):1321–6. Available from: http://www.physiology.org/doi/10.1152/ jappl.2000.88.4.1321

[25] Evans WJ, Lexell J. Human aging, muscle mass, and fiber type composition. *J Gerontol Ser A Biol Sci Med Sci [Internet]*. 1995 Nov 1 [cited 2018 Jul 17];50A(Special):11–6. Available from: https://academic.oup.com/biomedgerontology/article-lookup/doi/10.1093/gerona/50A. Special_Issue.11

[26] McLeod M, Breen L, Hamilton DL, Philp A. Live strong and prosper: the importance of skeletal muscle strength for healthy ageing. *Biogerontology* 2016;17(3):497–510.

[27] Nilwik R, Snijders T, Leenders M, Groen BBL, van Kranenburg J, Verdijk LB, et al. The decline in skeletal muscle mass with aging is mainly attributed to a reduction in type II muscle fiber size. *Exp Gerontol [Internet]*. 2013 May 1 [cited 2018 Jul 17];48(5):492–8. Available from: https://www.sciencedirect.com/science/article/pii/S0531556513000430

[28] Connelly DM, Rice CL, Roos MR, Vandervoort AA. Motor unit firing rates and contractile properties in tibialis anterior of young and old men. *J Appl Physiol [Internet]*. 1999 Aug [cited 2018 Nov 26];87(2):843–52. Available from: http://www.physiology.org/doi/10.1152/ jappl.1999.87.2.843

[29] Dalton BH, Jakobi JM, Allman BL, Rice CL. Differential age-related changes in motor unit properties between elbow flexors and extensors. *Acta Physiol [Internet]*. 2010 Apr 1 [cited 2018 Nov 26];200(1):45–55. Available from: http://doi.wiley.com/10.1111/j.1748-1716.2010.02100.x

[30] Kamen G, Knight CA. Training-related adaptations in motor unit discharge rate in young and older adults. *J Gerontol Ser A Biol Sci Med Sci* [Internet]. 2004 Dec 1 [cited 2019 Jan 29];59(12):1334–8. Available from: https://academic.oup.com/biomedgerontology/articlelookup/ doi/10.1093/gerona/59.12.1334

[31] Christie A, Kamen G. Short-term training adaptations in maximal motor unit firing rates and after hyperpolarization duration. *Muscle Nerve* [Internet]. 2009 May 1 [cited 2019 Jan 29];41(5):651–60. Available from: http://doi.wiley.com/10.1002/mus.21539

[32] Kirk EA, Gilmore KJ, Rice CL. Neuromuscular changes of the aged human hamstrings. *J Neurophysiol* [Internet]. 2018 Aug [cited 2018 Nov 26];120(2):480–8. Available from: https://www.physiology.org/doi/10.1152/jn.00794.2017

[33] Piasecki J, Inns TB, Bass JJ, Scott R, Stashuk DW, Phillips BE, et al. Influence of sex on the age-related adaptations of neuromuscular function and motor unit properties in elite masters athletes. *J Physiol* 2020; doi:https://doi.org/10.1113/jp280679.

[34] Hortobagyi T, Mizelle C, Beam S, DeVita P. Old adults perform activities of daily living near their maximal capabilities. *J Gerontol Ser A Biol Sci Med Sci* [Internet]. 2003 May 1 [cited 2018 Nov 26];58(5):M453–60. Available from: https://academic.oup.com/ biomedgerontology/article-lookup/doi/10.1093/gerona/58.5.M453

[35] Medler S. Mixing it up: the biological significance of hybrid skeletal muscle fibers. *J Exper Biol* 2019;222(23):jeb200832.

[36] Kanda K, Hashizume K. Effects of long-term physical exercise on age-related changes of spinal motoneurons and peripheral nerves in rats. *Neurosci Res* [Internet]. 1998 May [cited 2019 Dec 11];31(1):69–75. Available from: http://www.ncbi.nlm.nih.gov/pubmed/9704980

[37] Kryściak K, Majerczak J, Kryściak J, Łochyński D, Kaczmarek D, Drzymała-Celichowska H, et al. Adaptation of motor unit contractile properties in rat medial gastrocnemius to treadmill endurance training: relationship to muscle mitochondrial biogenesis. *PLoS One [Internet]*. 2018 Apr 19 [cited 2019 Dec 11];13(4):e0195704. Available from: https://dx.plos. org/10.1371/journal.pone.0195704

[38] Giorgetti E, Panesar M, Zhang Y, Joller S, Ronco M, Obrecht M, et al. Modulation of microglia by voluntary exercise or CSF1R inhibition prevents age-related loss of functional motor units. *Cell Rep* 2019;29(6):1539–1554.

[39] Tayrose GA, Beutel BG, Cardone DA, Sherman OH. The masters athlete: a review of current exercise and treatment recommendations. *Sports Health* 2015 May 23;7(3):270–6.

[40] Power GA, Dalton BH, Behm DG, Vandervoort AA, Doherty TJ, Rice CL. Motor unit number estimates in masters runners: use it or lose it? *Med Sci Sports Exerc* 2010 Sep;42(9):1644–50.

[41] Sonjak V, Jacob K, Morais JA, Rivera-Zengotita M, Spendiff S, Spake C, et al. Fidelity of muscle fibre reinnervation modulates aging muscle impact in elderly women. *J Physiol* 2019;597(19):5009–5023.

[42] Clark, BC, Taylor JL. Age-related changes in motor cortical properties and voluntary activation of skeletal muscle. *Curr Aging Sci* 2012;4(3):192–199.

[43] Mckendry J, Breen L, Shad BJ, Greig CA. Muscle morphology and performance in master athletes: a systematic review and meta-analyses. *Ageing Res Rev* 2018;45:62–82.

第5章 营养、蛋白质周转和肌肉量
Nutrition, Protein Turnover and Muscle Mass

Stéphane Walrand　Christelle Guillet　Yves Boirie　著

李翠 高伟 译　暴继敏 张珑 校　邹艳慧 审

肌肉衰减从 50 岁以后开始发生，是老年人失能的一个最重要因素。如果存在慢性病，可能会发生得更早一些[1]。从 20 岁到 80 岁，肌肉量的累积下降程度达到 40%。很多流行病学研究和 Meta 分析聚焦于增龄性力量和肌肉量的减少，这一重大现象已成为公共健康问题。因此，肌少症是一种特殊的疾病，具有国际疾病分类（International Classification of Diseases，ICD）代码（M62.84）[2]。肌肉量减少和力量下降导致活动能力受损，并增加跌倒和跌倒相关性骨折的风险。此外，肌肉丢失与老年人身体活动水平整体下降有关，这种身体活动水平下降还伴随肥胖、胰岛素抵抗、骨密度降低等后续的代谢性改变。久坐不动、蛋白质摄入量低、睾酮水平低、衰弱或存在炎症性疾病的人，患肌少症的风险更大。随着全球老年人口的增加，增龄性肌肉量的非自愿丢失将成为未来几年的一个主要健康问题，从 2016 年到 2045 年，该病在欧洲的流行人数预计从 1090 万增加至 1870 万[3]。

肌少症主要归因于骨骼肌纤维萎缩，主要是 Ⅱ 型纤维[4]。这导致了 Ⅰ 型纤维密度相对升高，以上改变与预期的肌肉耐力的保持和肌肉力量的减少有关。从代谢角度来看，肌肉蛋白周转率紧密调节着肌肉的大小、功能和组成。因此，增龄相关性肌肉蛋白丢失是蛋白质合成和降解率不平衡的结果（图 5-1）。肌肉蛋白质的基础合成和分解率似乎不受年龄影响[5, 6]，在老年人群，肌肉蛋白质合成对主要代谢（如食物摄入和身体活动）刺激的应答减弱[7-9]。目前认为这种合成代谢抵抗是导致骨骼肌量逐渐减少的一个关键因素，贯穿生命始终。其他因素，如脊柱中 α 运动神经元丢失的神经退行性过程、合成代谢激素（胰岛素、生长激素和性激素）的失调、细胞因子的产生、对炎症事件反应的改变、营养摄入不足和久坐不动，也都参与了衰老过程中的肌肉减少。

肌少症的决定因素包括遗传因素和环境因素，这两种因素之间存在一系列复杂的、鲜为人知的相互作用[10]。表观遗传事件也有可能影响肌纤维类型的变换[11]。事实上，我们仍然不清楚，老年人的肌肉减少是衰老过程中一种不可避免的情况，还是由于疾病、不适当的营养、久坐和其他生活方式习惯导致的。与此同时，我们对肌少症的病理生理学仍然知之甚少。在临床实践中，确诊、预防和延缓或者逆转肌少症的干预措施仍然有限，因膳食补充方案的不同，体育锻炼对 60 岁以上的健康受试者的肌肉量、功能和身体表现方面所起的积极作用有很大的差异[12-14]。

一、营养在肌少症中发挥作用的证据

（一）老年人骨骼肌对营养的"合成代谢抵抗"

许多学者认为老年人肌肉之所以减少，部分原因在于营养摄入不足和（或）骨骼肌对营养物质的应答受损，如氨基酸[13,15]。通过使用股动静脉平衡和股外侧肌活检的方法，已经测定出年轻

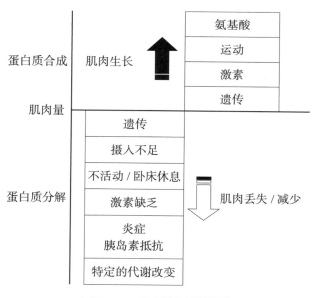

▲ 图 5-1 肌肉蛋白量的调节

人和老年人口服或静脉注射氨基酸混合物后的肌肉蛋白质的合成和降解率[16,17]。当静脉注射氨基酸时，氨基酸向腿部的传递、转运和肌肉蛋白质的合成明显增加，这些与年龄无关[16]。因此，虽然在氨基酸注射过程中蛋白质的分解没有被改变，但肌肉中氨基酸达到了正向净平衡。这些数据表明，尽管肌肉量随年龄的增长下降，但高浓度氨基酸能够有效激活肌肉蛋白质的合成代谢[16]。在一项口服氨基酸混合物的实验中，对健康年轻人和老年人的肌肉蛋白质周转和氨基酸转运也进行了测定。正如 Boirie 等所证实的那样，在氨基酸消化吸收过程中，老年人内脏对苯丙氨酸的初步摄取显著升高，但是 2 组人群被运送至腿部的氨基酸的升高程度相同[18]。此外，进入肌肉细胞的氨基酸转运、肌肉蛋白质合成和净平衡在年轻人和老年人的增加程度相似[17]。因此，尽管内脏摄取增加了，但是只要膳食蛋白质或者给定的氨基酸混合物数量足够诱导骨骼肌对氨基酸进行有效利用，和年轻人一样，老年人口服氨基酸也能激活肌肉蛋白质合成代谢。非常有趣的是，尽管已经针对这些氨基酸的种类和数量进行了专门的研究，只有健康老年人无论口服摄入平衡氨基酸还是必需氨基酸（essential amino acids，EAA），其

肌肉蛋白质合成的增长程度都是一致的[19]，表明非必需氨基酸可能不是激活老年人肌肉蛋白质合成所必需的。从这些研究来看，氨基酸/蛋白质的摄入量似乎对激活蛋白质合成至关重要。事实上，进食少量蛋白质并不能像高剂量蛋白质那样有效地激发肌肉蛋白质合成[20]。这种对喂养反应有限的概念已经在老年啮齿动物的研究中得到了证明[21, 22]。老年和年轻 2 实验组在正糖高胰岛素钳夹过程中，无论是口服还是静脉内给定氨基酸和葡萄糖，运输和转运到肌肉的氨基酸都增加了，而且肌肉蛋白质分解减少[8, 23]。尽管老年人的血浆氨基酸增加了，甚至胰岛素血水平更高，但是肌肉蛋白质合成激活出现在年轻个体，老年人却没有出现[8, 23]。近来，健康年轻和老年男性的大型队列研究证实，蛋白质摄入导致增加肌肉蛋白质合成率的能力受损，这种增加是对蛋白质摄入的反应[9]。有趣的是，老年人对胰岛素或膳食做出反应的全身蛋白质分解反应能力降低[24-26]。肌肉蛋白质合成代谢对高氨基酸血症和高胰岛素血症的适应似乎是因为对胰岛素的反应受损，正如直接注射到肌肉区动脉侧所显示的那样[27]。当骨骼肌中特定的肌肉蛋白质部分被分离出来时，我们发现增龄相关性胰岛素抵抗对线粒体蛋白的影响尤为显著[8, 28]。Elena Volpi 研究组的调查说明，健康老年人的蛋白质合成反应减弱是腿部血液流动对胰岛素适应能力降低的结果[29]。事实上，血液流动是氨基酸转运和转运过程中蛋白质合成的一个关键决定因素[30]。当老年人使用硝普钠恢复血液流动时，肌肉蛋白质合成也随之恢复正常[31]。这些研究为我们了解肌肉对胰岛素等激素或氨基酸等底物的敏感性问题打开了大门，这表明诱导肌肉蛋白质合成需要一个阈值，而在炎症情况下，这个阈值可能会升高（图 5-2）。以前的研究已经表明使用抗炎药减少炎症，能够恢复老年大鼠的肌肉蛋白质合成[32]。底物的输送是由与血浆结合后的可利用性或血液流动来控制的。此外，众所周知，脂质摄入可调节糖代谢的胰岛素敏感性和炎

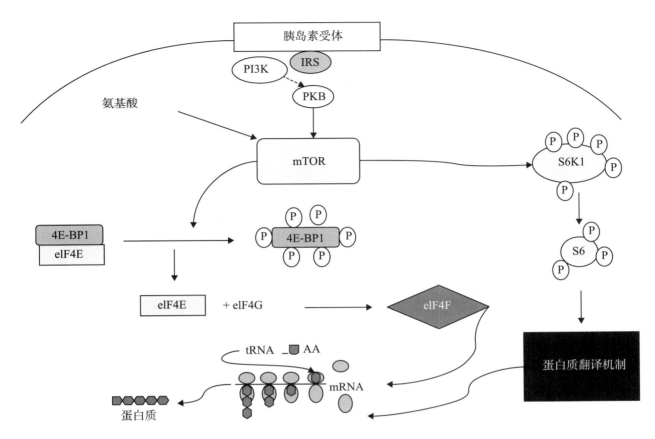

▲ 图 5-2 通过氨基酸激活的胰岛素信号通路

IRS. 胰岛素受体底物蛋白；PI3K. 磷脂酰肌醇 3 激酶；PKB. 蛋白激酶 B；mTOR. 哺乳动物雷帕霉素靶蛋白；S6K1. 核糖体蛋白 S6 激酶 β1；S6. 核糖体蛋白 S6 激酶；4E-BP1.4E- 结合蛋白 1；elF4E. 真核细胞翻译启动因子 4E；elF4F. 真核细胞翻译启动因子 4F；elF4G. 真核细胞翻译启动因子 4G；tRNA. 转运核糖核酸；mRNA. 信使核糖核酸；P. 磷；AA. 氨基酸

症反应。在一项动物研究中，富含油酸的饮食降低了老年大鼠血浆和脂肪组织中的炎症标志物[33]。但是，高油酸饲料喂养老年大鼠的主要作用是恢复肌肉蛋白质合成，这一合成过程是对氨基酸和胰岛素做出的反应。

因此，从长远角度来看，骨骼肌缺乏对一顿正餐的合成代谢反应可能是老年个体出现肌少症的原因。接下来的问题是，营养支持，即适应性的蛋白质摄入，能否扭转这种现象。

除了膳食蛋白质，其他营养物质在老年人蛋白质合成代谢中也发挥着关键作用。从机制上讲，这些营养物质可以帮助膳食合成代谢因子激发蛋白质的合成代谢。例如，维生素 D 能够扩大胰岛素和氨基酸对肌肉蛋白质合成率的影响。维生素 D 缺乏在社区和机构老年人群中非常常见，高达

90%。临床相关性表现为维生素 D 缺乏症伴随不良健康事件。例如，维生素 D 缺乏症与老年人更差的身体功能表现有关[34]。最常见的解释是维生素 D 可能参与了维持肌肉健康和功能的过程[35]。在动物中，如老年大鼠，长期缺乏维生素 D 会导致骨骼肌量减少和脂肪过多，随后出现肌细胞内脂肪库，这表明维生素 D 缺乏可能会加剧衰老对肌肉的影响，如肌少症[36]。相关的脂肪毒性至少对 Ⅱ 型肌肉是有害的，表现为空腹肌肉蛋白质合成显著降低。缺乏维生素 D 的老年大鼠补充维生素 D 可以防止这些变化。此外，最新的报道称一项为期 6 个月的维生素 D 治疗对肌少症前期老年男性和女性的四肢肌肉量显示出有益的疗效[37]。就细胞机制而言，正如小鼠 C2C12 骨骼肌管所揭示的那样，维生素 D 使 Akt/mTOR 依赖通路对亮

氨酸和胰岛素的激活作用敏感化，从而进一步激活了蛋白质合成[38]。

（二）衰老过程中蛋白质的基础需求

蛋白质需要量的定义是能够满足机体必需的氮流失并维持机体功能的最低膳食蛋白摄入量[39]。目前健康成年男女的平均膳食需要量是由 1985 年国际粮食与农业组织（Food and Agriculture Organization of the United Nations，FAO）、世界卫生组织（World Health Organization，WHO）、联合国大学（United Nations University，UNU）联合专家协商确定的，蛋白质需求量估计值为 0.6g/（kg·d），建议的安全摄入量设定为 0.75g/（kg·d）[40]。但是，随着年龄的增长，机体各器官的功能和代谢都发生了许多变化，如身体成分、胰岛素抵抗，尤其是骨骼肌蛋白质代谢改变等。一些学者[41-44]已经提出，年轻人和老年人对膳食蛋白质和氨基酸的利用可能存在差异。因此，这些学者试图通过各种方法（如氮平衡和示踪法）定义增龄相关性的蛋白质需求量改变[41-44]。综上所述，基于同一公式的氮平衡研究表明，老年人对蛋白质的需求量增加，特别是那些被动处于无活动状态的老年人，如卧床休养[45]。

对于老年人群来说，很难给出蛋白质推荐摄入量的确定值，但是为了减少瘦体重的丢失、保持对任何重大应激（如感染和创伤）做出更好反应的能力，稍稍增加老年人群的蛋白质需要量是安全的。2013 年，PROT-AGE 研究小组对老年人膳食蛋白质摄入量的建议进行了综述[46, 47]。根据这些老年病学和营养学专家的建议，老年人在健康状态下平均蛋白质摄入量为 1.0～1.2g/（kg·d），疾病状态下为 1.2～1.5g/（kg·d）。

目前的建议已经在健康 ABC 研究的数据中得到印证，该研究表明尽管摄入了足够的膳食蛋白质，但是在 3 年的随访中发现四肢肌肉量（反映全身肌肉量）仍然会丢失，并且摄入的蛋白质越少，丢失的肌肉越多[48]。氮平衡可能并不能准

确地反映蛋白质代谢的微小变化，这种变化以较低的水平每日都在发生，但积累数月后能导致肌肉蛋白量的显著下降。在这种情况下，提出了老年人可能不能充分适应蛋白质限制的假设，正如 Castaneda 等已经报道的那样[49]。这就是为什么大多数研究应该关注应激后肌肉量不能完全恢复的原因，也被称为"分解代谢危机模型"[50]。例如，氮平衡研究表明，住院老年人的应摄入蛋白质 1.3～1.6g/（kg·d）[51]。

（三）如何提高老年人蛋白质保留：增加蛋白质摄入量

1. 对增加蛋白质摄入量的反应是什么

令人惊讶的是，只有少数实验设计用于研究蛋白质摄入增加或减少对老年人的影响。当膳食蛋白质含量从总能量的 12% 增加至 21% 时，老年男性和女性的全身蛋白质周转都提高了[52]。老年女性组在进行低蛋白质摄入量（正常摄入量的 50%）后，全身蛋白质合成和分解没有变化[53]。但是，低蛋白饮食组的全身蛋白质氧化、氮平衡、肌肉量和功能、免疫反应均受到显著影响[49]。以上观察结果一致强调了老年人保持足够蛋白质摄入以抵消衰老对蛋白质代谢负面影响的重要性。这些先前的观察结果重复表明，肌肉特异性转录本图谱具有一定的适应性[54]。当然，我们知道老年人的肾小球滤过能力逐渐下降，所以另一个重要问题是老年人蛋白质摄入量的上限。为了说明这个问题，我们证实[55]，在蛋白质吸收后状态下，健康老年人的高蛋白质摄入［如摄入 3g/（kg·d）的高蛋白无脂肪膳食 10 天］对提高全身蛋白质合成和骨骼肌水平是无效的。有趣的是，虽然高蛋白质饮食通常能提高年轻人的肾小球滤过率，但是降低了老年人的肾功能[55]。早前已有数据表明，成年人（平均体重 70kg）尿液生成的最大适应能力是尿素氮 22mg/（kg·h）[56]。这些数据对应的最大蛋白质摄入量约为 3.3g/（kg·d），因此，法国蛋白质建议小组将老年人蛋白质摄入量的安全上限

定为低于 2.2g/（kg·d）[57]。此外，还强调每餐饭的蛋白摄入量对肌肉量和功能很重要。每餐含有 30～45g 蛋白质的饮食与更多的腿部肌肉量和更强的膝关节伸肌力量有关[58]。上述营养策略也与老年男性和女性基线及 2 年随访期的四肢瘦体重（一个肌肉量指标）有关[59]。除了摄入的蛋白质数量之外，蛋白质来源、蛋白质质量（即蛋白质消化率及 EAA 组成）都能调节蛋白质的代谢，有利于提高肌肉质量。

2. 蛋白质来源的影响

对老年女性人群评估了摄入不同来源蛋白质及其对蛋白质代谢的影响[60]。第一种饮食由一半动物蛋白和一半植物蛋白组成，第二种饮食中 1/3 植物蛋白，2/3 动物蛋白，第三种饮食相反。该研究提示氮平衡没有被改变，但与动物蛋白相比，植物蛋白来源的膳食对全身蛋白质分解的抑制程度没有动物蛋白高[60]。这项研究表明，摄入高质量蛋白质可能是老年人的一个重要问题，也说明衰老可能与更多特异性氨基酸需求有关，尤其是 EAA。当蛋白质摄入量充足时，膳食蛋白质质量及其对肌肉蛋白质合成的重要性可能被降低了。在之前的研究中，我们使用经典的稳态方法比较了牛奶蛋白和大豆蛋白对肌肉蛋白合成的潜在影响[61]。尽管腿部氨基酸摄取发生了变化，但不同来源的膳食蛋白之间没有差异。然而在衰老领域，关于 EAA 的问题还没有足够的数据，特别是低蛋白质摄入。

一些研究已经评估了使用植物蛋白对年轻、成年和老年大鼠、猪和人类的基础蛋白质代谢的影响，并与动物蛋白（如肉、牛奶）及其构成蛋白（酪蛋白和乳清蛋白）进行了比较[62]。其中一些研究聚焦在植物性食品[60]、大豆蛋白[63,64]或小麦蛋白[65]的吸收对老年人全身或骨骼肌蛋白质合成的影响上。这些研究中的大多数都报道了与植物蛋白相比，高质量动物蛋白促进肌肉蛋白质合成率和保持肌肉量的能力更强。植物蛋白虽然富含纤维和微量营养素，对提高膳食营养密度具有

价值，但与动物蛋白相比，其促蛋白质合成潜力更低。因此，通过提高蛋白质质量（即氨基酸组成和消化率）来改善这些特性的策略（包括选择育种，植物蛋白强化 EAA，混合几种植物蛋白质，混合植物与动物蛋白来源蛋白质）能保障更健康的生活，特别是预防衰老过程中的慢性病，如肌少症。

3. 优化蛋白质消化率以提高氨基酸的利用率

通过与碳水化合物类比，根据蛋白质在肠道消化和吸收的速度，建立了"快"和"慢"蛋白质的概念[18]。2 种主要的乳蛋白，即酪蛋白和乳清蛋白，在肠道的代谢结果不同。乳清蛋白是一种可溶性蛋白，被认为是一种快膳食蛋白，因为消化吸收后，其氨基酸组分出现在血浆中的速度快，量多，但是短暂。相反，胃中的酪蛋白凝结块延迟胃排空，从而导致氨基酸较慢、较低水平但长时间的释放和吸收。这一概念被用于研究衰老过程中的餐后蛋白质代谢反应[66]。在这一人群中，血浆氨基酸升高的持续时间和幅度是抵制肌肉对氨基酸敏感性下降的关键。与之对应的是，当老年人考虑含等氮或含异亮氨酸（因为亮氨酸是众所周知的合成代谢因子）饮食时，含有快膳食蛋白（乳清蛋白）的全身蛋白质增加高于慢膳食蛋白（酪蛋白）。此外，快膳食蛋白的餐后蛋白质利用率显著高于慢膳食蛋白[66]。我们还证明，当部分膳食蛋白质由可溶性乳蛋白提供，即乳清蛋白，而不是酪蛋白时，老年男性由于蛋白质增加而导致的餐后蛋白质保留量更大[67]。确切地说，在这项研究中，每天服用含有大量蛋白质的可饮用的乳制品能够增加老年男性的蛋白质摄入量，改善餐后蛋白质合成代谢。当提供可溶性牛乳蛋白时，获得的蛋白质保留效果比酪蛋白更好。因此，为了提高老年人的蛋白质保留，老年人群通过结合消化率和亮氨酸含量的方法改善蛋白质质量是比单纯增加蛋白数量（无论它们的生物价如何）的方法更有吸引力的选择。Paddon-Jones 等的研究显示，乳清蛋白对健康老年人肌肉蛋白质合成速

率的促进作用与游离氨基酸混合物一样，但 2 种饮食中 EAA 组成并不相同[68]。我们还测定了乳清蛋白、酪蛋白及酪蛋白水解物对健康老年人餐后肌肉蛋白质合成的影响[69]。除了蛋白质吸收速度，亮氨酸含量也是激活肌肉蛋白质合成代谢的关键因素。在另一项研究中，我们发现了乳清蛋白能促进老年人的餐后肌肉蛋白质合成，特别是线粒体肌肉蛋白和肌球蛋白[70]。由于肌球蛋白是收缩器的一个重要蛋白，线粒体的肌肉蛋白是产生肌肉收缩能量的必要条件，这些结果最终可能对老年男性的肌肉功能产生积极的影响。所以，以丸剂给药的快膳食蛋白能够限制肌肉蛋白质丢失，加快老年人在疾病相关性活动受限后的肌肉恢复。健康老年人在早餐中补充维生素 D 和富含亮氨酸的乳清蛋白医学营养口服制剂能够激活餐后肌肉蛋白质的合成，并在干预 6 周后发现肌肉量增加，因此，这可能是一种保护老年人肌肉功能的方法[71]。

乳清蛋白不仅对维持肌肉量有效，对保护肌肉功能也有效，特别是在体育锻炼后。给老年大鼠喂食快速消化的可溶性牛奶蛋白 2 个月，并给予适度的体力活动，发现大鼠的自主运动增加，动态和静态步态参数改善，但肌肉量没有增加[72]。在经过 4 个月训练，加上每天摄入 10g 乳清蛋白的 60 岁受试者中，观察到肌肉量和肌肉力量显著增加，肌肉疲劳减轻[73]。在 Chale 等的另一项研究中，补充 6 个月的乳清蛋白浓缩物并没有增加抗阻训练对老年人肌肉量、肌肉力量和身体功能的有益效果[74]。

这些数据清楚地表明，能被快速消化吸收的膳食蛋白混合物可能比产生较慢动力学的混合物更有效地限制衰老过程中蛋白质的丢失。更高利用率的膳食氨基酸，尤其是 EAA，能克服增龄相关性合成代谢抵抗。例如，老年人在卧床期间补充 EAA 后肌肉功能能得到改善[45]。另一种优化固体食物氨基酸利用率的方法是提高咀嚼能力，因为它可能影响餐后氨基酸动力学。事实上，已有研究表明，假牙诱导的咀嚼功能改变可以调节进食肉类后的餐后氨基酸动力学[75]。

4. 是否有特定的每日蛋白质摄入模式

一种"脉冲"蛋白质喂养模式即白天将高蛋白质和低蛋白质餐食结合起来，可能改善老年人的蛋白质保留[24, 76]。一种四餐组成的"分散"饮食（每日蛋白质摄入量在大于 12h 的时间内完成）与午餐提供 80% 每日蛋白质摄入量的脉冲蛋白质模式进行了比较。15 天后发现脉冲蛋白质模式对改善老年人氮平衡和全身蛋白质保留更有效。有关的潜在解释是认为脉冲蛋白质饮食具有 3 个优势特征：①中午蛋白质脉冲餐可通过高度增加的氨基酸浓度激活全身蛋白质合成；②晚餐高碳水化合物和低蛋白质膳食通过餐后高胰岛素降低蛋白质分解率从而限制蛋白质分解；③午餐是与日常生活相关的每日身体活动结合在一起的。有趣的是，脉冲蛋白质饮食对蛋白质积累的有益影响在饮食结束后的几天内仍然存在[76]。脉冲蛋白质饮食还显著恢复了老年大鼠骨骼肌蛋白质合成，并且不影响蛋白质的分解[77]。这些研究表明，脉冲蛋白质模式的使用增加了机体的蛋白质保留，尤其是骨骼肌。这个概念已被应用于营养不良和有营养风险的老年住院患者[78]，而且脉冲蛋白质模式的饮食方式明显改善了这一人群的瘦体重和骨骼肌量。因此，这种营养策略是一种有吸引力且安全的方法，而不是简单地增加老年人的蛋白质摄入量，因为老年人群可能很难获得大量的膳食蛋白。然而，通过最近一项对社区老年人的研究发现，脉冲蛋白质喂养对肌肉力量、身体功能及生活质量的影响并没有比分散蛋白质饮食更好[79]。

5. 通过氨基酸来改善蛋白质保留

动物和人类研究主要集中在老年个体骨骼肌对氨基酸敏感性下降的潜在机制上。支链氨基酸（branched chain amino acid，BCAA）通路激活缺陷可能是产生这种改变的原因[8]。因此，肌肉蛋白质合成对合成代谢信号反应的改变可能会被旨在提高 BCAA 可用性的营养策略所抵消。例如，通过体外或体内营养方式，高浓度亮氨酸能够增加老年啮齿动物的肌肉蛋白质合成率[21, 80, 81]。在这些模型中，亮氨酸作为一个实质的介质，能够驱动与蛋白质翻译激活相关的特定细胞内通路[82]。有趣的是，老年大鼠补充亮氨酸 10 天后，有益作用持续存在，说明长期使用富含亮氨酸的饮食或能防止老年人的肌肉流失[83]。此外，这些数据表明提高骨骼肌内亮氨酸利用度的营养调控可能有助于改善衰老过程中的蛋白质保留，如利用富含亮氨酸的快膳食蛋白（乳清蛋白）。这种饮食对老年人肌肉蛋白质合成的有益影响已经在一些研究中得到肯定[68, 84-86]。我们可以得出结论，亮氨酸能够在短期内激活肌肉蛋白质合成，但是可能无法长期发挥这样的作用[87]。

瓜氨酸对肌肉蛋白质合成的影响也被特别关注。这种氨基酸在蛋白质合成过程中不与蛋白质基质结合，但已被证明它能激活营养不良动物的肌肉蛋白质合成[88]。其他氨基酸，如谷氨酰胺，可能有助于保护老年人的骨骼肌，尤其是在应激条件下[89]。

二、体育锻炼对老年人合成代谢的影响

抗阻运动（resistance exercise，RE）的合成代谢作用应该被用于增强膳食蛋白对肌肉蛋白质的合成代谢作用。Yarasheski 等为体内的混合肌肉蛋白静脉注射 $^{13}C-$ 亮氨酸，在 2 周 RE 训练前和结束后，测定年轻和老年男性股外侧肌蛋白的合成率[90]。尽管老年人在训练前肌肉蛋白质部分合成率较低，但在 2 周运动后，无论受试者年龄如何，蛋白质部分合成率均增加到相当的水平。与这些结果相反，Welle 等发现，完成 12 周 RE 的年轻或老年男性的肌原纤维蛋白质合成率并没有改善[91]。这些观察结果的差异可以用研究中使用的不同实验设计来解释。在 Welle 等的调查中，训练的刺激作用可能不足以影响蛋白质周转[91]。此外，在这些研究中，最后一次运动相关的肌肉蛋白质合成率测定时间也不一样。更进一步地说，测定个体肌肉蛋白质合成率的其他方法表明，一个为期 2 周的举重训练计划能够提高年龄在 23—32 岁和 78—84 岁受试者的肌球蛋白重链（myosin heavy chain，MHC）合成率[92]。然而，只有年轻组运动后肌动蛋白的蛋白质合成率增加，这表明老年人 RE 的促合成代谢作用是蛋白质依赖性的。增龄相关性 MHC Ⅱa 和 Ⅱx 转录水平降低不会被 3 个月的 RE 训练逆转[93]，但是运动可提高与 MHC Ⅰ 亚型转录水平有关的 MHC 合成率[94]。其他研究结果表明，RE 对 MHC 合成率的提高作用是通过更高效的 mRNA 翻译介导的[95]。此外，有研究测试了为期 16 周的耐力运动对 MHC 亚型蛋白质组成和 mRNA 丰度的影响[96]。老年人耐力运动后，肌肉 MHC 亚型转录的调控仍然很稳定，但这并没有导致 MHC 蛋白表达出现相应的变化[96]。

目前有关老年人运动后肌肉蛋白质分解率的数据很少。无论受试者年龄如何，45min 的离心收缩运动都产生了相似的全身蛋白质分解增加效果[97]。然而，基于 3-甲基组氨酸（3-methylhistidine，3-MH）/肌酐测定的肌纤维蛋白水解作用，年轻组运动后 10 天才增加，而老年男性组同期一直保持高水平。此外，年轻或老年志愿者在 2 周 RE 结束时，尿 3-MH 与肌酐比值未受到影响[92]。

随着年龄的增长，出现短暂肌肉失用情况（如因住院治疗、受伤或因天气条件恶劣而被限制在家中）的频率越来越高，被认为是肌少症病程的一个促进因素[50]。这种现象在年轻人身上得到了证明，仅仅 5 天的肌肉失用就会损害骨骼肌组织利用膳食蛋白来源性氨基酸重新合成肌肉蛋白质的能力[9]。相比之下，RE 增强了骨骼肌利用营养物质的合成代谢反应，通过提高青壮年和老年人骨骼肌组织利用膳食蛋白来源的氨基酸重新合成肌肉蛋白质的能力[98]。

从这一章中，我们可以得出结论，衰老的肌肉对运动有反应，但没有明确建议任何特定类型的身体活动。

三、营养和训练结合策略

大多数研究未能表明营养补充剂对运动老年人的肌肉合成代谢特性有任何有益影响。例如，Welle 等报道，62—75 岁的男性和女性进行 3 期 RE 期间，高蛋白膳食［0.6～2.4g/（kg·d）］并不能提高股外侧肌肌原纤维蛋白质合成率[99]。在高龄衰弱老年人群（87 岁）中，无论是否同时补充多种营养素，高强度 RE 训练对肌肉无力可逆性的效果相同[99]。值得注意的是，报道提示年轻受试者在运动前或运动后口服氨基酸补充剂可改善肌肉蛋白净平衡[100, 101]。机体对伴有运动的氨基酸摄入的反应如何取决于氨基酸的组成和数量，以及与运动表现相关的氨基酸摄入模式和时间[102]。在 RE 前立即口服 EAA- 碳水化合物补充液（产生的）肌肉蛋白质净合成效果比运动后补充更好，主要是因为氨基酸向腿部转运增加，从而使肌肉蛋白质合成增加[103]。老年人在 RE 前或后即刻摄入氨基酸和碳水化合物能否像年轻人一样增强合成代谢作用仍存在争议。研究结果已经表明在老年阶段，运动后的膳食蛋白质消化吸收动力学没有受损。年轻人和老年人在摄入蛋白质前进行运动，有助于更好地利用膳食蛋白来源的氨基酸重新合成肌肉蛋白质，这可能有助于改善肌肉功能[98]。在一项 60 岁男性为期 16 周的多组分运动训练，联合乳清蛋白或乳蛋白补充项目中，我们观察了肌肉力量和疲劳情况的变化[73]。我们观察到训练中每天摄入 10g 乳清蛋白的受试者与摄入全乳蛋白的受试者相比，肌肉量和肌力显著增加，肌肉疲劳减少。显然，最重要的是优化这些参与者的合成代谢能力对 RE 的反应，以达到保持肌肉量和肌肉功能的目标。由于人们更喜欢易于获得且可

口的知名营养产品，因此在运动时食用乳清蛋白的建议似乎特别适合参与训练计划的老年人。

四、结语和未来展望

肌肉量的流失涉及许多潜在机制，包括肌肉和中枢神经系统的内在变化、体液和生活方式因素。营养对蛋白质合成机制的多种生物学作用，使其成为肌肉维持的关键调节因子。许多数据已经证实存在干预肌少症的营养治疗方法。这些策略旨在提高氨基酸的利用率，因为餐后血浆氨基酸浓度升高是肌肉合成代谢的主要决定因素。代谢的其他方面能够调节骨骼肌对营养物质的敏感性，如对于有潜在肾功能下降风险的老年人群，应该谨慎考虑每日蛋白质摄入的质量和模式，而不是简单增加蛋白质数量。不活动也会引起合成代谢抵抗，规律运动可以逆转这种现象。特定的营养和身体活动计划相结合可能对年轻受试者的肌肉蛋白质平衡产生显著影响。这一策略已经在老年人中进行了测评。此外，针对心力衰竭（heart failure，HF）[104]、高血压[105, 106]和慢性阻塞性肺疾病（chronic obstructive pulmonary disease，COPD）[107]的护理管理多项研究也强调了以提高蛋白质合成和减少肌少症为目的的治疗方法的可能性。与其他降压药物相比，使用血管紧张素转换酶抑制药导致肌肉力量和步速下降[108]。这种药理学方法的证据有助于我们考虑减少增龄相关性虚弱和依赖所发挥的作用。因此，使用营养建议、药物和（或）运动的干预策略在应用于大众之前需要在大样本受试者中进行研究。此类调查研究的最终目标是让老年人恢复活动能力并减少躯体依赖，以提高他们的生活质量。

参考文献

[1] Muscaritoli M, Anker SD, Argiles J, Aversa Z, Bauer JM, Biolo G, Boirie Y, Bosaeus I, Cederholm T, Costelli P, et al. Consensus definition of sarcopenia, cachexia and pre-cachexia: joint document elaborated by Special Interest Groups (SIG) "cachexia-anorexia in chronic wasting diseases" and "nutrition in geriatrics". *Clin Nutr* 2010;29(2):154–9.

[2] Anker SD, Morley JE, von Haehling S. Welcome to the ICD-10 code for sarcopenia. *J Cachexia Sarcopenia Muscle* 2016;7(5):512–4.

[3] Ethgen O, Beaudart C, Buckinx F, Bruyere O, Reginster JY. The future prevalence of sarcopenia in Europe: a claim for public health action. *Calcif Tissue Int* 2017;100(3):229–34.

[4] Nilwik R, Snijders T, Leenders M, Groen BB, van Kranenburg J, Verdijk LB, van Loon LJ. The decline in skeletal muscle mass with aging is mainly attributed to a reduction in type II muscle fibre size. *Exp Gerontol* 2013;48(5):492–8.

[5] Katsanos CS, Kobayashi H, Sheffield-Moore M, Aarsland A, Wolfe RR. A high proportion of leucine is required for optimal stimulation of the rate of muscle protein synthesis by essential amino acids in the elderly. *Am J Physiol Endocrinol Metab* 2006;291(2):E381–7.

[6] Paddon-Jones D, Sheffield-Moore M, Zhang XJ, Volpi E, Wolf SE, Aarsland A, Ferrando AA, Wolfe RR. Amino acid ingestion improves muscle protein synthesis in the young and elderly. *Am J Physiol Endocrinol Metab* 2004;286(3):E321–8.

[7] Dardevet D, Remond D, Peyron MA, Papet I, Savary-Auzeloux I, Mosoni L. Muscle wasting and resistance of muscle anabolism: the "anabolic threshold concept" for adapted nutritional strategies during sarcopenia. *ScientificWorldJournal* 2012;2012:269531.

[8] Guillet C, Prod'homme M, Balage M, Gachon P, Giraudet C, Morin L, Grizard J, Boirie Y. Impaired anabolic response of muscle protein synthesis is associated with S6K1 dysregulation in elderly humans. *FASEB J* 2004;18(13):1586–7.

[9] Wall BT, Gorissen SH, Pennings B, Koopman R, Groen BB, Verdijk LB, van Loon LJ. Aging is accompanied by a blunted muscle protein synthetic response to protein ingestion. *PLoS One* 2015;10(11):e0140903.

[10] Cruz-Jentoft AJ, Sayer AA. Sarcopenia. *Lancet* 2019; 393 (10191):2636–46.

[11] Baar K. Epigenetic control of skeletal muscle fibre type. *Acta Physiol (Oxf)* 2010;199(4):477–87.

[12] Beaudart C, Dawson A, Shaw SC, Harvey NC, Kanis JA, Binkley N, Reginster JY, Chapurlat R, Chan DC, Bruyere O, et al. Nutrition and physical activity in the prevention and treatment of sarcopenia: systematic review. *Osteoporos Int* 2017;28(6):1817–33.

[13] Short KR, Nair KS. The effect of age on protein metabolism. *Curr Opin Clin Nutr Metab Care* 2000;3(1):39–44.

[14] Walrand S, Boirie Y. Optimizing protein intake in aging. *Curr Opin Clin Nutr Metab Care* 2005;8(1):89–94.

[15] Wall BT, van Loon LJ. Nutritional strategies to attenuate muscle disuse atrophy. *Nutr Rev* 2013;71(4):195–208.

[16] Volpi E, Ferrando AA, Yeckel CW, Tipton KD, Wolfe RR. Exogenous amino acids stimulate net muscle protein synthesis in the elderly. *J Clin Invest* 1998;101(9):2000–7.

[17] Volpi E, Mittendorfer B, Wolf SE, Wolfe RR. Oral amino acids stimulate muscle protein anabolism in the elderly despite higher first-pass splanchnic extraction. *Am J Physiol* 1999;277(3 Pt 1):E513–20.

[18] Boirie Y, Gachon P, Beaufrere B. Splanchnic and whole-body leucine kinetics in young and elderly men. *Am J Clin Nutr* 1997;65(2):489–95.

[19] Volpi E, Kobayashi H, Sheffield-Moore M, Mittendorfer B, Wolfe RR. Essential amino acids are primarily responsible for the amino acid stimulation of muscle protein anabolism in healthy elderly adults. *Am J Clin Nutr* 2003;78(2):250–8.

[20] Katsanos CS, Kobayashi H, Sheffield-Moore M, Aarsland A, Wolfe RR. Aging is associated with diminished accretion of muscle proteins after the ingestion of a small bolus of essential amino acids. *Am J Clin Nutr* 2005;82(5):1065–73.

[21] Dardevet D, Sornet C, Bayle G, Prugnaud J, Pouyet C, Grizard J. Postprandial stimulation of muscle protein synthesis in old rats can be restored by a leucine-supplemented meal. *J Nutr* 2002;132(1):95–100.

[22] Mosoni L, Valluy MC, Serrurier B, Prugnaud J, Obled C, Guezennec CY, Mirand PP. Altered response of protein synthesis to nutritional state and endurance training in old rats. *Am J Physiol* 1995;268(2 Pt 1):E328–35.

[23] Volpi E, Mittendorfer B, Rasmussen BB, Wolfe RR. The response of muscle protein anabolism to combined hyperaminoacidemia and glucose-induced hyperinsulinemia is impaired in the elderly. *J Clin Endocrinol Metab* 2000;85(12):4481–90.

[24] Arnal MA, Mosoni L, Boirie Y, Houlier ML, Morin L, Verdier E, Ritz P, Antoine JM, Prugnaud J, Beaufrere B, et al. Protein pulse feeding improves protein retention in elderly women. *Am J Clin Nutr* 1999;69(6):1202–8.

[25] Boirie Y, Gachon P, Cordat N, Ritz P, Beaufrere B. Differential insulin sensitivities of glucose, amino acid, and albumin metabolism in elderly men and women. *J Clin Endocrinol Metab* 2001;86(2):638–44.

[26] Guillet C, Zangarelli A, Gachon P, Morio B, Giraudet C, Rousset P, Boirie Y. Whole body protein breakdown is less inhibited by insulin, but still responsive to amino acid, in nondiabetic elderly subjects. *J Clin Endocrinol Metab* 2004;89(12):6017–24.

[27] Rasmussen BB, Fujita S, Wolfe RR, Mittendorfer B, Roy M, Rowe VL, Volpi E. Insulin resistance of muscle protein metabolism in aging. *FASEB J* 2006;20(6):768–9.

[28] Boirie Y, Short KR, Ahlman B, Charlton M, Nair KS. Tissue-specific regulation of mitochondrial and cytoplasmic protein synthesis rates by insulin. *Diabetes* 2001;50(12): 2652–8.

[29] Fujita S, Rasmussen BB, Cadenas JG, Grady JJ, Volpi E. Effect of insulin on human skeletal muscle protein synthesis is modulated by insulin-induced changes in muscle blood flow and amino acid availability. *Am J Physiol Endocrinol Metab* 2006;291(4):E745–54.

[30] Biolo G, Declan Fleming RY, Wolfe RR. Physiologic hyperinsulinemia stimulates protein synthesis and enhances transport of selected amino acids in human skeletal muscle. *J Clin Invest* 1995;95(2):811–9.

[31] Timmerman KL, Lee JL, Fujita S, Dhanani S, Dreyer HC, Fry CS, Drummond MJ, Sheffield-Moore M, Rasmussen BB, Volpi E. Pharmacological vasodilation improves insulin- stimulated muscle protein anabolism but not glucose utilization in older adults. *Diabetes* 2010;59(11):2764–71.

[32] Rieu I, Magne H, Savary-Auzeloux I, Averous J, Bos C, Peyron MA, Combaret L, Dardevet D. Reduction of low grade inflammation restores blunting of postprandial muscle anabolism and limits sarcopenia in old rats. *J Physiol* 2009;587(Pt 22):5483–92.

[33] Tardif N, Salles J, Landrier JF, Mothe-Satney I, Guillet C, Boue-Vaysse C, Combaret L, Giraudet C, Patrac V, Bertrand-Michel J, et al. Oleate-enriched diet improves insulin sensitivity and restores muscle protein synthesis in old rats. *Clin Nutr* 2011;30(6):799–806.

[34] Annweiler C, Henni S, Walrand S, Montero-Odasso M, Duque G, Duval GT. Vitamin D and walking speed in older adults: systematic review and meta-analysis. *Maturitas* 2017;106:8–25.

[35] Duval G, Rolland Y, Schott AM, Blain H, Dargent-Molina P, Walrand S, Duque G, Annweiler C. Association of hypovitaminosis D with triceps brachii muscle fatigability among older women: findings from the EPIDOS cohort. *Maturitas* 2018;111:47–52.

[36] Chanet A, Salles J, Guillet C, Giraudet C, Berry A, Patrac V, Domingues-Faria C, Tagliaferri C, Bouton K, Bertrand-Michel J, et al. Vitamin D supplementation restores the blunted muscle protein synthesis response in deficient old rats through an impact on ectopic fat deposition. *J Nutr Biochem* 2017;46:30–8.

[37] El Hajj C, Fares S, Chardigny JM, Boirie Y, Walrand S. Vitamin D supplementation and muscle strength in pre-sarcopenic elderly Lebanese people: a randomized controlled trial. *Arch Osteoporos* 2018;14(1):4.

[38] Salles J, Chanet A, Giraudet C, Patrac V, Pierre P, Jourdan M, Luiking YC, Verlaan S, Migne C, Boirie Y, et al. 1,25(OH)2-vitamin D3 enhances the stimulating effect of leucine and insulin on protein synthesis rate through Akt/PKB and mTOR mediated pathways in murine C2C12 skeletal myotubes. *Mol Nutr Food Res* 2013;57(12):2137–46.

[39] Clugston G, Dewey KG, Fjeld C, Millward J, Reeds P, Scrimshaw NS, Tontisirin K, Waterlow JC, Young VR. Report of the working group on protein and amino acid requirements. *Eur J Clin Nutr* 1996;50(Suppl 1):S193–5.

[40] FAO, WHO, UNU. Energy and protein requirements. *Rep Joint Exp Consult* 1985;724:71–113.

[41] Campbell WW, Crim MC, Dallal GE, Young VR, Evans WJ. Increased protein requirements in elderly people: new data and retrospective reassessments. *Am J Clin Nutr* 1994;60(4):501–9.

[42] Campbell WW, Evans WJ. Protein requirements of elderly people. *Eur J Clin Nutr* 1996;50 Suppl 1:S180–3; discussion S3–5.

[43] Millward DJ. Optimal intakes of protein in the human diet. *Proc Nutr Soc* 1999;58(2):403–13.

[44] Millward DJ, Fereday A, Gibson N, Pacy PJ. Aging, protein requirements, and protein turnover. *Am J Clin Nutr* 1997;66(4):774–86.

[45] Ferrando AA, Paddon-Jones D, Hays NP, Kortebein P, Ronsen O, Williams RH, McComb A, Symons TB, Wolfe RR, Evans W. EAA supplementation to increase nitrogen intake improves muscle function during bed rest in the elderly. *Clin Nutr* 2010;29(1):18–23.

[46] Bauer J, Biolo G, Cederholm T, Cesari M, Cruz-Jentoft AJ, Morley JE, Phillips S, Sieber C, Stehle P, Teta D, et al. Evidence-based recommendations for optimal dietary protein intake in older people: a position paper from the PROT-AGE Study Group. *J Am Med Dir Assoc* 2013;14(8):542–59.

[47] Deutz NE, Bauer JM, Barazzoni R, Biolo G, Boirie Y, Bosy-Westphal A, Cederholm T, Cruz-Jentoft A, Krznaric Z, Nair KS, et al. Protein intake and exercise for optimal muscle function with aging: recommendations from the ESPEN Expert Group. *Clin Nutr* 2014;33(6):929–36.

[48] Houston DK, Nicklas BJ, Ding J, Harris TB, Tylavsky FA, Newman AB, Lee JS, Sahyoun NR, Visser M, Kritchevsky SB. Dietary protein intake is associated with lean mass change in older, community-dwelling adults: the Health, Aging, and Body Composition (Health ABC) Study. *Am J Clin Nutr* 2008;87(1):150–5.

[49] Castaneda C, Charnley JM, Evans WJ, Crim MC. Elderly women accommodate to a lowprotein diet with losses of body cell mass, muscle function, and immune response. *Am J Clin Nutr* 1995;62(1):30–9.

[50] English KL, Paddon-Jones D. Protecting muscle mass and function in older adults during bed rest. *Curr Opin Clin Nutr Metab Care* 2010;13(1):34–9.

[51] Gaillard C, Alix E, Boirie Y, Berrut G, Ritz P. Are elderly hospitalized patients getting enough protein? *J Am Geriatr Soc* 2008;56(6):1045–9.

[52] Pannemans DL, Halliday D, Westerterp KR. Whole-body protein turnover in elderly men and women: responses to two protein intakes. *Am J Clin Nutr* 1995;61(1):33–8.

[53] Castaneda C, Dolnikowski GG, Dallal GE, Evans WJ, Crim MC. Protein turnover and energy metabolism of elderly women fed a low-protein diet. *Am J Clin Nutr* 1995;62(1):40–8.

[54] Thalacker-Mercer AE, Fleet JC, Craig BA, Carnell NS, Campbell WW. Inadequate protein intake affects skeletal muscle transcript profiles in older humans. *Am J Clin Nutr* 2007;85(5):1344–52.

[55] Walrand S, Short KR, Bigelow ML, Sweatt AJ, Hutson SM, Nair KS. Functional impact of high protein intake on healthy elderly people. *Am J Physiol Endocrinol Metab* 2008;295(4):E921–8.

[56] Rudman D, DiFulco TJ, Galambos JT, Smith RB, 3rd, Salam AA, Warren WD. Maximal rates of excretion and synthesis of urea in normal and cirrhotic subjects. *J Clin Invest* 1973;52(9):2241–9.

[57] Groupe, de travail AFSSA. Apport en protéines: consommation, qualité, besoin et recommandations. 2007.

[58] Loenneke JP, Loprinzi PD, Murphy CH, Phillips SM. Per meal dose and frequency of protein consumption is associated with lean mass and muscle performance. *Clin Nutr* 2016;35(6):1506–11.

[59] Farsijani S, Morais JA, Payette H, Gaudreau P, Shatenstein B, Gray-Donald K, Chevalier S. Relation between mealtime distribution of protein intake and lean mass loss in free-living older adults of the NuAge study. *Am J Clin Nutr* 2016;104(3):694–703.

[60] Pannemans DL, Wagenmakers AJ, Westerterp KR, Schaafsma G, Halliday D. Effect of protein source and quantity on protein metabolism in elderly women. *Am J Clin Nutr* 1998;68(6):1228–35.

[61] Luiking YC, Engelen MP, Soeters PB, Boirie Y, Deutz NE. Differential metabolic effects of casein and soy protein meals on skeletal muscle in healthy volunteers. *Clin Nutr* 2011;30(1):65–72.

[62] Berrazaga I, Micard V, Gueugneau M, Walrand S. The role of the anabolic properties of plant- versus animal-based protein sources in supporting muscle mass maintenance: a critical review. *Nutrients* 2019;11(8):1825.

[63] Mitchell CJ, Della Gatta PA, Petersen AC, Cameron-Smith D, Markworth JF. Soy protein ingestion results in less prolonged p70S6 kinase phosphorylation compared to whey protein after resistance exercise in older men. *J Int Soc Sports Nutr* 2015;12:6.

[64] Yang Y, Churchward-Venne TA, Burd NA, Breen L, Tarnopolsky MA, Phillips SM. Myofibrillar protein synthesis following ingestion of soy protein isolate at rest and after resistance exercise in elderly men. *Nutr Metab (Lond)* 2012;9(1):57.

[65] Gorissen SH, Horstman AM, Franssen R, Crombag JJ, Langer H, Bierau J, Respondek F, van Loon LJ. Ingestion of wheat protein increases in vivo; muscle protein synthesis rates in healthy older men in a randomized trial. *J Nutr* 2016;146(9):1651–9.

[66] Dangin M, Guillet C, Garcia-Rodenas C, Gachon P, Bouteloup-Demange C, Reiffers- Magnani K, Fauquant J, Ballevre O, Beaufrere B. The rate of protein digestion affects protein gain differently during aging in humans. *J Physiol* 2003;549(Pt 2):635–44.

[67] Gryson C, Walrand S, Giraudet C, Rousset P, Migne C, Bonhomme C, Le Ruyet P, Boirie Y. "Fast proteins" with a unique essential amino acid content as an optimal nutrition in the elderly: growing evidence. *Clin Nutr* 2014;33(4):642–8.

[68] Paddon-Jones D, Sheffield-Moore M, Katsanos CS, Zhang XJ, Wolfe RR. Differential stimulation of muscle protein synthesis in elderly humans following isocaloric ingestion of amino acids or whey protein. *Exp Gerontol* 2006;41(2):215–9.

[69] Pennings B, Boirie Y, Senden JM, Gijsen AP, Kuipers H, van Loon LJ. Whey protein stimulates postprandial muscle protein accretion more effectively than do casein and casein hydrolysate in older men. *Am J Clin Nutr* 2011;93(5):997–1005.

[70] Walrand S, Gryson C, Salles J, Giraudet C, Migne C, Bonhomme C, Le Ruyet P, Boirie Y. Fast-digestive protein supplement for ten days overcomes muscle anabolic resistance in healthy elderly men. *Clin Nutr* 2016;35(3):660–8.

[71] Chanet A, Verlaan S, Salles J, Giraudet C, Patrac V, Pidou V, Pouyet C, Hafnaoui N, Blot A, Cano N, et al. Supplementing breakfast with a vitamin D and leucine-enriched whey protein medical nutrition drink enhances postprandial muscle protein synthesis and muscle mass in healthy older men. *J Nutr* 2017;147(12):2262–71.

[72] Lafoux A, Baudry C, Bonhomme C, Le Ruyet P, Huchet C. Soluble milk protein supplementation with moderate physical activity improves locomotion function in aging rats. *PLoS One* 2016;11(12):e0167707.

[73] Gryson C, Ratel S, Rance M, Penando S, Bonhomme C, Le Ruyet P, Duclos M, Boirie Y, Walrand S. Four-month course of soluble milk proteins interacts with exercise to improve muscle strength and delay fatigue in elderly participants. *J Am Med Dir Assoc* 2014;15(12):958 e1–9.

[74] Chale A, Cloutier GJ, Hau C, Phillips EM, Dallal GE, Fielding RA. Efficacy of whey protein supplementation on resistance exercise-induced changes in lean mass, muscle strength, and physical function in mobility-limited older adults. *J Gerontol A Biol Sci Med Sci* 2013;68(6):682–90.

[75] Remond D, Machebeuf M, Yven C, Buffiere C, Mioche L, Mosoni L, Patureau MP. Postprandial whole-body protein metabolism after a meat meal is influenced by chewing efficiency in elderly subjects. *Am J Clin Nutr* 2007;85(5):1286–92.

[76] Arnal MA, Mosoni L, Boirie Y, Gachon P, Genest M, Bayle G, Grizard J, Arnal M, Antoine JM, Beaufrere B, et al. Protein turnover modifications induced by the protein feeding pattern still persist after the end of the diets. *Am J Physiol Endocrinol Metab* 2000;278(5):E902–9.

[77] Arnal MA, Mosoni L, Dardevet D, Ribeyre MC, Bayle G, Prugnaud J, Patureau Mirand P. Pulse protein feeding pattern restores stimulation of muscle protein synthesis during the feeding period in old rats. *J Nutr* 2002;132(5):1002–8.

[78] Bouillanne O, Curis E, Hamon-Vilcot B, Nicolis I, Chretien P, Schauer N, Vincent JP, Cynober L, Aussel C. Impact of protein pulse feeding on lean mass in malnourished and at-risk hospitalized elderly patients: a randomized controlled trial. *Clin Nutr* 2013;32(2):186–92.

[79] Ten Haaf DSM, van Dongen EJI, Nuijten MAH, Eijsvogels TMH, de Groot L, Hopman MTE. Protein intake and distribution in relation to physical functioning and quality of life in community-dwelling elderly people: acknowledging the role of physical activity. *Nutrients* 2018;10(4):506.

[80] Dardevet D, Sornet C, Balage M, Grizard J. Stimulation of in vitro; rat muscle protein synthesis by leucine decreases with age. *J Nutr* 2000;130(11):2630–5.

[81] Guillet C, Zangarelli A, Mishellany A, Rousset P, Sornet C, Dardevet D, Boirie Y. Mitochondrial and sarcoplasmic proteins, but not myosin heavy chain, are sensitive to leucine supplementation in old rat skeletal muscle. *Exp Gerontol* 2004;39(5):745–51.

[82] Anthony JC, Anthony TG, Kimball SR, Jefferson LS. Signaling pathways involved in translational control of protein synthesis in skeletal muscle by leucine. *J Nutr* 2001;131(3):856S–60S.

[83] Rieu I, Sornet C, Bayle G, Prugnaud J, Pouyet C, Balage M, Papet I, Grizard J, Dardevet D. Leucine-supplemented meal feeding for ten days beneficially affects postprandial muscle protein synthesis in old rats. *J Nutr* 2003;133(4):1198–205.

[84] Katsanos CS, Chinkes DL, Paddon-Jones D, Zhang XJ, Aarsland A, Wolfe RR. Whey protein ingestion in elderly persons results in greater muscle protein accrual than ingestion of its constituent essential amino acid content. *Nutr Res* 2008;28(10):651–8.

[85] Rieu I, Balage M, Sornet C, Debras E, Ripes S, Rochon-Bonhomme C, Pouyet C, Grizard J, Dardevet D. Increased availability of leucine with leucine-rich whey proteins improves postprandial muscle protein synthesis in aging rats. *Nutrition* 2007;23(4):323–31.

[86] Rieu I, Balage M, Sornet C, Giraudet C, Pujos E, Grizard J, Mosoni L, Dardevet D. Leucine supplementation improves muscle protein synthesis in elderly men independently of hyperaminoacidaemia. *J Physiol* 2006;575(Pt 1):305–15.

[87] Verhoeven S, Vanschoonbeek K, Verdijk LB, Koopman R, Wodzig WK, Dendale P, van Loon LJ. Long-term leucine supplementation does not increase muscle mass or strength in healthy elderly men. *Am J Clin Nutr* 2009;89(5):1468–75.

[88] Osowska S, Duchemann T, Walrand S, Paillard A, Boirie Y, Cynober L, Moinard C. Citrulline modulates muscle protein metabolism in old malnourished rats. *Am J Physiol Endocrinol Metab* 2006;291(3):E582–6.

[89] Coeffier M, Dechelotte P. The role of glutamine in intensive care unit patients: mechanisms of action and clinical outcome. *Nutr Rev* 2005;63(2):65–9.

[90] Yarasheski KE, Zachwieja JJ, Bier DM. Acute effects of resistance exercise on muscle protein synthesis rate in young and elderly men and women. *Am J Physiol* 1993;265(2 Pt 1):E210–4.

[91] Welle S, Thornton C, Statt M. Myofibrillar protein synthesis in young and old human subjects after three months of resistance training. *Am J Physiol* 1995;268(3 Pt 1):E422–7.

[92] Hasten DL, Pak-Loduca J, Obert KA, Yarasheski KE. Resistance exercise acutely increases MHC and mixed muscle protein synthesis rates in 78-84 and 23-32 yr olds. *Am J Physiol*

Endocrinol Metab 2000;278(4):E620–6.

[93] Balagopal P, Schimke JC, Ades P, Adey D, Nair KS. Age effect on transcript levels and synthesis rate of muscle MHC and response to resistance exercise. *Am J Physiol Endocrinol Metab* 2001;280(2):E203–8.

[94] Williamson DL, Godard MP, Porter DA, Costill DL, Trappe SW. Progressive resistance training reduces myosin heavy chain coexpression in single muscle fibres from older men. *J Appl Physiol* 2000;88(2):627–33.

[95] Welle S, Bhatt K, Thornton CA. Stimulation of myofibrillar synthesis by exercise is mediated by more efficient translation of mRNA. *J Appl Physiol* 1999;86(4):1220–5.

[96] Short KR, Vittone JL, Bigelow ML, Proctor DN, Coenen-Schimke JM, Rys P, Nair KS. Changes in myosin heavy chain mRNA and protein expression in human skeletal muscle with age and endurance exercise training. *J Appl Physiol* 2005;99(1):95–102.

[97] Fielding RA, Meredith CN, O'Reilly KP, Frontera WR, Cannon JG, Evans WJ. Enhanced protein breakdown after eccentric exercise in young and older men. *J Appl Physiol* 1991;71(2):674–9.

[98] Pennings B, Koopman R, Beelen M, Senden JM, Saris WH, van Loon LJ. Exercising before protein intake allows for greater use of dietary protein-derived amino acids for de novo muscle protein synthesis in both young and elderly men. *Am J Clin Nutr* 2011;93(2):322–31.

[99] Welle S, Thornton CA. High-protein meals do not enhance myofibrillar synthesis after resistance exercise in 62- to 75-yr-old men and women. *Am J Physiol* 1998;274(4 Pt 1):E677–83.

[100] Tipton KD, Borsheim E, Wolf SE, Sanford AP, Wolfe RR. Acute response of net muscle protein balance reflects 24-h balance after exercise and amino acid ingestion. *Am J Physiol Endocrinol Metab* 2003;284(1):E76–89.

[101] Tipton KD, Ferrando AA, Phillips SM, Doyle D, Jr., Wolfe RR. Postexercise net protein synthesis in human muscle from orally administered amino acids. *Am J Physiol* 1999;276(4 Pt 1):E628–34.

[102] Wolfe RR. Regulation of muscle protein by amino acids. *J Nutr* 2002;132(10):3219S–24S.

[103] Tipton KD, Rasmussen BB, Miller SL, Wolf SE, Owens-Stovall SK, Petrini BE, Wolfe RR. Timing of amino acid-carbohydrate ingestion alters anabolic response of muscle to resistance exercise. *Am J Physiol Endocrinol Metab* 2001;281(2):E197–206.

[104] Parmley WW. Evolution of angiotensin-converting enzyme inhibition in hypertension, heart failure, and vascular protection. *Am J Med* 1998;105(1A):27S–31S.

[105] Schaufelberger M, Andersson G, Eriksson BO, Grimby G, Held P, Swedberg K. Skeletal muscle changes in patients with chronic heart failure before and after treatment with enalapril. *Eur Heart J* 1996;17(11):1678–85.

[106] Vescovo G, Dalla Libera L, Serafini F, Leprotti C, Facchin L, Volterrani M, Ceconi C, Ambrosio GB. Improved exercise tolerance after losartan and enalapril in heart failure: correlation with changes in skeletal muscle myosin heavy chain composition. *Circulation* 1998;98(17):1742–9.

[107] Guzun R, Aguilaniu B, Wuyam B, Mezin P, Koechlin-Ramonatxo C, Auffray C, Saks V, Pison C. Effects of training at mild exercise intensities on quadriceps muscle energy metabolism in patients with chronic obstructive pulmonary disease. *Acta Physiol (Oxf)* 2011;205(2):236–46.

[108] Onder G, Penninx BW, Balkrishnan R, Fried LP, Chaves PH, Williamson J, Carter C, Di Bari M, Guralnik JM, Pahor M. Relation between use of angiotensin-converting enzyme inhibitors and muscle strength and physical function in older women: an observational study. *Lancet* 2002;359(9310):926–30.

第6章　肌少症危险人群的识别
Recognizing Persons at Risk for Sarcopenia

John E. Morley　著

赵晓雪　张云　译　暴继敏　张珑　校　康琳　审

肌少症是一种被正式纳入国际疾病分类的疾病。然而，肌少症很少被基层医疗人员识别和诊断。医生对肌少症的诊断需要测量握力、步速及肌肉量，但一般患者每次就诊时间为 7~10min。基层医生要在确定患者可能患有肌少症后，才会考虑转诊至上级医院进一步诊断和治疗。对于肥胖肌少症患者[1]，这样的识别就变得更加困难。因此需要一种快速的肌少症筛查方法。肌少症患者属于高风险人群，容易出现跌倒、髋部骨折、失能、住院、入住护理院、死亡等一系列不良事件，这就使得快速筛查方法变得尤为重要[2, 3]。普通的临床医生缺乏肌少症方面的知识，甚至不知道肌少症是一种疾病，这进一步增加了肌少症未被考虑诊断的可能性[4]。

一、SARC-F

当人们认识到肌肉活动的功能退化是肌少症的标志后，2013 年，圣路易斯大学的研究小组据此制订了一种评估量表（SARC-F）用于快速筛查肌少症[5]（表 6-1）。SARC-F 评估量表可以自测，也可以由医生、护士或护理人员等对患者进行测试。测试只需不到 30s 就能完成。

我国纳入了 230 名受试者完成了对 SARC-F 量表的初步验证[6]。SARC-F 与身体表现和握力下降及住院率升高相关。Woo 等[7, 8]以中国香港 4000 名社区居民为对象，以肌少症的诊断共识（亚洲、欧洲和国际的共识）为标准，检验 SARC-F 量表

表 6-1　SARC-F 评估量表

评估项目	具体问题	评　分
力量	举起或搬运 4.5kg 的重物是否有困难	• 无困难 =0 分 • 有些困难 =1 分 • 非常困难或不能完成 =2 分
辅助行走	步行穿过房间是否有困难	• 无困难 =0 分 • 有些困难 =1 分 • 非常困难，需要帮助或不能完成 =2 分
起身	从椅子或床上起身转移是否有困难	• 无困难 =0 分 • 有些困难 =1 分 • 非常困难，需要帮助 =2 分
爬楼梯	爬 10 层台阶是否有困难	• 无困难 =0 分 • 有些困难 =1 分 • 非常困难或不能完成 =2 分
跌倒	过去 1 年内跌倒几次	• 无 =0 分 • 1~3 次 =1 分 • ≥4 次 =2 分

与诊断标准之间的差异。结果显示，SARC-F 具有较高的特异性和较低的敏感性。此外，SARC-F 与共识诊断标准 / 定义对 4 年后身体功能减退的预测能力基本一致。SARC-F 还能对死亡风险进行预测。

Malmstrom 等[9]在圣路易斯非洲裔美国人健康研究（St. Louis African American Health Study，AAH）、巴尔的摩老龄化纵向研究（Baltimore Longitudinal Study of Aging，BLSA）、国家健康

与营养调查研究中，对 SARC-F 进行了评估测试。他们发现 SARC-F 具有良好的内部一致性、标准性及准确性。在上述 3 组研究中，SARC-F 与 6 年后的身体功能和死亡率都有较好的相关性。此外，在 BLSA 研究中，SARC-F 还预测了死亡风险。

Tanaka 等[10] 对一组心血管疾病患者进行了研究。他们发现 SARC-F 评分较高的患者，握力、腿部力量和呼吸肌力均较低，并且平衡能力较差、步速缓慢、6min 步行距离较短及简易体能状况量表

（short physical performance battery，SPPB）评分低。

对纳入 12 800 名受试者的 7 项研究进行 Meta 分析，结果显示，SARC-F 具有较高的特异性和较低的敏感性，表明它是筛查肌少症的可行方法[11]。SARC-F 已在中国大陆[6]、中国香港[7, 8, 12]、美国[9, 13]、日本[10, 14–17]、中国台湾[18]、墨西哥[19]、德国[20]、法国[21]、新加坡[22]、韩国[23]、奥地利[24]、土耳其[25, 26]、西班牙[16, 27] 和比利时[28] 等国家和地区完成了验证（表 6–2）。

表 6–2　SARC-F 的验证研究

作　者	国家及地区	受试人数	结　果
Cao 等[6]	中国	230	预测身体功能减退、握力下降及高住院率
Woo 等[7, 8]	中国香港	4000	与亚洲和欧洲的共识诊断标准 / 定义相比，在预测 4 年的身体功能（步速、握力和重复起坐测试）和 10 年死亡率方面具有较高的特异性
Malmstrom[9]	美国圣路易斯	998	工具性日常生活活动能力（IADL）减退，起坐测试时间变慢，握力下降，SPPB 评分较低（横断面研究），以及预测 IADL 下降，身体功能下降和 6 年住院率
	美国巴尔的摩	1053	IADL 减退，基线水平的握力下降，以及随访 2 个月的死亡率升高
	美国国家健康与营养调查	3288	步速减慢，下肢伸膝肌力下降，随访 27 个月的死亡率升高
Tanaka[10]	日本	235	握力下降，腿部和呼吸肌力量下降，步速减慢，步行距离变短，平衡力变差和 SPPB 评分低
Wu[18]	中国台湾	670	握力和肌肉量下降，生活质量变差，住院率和死亡率升高
Parra-Rodriguez[19]	墨西哥	487	可靠性验证。ADL 减退，步速慢，握力差，SPPB 评分低
Ida[14]	日本	207	与 EWGSOP 共识相比，特异性为男性 85.8%，女性 72.4%；敏感性为男性 14.8%，女性 33.3%
Kemmler[20]	德国	74	SARC-F 与 EWGSOP 共识、FNIH 共识、IWGS 具有相似的诊断效能
Rolland[21]	法国	504	与 FNIH 共识相比，具有 85% 的特异性；体能下降
Tan[22]	新加坡	115	1 年 2 次以上的住院率，更易发生跌倒
Kotiarczyk[13]	美国	141	与 EWGSOP 共识相比，具有 78.7% 的特异性；与 FNIH 共识相比，具有 81.1% 的特异性；敏感性低
Kim[23]	韩国	1222	与亚洲肌少症诊断共识相比，具有较高的特异性。握力差，步速慢，生活质量低，认知能力差

（续表）

作　者	国家及地区	受试人数	结　果
Ida[15]	日本	140	在慢性肝病患者中，具有较高的特异性（90.89%～95.50%）和预测价值（81.50%）
Peball[24]	奥地利	434	与对照组相比，在帕金森病患者中肌少症患病率较高
Bahat[25]	土耳其	207	与 EWGSOP 共识，FNIH 共识，IWGS 共识，肌少症、恶病质和消耗性疾病学会（Society of Sarcopenia, Cachexia and Wasting Disorders, SCWD）共识相比，具有较高的特异性和较低的敏感性。在肌肉量、握力、SPPB 和起坐测试方面具有较高特异性
Su[12]	中国香港	4000	SARC-F 与骨折风险评估工具（Fracture Risk Assessment Tool, FRAX）联合，可提高对髋部骨折的预测能力
Ida[16]	日本	318	SARC-F 与睡眠障碍相关
Requena-Calleja[29]	西班牙	596	SARC-F 高分的心房颤动患者死亡率高
Nozoe[17]	日本	183	SARC-F 可以预测严重脑卒中
Sanchez-Rodriguez[27]	西班牙	208	SARC-F 可有效筛查门诊患者的肌少症
Tuna[26]	土耳其	56	与睡眠质量差有关
Hajaoui[28]	比利时	306	与 EWGOSP 共识相比，特异性 87.1%，敏感性 36.0%

ADL. 日常生活活动能力；EWGSOP. 欧洲老年肌少症工作组；FNIH. 美国国立卫生研究院基金会；IWGS. 国际肌少症工作组；SPPB. 简易体能状况量表

Woo 等[30] 的研究显示，从诊断角度，与 5 项 SARC-F 量表相比，3 项量表（力量、爬楼梯的能力、需辅助行走）有更好的曲线下面积（area under the curve，AUC）和对不良事件的预测价值。Lim 等[31] 在新加坡对 200 名受试者进行研究，认为 SARC-F 量表的短版并不比完整版更好，并认为"跌倒"这项不是诊断肌少症的重要因素。Yang 等[32] 发现，3 项量表与 SARC-F 量表相比，具有更差的曲线下面积。

Barbosa-Silva 等[33] 发现，当以 EWGSOP 诊断共识为金标准，SARC-F＋小腿围（SARC-F-CalF）比单独使用 SARC-F 具有更高的敏感性。Bahat 等[34] 的研究结果表明，与 SARC-F 相比，SARC-F-CalF 能提高诊断的特异性，而非敏感性。对印度尼西亚的 120 名受试者进行的研究结果显示，SARC-F-CalF 在肌少症的诊断方面，表现出了良好的诊断效能[35]。Mo 等[36] 通过 Meta 分析发现，

SARC-F-CalF 评估量表作为肌少症的诊断工具具有很高准确性和中等敏感性。

总之，上述研究结果表明，SARC-F 或 SARC-F-CalF 是一种很好的肌少症筛查工具。在筛查过程中，纳入年龄和体重指数（body mass index，BMI）等 2 个因素，可能会进一步提高准确性[37]。

二、其他的肌少症筛查工具

简单便捷的肌少症测量（short portable sarcopenia measure，SPSM）包括应用生物电阻抗测量的肌肉量（需要根据身高调整）、握力及 5 次起坐试验[38]。SPSM 与双能 X 线吸收法（dual-energy X-ray absorptiometry，DXA）测量的瘦体重相比，效果相当。与 SARC-F 相比，SPSM 敏感性更高，但并不具有更高的特异性[5]。

微型肌少症风险评估问卷（Mini-Sarcopenic Risk Assessment-5，MSRA-5）（包括年龄、活动、

食物摄入、体重下降和住院治疗），具有敏感性高但特异性低的特点。在诊断准确性方面，3 项条目的 MSRA 与 SARC-F 相当[39, 40]，但低于 SARC-F-CalF[32]。

在肌少症的诊断方面，综合考虑年龄、握力和小腿围等因素，可以提高特异性和敏感性[41]。然而，目前对此只做了一项研究。

结论

SARC-F 与 SARC-F–CalF 皆是非常好的肌少症快捷筛查工具。目前，EWGSOP-2[42]、国际肌少症和衰弱研究会议（International Conference on Sarcopenia and Frailty Research，ICSFR）[43]、SCWD[44] 均推荐使用 SARC-F 对肌少症进行筛查。这种快速筛查，应成为美国 Medicare 年度医疗保健健康检查的一部分[45]，并让基层医务人员对 65 岁及以上人群每年进行至少一次的筛查。医生应鼓励筛查结果阳性的患者参与到运动锻炼计划中。

声明

作者声明没有利益冲突。

参考文献

[1] Baumgartner RN, Wayne SJ, Waters DL, Janssen I, Gallagher D, Morley J. Sarcopenia obesity predicts instrumental activities of daily living disability in the elderly. *Obes Res* 2004;12:1995–2004.

[2] Morley JE. Frailty and sarcopenia: The new geriatric giants. *Rev Invest Clin* 2016;68:59–67.

[3] Morley JE, Bauer JM. Editorial: The future of sarcopenia. *Curr Opin Coin Nutr Metab Care* 2019;22:1–3.

[4] Cruz-Jentoft AJ, Sayer AA. Sarcopenia. *Lancet* 2019;393:2636–2646.

[5] Malmstrom TK, Morley JE. SARC-F: A simple questionnaire to rapidly diagnose sarcopenia. *J Am Med Dir Assoc* 2013;14:531–532.

[6] Cao L, Chen S, Zou C, Ding X, Gao L, Liao Z, et al. A pilot study of the SARC-F scale on screening sarcopenia and physical disability in the Chinese older people. *J Nutr Health Aging* 2014;18:277–283.

[7] Woo J, Leung J, Morley JE. Validating the SARC-F: A suitable community screening tool for sarcopenia? *J Am Med Dir Assoc* 2014;15:630–634.

[8] Woo J, Leung J, Morley JE. Defining sarcopenia in terms of incident adverse outcomes. *J Am Med Dir Assoc* 2015;16:247–252.

[9] Malmstrom TK, Miller DK, Simonsick EM, Ferrucci L, Morley JE. SARC-F: A symptom score to predict persons with sarcopenia at risk for poor functional outcomes. *J Cachexia Sarcopenia Muscle* 2016;7:28–36.

[10] Tanaka S, Kamiya K, Hamazaki N, Matsuzawa R, Nozaki K, Maekawa E, et al. Utility of SARC-F for assessing physical function in elderly patients with cardiovascular disease. *J Am Med Dir Assoc* 2017;18:176–181.

[11] Ida S, Kaneko R, Murata K. SARC-F for screening of sarcopenia among older adults: A meta-analysis of screening test accuracy. *J Am Med Dir Assoc* 2018;19:685–689.

[12] Su Y, Woo JW, Kwok TCY. The added value of SARC-F to prescreening using FRAX for hip fracture prevention in older community adults. *J Am Med Dir Assoc* 2019;20:83–89.

[13] Kotiarczyk MP, Perera S, Nace DA, Resnick NM, Greenspan SL. Identifying sarcopenia in female long-term care residents: A comparison of current guidelines. *J Am Geriatr Soc* 2018;66:316–320.

[14] Ida S, Murata K, Nakadachi D, Ishihara Y, Imataka K, Uchida A, et al. Development of a Japanese version of the SARC-F for diabetic patients: An examination of reliability and validity. *Aging Clin Exp Res* 2017;29:935–942.

[15] Ida S, Kojima Y, Hamaoka S, Urawa N, Araki J, Kaneko R, Murata K. Validity of Japanese version of SARC-F questionnaire in patients with chronic liver disease. *J Gastroenterol Hepatol* 2019;34:947–953.

[16] Ida S, Kaneko R, Nagata H, Noguchi Y, Araki Y, Nakai M, et al. Association between sarcopenia and sleep disorder in older patients with diabetes. *Geriatr Gerontol Int* 2019;19:399–403.

[17] Nozoe M, Kanai M, Kubo H, Yamamoto M, Shimada S, Mase K. Prestroke sarcopenia and stroke severity in elderly patients with acute stroke. *J Stroke Cerebrovasc Dis* 2019;28:2228–2231.

[18] Wu TY, Liaw CK, Chen FC, Kuo KL, Chie WC, Yang RS. Sarcopenia screened with SARC-F questionnaire is associated with quality of life and 4-year mortality. *J Am Med Dir Assoc* 2016;17:1129–1135.

[19] Parra-Rodriguez L, Szlief C, Garcia-Gonzalez AI, Malmstrom TK, Cruz-Arenas E, Rosas-Carrasco O. Cross-cultural adaptation and validation of the Spanish-Language version of the SARC-F to assess sarcopenia in Mexican community-dwelling older adults. *J Am Med Dir Assoc* 2016:17:1142–1146.

[20] Kemmler W, Sieber C, Freiberger E, von Stengel S. The SARC-F questionnaire: Diagnostic overlap with established sarcopenia definitions in older German men with sarcopenia. *Gerontology* 2017;63:411–416.

[21] Rolland Y, Dupuy C, Abellan Van Kan G, Cesari M, Vellas B, Faruch M, et al. Sarcopenia screened by the SARC-F questionnaire and physical performances of elderly women: A cross-sectional study. *J Am Med Dir Assoc* 2017;18:848–852.

[22] Tan LF, Lim ZY, Choe R, Seetharaman S, Merchant R. Screening for frailty and sarcopenia among older persons in medical outpatient clinics and its associations with healthcare burden. *J Am Med Dir Assoc* 2017;18:583–587.

[23] Kim S, Kim M, Won CW. Validation of the Korean version of the SARC-F questionnaire to assess sarcopenia: Korean frailty and aging cohort study. *J Am Med Dir Assoc* 2018;19: 40–45.e1.

[24] Peball M, Mahlknecht P, Werkmann M, Marini K, Murr F, Herzmann H, et al. Prevalence and associated factors of sarcopenia and frailty in Parkinson's disease: A cross-sectional study. *Gerontology* 2019;65:216–228.

[25] Bahat G, Yilmaz O, Kilic C, Oren MM, Karan MA. Performance of SARC-F in regard to sarcopenia definitions, muscle mass and functional measures. *J Nutr Health Aging* 2018;22:898–903.

[26] Tuna F, Ustundag A, Basak Can H, Tuna H. Rapid geriatric assessment, physical activity, and sleep quality in adults aged more than 65 years: A preliminary study. *J Nutr Health Aging* 2019;23:617–622.

[27] Sanchez-Rodriguez D, Marco E, Davalos-Yerovi V, Lopez-Escobar J, Messaggi-Sartor M, Barrera C, et al. Translation and validation of the Spanish version of the SARC-F questionnaire to assess sarcopenia in older people. *J Nutr Health Aging* 2019;23:518–524.

[28] Hajaoui M, Locquet M, Ceaudart C, Reginster JY, Petermans J, Gruyere O. Sarcopenia: Performance of the SARC-F questionnaire according to the European consensus criteria, IEWGSOP1 and EWGSOP2. *J Am Med Dir Assoc* 2019;20:1182–1183.

[29] Requena Calleja MA, Arenas Miquélez A, Díez-Manglano J, Gullón A, Pose A, Formiga F, Mostaza JM, Cepeda JM, Suárez C; en nombre de los investigadores del estudio NONAVASC; Grupo de Riesgo Vascular de la Sociedad Española de Medicina Interna. Sarcopenia, frailty, cognitive impairment and mortality in elderly patients with non-valvular atrial fibrillation. *Rev Clin Esp* 2019;219(8):424–432.

[30] Woo J, Yu R, Leung J. A 3-item SARC-F. *J Am Med Dir Assoc* 2018;19:223–228.

[31] Lim WS, Tay L, Yeo A, Yew S, Hafizah N, Ding YY. Modulating effect of contextual factors on factor structure and reliability of SARC-F. *J Am Med Dir Assoc* 2018;19:551–553.

[32] Yang M, Jiang J, Zeng Y, Tang H. Sarcopenia for predicting mortality among elderly nursing home residents: SARC-F versus SARC-CalF. *Medicine (Baltimore)* 2019;98:e14546. Doi: https://doi.org/10.1097/MD.0000000000014546.

[33] Barbosa-Silva TG, Menezes AM, Bielemann RM, Malmstrom TK, Gonzalez MC, Grupo de Estudos em Composocao Corporal e Nutricao (COCONUT). Enhancing SARC-F: Improving sarcopenia screening in the clinical practice. *J Am Med Dir Assoc* 2016;17:1136–1141.

[34] Bahat G, Oren MM, Yilmaz O, Kilic C, Aydin K, Karan MA. Comparing SARC-F with SARC-CalF to screen sarcopenia in community living older adults. *J Nutr Health Aging* 2018;22:1034–1038.

[35] Mienche M, Setiati S, Setyohadi B, Kurniawan J, Laksmi PW, Ariane A, Tirtarahardja G. Diagnostic performance of calf circumference, thigh circumference, and SARC-F questionnaire to identify sarcopenia in elderly compared to Asian Working Group for Sarcopenia's Diagnostic standard. *Acta Med Indones* 2019;51:117–127.

[36] Mo Y, Dong X, Wang XH. Screening accuracy of SARC-F combined with calf circumference for sarcopenia in older adults: A diagnostic meta-analysis. *J Am Med Dir Assoc* 2019;Oct 28. doi:10.1016/j.jamda.2019.09.002 [Epub ahead of print].

[37] Kurita N, Wakita T, Kamitani T, Wada O, Mizuno K. SARC-F validation and SARCF+ EBM derivation in musculoskeletal disease: The SPSS-OK study. *J Nutr Health Aging* 2019;23: 732–738.

[38] Miller DK, Malmstrom TK, Andresen EM, Miller JP, Herning MM, Schootman M, Wolinsky FD. Development and validation of a short portable sarcopenia measure in the African American health project. *J Gerontol A Biol Sci Med Sci* 2009;64:388–394.

[39] Rossi AP, Micciolo R, Rubele S, Fantin F, Caliari C, Zoico E, et al. Assessing the risk of sarcopenia in the elderly: The mini sarcopenia risk assessment (MSRA) questionnaire. *J Nutr Health Aging* 2017;21:743–749.

[40] Yang M, Hu X, Xie L, Zhang L, Zhou J, Lin J, et al. Comparing mini sarcopenia risk assessment with SARC-F for screening sarcopenia in community-dwelling older adults. *J Am Med Dir Assoc* 2019;20:53–57.

[41] Ishii S, Tanaka T, Shibasaki K, et al. Development of a simple screening test for sarcopenia in older adults. *Geriatr Gerontol Int* 2014;14(Suppl 1):93–101.

[42] Cruz-Jentoft AJ, Bahat G, Bauer J, et al. Writing Group for the European Working Group on Sarcopenia in Older People 2 (EWGSP2), and the Extended Group for EWGSOP2. Sarcopenia: Revised European consensus on definition and diagnosis. *Age Ageing* 2019;48:16–31.

[43] Bauer J, Morley JE, Schols AMWJ et al. Sarcopenia: A time for action. *J Cachexia Sarcopenia Muscle* 2019;10(5):956–961.

[44] Morley JE. Rapid geriatric assessment: Secondary prevention to stop age-associated disability. *Clin Geriatr Med* 2017;33: 431–440.

[45] Dent E, Morley JE, Cruz-Jentoft AJ, Arai H, Kritchevsky SB, Guralnik J, et al. International Clinical Practice Guidelines for Sarcopenia (ICFSR): Screening, diagnosis and management. *J Nutr Health Aging* 2018;22:1148–1161.

第 7 章　肌少症的不良结局和功能结果
Adverse Outcomes and Functional Consequences of Sarcopenia

Jean Woo　著

薛　倩　译　　王晶桐　校　　励建安　审

自本书第 1 版出版以来，肌少症的定义发生了重大变化。

本章概述了这些主题的研究现状，包括肌少症死亡率、功能衰退、跌倒率、骨折发生率、生活质量、代谢结果和卫生服务的应用。本章还涵盖与失用、营养不良和炎症相关的继发性肌少症等内容。

一、死亡率

对 60 岁及以上人群的前瞻性研究、个体人群研究进行的系统回顾表明，肌少症增加死亡率的优势比（odds ratio，OR）为 1.6～3.6[1-3]，并且在 79 岁及以上人群中这个值更高[1]。其中肌少症定义中的组分，如握力、躯体功能指标，对 65 岁及以上社区老年人也可以预测全因死亡率[4, 5]，而中年时期的握力和其他躯体功能指标也可预测晚年死亡率[6-8]。

关于住院患者继发性肌少症的研究，除了增加死亡率（OR 远高于社区老年人）外，继发性肌少症也与感染、机械通气持续时间延长、住院时间延长、再入院率和康复需求增多有关[9]。其中肝衰竭患者的继发性肌少症预后更差。

二、活动受限

最初被归类为不良结局之一的功能衰退或活动受限现已纳入肌少症的定义和诊断中。一项针对中国香港老年人的前瞻性研究提出，肌少症可定义为使身体具有活动受限风险[10]和会导致其他不良后果的疾病[11]，并提出了基于活动能力和活动受限的人体测量分界点[12]。同样，美国国立卫生研究院基金会也提出了数据驱动的方法来推导步速降低的切点（<0.8m/s）[13]。其他专家共识使用肌肉量、肌肉力量和躯体功能指标的组合来诊断肌少症[14, 15]。系统综述显示，肌少症与功能下降相关的 OR 值是 2.5～3.0[1, 3]。

三、跌倒和骨折

2 项社区人群研究报道，肌少症会增加跌倒率，其危险比（hazard ratio，HR）为 2.38～3.23[16, 17]。肌力下降和失衡会直接导致跌倒。肌少症与骨折之间也存在相关性，除了受跌倒因素影响，肌肉和骨骼之间的激素相互作用也参与调节，其共同因素可导致肌力下降和骨密度降低，从而导致骨折发生[18]。使用肌少症筛查工具 SARC-F[19]结合骨折风险预测工具（fracture risk assessment tool，FRAX），可提高中国 65 岁及以上老年男性在 10 年内[20]及男性、女性在 14 年内的骨折风险预测值[21]。

四、生活质量

肌少症的治疗中，生活质量是一项与患者相关的重要评价指标。身体功能表现、心理和社会因素都可能导致生活质量下降[22]。已被广泛使用的健康调查简表（medical outcomes study 36-item short form health survey，SF-36）是常用的与肌少症□□的生活质量评估工具。此外，还包括肌少症□□□中包含的单个组分的相关检查。这些组分的□□□与健康相关的生活质量中的身体功能较差有□□有学者提出了评估肌肉骨骼健康的专用测量□□，其中包含一种针对肌少症的测量工具，即□□症生活质量调查（sarcopenia quality of life，Sa□□L）[23]。

五、代谢结局

□骼肌量占成人瘦体重的 40%～50%，会代谢□餐□体内大部分的葡萄糖。随着年龄的增长，肌肉□逐渐减少，导致组织水平的胰岛素抵抗。这将□葡萄糖及能量平衡产生不利影响。"合成代谢抵□"一词被用来描述肌少症中的肌肉蛋白质合成□营养物质的反应降低，以及胰岛素介导的蛋白□分解的抑制反应减弱[24]。众所周知，2 型糖尿病□pe 2 diabetes mellitus，T$_2$DM）患者肌少症的□病率较高，最终导致活动受限[25]。T$_2$DM 患者体□脂肪的增加可能是导致肌肉功能障碍的因素之□这一肌肉功能障碍可直接通过肌肉脂肪浸润□间接通过炎症细胞因子上调导致。此外，肌少□和肥胖并存会导致心脏代谢和功能不良[26, 27]。虽□尚不确定这一过程是肌少症导致肥胖，还是肥□导致肌少症，有学者提出用肥胖肌少症代替肌□症肥胖来反映病理次序[28]。但至今没有普遍共□的定义来描述这两种情况，目前的文献继续使□肌少症肥胖这一术语。然而，联合肥胖和肌少□指标可以预测死亡率、突发活动受限及心血管□病发生率。不过，对于不同的结果预测阈值不□□□9-31]。

六、继发性肌少症

继发性肌少症指的是由于失用（如脑卒中或长□卧床）和（或）炎性细胞因子不同程度上调的慢□疾病导致的肌肉量减少，但与恶病质不同。例如□与同龄健康者相比，心力衰竭（heart failure，H□）患者的肌少症患病率增加 20%，而且不仅限于

老年人群。这是因为心力衰竭患者的骨骼肌分解代谢应激增加，所以临床表现为运动耐量降低、呼吸肌效率低下、变时反应低下。由炎性细胞因子引起的厌食导致营养不良也会加重肌肉损失。在进行康复治疗的患者中，营养不良和肌少症都较常见，两种疾病的患病率在 40%～67%[32]。

继发性肌少症和恶病质之间的关系并不明显，可以视为两种状态之间的过渡。虽然恶病质会导致肌肉丢失，但潜在的疾病状态与其相关的食欲减退、体重减轻、疲劳和身体活动减少更加密切相关。厌食、炎症、胰岛素抵抗和肌肉分解增加在恶病质中更为显著，而炎症细胞因子（如白细胞介素 -6 和肿瘤坏死因子）与肌少症相比升高[33]。

七、争议

最近，关于肌肉量和功能结果在肌少症定义中的作用专家们一直在进行讨论。如果诊断肌少症的目的是预测不良后果，以便实施干预措施（非药理学或药理学），则应使用实际预测不良后果的评估手段。一项针对平均年龄为 81.2 岁的社区老年人研究表明，在预测老年人健康相关结果方面，肌肉力量指标优于肌肉量指标[34]。同样，肌少症定义和结局研究项目（由美国国家老龄化研究所和美国国立卫生研究院基金会支持）对美国、瑞典、阿姆斯特丹、中国香港 10 个社区老年人前瞻性研究的数据汇总分析发现，双能 X 线吸收法测量的瘦体重不能预测身体功能、跌倒或死亡率，而更准确地估计肌肉量的同位素稀释法（D$_3$-Cr）可以预测上述结局（2018 年 11 月在波士顿举行的 SDOC 会议未发表的数据）。然而，这种方法在社区和临床中很难推行。此外有学者提出，握力等肌少症定义中的评估指标，实际上可能不是通过肌肉而是通过代表脑健康的神经通路影响预后[35]。

结论

多种原因导致与年龄相关的肌肉流失，包括营养不良、缺乏运动、线粒体能量代谢的氧化损

伤、炎性细胞因子的上调、激素抵抗综合征、蛋白质合成代谢衰竭、神经再生、肌纤维结构和神经肌肉连接的改变。肌少症反过来导致最大摄氧量（maximal oxygen consumption，VO_2）峰值降低、体力活动减少、活动受限，以及随之而来

的不良后果，如跌倒和骨折、失能和依赖性、生活质量差、就医、死亡等，从而导致身体状态下降。

早期发现肌少症和干预策略对公共卫生和临床至关重要。

参考文献

[1] Beaudart C, Zaaria M, Pasleau F, Reginster JY, Bruyere O. Health outcomes of sarcopenia: A systematic review and meta-analysis. *PLoS One* 2017;12(1):e0169548.

[2] Liu P, Hao QK, Hai S, Wang H, Cao L, Dong BR. Sarcopenia as a predictor of all-cause mortality among community-dwelling older people: A systematic review and meta-analysis. *Maturitas* 2017;103:16–22.

[3] Kelley GA, Kelley KS. Is sarcopenia associated with an increased risk of all-cause mortality and functional disability? *Exp Gerontol.* 2017;96:100–3.

[4] Gale CR, Martyn CN, Cooper C, Sayer AA. Grip strength, body composition, and mortality. *Int J Epidemiol.* 2007;36(1):228–35.

[5] Newman AB, Kupelian V, Visser M, Simonsick EM, Goodpaster BH, Kritchevsky SB, et al. Strength, but not muscle mass, is associated with mortality in the health, aging and body composition study cohort. *J Gerontol A-Biol.* 2006;61(1):72–7.

[6] Leong DP, Teo KK, Rangarajan S, Lopez-Jaramillo P, Avezum A, Jr., Orlandini A, et al. Prognostic value of grip strength: Findings from the Prospective Urban Rural Epidemiology (PURE) study. *Lancet.* 2015;386(9990):266–73.

[7] Cooper R, Strand BH, Hardy R, Patel KV, Kuh D. Physical capability in mid-life and survival over 13 years of follow-up: British birth cohort study. *BMJ* 2014;348:g2219.

[8] Strand BH, Cooper R, Bergland A, Jorgensen L, Schirmer H, Skirbekk V, et al. The association of grip strength from midlife onwards with all-cause and cause-specific mortality over 17 years of follow-up in the Tromso Study. *J Epidemiol Community Health* 2016;70(12):1214–21.

[9] Peterson SJ, Braunschweig CA. Prevalence of sarcopenia and associated outcomes in the clinical setting. *Nutr Clin Pract.* 2016;31(1):40–8.

[10] Woo J, Leung J, Sham A, Kwok T. Defining sarcopenia in terms of risk of physical limitations: A 5-year follow-up study of 3,153 Chinese men and women. *J Am Geriatr Soc.* 2009;57(12):2224–31.

[11] Woo J, Leung J, Morley JE. Defining sarcopenia in terms of incident adverse outcomes. *J Am Med Dir Assoc.* 2015;16(3):247–52.

[12] Woo J, Leung J. Anthropometric cut points for definition of sarcopenia based on incident mobility and physical limitation in older chinese people. *J Gerontol A Biol Sci Med Sci.* 2016;71(7):935–40.

[13] Studenski SA, Peters KW, Alley DE, Cawthon PM, McLean RR, Harris TB, et al. The FNIH sarcopenia project: Rationale, study description, conference recommendations, and final estimates. *J Gerontol A Biol Sci Med Sci.* 2014;69(5):547–58.

[14] Cruz-Jentoft AJ, Bahat G, Bauer J, Boirie Y, Bruyere O, Cederholm T, et al. Sarcopenia: Revised European consensus on definition and diagnosis. *Age Ageing* 2019;48(1):16–31.

[15] Chen LK, Liu LK, Woo J, Assantachai P, Auyeung TW, Bahyah KS, et al. Sarcopenia in Asia: Consensus report of the Asian Working Group for Sarcopenia. *J Am Med Dir Assoc.* 2014;15(2):95–101.

[16] Landi F, Liperoti R, Russo A, Giovannini S, Tosato M, Capoluongo E, et al. Sarcopenia as a risk factor for falls in elderly individuals: Results from the ilSIRENTE study. *Clin Nutr.* 2012;31(5):652–8.

[17] Cawthon PM, Blackwell TL, Cauley J, Kado DM, Barrett-Connor E, Lee CG, et al. Evaluation of the usefulness of consensus definitions of sarcopenia in older men: Results from the observational osteoporotic fractures in Men Cohort Study. *J Am Geriatr Soc.* 2015;63(11):2247–59.

[18] Hirschfeld HP, Kinsella R, Duque G. Osteosarcopenia: Where bone, muscle, and fat collide. *Osteoporos Int.* 2017;28(10):2781–90.

[19] Malmstrom TK, Miller DK, Simonsick EM, Ferrucci L, Morley JE. SARC-F: A symptom score to predict persons with sarcopenia at risk for poor functional outcomes. *J Cachexia Sarcopenia Muscle* 2016;7(1):28–36.

[20] Yu R, Leung J, Woo J. Sarcopenia combined with FRAX probabilities improves fracture risk prediction in older Chinese men. *J Am Med Dir Assoc.* 2014;15(12):918–23.

[21] Su Y, Woo JW, Kwok TCY. The added value of SARC-F to prescreening using FRAX for hip fracture prevention in older community adults. *J Am Med Dir Assoc.* 2019;20(1):83–9.

[22] Yu R, Zhu LY, Chan R, Woo J. Management of sarcopenia to improve quality of life in geriatric populations. *Clin Med Insights-Ge.* 2016;9:7–14.

[23] Beaudart C, Biver E, Reginster JY, Rizzoli R, Rolland Y, Bautmans I, et al. Development of a self-administrated quality of life questionnaire for sarcopenia in elderly subjects: The SarQoL. *Age Ageing.* 2015;44(6):960–6.

[24] Cleasby ME, Jamieson PM, Atherton PJ. Insulin resistance and sarcopenia: Mechanistic links between common co-morbidities. *J Endocrinol.* 2016;229(2):R67–81.

[25] Bianchi L, Volpato S. Muscle dysfunction in type 2 diabetes: A major threat to patient's mobility and independence. *Acta Diabetol.* 2016;53(6):879–89.

[26] Buch A, Carmeli E, Boker LK, Marcus Y, Shefer G, Kis O, et al. Muscle function and fat content in relation to sarcopenia, obesity and frailty of old age--An overview. *Exp Gerontol.* 2016;76:25–32.

[27] Gusmao-Sena MH, Curvello-Silva K, Barreto-Medeiros JM, Da-Cunha-Daltro CH. Association between sarcopenic obesity and

iovascular risk: Where are we? *Nutr Hosp.* 2016;33(5):1245–55.

[28] inkovich A, Livshits G. Sarcopenic obesity or obese openia: A cross talk between age-associated adipose tissue skeletal muscle inflammation as a main mechanism of the ogenesis. *Ageing Res Rev.* 2017;35:200–21.

[29] S, Xu Y. Association of sarcopenic obesity with the risk ll-cause mortality: A meta-analysis of prospective cohort ies. *Geriatr Gerontol Int.* 2016;16(2):155–66.

[30] reung TW, Lee JS, Leung J, Kwok T, Woo J. Adiposity to cle ratio predicts incident physical limitation in a cohort of 3 older adults--An alternative measurement of sarcopenia sarcopenic obesity. *Age (Dordr)* 2013;35(4):1377–85.

[31] J, Leung J. Sarcopenic obesity revisited: Insights from the Mr

and Ms Os cohort. *J Am Med Dir Assoc.* 2018;19(8):679–84 e2.

[32] Springer J, Springer JI, Anker SD. Muscle wasting and sarcopenia in heart failure and beyond: Update 2017. *ESC Heart Fail* 2017;4(4):492–8.

[33] Evans WJ, Morley JE, Argiles J, Bales C, Baracos V, Guttridge D, et al. Cachexia: A new definition. *Clin Nutr.* 2008;27(6):793–9.

[34] Menant JC, Weber F, Lo J, Sturnieks DL, Close JC, Sachdev PS, et al. Strength measures are better than muscle mass measures in predicting health-related outcomes in older people: Time to abandon the term sarcopenia? *Osteoporos Int.* 2017;28(1):59–70.

[35] Carson RG. Get a grip: Individual variations in grip strength are a marker of brain health. *Neurobiol Aging* 2018;71:189–222.

第 8 章　肌少症的生命历程理论
A Lifecourse Approach to Sarcopenia

Richard Dodds　Avan Aihie Sayer　著
张　勤　译　邹艳慧　校　　胡亦新　审

肌少症是一种随着年龄增长，肌肉量减少和功能减退的综合征。它是一种常见的疾病，已有充分记录表明其与未来严重失能、发病率和死亡率及高昂的医疗费用相关。近 10 年来，肌少症的研究领域得到了迅速地扩展[1]。其中肌少症的生命历程理论日益受到关注，主要有 2 个原因：第一，人们逐渐意识到肌少症并非只影响老年人，也可能在年轻时因慢性病（long-term conditions，LTC）而发生[2]；第二，从生命历程理论的角度来看，从受孕开始的一系列暴露可能对肌少症的发展有重要影响[3]。

目前大量研究描述了与肌少症相关的高龄因素。然而，在不同老年人的骨骼肌之间仍存在未被解释的显著差异，部分原因可能是老年时期的肌肉量和功能不仅反映丢失的速度，还反映生命早期达到的峰值。在病因学方面，生命历程理论包括识别肌肉量和功能峰值的决定因素，以及肌肉丢失的决定因素。出生和其他生命历程队列是此类研究的关键资源。这些队列也可用于研究肌少症的不良预后。因此，在预测、预防和开发新型治疗药物方面，肌少症的生命历程理论具有重要的临床意义。

本章将介绍生命历程理论的背景，并阐明生命历程队列的价值，包括从出生开始的研究队列。本章将展示肌少症与一系列不良预后相关的流行病学证据。在病因学方面，本章将概述生命历程的影响因素包括早期营养和成长、生活方式的风险因素，以及目前对潜在细胞和分子机制的理解。最后将总结肌少症的生命历程理论如何与临床实践相关。

一、生命历程理论

一系列的流行病学研究表明，出生时身材矮小与以后发生年龄相关性疾病的风险增加有关。其中一项具有里程碑意义的研究表明，英格兰和威尔士不同地区冠心病死亡率的差异与之前新生儿死亡率的差异是一致的[4]，从此诞生了 Barker 健康和疾病的发育起源假说，即子宫内和婴儿期的不良环境影响，会永久地改变身体的结构、生理和代谢，增加以后对疾病的易感性。早期环境影响、成长和发育与人类健康、衰老和疾病的长期影响之间的联系被称为编程，指的是在发育的一个关键时期机体受到的某个刺激或损伤会造成持久或终身的影响。

在哺乳动物中，不良的子宫环境，包括营养不良，会导致一系列综合反应，这表明一些关键的调控基因参与其中，这些基因在预期不良的产后条件下重置了发育轨迹。预期成熟环境与实际成熟环境之间的不匹配使机体面临不良后果的风险。对于人类而言，由于后天环境向高能量密度营养和低能量消耗的方向变化，导致许多人的预测不够准确，从而加剧了与年龄相关疾病的流行[5]。

生命历程理论随之扩展至胎儿期和婴儿期之

外，贯穿了在儿童和青少年时期的影响，以及随后在成年生活中的影响。生命历程理论使用了一个多学科的框架来理解时间和时机在个人和人群层面的暴露和结果之间相互关系的重要性[6]。这种方法有助于检验不同的生命历程假设，如风险因素是否在整个生命历程中具有累积的不良影响，或者它们是否在生命历程的某些特定阶段产生主要影响。

二、在生命历程中运用的队列研究

握力是衡量肌肉力量的简单方法，被推荐作为诊治肌肉萎缩的第一阶段，它已被纳入众多跨越个人生命周期的队列研究中。我们曾经应用 12 个英国队列研究和横断面研究的数据，生成了第一个握力的生命历程常模数据，年龄涵盖 4—90

岁（图 8-1）。这些数据表明，总体上有三个阶段：在早期成年过程增长到握力峰值，在中年时期握力保持相对稳定，在中年后开始下降[7]。这凸显了"肌少症"的发展可能是由于成年早期肌肉量和功能的峰值较低，以及老年时期下降速度更快。出生和其他生命历程的队列可以用来探索这两个过程的决定因素。在这类研究中，肌肉量和功能通常被作为连续变量进行分析。这在年轻人中尤为相关，因为只有一小部分人群低于肌少症诊断的临界点（如图 8-1 中的握力）。

（一）出生队列研究

出生队列是有关生命历程理论研究的关键，它包括回顾性和前瞻性的纵向研究设计，并且可以囊括个人从出生到死亡及跨代的数据。例如，

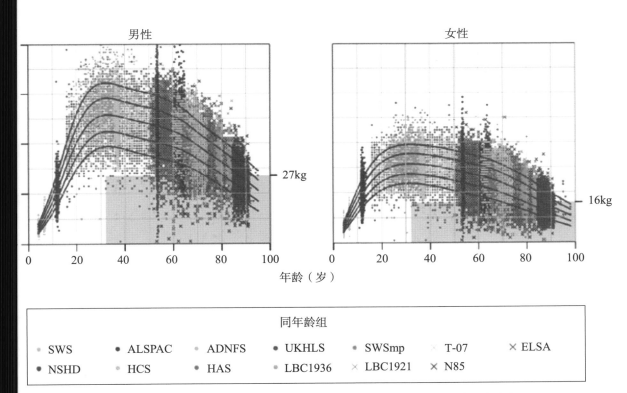

▲ 图 8-1　来自 12 项英国研究的握力生命周期标准数据（此图彩色版本见书末）

分位数为 10、25、50、75、90；基于 T 值≤-2.5 的切点值在男性和女性中均有显示（男性≤27kg，女性≤16kg）。ADNFS. 联合邓巴国民健康调查；ALSPAC. 埃文父母与子女纵向研究；ELSA. 英国老龄化纵向研究；HAS. 赫特福郡老龄化研究；HCS. 赫特福德郡队列研究；LBC1921 和 LBC1936. 洛锡安区 1921 年和 1936 年的出生队列；N85. 纽卡斯尔 85 岁以上研究；NSHD. 医学研究委员会全国健康与发展调查；SWS. 南安普敦女性调查；SWSmp. 来自南安普敦的母亲及其伴侣；T-07. 苏格兰西部 20-07 研究；UKHLS. 了解社会－英国家庭纵向研究（引自 Dodds et al.[7] Public Domain）

一些出生队列包括对妊娠期间的个体描述，以及对其母亲在妊娠前和妊娠期间的描述。使用前瞻性和回顾性的出生队列可以研究整个生命历程对骨骼肌生长、发育和老化的影响。

回顾性出生队列包括使用生命早期的历史记录信息。Barker假说是根据英国赫特福德郡的数据建立起来的，该地发现了大量历史记录。20世纪初，英国人身体状况的恶化广受关注。1911年，Ethel Margaret Burnside（赫里福郡的首位"首席家访护士和助产士女督察"）组建了一个由助产士和护士组成的团队，负责改善赫特福德郡儿童的健康状况。一名助产士在女性分娩时进行护理，并在卡片上记录其后代的出生体重。随后，一名家访护士在每名婴儿的整个婴儿期走访他们的家庭，记录他们的疾病、发育情况和喂养方法。然后，在婴儿1岁时再称重。这些信息被纳入赫特福德郡办公室的分类账簿里，其涵盖了从1911—1948年英国国民医疗服务体系建立期间赫特福德郡所有的出生人口信息。

1995年，旨在研究衰老发展起源的赫特福德郡老龄化研究启动，通过利用早期成长历史记录，收集1920—1930年出生的男性和女性一系列身体系统衰老表型的纵向数据[8]。随后，开展了更大规模的赫特福德郡队列研究（Hertfordshire Cohort Study，HCS），以评估遗传和早期环境作用，以及成人饮食和生活方式对1931—1939年出生人群的健康、衰老和疾病的综合影响[9]。这2项研究均包括了对老年人骨骼肌的特征分析，以便用生命历程理论来研究肌少症。

英国也有一些关于年轻人的全国性前瞻性出生队列。医学研究委员会的国家健康发展调查（National Survey of Health and Development，NSHD）是一个社会分层的样本，包括1946年3月的1周内出生在英格兰、苏格兰和威尔士的所有新生儿。这项由5362名男性和女性组成的队列从出生开始就进行了前瞻性的跟踪调查，最近1次收集的数据是参与者在69岁时完成的[10]。

最新的一项前瞻性出生队列研究进展是对妊娠期间的个体描述及对其母亲妊娠前的描述。这方面的优秀案例是南安普敦女性调查（Southampton Women's Survey，SWS），该调查招募了超过12 500名生活在英国南安普敦、年龄在20—34岁的女性，并对她们进行采访，评估健康、身体成分、生活方式和饮食（情况）[11]。对随后的妊娠期进行跟踪随访，并对她们后代的整个儿童期也进行随访，目的是前瞻性地确定孕前和产前环境对胎儿、婴儿和儿童生长发育的影响。埃文郡亲子纵向队列研究是另一项重要的前瞻性人口研究，包括1991—1992年对妊娠期到足月出生进行随访的婴儿，人数超过11 000名，尽管这项研究中没有提供关于母亲孕前特征的数据[12]。

（二）生命历程的其他队列

出生队列与生命历程后期招募的队列相补充，这些队列可以提供关于老年人代表性样本的有用信息。英国的老龄化纵向研究就是这样的一个案例，该队列于2002—2003年首次对50岁以上的成年人进行评估，并在后来的研究大潮中招募了额外的更新样本[13, 14]。我们最近使用该队列数据证明了，英国老年人的平均握力在2006年至2012—2013年期间略有下降[15]。考虑到肌少症结局，如果在更广泛的人群中存在这种下降，那么这种下降是很重要的。

三、肌少症的生命历程结局

肌少症及其构成因素产生一系列的不良结局，最显著的是不仅增加全因死亡率，也会导致失能、生命质量下降、LTC和住院。本部分描述了这些结局的一些证据。

（一）全因死亡率

我们之前在平均年龄为75岁的社区男性中发现，较弱的握力与24年随访期间的全因死亡率、心血管疾病死亡率和癌症死亡率有关[16]。这项研究与其他13项研究（共53 476名参与者）一的入系统回顾和 Meta 分析，结果显示 1/4 握力较弱的女性和男性在随访期间的死亡风险是 1/4 握力最强的 1.5 倍以上（综合 HR=1.67，95%CI 1.4～1.93），包括年龄、性别和体型的调整[17]。这些研究中，大多数的基线平均年龄都超过了 60 岁。

随后的研究将握力与死亡率的关系扩展到更年轻的年龄段，例如，发现握力较弱的 16—19 岁瑞士男性应征者的青年期死亡风险增加[18]。还有证据表明，随着时间的推移，握力加速丧失[19] 和无法完成握力测试[20] 与死亡风险增加有关。使用步速、起坐和站立平衡试验等测试的较低水平身体功能表现也与死亡率有关[17]。相反，没有明确的证据表明低肌肉量与死亡率有关[21, 22]。

（二）失能

肌少症的构成因素与失能的关系和它与全因死亡率的关系相似，即与肌肉量下降相比，肌肉功能不良与全因死亡率相关性更强[23]。一项纳入22 项研究的系统评价表明，握力弱和身体功能表现（如步速）与失能的发病和进展有关[24]。此类研究通常在较高的年龄段使用基线评估，随访的时间相对较短。

最近我们使用来自 NSHD 的数据研究了 53 岁时握力、起坐和站立平衡时间的较差表现是否与16 年后的行动（能力）和（或）个人护理（能力方面的）失能进展有关。3 项指标均与失能进展有关，与 LTC 和体重指数无关[25]。这些研究结果强调，中年时进行的肌少症评估可用于识别那些有进展至老年时期健康状况不佳风险的人群，这些人可以从早期干预中获益。

（三）生命质量

HCS 对包括一般健康和身体功能在内的 8 个领域的 36 个简短问卷进行了评估，这一工作确定了作为肌少症标志的握力与健康相关生活质量（HRQoL）之间的联系[26]。在每个领域中，（分数位于性别特异性五分位数区间的）处于性别分类

最低 1/5 受试者被归类为"较差"状态。在男性和女性中，较低的握力与 HRQoL 降低相关。这似乎不能用年龄、体型、身体活动或合并症来解释。最近，专门为肌少症患者开发了一份可以自我填写的生活质量问卷[27]。

（四）慢性病和住院情况

越来越多的证据表明，肌少症在 LTC（如影响呼吸系统和心血管系统的 LTC）患者中更为常见[1]。也有横断面证据表明，个体罹患 LTC 的病种数量与其握力成反比[28]。LTC 和肌少症之间的关系很可能是双向的。这种双向关系的一个例子是 2 型糖尿病的进展与已知的肌肉代谢功能。我们利用来自 HCS 的 1391 名 59—73 岁社区男性和女性的数据，验证了在 2 型糖尿病患者和非 2 型糖尿病患者中糖耐量、肌肉力量和身体功能存在关联的假设[29]。血糖升高、肌肉力量减弱和身体功能受损之间存在分级关联，这种情况不仅在患有糖尿病或糖耐量受损的老年人中得到了证明，在没有这两种诊断的老年人中也得到了证实（图 8-2）。

肌少症也与住院时间长短有关。我们之前进行了一项小型临床研究，研究入院时的握力是否能预测急诊医疗环境中老年患者的住院日[30]。我们招募了入院 48h 内的 120 名 75 岁以上的男性和女性患者。一名调查人员测量了握力，并收集了年龄、性别、合并症、药物及营养、功能和病例组合评分等信息。握力降低与营养状况恶化、功能状态受损及出院回家的可能性降低显著相关。同样，我们的既往研究证实，较弱的握力与患者住院康复期后返回其常住地的可能性降低有关[31]。

最近，我们将 2997 名 HCS 参与者的数据与他们在随后 10 年的住院事件统计数据联系起来。我们发现，较弱的握力与女性择期入院和急诊入院相关，与男性急诊入院相关，如图 8-3 所示。在对年龄、身高、体重、吸烟和饮酒情况及社会阶层进行调整后，这些结论仍然成立。

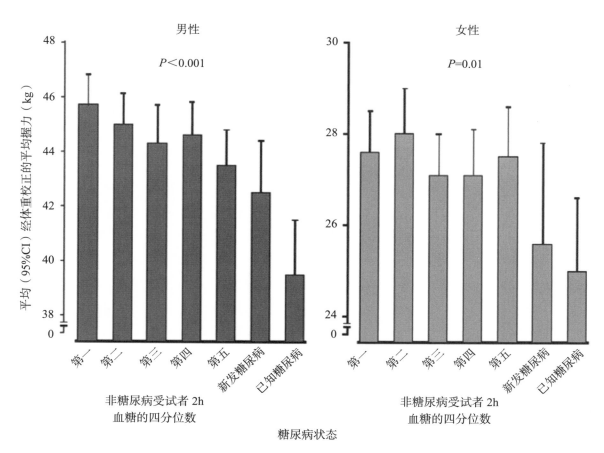

▲ 图 8-2　老年男性和女性的握力与糖尿病状态之间的关系 [29]

引自 Aihie Sayer et al. [29]

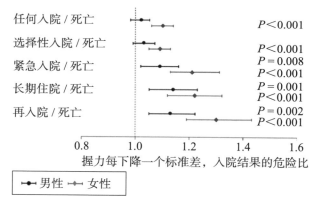

▲ 图 8-3　男性和女性的握力每下降一个标准差，握力与入院结果的关系 [32]

引自 Simmonds [32]

四、肌少症的生命历程决定因素

上文已经描述了老年肌少症的决定因素，包括体型、LTC 和身体活动水平。运动干预对延缓增龄

相关性肌肉减少的益处已得到充分证实。然而，随着年龄的增长，肌少症变得越来越普遍，因此预防增龄相关性肌少症的机会可能会越来越有限。生命历程理论考虑到成年早期达到的肌肉力量和质量的峰值及随后的下降，显著拓宽了干预窗口。

不同国家间平均握力的差异提示了遗传和发育因素与肌少症的潜在相关性。在最近的一项系统性综述和 Meta 分析中，我们调查了发达国家和发展中国家的平均握力差异。发展中国家的握力平均值比英国的常模数据低 0.85 个标准差（图 8-4）。与此同时，中年阶段提供了一个对肌少症进行短期时间窗干预的机会，这种干预方式已经用于心血管等疾病。因此，该部分首先回顾肌少症与早期体型和营养有关的证据，然后探讨中年危险因素的作用。

每个点代表每项常模数据的握力平均值，与

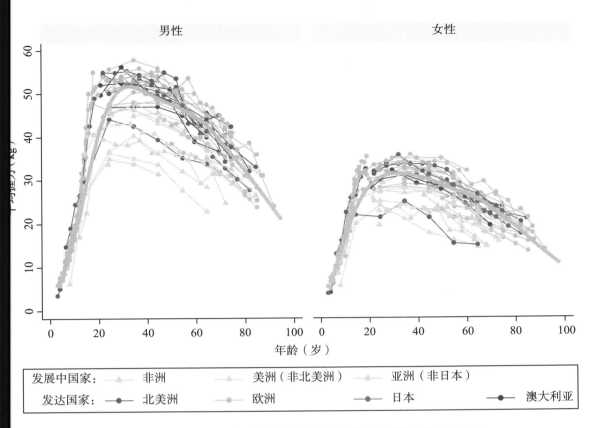

▲ 图 8-4　来自不同国家地区样本的握力平均值 [33]（此图彩色版本见书末）

发展中国家和发达地区的数据分别以三角形和圆形显示；为了进行比较，灰线显示的是 12 项英国研究的常模数据的平均值
（引自 Dodds et al. [33]Public Domain）

相□□年龄段的中位数相对应。来自同一样本的值被□□□。

（一）早期生长和营养

□□特福德郡老龄化研究首次观察到老年人出□□体重和肌肉力量之间的联系，这是一项对19□□1930 年在英国赫特福德郡出生并在 60～70年□□□生活在那里的男性和女性进行的回顾性队列□□□ [34]。他们有出生时和 1 岁时体重的历史健康□□记录，并通过英国 Southport 的国家卫生服务□□心登记处进行追踪。在一次家访后，717 名居□□去当地诊所测量了现在的体型大小和不同身□□系统的衰老标志物，包括握力。较低的出生体□□1 岁以内体重与晚年较低的握力显著相关，□□年期的体型无关。

□□一发现随后在 HCS 研究（纳入了出生于

1931—1939 年的参与者）[35] 及国家健康与发展调查（纳入了出生于 1946 年的参与者）中得到了复现 [36]。随后在参与 SWS 研究的 20—34 岁年轻女性中也发现出生体重大小对成年肌肉力量有类似的影响，这表明其与峰值肌肉力量有关 [37]。SWS纳入的出生儿童也显示了出生体重和 4 岁的握力呈正相关关系 [38]。

我们对已发表的有关低出生体重与晚年握力降低之间关系的证据进行系统回顾和 Meta 分析，然后就可以实现对出生体重与握力之间的关联进行绝对项汇集分析的推导 [39]。现已发现了 16 篇描述出生体重与晚年握力之间关系的独立研究。其中 3 篇为小样本研究，对比了低出生体重与正常出生体重个体的握力数据，并且只对参与者随访至儿童期或成年早期；在出生体重较低的个体中，所有人都表现出较低的握力。其余 13 篇研究纳入的参与者的出生体重数据范围较广，随访年龄为 9—68 岁。作者们提供了额外的结果，以便在调整年龄和身高后对出生体重 – 握力关系进行 Meta 分析。

由此产生的森林图显示汇集分析结果为出生体重每增加 1kg 握力增加 0.86kg（95%CI 0.58～1.15）（图 8-5）。有一些存在异质性的证据，尤其是在年轻阶段。然而，没有一项研究会对综合估计产生不良影响。

使用国家健康与发展调查中收集的纵向数据，我们可以更详细地研究生命历程理论[40]。对年龄均为 53 岁的 1406 名男性和 1444 名女性进行握力和体型的测量，这些参与者均有前瞻性的儿童时期的体重、身高、运动功能里程碑、认知能力及关于终身社会阶层、当前身体活动和健康状况的

信息。出生体重和青春期前身高增加与中年握力有关，与之后的体重和身高增加无关。青春期发育也与中年握力独立相关。对于男性而言，青春期体重增加是有益的，而对于女性而言身高增加才是有益的。婴儿期运动发育较早的参与者中年握力更好，这部分可用生长轨迹来解释。这表明产前、青春期前和青春期的生长发育对中年阶段的握力有长期影响。

有关早年发育与肌肉量之间关系的研究已经表明了低出生体重与肌肉量减少相关联的一致发现。由老年男性参加的 HCS 研究表明，出生体重与去脂体重呈显著正相关，而与成人脂肪量无关[41]。相比之下，1 岁时的体重与使用人体测量估计的去脂体重和成人脂肪量相关。在使用尿肌

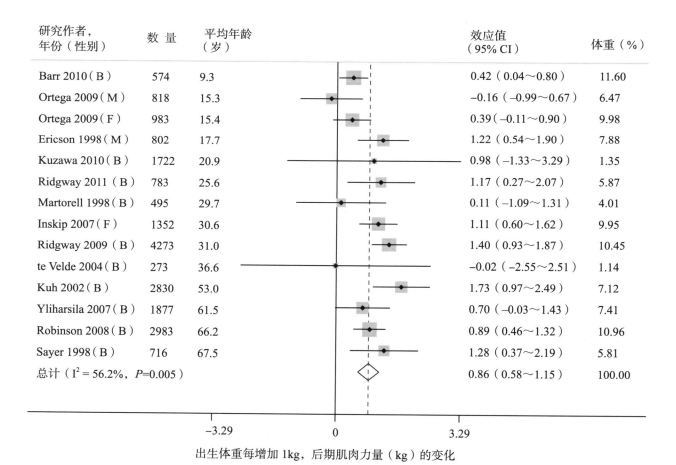

▲ 图 8-5　在调整年龄和身高后，评估出生体重（kg）和后期肌肉力量（kg）之间关系的研究森林图
研究按测量肌肉力量时的平均年龄排序。在研究[39] 中，B 为男性和女性，M 为仅限男性，F 为仅限女性（引自 Dodds et al. [39]2012 Springer Nature）

酮 ... 率[42] 和双能 X 线吸收法[43] 估计男性和女性 ... 量的研究中也观察到了类似的结果。一项关于 ... 兰赫尔辛基出生队列的研究也说明了老年人 ... 时体型小、低肌肉量和握力降低之间的关系 ... 对出生体重和早年肌肉量的研究表明在儿童 ... 少年和年轻人中也有类似的发现。

用外周定量计算机断层扫描（peripheral quantitative computed tomography，pQCT）也可以直 ... 量肌肉尺寸，我们在来自 HCS 研究的 313 名 ... 性和 318 名女性中对此进行评估[45]。出生体重 ... 性和女性的前臂肌肉面积呈强正相关，出生 ... 与小腿肌肉面积之间存在相似但弱一些的关 ... 这些关系都因成人体型的调整而减弱。这些 ... 与整个生命过程中肌肉尺寸的生长轨迹一 ...

... 期营养对人类长期健康的影响难以确定，但 ... 种方法是使用婴儿喂养的历史记录，因为越来 ... 多的文献表明，母乳喂养的持续时间及母乳占 ... 喂养方式的比例与成人阶段有益的健康结局相 ... 新生儿期的肌肉发育可能对早期营养的变化 ... 但婴儿期的喂养对肌肉力量的长期影响所 ... 较少。在参与 HCS 的 2983 名社区老年男性和 ... 中研究了婴儿期喂养方式与成年期肌肉力量 ... 的关系[46]。从历史记录中获取有关每个参 ... 乳汁喂养方式信息。总共有 60%（1783 名）的 ... 者仅接受母乳喂养，31%（926 名）的参与 ... 接受了母乳和奶瓶喂养，9%（274 名）的参与 ... 接受奶瓶喂养。男性和女性的喂养方式无差 ... 出生时不同的社会阶层之间喂养类型也没有 ... 异。男性的握力与喂养方式有关，因此婴儿期 ... 时间的母乳喂养与成年后更强的握力有关（P ... 023）。这些数据表明，产后早期营养暴露的差 ... 可能会对男性的肌肉力量产生终身影响。

（二）中年危险因素

中年阶段提供了一个评估未来健康状况的重要 ... 会，如在英国的初级保健中心常规进行的关

于心血管疾病风险的评估。此外，中年时期肌少症并不常见，因此为预防策略提供了机会。在此期间已经验证的可调整的危险因素包括身体活动、饮食和体型。

NSHD 调查对 36 岁、43 岁、53 岁和 60—64 岁不同年龄个体闲暇时间的体育锻炼进行了评估。我们发现闲暇时间的体育锻炼与 60—64 岁的握力有联系。有证据表明身体活动具有累积效益，4 个时间点中，1/3 身体活动最活跃组的握力平均值比 1/3 最不活跃人组高 2.11kg（95%CI 0.88～3.35）[47]。根据 DXA 对 60—64 岁个体进行评估，在中年时期，闲暇时间的体育锻炼也被证明对四肢瘦体重有益[48]。最后，来自芬兰的一项小型体检调查数据表明，中年期（年龄 43—64 岁）久坐不动与握力下降速度加快有关[49]。

有大量文献表明，饮食的某些方面可能对肌少症的发展有重要作用[50]。40—70 岁，食物摄入量减少约 25%，特别是如果再加上限制饮食的趋势，可能会导致营养摄入不足。在一些观察性研究中显示，与肌少症显著相关的饮食成分包括蛋白质、维生素 D 和抗氧化剂。然而，在干预性研究中并没有观察到这些饮食成分的益处，这反映了这些成分可能是相互关联的。因此，整体饮食模式可能与肌少症更为相关。NSHD 调查的研究结果支持这一假设。整个成年期以水果、蔬菜和全麦面包的摄入量增加为特征的更健康的饮食模式，被发现与 60—64 岁时起坐试验、起立 - 行走计时试验和站立平衡试验的身体功能表现改善有关[51]。

在横断面研究[52] 和纵向研究[53] 中，以 BMI 为评估指标，发现体重增加与身体功能表现差（如步行速度变慢）有关。BMI 与握力的关系则更为复杂，有的文献没有显示两者的相关性[54]，也有文献发现男性 BMI 与握力值呈正相关[52]。中年危险因素，如低水平身体活动、不良饮食和 BMI 升高往往趋向于在个体内部共存，有证据表明，这些危险因素的数量越多，身体功能越差[55]。

五、细胞和分子机制

本章强调了肌少症对健康的重大影响，以及关于其在整个生命过程中决定因素的证据。若想在预防和治疗肌少症方面取得进展，更深入地了解肌少症发展的机制必不可少。本部分阐述了纤维数量、表观遗传学和 microRNA、线粒体功能和骨骼肌周围的细胞外基质在肌少症发展的作用。

（一）纤维数

肌纤维数是影响生命各个阶段肌肉量和力量的关键决定因素。对于人类骨骼肌而言，纤维数量似乎在妊娠 24 周时已被决定。因此，之后的生长、维护和修复都是依靠肌纤维肥大来实现的。在妊娠期约 6 周时人体通过招募由胚胎干细胞衍生而来的肌母细胞来实现这一过程。肌纤维肥大似乎对新生儿时期的肌肉生长特别重要，此时骨骼肌增长最快，因为蛋白质合成速度加快，伴随着肌肉细胞核的快速积累。这些观察结果表明，生命早期的关键时期可能会影响肌纤维的形成和成肌细胞的募集，从而对肌肉量和力量产生长期影响[56]。

目前，以老年人为对象研究肌少症发育起源机制的工作正在进行中。我们在赫特福德郡肌少症研究[57]中发现，对参与既定流行病学研究的老年男性进行肌肉活检是可行且易于被接受的[58]。通过这项研究能够探讨低出生体重是否与老年男性骨骼肌病理学形态改变有关。研究涉及 99 名 68—76 岁的具有出生体重历史记录的男性，他们同意我们获取详细的肌肉特征信息，包括进行股外侧肌活检[59]。肌肉组织用于免疫组织化学检查和分析，以确定肌纤维密度、面积和评分。

出生体重较低的人的肌纤维评分显著降低。此外，出生体重较低的人有肌纤维密度降低和肌纤维面积增加的趋势，尽管这些差异没有统计学意义。这些发现提供了初步证据，表明发育对人类肌肉形态的影响可能与动物模型中所证明的相似，并解释了目前已广泛报道的低出生体重与肌少症之间的关联。更大规模的包括老年女性和老年男性在内的研究正在进行中，详细的分子和细胞特征分析也会进一步推进对各种机制的理解。

（二）表观遗传学和 microRNA

表观遗传学是指在基因序列不发生改变的情况下，基因表达的可遗传的变化，如 DNA 甲基化过程。表观遗传学变化已成为生物学衰老的一个有潜力的标志，尽管迄今为止骨骼肌衰老和肌少症的表观遗传学变化尚未清楚。有证据表明，随着年龄的增长，编码呼吸链组分的基因甲基化程度增加[60]。

随着转录组学的发展，我们对于短链非编码 RNA 序列、microRNA 的理解日益加深，这些序列可以影响其他基因的翻译，从而被认为有可能调控肌少症发展的过程[61]。它们与生命历程视角的相关性源于它们也被证明在骨骼肌的胚胎发育中具有关键作用，此外，年轻和老年受试者之间的 microRNA 组学存在显著差异。

（三）线粒体功能

骨骼肌线粒体功能和含量的损害已被暗示与肌少症的进展有关。对于骨骼肌线粒体变化是作为衰老的固有部分发生的，还是由于与之相关的体力活动减少而发生的，仍有争议[62]。

我们近期发现，通过运动后的磷磁共振波谱检测和肌肉活检样本的免疫荧光检测，可以评估 85 岁健康人的线粒体功能和含量。我们发现在运动后的样本中，线粒体的功能和含量得到了保留，支持身体活动可以预防增龄相关性变化的观点[63]。

（四）细胞外基质

除了骨骼肌纤维的变化外，细胞外基质（extracellular matrix，ECM）的作用也很重要，ECM 起到将力从肌节传递到肌腱的作用。一项研究表明，在小鼠生命过程的不同阶段，ECM 的表达存在明显变化[64]。随着年龄增长，ECM 的成分也会经历复杂的翻译后修饰，如形成晚期糖基化终产物[65]。这种变化会导致 ECM 刚度增加和力传输受损。同样，已发现肥胖和糖尿病患者的肌纤维周围的胶原纤维含量增加[66]。这解释了成年期处于肥胖状态的时间越长，老年早期身体功能表现越差的一部分原因。

六、结论和临床实践意义

将生命历程理论应用于肌少症的研究是临床实践的重要方法。它可以评估个体未来患上肌少症的风险，并识别出一些高风险人群，如患有LTC 的人群。此外，它还表明增加身体活动或优化营养摄入等有益干预的时间窗口应该扩大，包括生命周期的所有阶段。这在中年阶段尤其重要，正如在这一阶段的初级保健已经开展对未来心血管疾病风险的评估。此外，通过对潜在机制的深入了解，尤其是在细胞和分子水平，可以为开发治疗肌少症的新型治疗药物提供线索。

总之，在识别主要健康结局和识别从受孕到死亡过程中的重要影响因素方面，采用生命历程理论来理解肌少症得到了越来越多的支持。研究证据一致表明，肌少症与失能、慢性病发病率和死亡率的增加、高昂的医疗费用相关。从病因学而言，生命历程理论包括确定肌肉量和功能的峰值及衰减的决定因素，出生队列和其他队列是此类研究的关键资源。肌少症的生命历程理论对于预测、预防和开发新的肌少症治疗药物具有重要的临床意义。

参考文献

[1] Cruz-Jentoft AJ, Sayer AA. Sarcopenia. *Lancet* 2019. DOI:10.1016/S0140-6736(19)31138-9.

[2] Cruz-Jentoft AJ, Bahat G, Bauer J, *et al*. Sarcopenia: revised European consensus on definition and diagnosis. *Age Ageing* 2019; 48: 16–31.

[3] Sayer AA. Sarcopenia. *BMJ* 2010; 341: c4097.

[4] Barker DJ, Osmond C. Infant mortality, childhood nutrition, and ischaemic heart disease in England and Wales. *Lancet (London, England)* 1986; 1: 1077–81.

[5] Gluckman PD, Hanson MA, Bateson P, *et al*. Towards a new developmental synthesis: adaptive developmental plasticity and human disease. *Lancet* 2009; 373: 1654–7.

[6] Ben-shlomo Y, Kuh D. A life course approach to chronic disease epidemiology: conceptual models, empirical challenges and interdisciplinary perspectives. *Int J Epidemiol* 2002; 31: 285–93.

[7] Dodds RM, Syddall HE, Cooper R, *et al*. Grip strength across the life course: normative data from twelve British studies. *PLoS One* 2014; 9(12): e113637.

[8] Syddall HE, Simmonds SJ, Martin HJ, *et al*. Cohort profile: the Hertfordshire Ageing Study (HAS). *Int J Epidemiol* 2010; 39: 36–43.

[9] Syddall HE, Sayer AA, Dennison EM, *et al*. Cohort profile: the Hertfordshire Cohort Study. *Int J Epidemiol* 2005; 34: 1234–42.

[10] Kuh D, Wong A, Shah I, *et al*. The MRC National Survey of Health and Development reaches age 70: maintaining participation at older ages in a birth cohort study. *Eur J Epidemiol* 2016; 31: 1135–47.

[11] Inskip HM, Godfrey KM, Robinson SM, Law CM, Barker DJP, Cooper C. Cohort profile: the Southampton Women's Survey. *Int J Epidemiol* 2006; 35: 42–8.

[12] Boyd A, Golding J, Macleod J, *et al*. Cohort profile: the 'children of the 90s'--the index offspring of the Avon Longitudinal Study of parents and children. *Int J Epidemiol* 2013; 42: 111–27.

[13] Steptoe A, Breeze E, Banks J, Nazroo J. Cohort profile: the English Longitudinal Study of Ageing. *Int J Epidemiol* 2013; 42: 1640–8.

[14] Banks J, Blake M, Clemens S, *et al*. English Longitudinal Study of Ageing: Waves 0-8, 1998-2017. 28th Edition. SN 5050. 2018. DOI:10.5255/UKDA-SN-5050-15.

[15] Dodds RM, Pakpahan E, Granic A, Davies K, Sayer AA. The recent secular trend in grip strength among older adults: findings from the English Longitudinal Study of Ageing. *Eur Geriatr Med* 2019; 10: 395–401.

[16] Gale CR, Martyn CN, Cooper C, Sayer AA. Grip strength, body composition, and mortality. *Int J Epidemiol* 2007; 36: 228–35.

[17] Cooper R, Kuh D, Hardy R, Mortality Review Group. Objectively measured physical capability levels and mortality: systematic review and meta-analysis. *BMJ* 2010; 341: c4467.

[18] Ortega FB, Silventoinen K, Tynelius P, Rasmussen F. Muscular strength in male adolescents and premature death: cohort study of one million participants. *BMJ* 2012; 345: e7279.

[19] Syddall HE, Westbury LD, Dodds R, Dennison E, Cooper C, Sayer A. Mortality in the Hertfordshire Ageing Study: association with level and loss of hand grip strength in later life. *Age Ageing* 2017; 46: 407–12.

[20] Cooper R, Strand B, Hardy R, Patel K, Kuh D. Physical capability in mid-life and survival over 13 years of follow-up: British birth cohort study. *BMJ* 2014; 348: g2219.

[21] Li R, Xia J, Zhang X, *et al*. Associations of muscle mass and strength with all-cause mortality among US older adults. *Med Sci Sports Exerc* 2018; 50: 458–67.

[22] Dodds RM, Sayer AA. Sarcopenia, frailty and mortality: the evidence is growing. *Age Ageing* 2016; 45: 570–1.

[23] Manini TM, Clark BC. Dynapenia and aging: an update. *J Gerontol A Biol Sci Med Sci* 2012; 67: 28–40.

[24] den Ouden MEM, Schuurmans MJ, Arts IEMA, van der Schouw

YT. Physical performance characteristics related to disability in older persons: a systematic review. *Maturitas* 2011; 69: 208–19.

[25] Dodds RM, Kuh D, Sayer AA, Cooper R. Can measures of physical performance in midlife improve the clinical prediction of disability in early old age? Findings from a British birth cohort study. *Exp Gerontol* 2018; 110: 118–24.

[26] Sayer AA, Syddall HE, Martin HJ, Dennison EM, Roberts HC, Cooper C. Is grip strength associated with health-related quality of life? Findings from the Hertfordshire Cohort Study. *Age Ageing* 2006; 35: 409–15.

[27] Beaudart C, Biver E, Reginster JY, *et al*. Validation of the SarQoL?, a specific health-related quality of life questionnaire for Sarcopenia. *J Cachexia Sarcopenia Muscle* 2017; 8: 238–44.

[28] Welmer A-K, Kareholt I, Angleman S, Rydwik E, Fratiglioni L. Can chronic multimorbidity explain the age-related differences in strength, speed and balance in older adults? *Aging Clin Exp Res* 2012; 24: 480–9.

[29] Aihie Sayer A, Dennison EM, Syddall HE, Gilbody HJ, Phillips DIW, Cooper C. Type 2 diabetes, muscle strength, and impaired physical function: the tip of the iceberg? *Diabetes Care* 2005; 28: 2541–2.

[30] Kerr A, Syddall HE, Cooper C, Turner GF, Briggs RS, Aihie Sayer A. Does admission grip strength predict length of stay in hospitalised older patients? *Age Ageing* 2006; 35: 82–4.

[31] Roberts HC, Syddall HE, Cooper C, Aihie Sayer A. Is grip strength associated with length of stay in hospitalised older patients admitted for rehabilitation? Findings from the Southampton grip strength study. *Age Ageing* 2012; 41: 641–6.

[32] Simmonds SJ. Grip strength among community-dwelling older people predicts hospital admission during the following decade. *Age Ageing* 2015; 44: 954–9.

[33] Dodds R, Syddall HE, Cooper R, Kuh D, Cooper C, Sayer AA. Global variation in grip strength: a systematic review and meta-analysis of normative data. *Age Ageing* 2016; 45: 209–16.

[34] Aihie Sayer A, Cooper C, Evans JR, *et al*. Are rates of ageing determined in utero? *Age Ageing* 1998; 27: 579–83.

[35] Sayer AA, Syddall HE, Gilbody HJ, Dennison EM, Cooper C. Does sarcopenia originate in early life? Findings from the Hertfordshire Cohort Study. *J Gerontol A Biol Sci Med Sci* 2004; 59: M930–4.

[36] Kuh D, Bassey J, Hardy R, Aihie Sayer A, Wadsworth M, Cooper C. Birth weight, childhood size, and muscle strength in adult life: evidence from a Birth Cohort Study. *Am J Epidemiol* 2002; 156: 627–33.

[37] Inskip HM, Godfrey KM, Martin HJ, Simmonds SJ, Cooper C, Aihie Sayer A. Size at birth and its relation to muscle strength in young adult women. *J Intern Med* 2007; 262: 368–74.

[38] Dodds R, Macdonald-Wallis C, Kapasi T, *et al*. Grip strength at 4 years in relation to birth weight. *J Devel Orig Heal Dis* 2012; 3: 111–5.

[39] Dodds R, Denison HJ, Ntani G, *et al*. Birth weight and muscle strength: a systematic review and meta-analysis. *J Nutr Heal Ageing* 2012; 16: 609–15.

[40] Kuh D, Hardy R, Butterworth S, *et al*. Developmental origins of midlife grip strength: findings from a birth cohort study. *J Gerontol A Biol Sci Med Sci* 2006; 61: 702–6.

[41] Sayer AA, Syddall HE, Dennison EM, *et al*. Birth weight, weight at 1 y of age, and body composition in older men: findings from the Hertfordshire Cohort Study. *Am J Clin Nutr* 2004; 80: 199–203.

[42] Phillips DI. Relation of fetal growth to adult muscle mass and glucose tolerance. *Diabet Med* 1995; 12: 686–90.

[43] Gale CR, Martyn CN, Kellingray S, Eastell R, Cooper C. Intrauterine programming of adult body composition. *J Clin Endocrinol Metab* 2001; 86: 267–72.

[44] Yliharsila H, Kajantie E, Osmond C, Forsen T, Barker DJP, Eriksson JG. Birth size, adult body composition and muscle strength in later life. *Int J Obes (Lond)* 2007; 31: 1392–9.

[45] Sayer AA, Dennison EM, Syddall HE, Jameson K, Martin HJ, Cooper C. The developmental origins of sarcopenia: using peripheral quantitative computed tomography to assess muscle size in older people. *J Gerontol A Biol Sci Med Sci* 2008; 63: 835–40.

[46] Robinson SM, Simmonds SJ, Jameson KA, *et al*. Muscle strength in older communitydwelling men is related to type of milk feeding in infancy. *J Gerontol A Biol Sci Med Sci* 2012; 67: 990–6.

[47] Dodds R, Kuh D, Aihie Sayer A, Cooper R. Physical activity levels across adult life and grip strength in early old age: updating findings from a British birth cohort. *Age Ageing* 2013; 42: 794–8.

[48] Bann D, Kuh D, Wills AK, Adams J, Brage S, Cooper R. Physical activity across adulthood in relation to fat and lean body mass in early old age: findings from the Medical Research Council National Survey of Health and Development, 1946-2010. *Am J Epidemiol* 2014; 179: 1197–207.

[49] Stenholm S, Tiainen K, Rantanen T, *et al*. Long-term determinants of muscle strength decline: prospective evidence from the 22-year mini-Finland follow-up survey. *J Am Geriatr Soc* 2012; 60: 77–85.

[50] Robinson S, Cooper C, Aihie Sayer A. Nutrition and sarcopenia: a review of the evidence and implications for preventive strategies. *J Aging Res* 2012; 2012. DOI:10.1155/2012/510801.

[51] Robinson SM, Westbury LD, Sayer AA, Cooper C, Frcp DM, Cooper R. Adult lifetime diet quality and physical performance in older age: findings from a British Birth Cohort. *J Gerontol A Biol Sci Med Sci* 2018; 73: 1532–7.

[52] Hardy R, Cooper R, Sayer AA, *et al*. Body mass index, muscle strength and physical performance in older adults from eight cohort studies: the HALCyon Programme. 2013; 8. DOI:10.1371/journal.pone.0056483.

[53] Houston DK, Ding J, Nicklas BJ, *et al*. The association between weight history and physical performance in the Health, Aging and Body Composition study. 2007; 1680–7.

[54] Cooper R, Hardy R, Bann D, *et al*. Body mass index from age 15 years onwards and muscle mass, strength, and quality in early old age: findings from the MRC National Survey of Health and Development. *J Gerontol A Biol Sci Med Sci* 2014; 69: 1253–9.

[55] Robinson SM, Jameson KA, Syddall HE, Dennison EM, Cooper C, Aihie SA. Clustering of lifestyle risk factors and poor physical function in older adults: the Hertfordshire Cohort Study. *J Am Geriatr Soc* 2013; 61: 1684–91.

[56] A Sayer, Stewart C, Patel H, Cooper C. The developmental origins of sarcopenia: from epidemiological evidence to underlying mechanisms. *J Dev Orig Health Dis* 2010; 1: 150–7.

[57] Patel HP, Syddall HE, Martin HJ, Stewart CE, Cooper C, Sayer A. Hertfordshire sarcopenia study: design and methods. *BMC Geriatr* 2010; 10: 1–7.

[58] Patel H, Syddall HE, Martin HJ, Cooper C, Stewart C, Sayer AA. The feasibility and acceptability of muscle biopsy in

epidemiological studies: findings from the Hertfordshire Sarcopenia Study (HSS). *J Nutr Health Aging* 2011; 15: 10–5.

[59]　Patel HP, Jameson KA, Syddall HE, *et al*. Developmental influences, muscle morphology, and sarcopenia in community-dwelling older men. *J Gerontol A Biol Sci Med Sci* 2012; 67: 82–7.

[60]　Gensous N, Bacalini MG, Franceschi C, Meskers CGM, Maier AB, Garagnani P. Agerelated DNA methylation changes: potential impact on skeletal muscle aging in humans. 2019; 10. DOI:10.3389/fphys.2019.00996.

[61]　Brown DM, Goljanek-Whysall K. MicroRNAs: modulators of the underlying pathophysiology of sarcopenia? *Ageing Res Rev* 2015; 24: 263–73.

[62]　Joseph AM, Adhihetty PJ, Buford TW, *et al*. The impact of aging on mitochondrial function and biogenesis pathways in skeletal muscle of sedentary high- and low-functioning elderly

individuals. *Aging Cell* 2012; 11: 801–9.

[63]　Dodds RM, Davies K, Granic A, Hollingsworth KG, Warren C, Gorman G. Mitochondrial respiratory chain function and content are preserved in the skeletal muscle of active very old men and women. *Exp Gerontol* 2018; 113: 80–5.

[64]　Barns M, Gondro C, Tellam RL, Radley-Crabb HG, Grounds MD, Shavlakadze T. Molecular analyses provide insight into mechanisms underlying sarcopenia and myofibre denervation in old skeletal muscles of mice. *Int J Biochem Cell Biol* 2014; 53: 174–85.

[65]　Haus JM, Carrithers JA, Trappe SW, Trappe TA. Collagen, cross-linking, and advanced glycation end products in aging human skeletal muscle. *J Appl Physiol* 2007; 103: 2068–76.

[66]　Berria R, Wang L, Richardson DK, *et al*. Increased collagen content in insulin-resistant skeletal muscle. *Am J Physiol Endocrinol Metab* 2006; 290: E560–5.

第9章 急性肌少症
Acute Sarcopenia

Beatrice Gasperini Stefano Volpato Antonio Cherubini 著
李 宇 游 琪 译 暴继敏 张 珑 校 康 琳 审

一、定义

肌少症是一种与增龄相关的综合征，其特征是全身性骨骼肌量和肌力下降，与不良事件的风险增加相关，如失能、生活质量差和死亡[1]。骨骼肌量和肌力的下降是一种渐进的过程，从成年持续到老年[2]，并被认为是衰弱的重要组成部分。持续时间≥6个月的肌少症被认为是一种慢性疾病，而当其持续时间<6个月时，则被定义为一种急性疾病[3]。另一些作者提出急性肌少症的不同定义，强调了急性应激源的作用，提出急性肌少症定义为因28天内的重大生理应激事件，如急性疾病、手术、创伤或烧伤，导致肌肉量和肌肉功能快速下降达到肌少症的诊断标准[4]。

慢性肌少症与慢性进展性疾病相关，而急性肌少症则通常发生在急性疾病或急性损伤期间[3]。事实上，急性肌少症通常与住院或外科手术相关，由于炎症负荷增加和肌肉失用同时存在，进而引发肌肉量和功能的急性丧失[4, 5]。

二、流行病学

为了描述急性肌少症的发病率，需要证实肌肉量和肌肉功能的快速减少。这种定义方法意味着至少应该有肌肉量和肌肉功能的2次测量结果是可用的[4]。对此，关于急性肌少症发病率的可靠数据非常缺乏[1]。另外，关于急性肌少症在急性医疗环境（如住院、手术或重症监护病房）中的更多数据已经报道，表9-1总结了不同环境下急性肌少

症的发病率和患病率的流行病学调查结果。

（一）医疗机构内的急性肌少症

在GLISTEN研究中调查了肌少症的发病率。227名（34.7%）患者入院时诊断为肌少症。在入院时没有肌少症的受试患者（n=394）中，58名受试者（14.7%）在出院时符合EWGSOP肌少症诊断标准。与基线值相比[6]，超过50%的患者在住院期间出现了肌少症，其肌肉量下降超过10%。

在内科病房的老年受试者中，肌少症的患病率为10.0%～34.7%[7-11]。严重肌少症定义为同时存在低肌肉量、肌肉力量下降和躯体功能受损，其患病率为17.5%～21.0%[10, 12-13]。

肌少症和严重肌少症的患病率，女性高于男性，而肌少症前期在两性中分布均匀[9-10, 14]。

肌少症随年龄增长而增加，与体重指数[7]和血清白蛋白[9]呈负相关，与多重用药无关[15]。

值得注意的是，一直以来，EWGSOP标准是肌少症最常用的诊断标准。最近一项使用EWGSOP-2标准的研究，回顾性分析了萨尔茨堡（Salzburg）单中心的144名老年住院患者。作者同时采用了版本1和版本2的标准。根据EWGSOP标准得出的肌少症患病率（n=41，27.7%）显著高于EWGSOP-2标准（n=26，18.1%，P<0.05），显示出一致性较低的结果[16]。此外，最近的一项关于GLISTEN研究的分析，使用EWGSOP-2标准和美国国立卫生研究院肌少症项目基金会提出的定义，比较肌少症患病率和诊断的一致性。在

第9章 急性肌少症
Acute Sarcopenia

表 9-1 急性肌少症发病率和患病率的研究

	作者，发表年份	场所	研究设计方法	研究人群	年龄	肌肉量测量方法	结 果
发病率	Martone, 2017	内科病房	前瞻性多中心观察性研究	12个急症病房的394名老年受试者	平均年龄81.0±6.8岁（女性82.3±6.6岁，男性79.6±6.0岁）	生物电阻抗法（BIA）	14.7%的受试者在出院时符合EWGSOP诊断标准。肌少症的发生率与卧床的天数相关（5.1天，出院时无肌少症的患者为3.2天，P=0.02），并与BMI相关（肌少症与非肌少症患者分别为25.0±3.8kg/m² vs. 27.6±4.9kg/m²；P≤0.001）
	Welch, 2019	外科病房（结直肠病房）	前瞻性观察性试验研究	7名老年受试者	74.7岁（标准差4.1岁）	超声测量股四头肌厚度	双侧大腿前部厚度（BATT）和步速在术后1周时有所下降（BATT中位数4.17cm，3.47cm，P=0.028；步速中位数0.89m/s，0.83m/s，P=0.043）。基线超敏C反应蛋白与BATT的变化相关（rb=0.73，P=0.04），基线超敏硫酸脱氢表雄酮与步速的变化相关（rb=0.87，P=0.02）
患病率	Gariballa, 2013	内科病房	观察性对照研究	432名随机选取的老年住院患者	肌少症患者平均年龄79±7岁，非肌少症患者平均年龄77±6岁	上臂围（MAMC）	44名（10%）受试者为肌少症患者。他们多是年龄较大，有抑郁症状和较低的血清白蛋白水平。与非肌少症患者相比，肌少症患者的住院日明显延长[分别为13.4（8.8）天 vs. 9.4（7）天，P=0.003]。在6个月的随访期间，非肌少症患者再次入院的风险明显降低（调整后HR=0.53，95%CI 0.32~0.87，P=0.013）。非肌少症患者的死亡率也较低，为38/388（10%），而肌少症患者为12/44（27%），P=0.001
	Vetrano, 2014	内科病房	前瞻性多中心观察性队列研究	770名住院患者	平均年龄80.8±7岁	BIA	214名（28%）肌少症患者。22名患者在住院期间死亡，113名在出院后1年内死亡。与非肌少症患者相比，肌少症患者的院内死亡率（6% vs. 2%，P=0.007）和1年死亡率（26% vs. 14%，P<0.001）明显较高。在调整了潜在混杂因素后，肌少症与院内死亡率（HR=3.45，95%CI 1.35~8.86）和1年死亡率（HR=1.59，95%CI 1.10~2.41）显著相关

（续表）

	作者、发表年份	场 所	研究设计方法	研究人群	年 龄	肌肉量测量方法	结 果
	Cerri, 2015	内科病房	前瞻性观察性研究	103名入住老年急诊病房	总样本平均年龄84.2±7.1岁；肌少症患者83.1±7.9岁；非肌少症患者87.4±4.8岁，未确定的患者84.2±5.9岁（P=0.05）	BIA	22名（21.4%）为肌少症患者。11名（10.7%）患者在出院后3个月内死亡。Kaplan-Meier生存曲线显示，肌少症患者的死亡率明显高于其他患者（log-rank $P \leqslant 0.001$）
	Jacobsen, 2016	内科病房	多中心观察性横断面研究（挪威2所急性老年医院病房）	120名患者，男性44名，女性76名	平均年龄82.5±8.0岁	MAMC	30%的患者存在肌少症。SPPB评分（$\beta=0.64$, 95%CI 0.38~0.90），肌少症（$\beta=-3.3$, 95%CI -4.9~-1.7），肺部疾病（$\beta=-2.1$, 95%CI -3.7~-0.46），癌症（$\beta=-1.7$, 95%CI -3.4~-0.033）和营养状况之间存在显著者的独立相关性
	Bianchi, 2017	内科病房	多中心观察性GLISTEN研究的横断面分析	意大利的12个急诊病房住院的655名老年人（女性51.9%）	平均年龄81.0±6.8岁	BIA	入院时肌少症的总患病率为34.7%（95%CI 28%~37%），并且与年龄增长相关（$P<0.001$）
	Rossi, 2014	内科病房	观察性队列研究	重症患者119名（34.4%女性）	平均年龄80.4±6.9岁	BIA	1/4患者诊断为肌少症
	Smoliner, 2014	内科病房	横断面研究	198名急性老年病患者	79—87岁，平均年龄83岁	BIA	13名患者（6.6%）为肌少症。在组间比较中，肌少症患者的营养状况较差
患病率	Ghaffarian, 2019	外科病房（血管外科）	回顾性观察性研究	415名患者	平均年龄：非肌少症59.1±15.4岁，衰弱患者62.7±15.3岁，肌少症65.5±14.0岁，衰弱合并肌少症64.9±16.8岁	第3腰椎末端单轴CT显像	肌少症患者占27%，肌少症合并衰弱患者占13%。相对于非肌少症或衰弱患者，单纯衰弱患者或肌少症合并衰弱患者，接受手术或非手术治疗的长期生存率明显下降（log-rank $P<0.001$）。然而，在多元回归模型中，衰弱是预测死亡的唯一独立变量（HR=7.7, 95%CI 3.2~18.7, $P<0.001$）

（续表）

	作者，发表年份	场所	研究设计方法	研究人群	年龄	肌肉量测量方法	结果
患病率	González-Montalvo, 2016	外科病房（骨科）	前瞻性观察性研究	509名因髋部骨折连续入院的患者	平均年龄85.3±6.8岁	BIA	肌少症的患病率为17.1%（男性12.4%、女性18.3%）。相比于非肌少症者，肌少症患者与出院后入住养老院（30.5% vs. 19.6%，$P=0.030$）、年龄较大（86.8±6.2岁 vs. 85.1±6.9岁，$P=0.038$）和低BMI（23.1±3.6 vs. 25.6±4.23，$P<0.001$）相关。在多变量分析中，只有低体重指数可以预测肌少症（OR=0.85，95%CI 0.80~0.91）
	Diaz de Bustamante, 2018	外科病房（骨科）	前瞻性观察性研究	509名患者	平均年龄85.6±6.9岁	BIA	肌少症患病率为17.1%
	Steihaug, 2017	外科病房（骨科）	多中心横断面研究	202名患者	平均年龄79.4±8.2岁	根据性别、身高、臂围和肱三头肌皮褶的人体测量	74人（37%）诊断为肌少症。肌少症与年龄呈正相关（每增加5岁，OR=1.4，95%CI 1.1~1.8）、与美国麻醉医师协会身体状态分类系统评分呈正相关（每增加1分，OR=2.3，95%CI 1.3~4.3），与出院时服用的药物数量呈正相关（每增加1种药物，OR=1.2，95%CI 1.0~1.3），与BMI和血清白蛋白呈负相关（OR=0.8，95%CI 0.7~0.9；OR=0.9，95%CI 0.8~1.0）
	Sheean, 2014	重症监护病房（ICU）	横断面研究	56名患者	平均年龄：营养正常的患者58.5±14.6岁，营养不良患者60.0±17.0岁	第3腰椎（L_3）区域中点的CT横断扫描	肌少症在3个时间点进行评估：入院后14天（第一组）、10天（第二组）和7天（第三组）。第一组60%的患者($n=34/56$)、第二组60%的患者($n=29/48$)和第三组56%的患者($n=20/36$)患有肌少症。各组的肌少症肥胖患病率也相似，第一组24%($n=8/34$)、第二组24%($n=7/29$)和第三组25%($n=5/20$)
	Churilov, 2018	急性期后康复病房	系统性回顾与Meta分析	髋部骨折住院康复患者（5项研究），普通脱位研究（1项研究）	—	—	肌少症的患病率为28%~69%。通过随机效应Meta分析获得的肌少症患病率为56%（95%CI 46%~65%），具有高异质性（$I^2=92.9$%）。主要的质量缺陷为缺乏对评估者内部和内部可靠性的报道，缺乏对其他康复人群的普遍性研究

Churilov 等的 Meta 分析中没有平均年龄和肌肉量评估。CT. 计算机断层扫描；log-rank. 对数秩；HR. 危险比；OR. 优势比

这项研究中，至少用一种定义方法诊断为肌少症的 220 名参与者中，只有 65 名（10.7%）获得了一致性[17]。

最近的另一项研究比较了老年（＞70 岁）住院患者中肌少症的不同诊断标准。作者在老年住院患者中（包括内科和外科病房），比较了肌少症的 9 种常用诊断标准。结果显示肌少症的患病率很高，特别是在男性中，根据诊断标准的不同，差异很大，男性为 12.0%～75.9%，女性为 3.1%～75.3%[18]。总之，上述研究强化了这样一个事实，即肌少症的流行病学受到所使用的诊断标准的显著影响。

（二）外科的急性肌少症

Welch 及其同事在最近的一项试点研究中描述了老年人结直肠手术前后（平均年龄 74.7 岁）肌少症的发病率。术前、术后 24h 内及术后 1 周内连续测量双侧大腿前部厚度（bilateral anterior thigh thickness，BATT）和握力。在基线时，肌少症的患病率为 28.6%。术后 1 周，75% 的受试者符合肌少症的诊断标准[19]。

外科手术患者中肌少症的患病率为 17%～40%[19-22]，高于内科患者，并常与衰弱[21]、女性[20, 22]、高龄和低血清白蛋白相关[23]。

（三）重症监护室中的急性肌少症

重症监护室（intensive care unit，ICU）的数据显示，因重大创伤或急性呼吸衰竭入住 ICU 的老年人中[54]，肌少症的患病率在 60%～71%。与在内科和外科病房收集的数据相比，这一患病率非常高。需要指出的是，在内科和外科病房评估肌少症是使用肌少症的诊断标准，但 ICU 的研究是基于通过计算机断层扫描获得的肌肉量的评估，没有评估肌肉功能。

（四）急性肌少症的康复和急性期后的护理

一项关于康复方面的综述指出，肌少症的患病率为 28%～69%。大约一半的康复患者可能存在肌少症，其患病率可能因入院时的肌少症诊断标准不同而有差异[25]，肌少症与营养不良密切相关。

三、发病机制

急性肌少症的发生可能与几种机制相关。制动和失用在加速肌肉丢失中起着根本性作用，与蛋白质合成和降解、炎症、激素紊乱及急性营养不良之间的失衡有关[26]。值得注意的是，这些机制也参与了慢性肌少症的发展，但是制动在急性疾病状态下更典型。在非急性疾病受试者中，久坐的生活方式在加速肌肉量流失和肌肉功能丧失方面发挥着类似的作用[27]。继发于住院治疗的急性肌少症，与肌肉量和肌肉功能的急性快速下降有关。这种下降可能在出院和疾病恢复后有部分恢复，但肌肉量可能无法恢复到病前的基础，导致慢性肌少症[4]。

（一）制动

一项对健康老年志愿者进行的试点研究（n=8）显示，5 天的肢体制动已经导致股四头肌横截面积减少 1.5%，这相当于整个身体损失约 1kg 肌肉组织。这种效应在年轻人中似乎不那么明显[28]。

众所周知，在卧床休息 7～10 天后，3%～12% 的肌肉量可能会减少[29-32a]。考虑到一个更长的时间周期，即固定 10～42 天，肌肉量每天下降 0.5%～0.6%，肌肉力量每天下降 0.3%～4.2%[33a]。这些结果与 Martone 等在 GLISTEN 研究中的结论相一致。有报道称，每天卧床休息可能使住院期间肌少症的发生增加 5%[6]。

（二）蛋白质合成和降解之间的失衡

Drummond 等证实[34a]，老年人在卧床 7 天后，肌肉蛋白质合成对必需氨基酸摄入的反应下降了约 35%。这种现象称为对食物摄入的合成代谢抵抗，它是通过氨基酸摄入对 mTORC1 信号的激活减少所介导的[35b]。蛋白质的降解受泛素蛋白酶体途径调节，该途径通过肌原纤维的降解诱导蛋白质水解[31a-33b]。此外，在急性疾病期间心肌细胞凋亡增加，这是因为由半胱天冬蛋白酶系统[34b]、组织蛋白酶途径[35a]和钙依赖性钙蛋白酶系统[36]介导的自噬率增加。

（三）炎症反应

肌少症的发生与氧化应激和炎症反应有关[37, 38]。IL-1、IL-6 和肿瘤坏死因子 –α（tumor necrosis factor alpha，TNF-α）水平的升高与非急性疾病状态下老年人肌少症或肌力下降有关，它们被认为是与衰老过程中肌肉丢失相关的因素[39, 40]。此外，在与高水平促炎细胞因子相关的慢病疾病中，如慢性阻塞性肺疾病、类风湿关节炎（rheumatoid arthritis，RA）和炎症性肌病，肌少症的患病率更高[41]。在急性疾病期间，脓毒症、创伤或手术导致内毒素水平增加，使这些细胞因子的水平呈指数级增长。在动物模型中，内毒素通过泛素 – 蛋白酶体途径激活肌肉蛋白水解，并抑制蛋白质合成[42]。同样在动物模型中，还发现手术诱发的脓毒症在 24h 内会增加炎症细胞因子的产生和随后的肌肉损失。

（四）内分泌应激反应

皮质醇是蛋白质分解代谢的中介物，其血清水平随着急性疾病而显著升高。高皮质醇血症会加剧肌肉量和肌肉力量的损失。研究表明，卧床期间皮质醇水平升高，会导致健康志愿者的肌肉损失量更高[44]。

此外，血清中雄激素前体硫酸脱氢表雄酮（dehydroepiandrosterone，DHEA）水平在衰老过程中下降，导致皮质醇 /DHEA 比值增加，以及皮质醇相对过量。这一比值在急性疾病或应激期间增加，进一步损害肌肉合成代谢[45]。此外，在急性疾病期间，胰岛素抵抗导致胰岛素信号传导受损。这种情况下，由于 mTOR 系统无法抑制自噬诱导的溶酶体蛋白水解[46]，从而增加了肌肉蛋白水解。在一项研究中，尽管循环系统中的糖皮质激素水平与老年受试者的肌力或肌肉量无关，但肌力与肌肉水平的酶 11– 羟基类固醇脱氢酶 1 型（11beta-hydroxysteroid dehydrogenase type1，11β-HSD1）

mRNA 相关，这种酶将无活性的可的松转化为有活性的皮质醇，因此，11β-HSD1 水平越高表明肌肉内皮质醇生成增加[47]。图 9-1 举例说明在手术应激情况下由于内分泌应激反应增加而引起的急性肌少症的发生机制。手术的特点是疼痛和炎症反应，反过来刺激下丘脑 – 垂体 – 肾上腺轴，并伴有重要的稳态和代谢失衡。儿茶酚胺水平的升高可能导致心血管并发症，而皮质醇水平的升高不仅与蛋白质分解代谢有关，还与急性认知功能障碍有关。所有这些生物学机制可能会触发心血管失调，与卧床休息和营养不良共同作用促进了肌少症的发生（图 9-1）。

（五）营养缺乏

1/3 的住院患者存在营养不良[48]。在急性疾病期间，炎症反应会加剧这种情况，导致所谓的"疾病相关性营养不良"。事实上，高促炎细胞因子活性、皮质类固醇和儿茶酚胺的释放增加、对胰岛素和其他生长激素的抵抗、卧床和食物摄入量减少，上述的联合作用决定了机体能量和营养储存的快速下降[49]。炎症反应途径导致厌食症，食物摄入量减少，体重进行性下降，肌肉分解代谢增加，这些现象往往与疾病的病理生理机制相互关联。此外，合成代谢抵抗与餐后氨基酸的利用率密切相关，后者会随着食物摄入量减少而降低。

四、结果

（一）内科病房

在住院患者中，肌少症与住院时间增加相关[6, 8, 50, 51]。Martone 等描述肌少症患者的住院时间延长了 18%[6]。EMPOWER 研究表明，入院时较低的肌肉力量与老年综合征的风险增加相关，如谵妄、跌倒、营养不良和功能性失能[52]。此外，肌少症患者在住院期间[11]和出院后[17, 53]的死亡率增加。与营养不良相关的肌少症，死亡风险将会增加 4 倍[54]，与无肌少症的受试者相比，肌少症者再入院的风险（HR=1.81，95%CI 1.17～2.80）

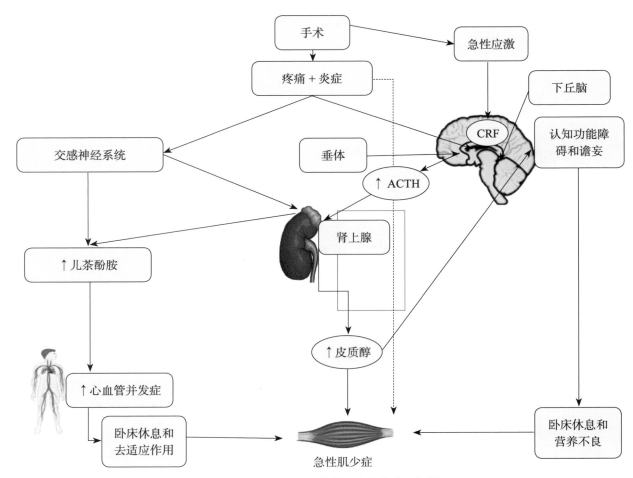

▲ 图 9-1 手术治疗后急性肌少症的发病机制

CRF. 促肾上腺皮质激素释放因子；ACTH. 促肾上腺皮质激素

和死亡风险（HR=2.49，95%CI 1.25～4.95）在出院后 3 年内均有所增加[55]。

（二）外科病房

在接受大手术的患者中，肌少症与较差的预后相关，即短期和长期生存率较低、术后并发症的风险较高。

Du 等对接受紧急手术的老年受试者（平均年龄 84 岁）进行了回顾性分析。住院期间的总死亡率为 18%，其中 73% 患者存在肌少症。肌少症和非肌少症患者在住院时间［13 天（8～25 天）vs. 10 天（5～19 天），P=0.15］和术后入住 ICU 概率（33% vs. 19%，P=0.22）方面，两者比较没有差异。然而，肌少症患者有更多的术后并发症（45% vs. 15%，P=0.005）和更高的住院死亡风险（23% vs.

4%，P=0.037）[56]。

在挪威 3 家医院对 201 名因髋部骨折入院的老年患者进行纵向评估，肌少症患者的住院时间明显比非肌少症患者延长［13.4（8.8）天 vs. 9.4（7）天，P=0.003］[57]。

在结直肠术后的老年患者中，肌少症患者术后感染率增加、康复需求频率更高、住院时间更长[58]。

Shen 等的一篇综述研究了在接受胃癌切除术的老年人中，肌少症和衰弱与住院期间死亡率和术后并发症的关系。作者汇总了来自 8 项研究的数据，其中 6 项研究报道了肌少症与术后并发症之间的关系。胃癌合并肌少症患者术后不良结局的风险增加（OR=3.12，95%CI 2.23～4.37）。然而，这些研究并没有考虑到肌少症的发病率，虽然他们在手术前评估了肌少症[59]。

一项观察性研究是关于成年肝硬化患者在肝移植前后进行腹部和骨盆 CT 扫描。33 名（62.3%）肝硬化患者在移植前出现肌少症。肝移植术后，46 名（86.8%）患者出现肌少症。在 33 名移植前患有肌少症的患者中，只有 2 名（6.1%）观察到肌少症逆转，其余患者（n=31，93.9%）移植后持续患有肌少症。在 20 名原位肝移植（orthotopic liver transplantation，OLT）术前未出现肌少症的患者中，大多数（n=15，75%）在 OLT 后出现肌少症[60]。

（三）重症监护室

肌少症可能损害呼吸肌的功能，从而影响脱机过程[61, 62]。在危重患者中，肌少症是使用呼吸机天数增加、住院时间延长和死亡风险增加的预测因素。

一项对 84 名成年人进行的回顾性研究表明，肌少症患者的住院时间明显长于非肌少症患者（18.7 天 vs. 6.4 天，P<0.001），肌少症患者的 ICU 平均住院时间和无呼吸机通气天数约为非肌少症患者的 3 倍，肌少症比非肌少症患者年龄更大（平均年龄 56.7 ± 18.4 岁 vs. 43.2 ± 14.2 岁）[63]。

另一项对 96 名 ICU 患者（中位年龄 73 岁，67.8% 大于 64 岁）进行的回顾性队列研究显示，肌少症是外科危重患者脱机困难的独立预测因素[61]。

五、处理

肌少症具有多种病因。因此，人们提出了不同的治疗策略来减少急性住院患者的肌肉丢失。

（一）体育锻炼

运动训练，无论有氧运动还是抗阻运动，都可以有效预防和改善肌少症[64]。

虽然运动对急性肌少症的作用目前还尚未被研究，但一项在高龄住院患者中进行的试验，与常规护理组（常规性医院护理，在需要时进行康复）相比，评估每天 2 次的运动训练（早晚各 1 次，每次持续 20min，连续 5～7 天，包括周末）对肌力、步速和简易体能状况量表的疗效。这项试验共招募了 370 名受试者，运动组在 SPPB 评分上平均增加 2.2 分（95%CI 1.7～2.6 分），而对照组则平均增加 0.2 分（95%CI –0.1～0.5 分），握力作为次要结果评估，其在对照组中降低，在运动组中增加（P<0.001）[65]。

（二）营养干预

EAA 刺激 mTORC1 信号通路、氨基酸转运蛋白表达和肌肉蛋白质合成，但在老年人中，卧床休息 7 天后上述正常合成反应减弱[34a]。在这方面，一些研究评估了补充氨基酸的有效性，特别是补充亮氨酸在卧床休息时的作用。有很多研究关注老年住院患者营养补充的效果，但对于补充剂的组成仍缺乏共识。

Wandrag 等的综述明确了在不同的研究中关于 EAA 补充的疗效[66]。Ferrando 等研究了在 10 天的卧床休息期间，除标准饮食外，额外补充 15g EAA 是否能维持老年受试者的肌肉量和功能[67]。另一项研究进一步的在卧床休息 28 天期间，观察含有 49.5g/d EAA 的碳水化合物补充剂能否作为合成代谢的刺激物。使用双能 X 线吸收法测量肌肉损耗显示，补充 EAA 使肌肉损耗最小化，但肌力［单腿单次最大伸展力量（one-repetition maximum，1RM）］并没有完全维持不变[68]。

Thalacker-Mercer 的一项综述阐述了在住院老年患者中存在的代谢挑战，为防止老年人卧床休息引起的肌肉萎缩，提供了一些有效的营养干预建议。他们提出在老年人住院期间应保持均衡膳食来维持肌肉健康，建议补充 30g 优质蛋白质或 3g 亮氨酸，亮氨酸含量高可使蛋白质吸收快，蛋白质应平均分配至三餐均衡摄入（30：30：30），以及应在适当的时间补充蛋白质（两餐之间）[69]。作者得出的结论是，仍需要更多的证据来支持强有力的推荐。事实上，目前对以下问题仍不清楚：蛋白质摄入量是否应该根据体重或是瘦肌肉含量来调节，而不是蛋白质的单纯剂量；混合了营养素的餐食在胃排空时对蛋白质合成速率的影响；蛋白质补充与糖尿病发病率的关系。

最近的一项综述分析了蛋白质和氨基酸补充剂对老年人急性或慢病状态的影响。共纳入 39 项随机对照试验（n=4274），其中 8 项研究纳入了老年住院患者，特别是营养不良和髋部骨折的患者。这些研究使用了一系列的蛋白质或 EAA 补充剂。作者得出结论，蛋白质和 EAA 补充剂可改善去脂体重、肌力和身体功能（标准化平均差异 = 0.21～0.27，$P < 0.005$），其中营养不良的老年患者受益最大。总之，由于研究的异质性和质量不高，对于特定补充剂的效果还不能得出确切的结论[70]。

（三）神经肌肉电刺激疗法

神经肌肉电刺激疗法（neuromuscular electrical stimulation，NMES）已被认为是一种潜在的预防靶向肌肉萎缩和肌力下降的干预措施[70]。它是通过电刺激来诱导肌肉收缩，并被提议用于因急性疾病而不能进行身体活动的患者，即 ICU 患者或术后患者[71]。

尽管这是一个很有前途的干预方式，但数据仅来自于成年患者的小型随机试验。尽管如此，通过活检[72]和 CT 扫描[73]证明了肌肉量的改善，但仍缺乏关于肌肉力量和功能改善的数据。

（四）联合干预措施

Miller 等对因髋部骨折住院的受试者进行了为期 12 周的干预并于术后 7 天内开始。受试者被随机分配至以下 4 组：每日服用包含多种营养素的高能量密度口服补充剂（6.3kJ/ml）持续 6 周（n=25），每周 3 次抗阻训练持续 12 周（n=25），上述营养补充联合运动训练（n=24），仅加强观察和常规措施(家访、一般营养和运动建议)（n=26）。12 周干预结束后观察的结局指标包括肌力（股四头肌）、步速、体重变化、生活质量和对医疗利用情况。结果是 12 周后所有组的患者体重均下降，

特别是仅接受抗阻训练的患者；如果连续服用补充剂超过 35 天，可显著预防体重下降；其他结局指标在组间没有差异[74]。

一项对内科病房的 200 名＞78 岁住院患者进行的随机试验，受试者分为 2 组：常规治疗组（对照组）、运动联合营养补充组（干预组）（译者注：原文此部分描述不准确，译者查阅引用文献进行了修正）。干预措施包括在标准饮食中添加营养补充剂（600kcal，蛋白质 20g/d），同时进行强化康复训练。在研究期间，评估受试者对补充剂的耐受性，以及营养补充剂对自主进食量、自立能力、肌力和身体成分的影响。结果是 2 组患者在住院期间的体重和 BMI 均有所下降；入院时 2 组患者的瘦肌肉量相似（对照组和干预组分别为 30.9 ± 10.9 和 30.6 ± 9.1），但在出院后 3、6、9 和 12 个月的随访时出现显著差异（对照组 27 ± 6.4，27.4 ± 7.6，26 ± 8.1，28.3 ± 7.5；干预组 31.9 ± 8.5，30.2 ± 8.8，29.6 ± 8.5，31.9 ± 9.9）；营养补充联合运动训练干预措施防止了出院后 6 个月时瘦肌肉量和自立能力的下降[75]。

Takeuchi 等[76]研究了支链氨基酸（BCAA）和维生素 D 补充对住院康复期间肌少症老年患者的身体功能、肌肉量和肌力、营养状况的影响。一项多中心随机平行对照研究为期 8 周，纳入 68 名患者。干预组接受 BCAA 和维生素 D 补充剂，对照组则没有。补充剂包括 10.0g 蛋白质（BCAA 2500mg）和 12.5μg 维生素 D，提供热量为 200kcal/125ml。从研究的第 1 天开始，每天在抗阻训练结束后的 30min 内，摄入一次补充剂。2 组除了接受急性病期后的康复计划外，都接受了低强度阻抗训练。随着时间的推移，2 组患者的握力、小腿围和 BMI 均显著增加（$P < 0.05$），而干预组则改善的更加明显（P 分别为 0.041、0.033 和 0.035）。

结论

虽然急性肌少症很常见，并与不良健康预后

相关，特别是在住院老年患者中，但目前关于这方面的文献很少。大多数研究没有对肌肉量和肌力进行 2 次连续测量，而主要依赖于急性病患者的单一测量结果，前者是证明急性肌少症所必需的，这就使得研究包括了急性和慢性肌少症，进而限制了关于急性肌少症的相关证据。因此，文献基本上仅限于对急性病的老年住院患者的研究。在这一人群中，有限的证据表明，运动训练和基于氨基酸补充剂的营养支持可能会改善肌肉功能。基于此，仍需要更多的研究以提高对这一过程病生理机制的认识，并设计和验证更有效的预防和干预措施。

参考文献

[1] Cruz-Jentoft AJ, Bahat G, Bauer J, Boirie Y, Bruyère O, Cederholm T, Cooper C, Landi F, Rolland Y, Sayer AA, Schneider SM, Sieber CC, Topinkova E, Vandewoude M, Visser M, Zamboni M, Writing Group for the European Working Group on Sarcopenia in Older People 2 (EWGSOP2), and the Extended Group for EWGSOP2. Sarcopenia: revised European consensus on definition and diagnosis. *Age Ageing* 2019 Jan 1;48(1):16–31.

[2] Sayer AA, Syddall H, Martin H, Patel H, Baylis D, Cooper C. The developmental origins of sarcopenia. *J Nutr Health Aging* 2008 Aug-Sep;12(7):427–432.

[3] Cruz-Jentoft AJ, Sayer AA. Sarcopenia. *Lancet* 2019 Jun 29;393(10191):2636–2646. doi:10.1016/S0140-6736(19)31138-9. Epub 2019 Jun 3.

[4] Welch C, Hassan-Smith ZK, Greig CA, et al. Acute sarcopenia secondary to hospitalisation - an emerging condition affecting older adults. *Aging Dis* 2018;9(1):151–164.

[5] English KL, Paddon-Jones D. Protecting muscle mass and function in older adults during bed rest. *Curr Opin Clin Nutr Metab Care* 2010;13:34–39.

[6] Martone AM, Bianchi L, Abete P, Bellelli G, Bo M, Cherubini A, Corica F, Di Bari M, Maggio M, Manca GM, Marzetti E, Rizzo MR, Rossi A, Volpato S, Landi F. The incidence of sarcopenia among hospitalized older patients: results from the Glisten study. *J Cachexia Sarcopenia Muscle* 2017 Dec;8(6):907–914.

[7] Bianchi L, Abete P, Bellelli G, Bo M, Cherubini A, Corica F, Di Bari M, Maggio M, Manca GM, Rizzo MR, Rossi AP, Landi F, Volpato S, GLISTEN Group Investigators. Prevalence and clinical correlates of sarcopenia, identified according to the EWGSOP definition and diagnostic algorithm, in hospitalized older people: the GLISTEN study. *J Gerontol A Biol Sci Med Sci* 2017 Oct 12;72(11):1575–1581.

[8] Cerri AP, Bellelli G, Mazzone A, Pittella F, Landi F, Zambon A, Annoni G. Sarcopenia and malnutrition in acutely ill hospitalized elderly: prevalence and outcomes. *Clin Nutr* 2015 Aug;34(4):745–751. doi:10.1016/j.clnu.2014.08.015.

[9] Gariballa S, Alessa A. Sarcopenia: prevalence and prognostic significance in hospitalized patients. *Clin Nutr* 2013; 32:772–776.

[10] Jacobsen EL, Brovold T, Bergland A, Bye A, Prevalence of factors associated with malnutrition among acute geriatric patients in Norway: a cross-sectional study. *BMJ Open* 2016 Sep 6;6(9):e011512.

[11] Vetrano DL, Landi F, Volpato S, Corsonello A, Meloni E, Bernabei R, Onder G. Association of sarcopenia with short- and long-term mortality in older adults admitted to acute care wards: results from the CRIME study. *J Gerontol A Biol Sci Med Sci* 2014 Sep;69(9):1154–1161.

[12] Rossi AP, Fantin F, Micciolo R, Bertocchi M, Bertassello P, Zanandrea V, Zivelonghi A, Bissoli L, Zamboni M. Identifying sarcopenia in acute care setting patients. *J Am Med Dir Assoc* 2014 Apr;15(4):303.e7–312.

[13] Smoliner C, Sieber CC, Wirth R. Prevalence of sarcopenia in geriatric hospitalized patients. *J Am Med Dir Assoc* 2014 Apr;15(4):267–272. Jacobsen, 2016.

[14] Hao Q, Hu X, Xie L, Chen J, Jiang J, Dong B, Yang M. Prevalence of sarcopenia and associated factors in hospitalised older patients: a cross-sectional study. *Australas J Ageing* 2018 Mar;37(1):62–67.

[15] Agosta L, Bo M, Bianchi L, Abete P, Belelli G, Cherubini A, Corica F, Di Bari M, Maggio M, Manca GM, Rizzo MR, Rossi A, Landi F, Volpato S, GLISTEN Group Investigators. Polypharmacy and sarcopenia in hospitalized older patients: results of the GLISTEN study. *Aging Clin Exp Res* 2019 Apr;31(4):557–559.

[16] Reiss J, Iglseder B, Alzner R, Mayr-Pirker B, Pirich C, Kässmann H, Kreutzer M, Dovjak P, Reiter R. Consequences of applying the new EWGSOP2 guideline instead of the former EWGSOP guideline for sarcopenia case finding in older patients. *Age Ageing* 2019 Sep 1;48(5):719–724.

[17] Bianchi L, Maietti E, Abete P, Bellelli G, Bo M, Cherubini A, Corica F, Di Bari M, Maggio M, Martone AM, Rizzo MR, Rossi AP, Volpato S, Landi F, GLISTEN Group Investigators. Comparing EWGSOP2 and FNIH sarcopenia definitions: agreement and three-year survival prognostic value in older hospitalized adults. The GLISTEN Study. *J Gerontol A Biol Sci Med Sci* 2019 Oct 19. pii: glz249.

[18] Reijnierse EM, Buljan A, Tuttle CSL, van Ancum J, Verlaan S, Meskers CGM, Maier AB. Prevalence of sarcopenia in inpatients 70 years and older using different diagnostic criteria. *Nurs Open* 2018 Nov 28;6(2):377–383.

[19] Welch C, Greig CA, Hassan-Smith ZK, Pinkney TD, Lord JM, Jackson TA. A pilot observational study measuring acute sarcopenia in older colorectal surgery patients. *BMC Res Notes* 2019 Jan 14;12(1):24.

[20] Díaz de Bustamante M, Alarcón T, Menéndez-Colino R, Ramírez-Martín R, Otero á, González-Montalvo JI. Prevalence of malnutrition in a cohort of 509 patients with acute hip fracture: the importance of a comprehensive assessment. *Eur J Clin Nutr* 2018;72(1):77–81.

[21] Ghaffarian AA, Foss WT, Donald G, Kraiss LW, Sarfati M, Griffin CL, Smith BK, Brooke BS. Prognostic implications of diagnosing frailty and sarcopenia in vascular surgery practice. *J*

Vasc Surg 2019 Sep;70(3):892–900.

[22] González-Montalvo JI, Alarcón T, Gotor P, Queipo R, Velasco R, Hoyos R, Pardo A, Otero A. Prevalence of sarcopenia in acute hip fracture patients and its influence on shortterm clinical outcome. *Geriatr Gerontol Int* 2016 Sep;16(9):1021–1027.

[23] Steihaug OM, Gjesdal CG, Bogen B, Kristoffersen MH, Lien G, Ranhoff AH. Sarcopenia in patients with hip fracture: a multicenter cross-sectional study. *PLoS One* 2017;12(9): e0184780.

[24] Sheean PM, Peterson SJ, Gomez Perez S, Troy KL, Patel A, Sclamberg JS, Ajanaku FC, Braunschweig CA. The prevalence of sarcopenia in patients with respiratory failure classified as normally nourished using computed tomography and subjective global assessment. *JPEN J Parenter Enteral Nutr* 2014 Sep;38(7):873–879.

[25] Churilov L, Churilov R, MacIsaac J, Ekinci EI. Systematic review and meta-analysis of prevalence of sarcopenia in post acute inpatient rehabilitation. *Osteoporos Int* 2018 Apr;29(4):805–812.

[26] Schefold JC, Bierbrauer J, Weber-Carstens S. Intensive care unit-acquired weakness (ICUAW) and muscle wasting in critically ill patients with severe sepsis and septic shock. *J Cachexia Sarcopenia Muscle* 2010 Dec;1(2):147–157.

[27] Gianoudis C, Bailey A, Daly RM. Associations between sedentary behaviour and body composition, muscle function and sarcopenia in community-dwelling older adults. *Osteoporos Int* 2015 Feb;26(2):571–579.

[28] Tanner R, Brunker L, Agergaard J, Barrows K, Briggs R, Kwon OS, et al. Age-related differences in lean mass, protein synthesis and skeletal muscle markers of proteolysis after bed rest and exercise rehabilitation. *J Physiol* 2015;593:4259–4273.

[29] Ferrando AA, Lane HW, Stuart CA, Davis-Street J, Wolfe RR. Prolonged bed rest decreases skeletal muscle and whole body protein synthesis. *Am J Physiol* 1996 Apr;270(4 Pt 1): E627–E633.

[30] Kortebein P, Ferrando A, Lombeida J, Wolfe R, Evans WJ. Effect of 10 days of bed rest on skeletal muscle in healthy older adults. *JAMA* 2007 Apr 25;297(16):1772–1774. PubMed PMID: 17456818.

[31a] Greenhaff PL, Karagounis LG, Peirce N, Simpson EJ, Hazell M, Layfield R, Wackerhage H, Smith K, Atherton P, Selby A, Rennie MJ. Disassociation between the effects of amino acids and insulin on signaling, ubiquitin ligases, and protein turnover in human muscle. *Am J Physiol Endocrinol Metab* 2008 Sep;295(3):E595–E604.

[31b] Suetta C, Frandsen U, Jensen L, Jensen MM, Jespersen JG, Hvid LG, Bayer M, Petersson SJ, Schrøder HD, Andersen JL, Heinemeier KM, Aagaard P, Schjerling P, Kjaer M. Aging affects the transcriptional regulation of human skeletal muscle disuse atrophy. *PLoS One* 2012;7(12):e51238.

[32a] Thom JM, Thompson MW, Ruell PA, Bryant GJ, Fonda JS, Harmer AR, Janse de Jonge XA, Hunter SK. Effect of 10-day cast immobilization on sarcoplasmic reticulum calcium regulation in humans. *Acta Physiol Scand* 2001 Jun;172(2):141–147.

[32b] Jagoe RT, Goldberg AL. What do we really know about the ubiquitin-proteasome pathway in muscle atrophy? *Curr Opin Clin Nutr Metab Care* 2001 May;4(3):183–190.

[33a] Wall BT, Dirks ML, van Loon LJ. Skeletal muscle atrophy during short-term disuse: implications for age-related sarcopenia. *Ageing Res Rev* 2013 Sep;12(4):898–906.

[33b] Murton AJ, Constantin D, Greenhaff PL. The involvement of the ubiquitin proteasome system in human skeletal muscle remodelling and atrophy. *Biochim Biophys Acta* 2008 Dec;1782(12):730–743.

[34a] Drummond MJ, Dickinson JM, Fry CS, Walker DK, Gundermann DM, Reidy PT, Timmerman KL, Markofski MM, Paddon-Jones D, Rasmussen BB, Volpi E. Bed rest impairs skeletal muscle amino acid transporter expression, mTORC1 signaling, and protein synthesis in response to essential amino acids in older adults. *Am J Physiol Endocrinol Metab* 2012 May 15;302(9):E1113–E1122.

[34b] Wang H, Zhu X, Li H, Cui J, Liu C, Chen X, Zhang W. Induction of caspase-3-like activity in rice following release of cytochrome-f from the chloroplast and subsequent interaction with the ubiquitin-proteasome system. *Sci Rep* 2014 Aug 8;4:5989.

[35a] Bechet D, Tassa A, Taillandier D, Combaret L, Attaix D. Lysosomal proteolysis in skeletal muscle. *Int J Biochem Cell Biol* 2005 Oct;37(10):2098–2114.

[35b] Fry CS, Rasmussen BB. Skeletal muscle protein balance and metabolism in the elderly. *Curr Aging Sci* 2011 Dec;4(3):260–268. Review.

[36] Bartoli M, Richard I. Calpains in muscle wasting. *Int J Biochem Cell Biol* 2005 Oct;37(10):2115–2133. Epub 2005 Feb 9.

[37] Bano G, Trevisan C, Carraro S, Solmi M, Luchini C, Stubbs B, Manzato E, Sergi G, Veronese N. Inflammation and sarcopenia: a systematic review and meta-analysis. *Maturitas* 2017 Feb;96:10–15.

[38] Meng SJ, Yu LJ. Oxidative stress, molecular inflammation and sarcopenia. *Int J Mol Sci* 2010 Apr 12;11(4):1509–1526.

[39] Bian AL, Hu HY, Rong YD, Wang J, Wang JX, Zhou XZ. A study on relationship between elderly sarcopenia and inflammatory factors IL-6 and TNF-α. *Eur J Med Res* 2017 Jul 12;22(1):25.

[40] Cesari M, Rolland Y, Abellan Van Kan G, Bandinelli S, Vellas B, Ferrucci L. Sarcopeniarelated parameters and incident disability in older persons: results from the "invecchiare in Chianti" study. *J Gerontol A Biol Sci Med Sci* 2015 Apr;70(4):457–463.

[41] Londhe P, Guttridge DC. Inflammation induced loss of skeletal muscle. *Bone* 2015 Nov;80:131–142.

[42] Holecek M. Muscle wasting in animal models of severe illness. *Int J Exp Pathol* 2012 Jun;93(3):157–171.

[43] Yu X, Han W, Wang C, Sui D, Bian J, Bo L, Deng X. Upregulation of heme oxygenase-1 by hemin alleviates sepsis-induced muscle wasting in mice. *Oxid Med Cell Longev* 2018 Nov 8;2018:8927104.

[44] Fitts RH, Romatowski JG, Peters JR, Paddon-Jones D, Wolfe RR, Ferrando AA. The deleterious effects of bed rest on human skeletal muscle fibers are exacerbated by hypercortisolemia and ameliorated by dietary supplementation. *Am J Physiol Cell Physiol* 2007 Jul;293(1):C313–C320.

[45] Winkelman C. Bed rest in health and critical illness: a body systems approach. *AACN Adv Crit Care* 2009 Jul-Sep;20(3): 254–266.

[46] Jung CH, Ro SH, Cao J, Otto NM, Kim DH. mTOR regulation of autophagy. *FEBS Lett* 2010 Apr 2;584(7):1287–1295.

[47] Kilgour AH, Gallagher IJ, MacLullich AM, Andrew R, Gray CD, Hyde P, Wackerhage H, Husi H, Ross JA, Starr JM, Chapman KE, Fearon KC, Walker BR, Greig CA. Increased skeletal muscle 11βHSD1 mRNA is associated with lower muscle strength in ageing. *PLoS One* 2013 Dec 31;8(12):e84057.

[48] Elia M, Stratton RJ. How much undernutrition is there in hospitals? *Br J Nutr* 2000;84(3):257–259.

[49] Cederholm T, Barazzoni R, Austin P, Ballmer P, Biolo G, Bischoff SC, Compher C, Correia I, Higashiguchi T, Holst M, Jensen GL, Malone A, Muscaritoli M, Nyulasi I, Pirlich M, Rothenberg E, Schindler K, Schneider SM, de van der Schueren MA, Sieber C, Valentini L, Yu JC, Van Gossum A, Singer P.

ESPEN guidelines on definitions and terminology of clinical nutrition. *Clin Nutr* 2017 Feb;36(1):49–64.

[50] Pitchard C, Kyle UG, Morabia A, Perrier A, Vermeulen B, Unger P. Nutritional assessment: lean body mass depletion at hospital admission is associated with an increased length of stay. *Am J Clin Nutr* 2004;79:613–618.

[51] Woo J, Leung J, Morley JE. Defining sarcopenia in terms of incident adverse outcomes. *J Am Med Dir Assoc* 2015;16: 247–252.

[52] Van Ancum JM, Scheerman K, Pierik VD, Numans ST, Verlaan S, Smeenk HE, Slee- Valentijn M, Kruizinga RC, Meskers CGM, Maier AB. Muscle strength and muscle mass in older patients during hospitalization: the EMPOWER study. *Gerontology* 2017;63(6):507–514.

[53] Verlaan S, Van Ancum JM, Pierik VD, Van Wijngaarden JP, Scheerman K, Meskers CGM, Maier AB. Muscle measures and nutritional status at hospital admission predict survival and independent living of older patients - the EMPOWER study. *J Frailty Aging* 2017;6(3):161–166.

[54] Hu X, Zhang L, Wang H, Hao Q, Dong B, Yang M. Malnutrition-sarcopenia syndrome predicts mortality in hospitalized older patients. *Sci Rep* 2017 Jun 9;7(1):3171.

[55] Yang M, Hu X, Wang H, Zhang L, Hao Q, Dong B. Sarcopenia predicts readmission and mortality in elderly patients in acute care wards: a prospective study. *J Cachexia Sarcopenia Muscle* 2017 Apr;8(2):251–258.

[56] Du Y, Karvellas CJ, Baracos V, Williams DC, Khadaroo RG, Acute Care and Emergency Surgery (ACES) Group. Sarcopenia is a predictor of outcomes in very elderly patients undergoing emergency surgery. *Surgery*. 2014 Sep;156(3):521–527.Elia

[57] Steihaug OM, Gjesdal CG, Bogen B, et al. Does sarcopenia predict change in mobility after hip fracture? a multicenter observational study with one-year follow-up. *BMC Geriatr* 2018 Mar 5;18(1):65.

[58] Lieffers JR, Bathe OF, Fassbender K, Winget M, Baracos VE. Sarcopenia is associated with postoperative infection and delayed recovery from colorectal cancer resection surgery. *Br J Cancer* 2012 Sep 4;107(6):931–936.

[59] Shen Y, Hao Q, Zhou J, Dong B. The impact of frailty and sarcopenia on postoperative outcomes in older patients undergoing gastrectomy surgery: a systematic review and metaanalysis. *BMC Geriatr* 2017 Aug 21;17(1):188.

[60] Tsien C, Garber A, Narayanan A, Shah SN, Barnes D, Eghtesad B, Fung J, McCullough AJ, Dasarathy S. Post-liver transplantation sarcopenia in cirrhosis: a prospective evaluation. *J Gastroenterol Hepatol* 2014 Jun;29(6):1250–1257.

[61] Kou HW, Yeh CH, Tsai HI, Hsu CC, Hsieh YC, Chen WT, Cheng HT, Yu MC, Lee CW. Sarcopenia is an effective predictor of difficult-to-wean and mortality among critically ill surgical patients. *PLoS One* 2019 Aug 8;14(8):e0220699.

[62] Moisey LL, Mourtzakis M, Cotton BA, Premji T, Heyland DK, Wade CE, Bulger E, Kozar RA, Nutrition and Rehabilitation Investigators Consortium (NUTRIC). Skeletal muscle predicts ventilator-free days, ICU-free days, and mortality in elderly ICU patients. *Crit Care* 2013 Sep 19;17(5):R206.

[63] Akahoshi T, Yasuda M, Momii K, Kubota K, Shono Y, Kaku N, Tokuda K, Nagata T, Yoshizumi T, Shirabe K, Hashizume M, Maehara Y. Sarcopenia is a predictive factor for prolonged intensive care unit stays in high-energy blunt trauma patients. *Acute Med Surg* 2016 May 2;3(4):326–331.

[64] Yo o SZ, No MH, Heo JW, Park DH, Kang JH, Kim SH, Kwak

HB. Role of exercise in age-related sarcopenia. *J Exerc Rehabil* 2018 Aug 24;14(4):551–558.

[65] Martínez-Velilla N, Casas-Herrero A, Zambom-Ferraresi F, Sáez de Asteasu ML, Lucia A, Galbete A, García-Baztán A, Alonso-Renedo J, González-Glaría B, Gonzalo-Lázaro M, Apezteguía Iráizoz I, Gutiérrez-Valencia M, Rodríguez-Mañas L, Izquierdo M. Effect of exercise intervention on functional decline in very elderly patients during acute hospitalization: a randomized clinical trial. *JAMA Intern Med* 2019 Jan 1;179(1):28–36.

[66] Wandrag L, Brett SJ, Frost G, Hickson M. Impact of supplementation with amino acids or their metabolites on muscle wasting in patients with critical illness or other muscle wasting illness: a systematic review. *J Hum Nutr Diet* 2015 Aug;28(4):313–330.

[67] Ferrando AA, Paddon-Jones D, Hays NP, Kortebein P, Ronsen O, Williams RH, McComb A, Symons TB, Wolfe RR, Evans W. EAA supplementation to increase nitrogen intake improves muscle function during bed rest in the elderly. *Clin Nutr* 2010 Feb;29(1):18–23.

[68] Paddon-Jones D, Sheffield-Moore M, Urban RJ, Sanford AP, Aarsland A, Wolfe RR, Ferrando AA. Essential amino acid and carbohydrate supplementation ameliorates muscle protein loss in humans during 28 days bedrest. *J Clin Endocrinol Metab* 2004;89(9) :4351–4358.

[69] Thalacker-Mercer AE, Drummond MJ. The importance of dietary protein for muscle health in inactive, hospitalized older adults. *Ann N Y Acad Sci* 2014 Nov;1328:1–9.

[70] Cheng BT, Soult MC, Helenowski IB, Rodriguez HE, Eskandari MK, Hoel AW. Sarcopenia predicts mortality and adverse outcomes after endovascular aneurysm repair and can be used to risk stratify patients. *J Vasc Surg* 2019 Mar 6. pii:S0741-5214(19), 30182-X.

[71] Fischer A, Spiegl M, Altmann K, Winkler A, Salamon A, Themessl-Huber M, Mouhieddine M, Strasser EM, Schiferer A, Paternostro-Sluga T, Hiesmayr M. Muscle mass, strength and functional outcomes in critically ill patients after cardiothoracic surgery: does neuromuscular electrical stimulation help? The Catastim 2 randomized controlled trial. *Crit Care* 2016;20:30.

[72] Dirks Marlou L, Hansen D, Van Assche A, Dendale P, Van Loon Luc J. Neuromuscular electrical stimulation prevents muscle wasting in critically ill comatose patients. *Clin Sci* 2015;128:357–365.

[73] Hirose T, Shiozaki T, Shimizu K, Mouri T, Noguchi K, Ohnishi M, Shimazu T. The effect of electrical muscle stimulation on the prevention of disuse muscle atrophy in patients with consciousness disturbance in the intensive care unit. *J Crit Care* 2013 Aug;28(4):536.e1–537.

[74] Miller MD, Crotty M, Whitehead C, Bannerman E, Daniels LA. Nutritional supplementation and resistance training in nutritionally at risk older adults following lower limb fracture: a randomized controlled trial. *Clin Rehabil* 2006;20(4):311–323.

[75] Hegerová P, Dědková Z, Sobotka L. Early nutritional support and physiotherapy improved long-term self-sufficiency in acutely ill older patients. *Nutrition* 2015 Jan;31(1):166–170.

[76] Takeuchi I, Yoshimura Y, Shimazu S, Jeong S, Yamaga M, Koga H. Effects of branched-chain amino acids and vitamin D supplementation on physical function, muscle mass and strength, and nutritional status in sarcopenic older adults undergoing hospital-based rehabilitation: a multicenter randomized controlled trial. *Geriatr Gerontol Int* 2019 Jan;19(1):12–17.

第 10 章　肌少症、衰弱和内在能力
Sarcopenia, Frailty, and Intrinsic Capacity

Jürgen M. Bauer　Cornel Sieber　著
刘　硕　译　周　华　校　胡亦新　审

大多数领域内的专家都认可肌少症和衰弱是两个密切相关的概念，但是两者也是截然不同的。因此，本章旨在说明两者的共同特征之外，重点厘清两者概念中的差异。

一、衰弱概念的介绍

首先说明，因为本文章节篇幅的设定，无法将衰弱的各方面都详细说明。下面的段落内容是对相关主题的简要概述，读者可以查阅相关引用文献，进一步加深理解[1, 2]。

在老年医学专家定义"衰弱"概念之前，已经有很多非老年专业的学者开始关注了。在英国词典里，"衰弱"被解释为身体虚弱和健康状态不佳；在老年医学和老年学共识中，衰弱是指多个生理系统功能下降，对抗应激源时机体易损性增加的表现[3, 4]。衰弱被认为是一种涉及多个维度的老年综合征，包括躯体、心理和社会等方面。在大多数老年人中，衰弱的发生发展与共病相关，也被认为是正常老化过程的一个极端结果。衰弱也是动态变化的，我们可观察到不同衰弱状态之间的转变[2]。从衰弱概念的角度上看，它是一种慢性或者亚急性的过程，而急性衰弱是否存在一直是有争议的。

由于人口结构不断变化，在未来的几十年中，衰弱对社会的影响将会继续增长。伴随着增龄，衰弱发生率逐渐增加，但是并不是所有的老年人都会出现衰弱。衰弱在女性中比男性更为常见，而且与社会经济因素相关。在 65 岁以上的社区老年人中，因为衰弱诊断标准不同，衰弱发生率为 12%～16%[5, 6]。在护理院老人中，当他们合并严重慢性病时，如终末期肾病或者血液系统肿瘤，衰弱发生率可达 50%[7]。但是，在连续出生队列中，衰弱的发生率是增长还是下降，目前尚不清楚。

衰弱是老年人发生不良健康结局的重要风险因素，如功能下降、跌倒、骨折、住院、失能、入住护理机构或者死亡[8-10]，也与老年人生活质量下降和医疗费用增加密切相关[11]。

然而近年来，衰弱临床相关的研究一直没有充分探讨，诊断工具的应用方面也没有统一共识。正是因为缺乏国际共识，所以衰弱作为一种老年综合征，也没有一致的诊断标准。在过去的 20 年中，有 50 多种衰弱评估工具被开发制订出来，这个数字还在持续增长，而且一些亚专科（如心内科、普外科）也已经开始为特定的患者群体开发衰弱评估工具。哪一种工具更加适用也取决于衰弱评估的场景。在大多数情况下，全科医务室和医院环境之间，衰弱评估过程所花费的时间不同，因此诊断结果也会不同。在第一种情况下，衰弱很可能是一项筛查工作，随后可能会完善老年综合评估，而在非老年专科医院中，对衰弱老人进行评估和诊断，往往是用于评价疾病诊断、治疗和干预所带来的风险。如果出于研究目的需要进行衰弱诊断，那么选择的工具也可能有所不同。

二、Fried 躯体衰弱表型和 Rockwood 累积缺陷模型

目前应用最广泛的评估工具是由 Fried 等学者基于心血管健康调查（Cardiovascular Health Survey, CHS）数据制订的衰弱表型[12]和 Rockwood 等学者开发的衰弱指数[13]。

Fried 表型包含 5 条标准（表 10-1）：体重下降、疲乏、无力、步速减慢、躯体活动量降低（体力活动下降）。当满足 3 条及以上标准时，即为衰弱；符合 1~2 条标准时，为衰弱前期。根据最近几项研究的结果，体重下降这一评估标准可能是片面的，BMI＞30kg/m² 认为与功能下降和失能密切相关，而且这两种情况都和衰弱的发生关系密切。此外，一项关于社区老年人的研究显示，Fried 表型中所设定的体重下降的阈值对于欧洲人口来说可能太高了[14]。在大多数应用 Fried 表型的研究中，对此标准原始定义进行了小的修改，这一修改也得到了验证[15]。虽然 Fried 表型在研究中表现出了良好的适用性，但是在临床常规诊疗中可能没有太大的普适性。例如，在老年住院患者中，尤其是那些入住老年科的患者中，根据 Fried 表型，可能大多数患者无法进行步速测试，因此无法评估衰弱。对于住院患者，人们还应该考虑到，在许多情况下，任何身体检查都可能被急性疾病的症状和并发症所掩盖，结果可能并不代表患者在入院前真实的衰弱状态。此外，全科医生很可能会认为用 Fried 表

型评估衰弱过于耗时。因此，专家认为使用已被验证过的 FRAIL 量表是一种有效的替代工具，可以在大多数患者中完成评估，而且不受资源限制[16]。

在 Rockwood 衰弱指数的计算中，非常关键的是识别个体所存在的缺陷问题[11]。Rockwood 等学者所提出的变量中，共有 70 个缺陷问题用于评估衰弱（表 10-2）。其中包括活动性疾病、日常生活活动能力、内科和神经系统体征。每一项缺陷问题计为 1 分，在理论上评估分数出现 70 分是可能的。衰弱指数的计算方法是将当前缺陷的分数总和除以 70。但是在实际情况下，任何研究环境中评估出现的最高缺陷分数为 47 分[17]。在简版衰弱指数中，所评估的缺陷问题数目已减少到 40 个，但是在临床应用时，仍然是不现实的，因为它太耗时了。最近几个研究学组发现，电子数据库中的资料可以用于直接计算衰弱指数，虽然与 Rockwood 衰弱指数量表不完全一致，但都是基于相同的理念，也被证明具有足够的预后价值。在某些特定情况下，Rockwood 衰弱概念可能更加适合，如社区老人的筛查或者在医疗资源评估背景下的公共卫生情况。

另一个被广泛接受的衰弱评估工具是半定量的临床衰弱量表（Clinical Frailty Scale, CFS）（图 10-2），基于加拿大健康与老龄化研究数据衍生而来，划分了"非常健康到终末期"9 个等级。CFS 主要以临床判断为依据，在大多数情况下，评估用时非常短。一些研究学组主张使用功能指标来评估衰弱。其中，步速测试及简易躯体功能评估备受关注[18, 19]。

目前，衰弱或衰弱前期的老人是否应该直接实施干预，或者诊断之后是否应该进行更为全面的病因学分析以指导靶向治疗，这一点仍然存在很大争议。Puts 等系统回顾了旨在预防或减少社区老年人衰弱水平的干预性研究，结果发现，只有包含躯体活动的方案才能够在人群中有效干预[20]。

表 10-1　Fried 躯体衰弱表型

症　状	标　准
体重下降	＞5kg
疲乏	CES-D 抑郁量表（2 分）
虚弱	握力（下降 20%）
步速	5m（下降 20%）
躯体活动量降低	千卡 / 周（减少 20%）

满足 3 条以上标准为衰弱，满足 1 或 2 条标准为衰弱前期

改编自 Fried et al.[12]

表 10-2 Rockwood Frailty Index-70 条目列表

日常生活变化	情绪问题	其他
头颈部异常：肌张力异常、运动迟缓、面部僵硬	• 情绪低落、抑郁 • 抑郁病史（临床印象）	癫痫、晕厥、黑矇、头痛
穿衣	睡眠异常	脑血管疾病
沐浴	躁动	脑卒中病史
梳洗	记忆改变	糖尿病
尿失禁、如厕问题、无力	短期记忆受损	高血压
直肠症状	远期记忆受损	外周血管疾病
胃肠道疾病	心理功能改变	心肌梗死
烹饪	认知症状出现	心律失常
帕金森病史	意识不清或谵妄	充血性心力衰竭
独自外出困难	偏执	肺部疾病
肌肉骨骼异常	认知障碍相关病史	呼吸道疾病
肌肉症状	认知障碍家族史	甲状腺疾病病史
疲乏	构音障碍	甲状腺疾病
四肢肌张力异常	静止性震颤	恶性疾病
肢体协调能力受损	姿势性震颤	乳腺疾病
躯干协调能力受损	意向性震颤	腹部疾病
站立不稳	吮吸反射	口鼻反射、掌心反射
步态异常	神经退行性疾病家族史	心脏疾病
皮肤问题	跌倒	其他疾病

引自 Rockwood et al. [13] © 2005 Canadian Medical Association

三、肌少症与衰弱：共性与差异

随着老年医学领域之外对肌少症和衰弱这两种综合征的认识不断提高，非常重要的是要了解两者的差异，也要熟悉两者的共性。显而易见的是，躯体衰弱表型中的握力和步速与肌少症诊断标准中的握力和步速是重叠的。根据 Fried 表型，从理论上讲，肌少症是衰弱发生的主要风险因素（图 10-1）。此外，这两种综合征都有一些与衰老过程本身及合并症相关的病因，如炎症状态、躯体活动减少、内分泌因素和营养不良等。

然而，这两种综合征在某些诊断特征方面仍然有不同之处。Fried 表型，尤其是 Rockwood 衰弱指数中包含的问题，在肌少症诊断标准中却没有。例如，躯体衰弱表型包含了体重下降、疲乏和躯体活动量，Rockwood 衰弱指数除了包含躯体因素外，还包括了一系列其他缺陷问题，如认知受损和共病等。这些差异对研究这两种综合征的患病率有怎样的影响呢？

美国的一项研究纳入了 50—90 岁的门诊患者，应用 FRAIL 量表评估衰弱，使用 SARC-F 诊断肌

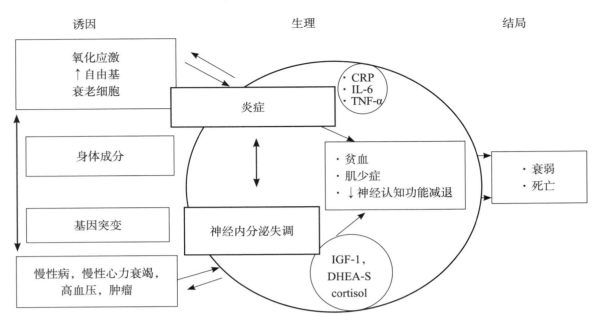

▲ 图 10-1　老年人不良结局发生路径

CRP. C 反应蛋白；IL-6. 白细胞介素 -6；TNF-α. 肿瘤坏死因子 -α；IGF-1. 胰岛素样生长因子 -1；DHEA-S cortisol. 硫酸脱氢表雄酮皮质醇

改编自 Walston J 2007（personal communication）

临床衰弱量表 *

 非常健康 – 身体强壮，积极活跃，精力充沛，充满活力，定期进行体育锻炼，处于所在年龄段最健康的状态

 健康 – 无明显的疾病症状，但不如 1 级健康，经常进行体育锻炼，偶尔非常活跃，如季节性

 维持健康 – 存在可控制的健康缺陷，除常规行走外，无定期体育锻炼

 脆弱易损伤 – 日常生活不需他人帮助，但身体的某些症状会限制日常活动，常见的主诉为白天行动缓慢和感觉疲乏

 轻度衰弱 – 明显的动作缓慢，工具性日常生活活动需要帮助（如去银行、乘公交车、干重的家务活、用药）。轻度衰弱会进一步削弱患者独自在外购物、行走、备餐及干家务活的能力

 中度衰弱 – 所有的室外活动均需要帮助，在室内上下楼梯、洗澡需要帮助，可能穿衣也需要（一定限度的）辅助

 严重衰弱 – 个人生活完全不能自理，但身体状态较稳定，一段时间内（<6 个月）不会有死亡的风险

 非常严重的衰弱 – 生活完全不能自理，接近生命终点，已不能从任何疾病中恢复

 终末期 – 接近生命终点，生存期<6 个月的垂危患者

痴呆患者的衰弱评估
衰弱程度与痴呆程度相关
轻度痴呆的常见症状是虽然记得近期事件本身，但会忘记事件的细节；重复相同问题 / 故事和社交隔离

中度痴呆患者，近期记忆力受损，远期记忆可，能够自我照护

重度痴呆患者，在没有帮助的情况下不能自理

*. [1]Canadian Study on Health & Aging, Revised 2008.
[2] K. Rockwood et al. A global clinical measure of fitness and frailty in elderly people. CMAJ 2005;173:489–495.

▲ 图 10-2　临床衰弱量表

引自 Geriatric Medicine Research, Dalhouse University, Halifax, Canada 2007–2009. Version 1.2.

少症，结果发现 32.3% 为非衰弱，38.9% 为衰弱前期，28.8% 的患者为衰弱状态，仅 29.3% 的患者诊断为肌少症[21]。一项日本研究纳入了就诊心脏病和糖尿病门诊的患者，当采用改良版 Fried 表型时，衰弱发生率为 24%；而根据亚洲肌少症工作组的数据，肌少症患病率为 31%，该研究的学者也观察到这两种综合征之间的相互重叠关系，大约 60% 衰弱患者存在肌少症，40% 患有肌少症的老人也存在衰弱[22]。

一般来说，因为所使用的诊断工具和研究对象人群不同，这两种综合征的重叠情况也会有很大的差异。Reijnierse 等在老年门诊患者中使用不同的工具来诊断肌少症和衰弱[23]，结果发现肌少症的患病率为 17%～22%，衰弱检出率为 29%～33%，而且这两种综合征的发生并不是非常一致。在他们的老年门诊患者中，相比于衰弱老人合并存在肌少症而言，肌少症的老人更易合并衰弱。这一现象也可以支持说明，肌少症是衰弱发生发展的一个重要风险因素，而衰弱是一个更加宽泛和多维度的概念。这一理念，在 Rockwood 及其同事开发的衰弱指数中得到了充分的体现。

四、衰弱的未来发展

肌少症的临床应用已经远远超出了老年医学领域，尤其也适用于肿瘤学、肾脏病学和心脏病学，未来也会有更多专科来关注。目前衰弱概念的应用范围广泛，具体如下。

- 确定衰老过程中加速功能下降的病因。
- 根据诊断和治疗干预的风险对患者人群进行分层。
- 在老年人医疗保健和照护费用背景下的公共卫生问题[24]。

为了提高在社区中开展常规衰弱筛查的接受度，区分肌少症和衰弱这两种老年综合征并尽可能避免重叠，是非常有必要的。

在患者人群风险分层的背景下，衰弱的概念能够整合功能下降和现存的多个系统的功能缺陷，尤其是肌肉骨骼和认知系统。Rockwood 衰弱指数中包括功能下降甚至是失能，以及共病特征。因此，相比于 Fried 表型而言，有更好的预后评估效度。然而，即使是包含 40 个条目的衰弱指数，也不适合临床常规筛查，更不适合社区全科医生。这两个环境中更加需要应用耗时少的评估工具。目前，尚不清楚不同的医学专业是否必须为其患者群体开发特定的衰弱评估工具，或者已经验证过的工具是否适用于不同的患者群体。

在衰弱概念的应用中，法国和英国推荐社区进行衰弱筛查，从而确定后续接受老年综合评估的目标人群。老年综合评估能够确定个体缺陷，从而提供特定的靶向干预。在进行社区衰弱前期或衰弱老人的识别时，医院电子数据库及来自社区全科医生的衰弱评分是非常有价值的[25, 26]。

五、内在能力

肌少症和衰弱诊断的局限性在于评估时只关注机体功能的缺陷。对于老年人，无论是正常老化过程还是多病共存状态，评估机体缺陷只能解释其中部分问题。因此，对于易损性增加的老人，在制订和实施个体化治疗时，应更加关注功能储备情况。

与衰弱相对应的概念是复原力，可以看作是另一种评估方法。但是，从既往研究中看，探讨复原力时往往更多关注在心理层面。一个涵盖了躯体维度的构架包括肌肉功能和肌肉量的评估，即肌少症的诊断，这对于老年人将大有裨益。世界卫生组织健康老龄化协会（Clinical Consortium on Healthy Ageing，CCHA）在几年前便致力于制订这种评估工具。老年人整合照护计划（Integrated Care for Older People，ICOPE）是一种基于社区开展的项目，ICOPE 代表了诊疗理念的转变，从早期的以疾病为中心，尤其是单一疾病和以器官为导向的疾病理念，转向以人为本的全人照护管理[27]。以患者价值为基础的照护成为全球卫生系统的关注重点时，这种工具将是一个非常重要的尝试。ICOPE 筛查工具应用"内在能力"（intrinsic capacity，IC）的概念[28, 29]，IC 量表基于 ICOPE 项目进行制订，从 2019 年开始在全球（中国、法国、印度、日本、墨西哥、西班牙、泰国）范围内进行试点测试[30]。

ICOPE 筛查工具（内在能力）包括以下 6 个关键维度。

- 认知下降。
- 活动受限。
- 营养不良。
- 视力受损。
- 听力下降。
- 抑郁症状。

内在能力的概念涉及 2 个角度，涵盖了肌肉功能和肌少症可能的情况。

- 活动受限。
- 营养不良。

因此，IC 通过提升健康和社会服务以提供以人为中心的整合照护方案，以维护老年人的功能状态和能力。

ICOPE 路径步骤如下。

- 筛查。
  - 内在能力下降。
- 以个人为中心的初级保健评估。
  - 进一步评估内在能力下降的维度。
  - 评估和管理基础疾病。
  - 评估和管理社会和外在环境。
- 个体化的照护计划。
  - 制订以个人为中心的目标。
  - 多学科团队。
  - 制订照护计划，包括多维度干预、基础疾病管理、自我照护、自我管理及社会支持。
  - 转诊和随诊。
- 确保转诊途径和照护计划监测。
- 鼓励社区参与并支持照护者。

总之，肌肉功能比肌肉量更重要，是老年人功能和内在能力的基石。因此，在出现肌少症之前，预防和避免肌肉功能和肌肉量下降的干预措施将会非常重要。

尽管肌少症已经有了 ICD 编码，但衰弱和内在能力都还没有分类说明。因此，肌少症目前是研究热点，包括研发针对性的药物治疗策略，以及优化运动和营养干预措施。尽管如此，按照 WHO 目标，一种更加整合的评估方法能够更好地发现老年人所面临存在的功能问题。从这一角度而言，国际上新制订的肌少症定义更多地指向了肌肉功能而不是肌肉量，在诊断和治疗方面也提供了新视角。IC 涵盖了肌肉功能的评估，希望是前进的一大步。

参考文献

[1] Dent E, Martin FC, Bergman H, Woo J, Romero-Ortuno R, Walston JD. Management of frailty: opportunities, challenges, and future directions. *Lancet* 2019;394:1376–86.

[2] Hoogendijk EO, Afilalo J, Ensrud KE, Kowal P, Onder G, Fried LP. Frailty: implications for clinical practice and public health. *Lancet* 2019;394:1365–75.

[3] Dent E, Morley JE, Cruz-Jentoft AJ, Woodhouse L, Rodríguez-Mañas L, Fried LP, Woo J, Aprahamian I, Sanford A, Lundy J, Landi F, Beilby J, Martin FC, Bauer JM, Ferrucci L, Merchant RA, Dong B, Arai H, Hoogendijk EO, Won CW, Abbatecola A, Cederholm T, Strandberg T, Gutiérrez Robledo LM, Flicker L, Bhasin S, Aubertin-Leheudre M, Bischoff- Ferrari HA, Guralnik JM, Muscedere J, Pahor M, Ruiz J, Negm AM, Reginster JY, Waters DL, Vellas B. Physical frailty: ICFSR International Clinical Practice Guidelines for identification and management. *J Nutr Health Aging* 2019;23:771–87.

[4] Morley JE, Vellas B, van Kan GA, Anker SD, Bauer JM, Bernabei R, Cesari M, Chumlea WC, Doehner W, Evans J, Fried LP, Guralnik JM, Katz PR, Malmstrom TK, McCarter RJ, Gutierrez Robledo LM, Rockwood K, von Haehling S, Vandewoude MF, Walston J. Frailty consensus: a call to action. *J Am Med Dir Assoc* 2013;14:392–7.

[5] O'Caoimh R, Galluzzo L, Rodriguez-Laso A, Van der Heyden J, Ranhoff AH, Lamprini- Koula M, Ciutan M, López-Samaniego L, Carcaillon-Bentata L, Kennelly S, Liew A, Work Package 5 of the Joint Action ADVANTAGE. Prevalence of frailty at population level in European ADVANTAGE Joint Action Member States: a systematic review and meta-analysis. *Ann Ist Super Sanita*

2018;54:226–38.

[6] Collard RM, Boter H, Schoevers RA, Oude Voshaar RC. Prevalence of frailty in community- dwelling older persons: a systematic review. *J Am Geriatr Soc* 2012;60:1487–92.

[7] Kojima G. Prevalence of frailty in nursing homes: a systematic review and meta-analysis. *J Am Med Dir Assoc* 2015;16:940–45.

[8] Drubbel I, de Wit NJ, Bleijenberg N, Eijkemans RJ, Schuurmans MJ, Numans ME. Prediction of adverse health outcomes in older people using a frailty index based on routine primary care data. *J Gerontol A Biol Sci Med Sci* 2013;68:301–08.

[9] Ensrud KE, Ewing SK, Taylor BC, Fink HA, Stone KL, Cauley JA, Kathleen Tracy J, Hochberg MC, Rodondi N, Cawthon PM, Study of Osteoporotic Fractures Research Group. Frailty and risk of falls, fracture, and mortality in older women: the study of osteoporotic fractures. *J Gerontol A Biol Sci Med Sci* 2007;62:744–51.

[10] Kojima G, Iliffe S, Walters K. Frailty index as a predictor of mortality: a systematic review and meta-analysis. *Age Ageing* 2018;47:193–200.

[11] Ensrud KE, Kats AM, Schousboe JT, Taylor BC, Cawthon PM, Hillier TA, Yaffe K, Cummings SR, Cauley JA, Langsetmo L; Study of Osteoporotic Fractures. Frailty phenotype and healthcare costs and utilization in older women. *J Am Geriatr Soc* 2018;66:1276–83.

[12] Fried LP, Tangen CM, Walston J, Newman AB, Hirsch C, Gottdiener J, Seeman T, Tracy R, Kop WJ, Burke G, McBurnie MA; Cardiovascular Health Study Collaborative Research Group. Frailty in older adults: evidence for a phenotype. *J Gerontol A Biol Sci Med Sci* 2001;56:M146–56.

[13] Rockwood K, Song X, MacKnight C, Bergman H, Hogan DB, McDowell I, Mitnitski A. A global clinical measure of fitness and frailty in elderly people. *CMAJ* 2005;173:489–95.

[14] Drey M, Wehr H, Wehr G, Uter W, Lang F, Rupprecht R, Sieber CC, Bauer JM. The frailty syndrome in general practitioner care: a pilot study. *Z Gerontol Ger* 2011;44:48–54.

[15] Drey M, Pfeifer K, Sieber CC, Bauer JM. The Fried frailty criteria as inclusion criteria for a randomized controlled trial: personal experience and literature review. *Gerontology* 2011;57:11–18.

[16] Ibrahim K, Howson FFA, Culliford DJ, Sayer AA, Roberts HC. The feasibility of assessing frailty and sarcopenia in hospitalised older people: a comparison of commonly used tools. *BMC Geriatr* 2019;19:42.

[17] Rockwood K, Abeysundera MJ, Mitnitski A. How should we grade frailty in nursing home patients? *J Am Med Dir Assoc* 2007;8:595–603.

[18] Guralnik JM, Ferrucci L, Simonsick EM, Salive ME, Wallace RB. Lower-extremity function in persons over the age of 70 years as a predictor of subsequent disability. *N Engl J Med* 1995;332:556–61.

[19] Perracini MR, Mello M, de Oliveira Máximo R, Bilton TL, Ferriolli E, Lustosa LP, da Silva Alexandre T. Diagnostic accuracy of the short physical performance battery for detecting frailty in older people. *Phys Ther* 2019;100:90–8.

[20] Puts MTE, Toubasi S, Andrew MK, Ashe MC, Ploeg J, Atkinson E, Ayala AP, Roy A, Rodríguez Monforte M, Bergman H, McGilton K. Interventions to prevent or reduce the level of frailty in community-dwelling older adults: a scoping review of the literature and international policies. *Age Ageing* 2017;46:383–92.

[21] Liccini A, Malmstrom TK. Frailty and sarcopenia as predictors of adverse health outcomes in persons with diabetes mellitus. *J Am Med Dir Assoc* 2016 Sep 1;17(9):846–51.

[22] Tamura Y, Ishikawa J, Fujiwara Y, Tanaka M, Kanazawa N, Chiba Y, Iizuka A, Kaito S, Tanaka J, Sugie M, Nishimura T, Kanemaru A, Shimoji K, Hirano H, Furuta K, Kitamura A, Seino S, Shinkai S, Harada K, Kyo S, Ito H, Araki A. Prevalence of frailty, cognitive impairment, and sarcopenia in outpatients with cardiometabolic disease in a frailty clinic. *BMC Geriatr* 2018;18:264.

[23] Reijnierse EM, Trappenburg MC, Blauw GJ, Verlaan S, de van der Schueren MA, Meskers CG, Maier AB. Common Ground? The concordance of sarcopenia and frailty definitions. *J Am Med Dir Assoc* 2016;17:371.e7-12.

[24] Han L, Clegg A, Doran T, Fraser L. The impact of frailty on healthcare resource use: a longitudinal analysis using the Clinical Practice Research Datalink in England. *Age Ageing* 2019;48:665–71.

[25] Clegg A, Bates C, Young J, Ryan R, Nichols L, Ann Teale E, Mohammed MA, Parry J, Marshall T. Development and validation of an electronic frailty index using routine primary care electronic health record data. *Age Ageing* 2016;45:353–60.

[26] Stow D, Matthews FE, Barclay S, Iliffe S, Clegg A, De Biase S, Robinson L, Hanratty B. Evaluating frailty scores to predict mortality in older adults using data from population based electronic health records: case control study. *Age Ageing* 2018;47:564–9.

[27] WHO-ALC-ICOPE_brochure. https://www.who.int.

[28] Cesari M, Araujo de Calvalho I, Amuthavalli Thiyagarajan J, Cooper C, Martin FC, Reginster JY, Vellas B, Beard JR. Evidence for the domains supporting the contruct of intrinsic capacity. *J Gerontol A Biol Sci Med Sci* 2018;73:1653–60.

[29] Belloni G, Cesari M. Frailty and intrinsic capacity: two distinct but related constructs. *Front Med* 2019;6:133.

[30] Daskalopoulou C, Orince M, Koukounari A, Daskalopoulou C, Prince M, Koukounari A, Josep Haro JM, Panagiotakos DB, Matthew Prina A. Healthy ageing and the prediction of mortality and incidence dependence in low- and middle-income countries: a 10/66 population- based cohort study. *BMC Med Res Methodol* 2019;19:225.

第 11 章　肌少 – 骨质疏松症
Osteosarcopenia

Ben Kirk　Jesse Zanker　Steven Phu　Gustavo Duque　著

何逸康　高　畅　译　　康　琳　校　　胡亦新　审

正如所有身体系统一样，肌肉骨骼系统会随着年龄的增长而退化。一旦达到阈值，肌肉骨骼的质量、肌肉的力量和功能会同时损失，发生肌少 – 骨质疏松症[1]。2009 年，Binkley 和 Buehring 首次提出将骨量减少 / 骨质疏松症与肌少症合并称为"肌少 – 骨质疏松症"[2]。自此，同时伴有肌肉和骨骼的损耗称为肌少 – 骨质疏松症[3]，并被确定为老年科学的病例[1]。骨质疏松症和肌少症会带来显著的社会经济负担[4]，当这些疾病同时发生时，更加剧了社会经济负担。这对卫生保健系统、老年人的活动能力和生活均影响巨大[5]，强调了采取双重预防措施的必要性。考虑到这一点，除了增加的老龄人口[这一群体每年有 1/3 的老年人（≥65 岁）遭受伤害性跌倒[6]]，还迫切需要对研究人员和卫生保健专业人员进行有关肌少 – 骨质疏松症病理生理过程、流行病学、临床评估和治疗的教育培训。本章旨在对上述相关的最新科学研究证据进行概述。

一、病理生理学

（一）遗传学

多种疾病的病理都涉及遗传因素，骨质疏松症和肌少症也不例外。除了生活方式的因素外，遗传学决定了肌肉和骨骼内环境的稳定[1]。在 1757 对丹麦双胞胎中，大约 52%（CI 48%～55%）的握力变异可以归因于遗传学[7]。在丹麦男性和女性中，全身肌肉量的促成作用（通过生物阻抗分析估算）也与遗传表型有关[8]。同样，骨密度（bone mineral density，BMD）中有 50%～80% 是遗传因素造成的[9]。英国生物银行最近的研究发现，对 426 824 名成年人骨超声检测获得的 BMD 中，与之相关的基因位点高达 518 个[10]。

该领域的这些进展引起了更大范围的全基因组关联研究，这些研究已确定了与肌肉和骨骼相关的多个多效基因。例如，一项纳入 10 414 名儿童的 Meta 分析估计，瘦体重和 BMD 之间的共有遗传成分为 43%（95%CI 29%～56%），单核苷酸多态性（single nucleotide polymorphism，SNP）遗传率为 39%（95%CI 30%～48%）[11]。在双变量分析中，调节脂肪代谢的固醇调节元件结合转录因子 1（sterol regulatory element binding transcription factor 1，SREBF1）的变异与 BMD 和瘦体重密切相关[11]。另一个已知的可调节蛋白质降解的基因 METTL21C，对肌肉和骨骼具有多效性作用[12]。该蛋白似乎是通过上调核因子 κB 炎症通路[13]，减少肌细胞的数量和大小，并诱导细胞系中的骨细胞凋亡。参与肌肉和骨骼结构和功能的其他几个基因已被鉴定，包括但不限于基因 MC4R、FTO、MGMT、TCF4、TMEM18、LINC01104、PEX14、SLC8A1 和 TGFA[14]。

（二）机械力学

肌肉和骨骼在解剖学上是连接的，构成了肌肉骨骼单元的很大一部分。就像肌肉量[15]一样，骨骼的增长从出生开始直到生命的第 3 个 10 年，直到第 4 个 10 年左右都保持稳定，之后减少[16]。这些组织的大小、形状、结构和组成与生活方式因素高度相关。例如，两种组织都能适应物理载荷（即机械力和重力）[17, 18]和空载（即卧床休息）[19]，并随着寿命的延长而退化[15, 20]。随着年龄的增长，缺乏体育锻炼是骨质疏松症和肌少症的主要危险因素，并且瘦体重与骨量密切相关[21]。由于这种相似性，有研究调查了这两种疾病之间是否存在双向关系。

在老年男性和女性中，低肌肉量、力量和功能与低 BMD[22]相关。同样，在增龄相关的衰弱和躯体损害队列研究（SarcoPhAge cohort）中观察到 1 年后的四肢瘦体重和 BMD（臀部和颈部）[23]之间的临床相关下降，同时肌肉力量的减少也与 BMD 的损失相关。一项为期 4 年的试验也发现，在韩国老年人中，骨质疏松症的发生率可预测肌少症的发生[24]，反之，肌少症可增加骨质疏松症的风险[23]。值得注意的是，在生命早期[25]，肌肉合成代谢比骨形成更快，因此一些假设提出在物理载荷期间，施加在肌肉上的外力会转移到骨骼上，从而增加 BMD[17]。虽然这一理论有其优点，但上述横断面和纵向研究表明，骨质疏松症和肌少症之间存在双向联系。

目前，仍需要进一步的纵向试验来更好地确定导致肌肉和骨耗损的生物力学机制。有一种可能有助于识别这一点的方法，是探索抗阻运动等可以同时增加肌肉和骨量的生活方式。反之，也可能有助于揭示导致肌少 – 骨质疏松症的病理生理学中的肌肉 – 骨骼机械联系。

（三）代谢

肌肉和骨骼始终处于更新状态，这在一定程度上依赖于间充质干细胞（mesenchymal stem cells，MSC）的增殖并分化为成肌细胞和成骨细胞的能力。在肌肉中，肌管是由卫星细胞启动肌生成而形成的。同样，成骨细胞的数量和活性对骨形成也至关重要。两种组织的老化都可能导致

MSC 反应受损。这表现为肌纤维中的卫星细胞减少[26]，以及骨原细胞[27]的数量和增殖率下降。随着衰老，MSC 也容易分化为脂肪细胞，导致两种组织的脂肪浸润，可能会对周围组织[28]产生脂毒性作用。脂肪组织的浸润与内脏脂肪的增加无关。

营养因素，尤其是蛋白质摄入，在肌肉和骨骼重塑中也起着关键作用。膳食的蛋白质促进肌肉中肌动蛋白和肌球蛋白等收缩蛋白质类的增加，以及骨基质中约 50% 的结构蛋白（胶原蛋白）增加。由于随着年龄的增长，两个器官的蛋白质利用率都在下降，低蛋白质摄入量与较低的瘦体重（肌肉）[29]和骨量[30]相关，并被确定为骨质疏松症和骨骼肌减少的重叠危险因素，从而导致肌少 – 骨质疏松症[1]，这一情况也就不令人惊讶了。虽然氨基酸对提高肌肉蛋白质合成率的机制作用是明确的，但摄入更多的蛋白质对骨形成的有益影响（除了帮助胶原蛋白合成外）仍在研究中。最近有人提出了多种多效性机制，如刺激合成代谢激素和生长因子［如人胰岛素样生长因子 –1（Insulin-like growth factor-1，IGF-1）］或间接增加肌肉量，反过来可能有利于骨形成[31]。最近的研究显示，患有肌少 – 骨质疏松症的 90 多岁的男性（而非女性），IGF-1 值低于非骨质疏松症或非肌少症的对照组[32]。

还有很多其他病理状况也会促成肌肉和骨骼的损耗，包括激素异常（即更年期和男性性腺功能减退）、甲状腺功能亢进、营养不良、糖尿病、糖皮质激素治疗、钙和维生素 D 水平低下[3, 33]。考虑到后者，现有来自各种模型的强有力证据表明，维生素 D 受体（vitamin D receptor，VDR）在肌肉和骨质流失中可发挥作用。在绝经后女性中，已观察到 VDR 基因型与上肢和下肢力量之间的联系[34]。此外，维生素 D 缺乏[35]或 VDR 完全缺失[36]会导致肌生成受损和肌少症。同样，维生素 D 的生物活性形式及其受体对骨骼生长和健康[37]至关重要，连续 3 年补充维生素 D 类似物艾地骨化醇可预防骨质疏松症患者骨折[37]。最

近，体内和体外研究表明，核因子 κB 受体活化因子（receptor activator of nuclear factor kappa-B ligand，RANKL）不仅在骨中表达，在肌肉中也有表达[13]。RANKL 抑制破骨细胞形成[38]，激活核因子 κB 炎症通路抑制成肌细胞分化[13]，导致绝经后女性骨质疏松症[39]，以及人类和啮齿类动物[13]的肌肉功能障碍。综上所述，这些发现强调了药物治疗可能是通过上调 IGF-1 和 VDR 或抑制 RANKL 来抑制肌少 – 骨质疏松症。

（四）肌肉和骨骼的相互作用

肌肉和骨骼以前被视为不同的力学器官；然而，现已有证据表明这些组织之间存在生物化学

间的相互交流[40]（图 11–1）。

肌细胞因子（myokines）是由肌细胞形成、表达和循环的一类细胞因子家族，可通过内分泌和旁分泌信号对骨骼产生影响[41]。这些肌细胞因子包括肌生成抑制蛋白、IGF-1、成纤维细胞生长因子 –2（fibroblast growth factor-2，FGF-2）、IL-6、IL-15 和鸢尾素[3]（表 11–1）。

其中，肌生成抑制蛋白也被称为生长和分化因子 8，已被一致证明对肌肉和骨骼有分解代谢作用[42]。在存在肌生成抑制蛋白的情况下，成骨细胞的活动受到阻碍[43]，而抑制肌生成抑制蛋白会增加啮齿类动物的瘦体重和骨强度[44]。由肌细胞因子分泌的生长因子，如 IGF-1 和 FGF-2，也通过

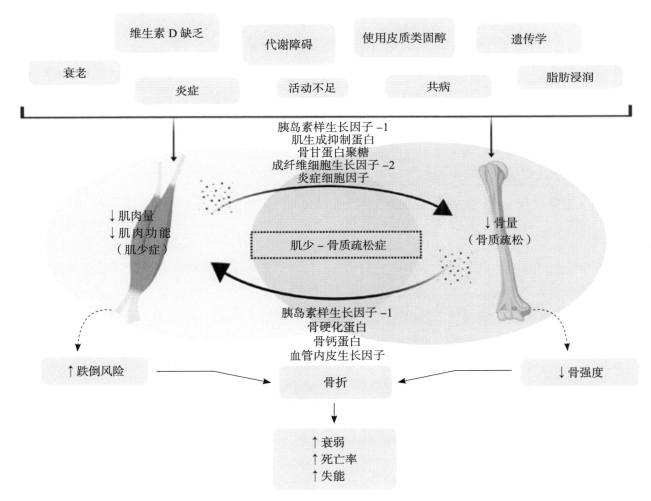

▲ 图 11–1　肌肉和骨骼的相互影响，病理生理学和临床结局（此图彩色版本见书末）
改编自 Kirk et al.[1]

表 11-1 肌肉和骨骼释放的因子

肌肉 – 骨骼作用	
肌生成抑制蛋白	分解代谢
IGF-1	合成代谢
FGF-2	合成代谢
IL-6	分解代谢
IL-15	合成代谢
鸢尾素	合成代谢
骨粘连蛋白	合成代谢
骨甘蛋白聚糖	合成代谢
骨骼 – 肌肉作用	
骨钙素	合成代谢
骨硬化蛋白	分解代谢
肌肉和骨骼中	
脂肪浸润	分解代谢

IGF-1. 胰岛素样生长因子 –1；FGF-2. 成纤维细胞生长因子 –2；IL-6. 白细胞介素 –6；IL-15. 白细胞介素 –15

人类骨骼中成骨细胞的增殖和分化积极增加骨重建[45, 46]。更多的证据表明肌肉和骨骼之间的相互作用来自于白细胞介素，白细胞介素是肌肉收缩时分泌的。IL-6 抑制成骨细胞分化，增加破骨细胞活性[47]。相比之下，在耐力运动过程中上调的鸢尾素，通过刺激肌肉中脂肪组织从白色变为棕色来增加能量消耗[48]，同时通过抑制 RANKL[49]来防止破骨细胞的生成。值得注意的是，鸢尾素作为一种治疗方法，在小鼠后肢空载时，可以增强骨皮质和骨小梁密度，并防止肌肉萎缩[50]，这表明鸢尾素可能会在骨质疏松症和肌少症的治疗中发挥作用。其他与骨骼产生交互作用的肌因子包括：IL-15，能够减少脂肪组织积累并促进骨矿物质形成[51]；骨粘连蛋白，对骨的合成代谢有作用[47]；骨甘蛋白聚糖，可能通过使骨形成与能量平衡相匹配来调节骨形成[52]。

关于骨释放的因子，成骨细胞产生的骨钙素对包括肌肉在内的各种组织具有内分泌作用，在这些组织中，已证明骨钙素可以增加 β– 细胞增殖[53]。此外，在一项对绝经后女性（＞70 岁）的研究中，骨钙素的标准水平与下肢力量显著相关[54]。小鼠的体内研究也证实，骨钙素通过促进肌管中肌肉蛋白的合成来维持肌肉量的作用[55]。同时，骨细胞产生的骨硬化蛋白，是一种可促进成肌细胞分化和增殖的糖蛋白，长期缺乏可能对肌肉有害[47]。

近期，我们实验室讨论了肌肉和骨骼中异位脂肪浸润的作用[3, 28]。事实上，肌内和骨髓脂肪产生了脂毒性环境，其特征是循环炎症标志物（如IL-6 和肿瘤坏死因子[56]）的增加。在骨骼中，骨髓脂肪的积累与密度的下降有关，增加了骨折的风险[57]，而肌内脂肪组织与衰弱和行动能力下降有关[58]。我们实验室近期研究了软脂酸的影响，软脂酸是肌内脂肪组织和骨髓中最丰富的饱和脂肪酸。研究结果表明，软脂酸具有脂毒作用，这种脂肪酸可降低成骨细胞分化[59]和骨细胞存活[60]。这些发现为软脂酸作为肌少 – 骨质疏松症未来的诊断标志物或治疗靶点开辟了一条可能途径[28]。

二、流行病学

（一）患病率

肌少 – 骨质疏松症的患病率取决于所调查的人群和所应用的定义。如果定义中包括骨量减少，则患病率估算会增加，而肌少 – 骨质疏松症与不良预后之间的关联仍与该定义相关[61]。更引人注目的是，当应用不同的肌少症定义时，肌少 – 骨质疏松症患病率的估算不同[62]。最近一项系统综述和 Meta 分析探索了 17 项研究，调查了住院患者和社区环境中肌少 – 骨质疏松症的患病率和预后[62]。它应用了 5 种不同的肌少症定义[63-67]，肌少 – 骨质疏松症的患病率在 5%～40%[62]。在跌倒或骨折等高危人群中患病率最高（27.2%～40%），在社区居住的老年人中患病率也很高（10.4%～28%）[5, 68-71]。

（二）临床预后

老年综合征的关键临床预后包括其与跌倒、骨折和死亡率的关系[72]。也许肌少 – 骨质疏松症最重要的特征是其与不良预后的关联。在大多数横断面研究和一些纵向研究中，肌少 – 骨质疏松症与不良预后的相关性是混合的[62]。然而，与肌少 – 骨质疏松症患病率估计值的可变性相似，肌少 – 骨质疏松症与负面结局的关系取决于所研究的人群和所应用的定义。有肌少症的老年人骨折的相对风险（relative risk，RR）高于无肌少症的老年人（RR=1.37，95%CI 1.18～1.59，$P<0.05$）[62]。肌少症患者的 BMD 也低于非肌少症患者[62]。近期，一项针对居住于社区的老年高危人群的横断面研究发现，应用 EWGSOP-2 对肌少症的定义，跌倒和骨折与肌少 – 骨质疏松症密切相关[61]。相反，两项纵向研究中，在居住于社区的老年男性中并未发现肌少 – 骨质疏松症与跌倒、骨折或死亡率之间的关联，而只是肌少 – 骨质疏松症的组成部分与这些预后之间的关联[73, 74]。然而，其中一项研究没有使用肌少症当前的定义[75]。一项 1年的随访研究显示，在髋部骨折的老年人中，肌少 – 骨质疏松症患者的 1 年死亡率（15.1%）明显高于肌少症患者（10.3%）或单纯骨质疏松症患者（5.1%）[70]。所以，在对肌少 – 骨质疏松症的操作性定义达成共识，并在纵向研究中应用肌肉量的准确测定之前，肌少 – 骨质疏松症对老年人的真正影响的问题仍然没有答案。

三、临床评估

肌少 – 骨质疏松症的评估是老年综合评估的一个组成部分[76]。临床医生对肌少 – 骨质疏松症的评估远不仅是诊断，它包括详细的病史、危险因素（包括跌倒）识别、体格检查、功能评估和针对个人的调查[77]。需要应用骨质疏松症、骨质减少[78] 和肌少症[75] 的公认定义。与肌少症不同，低 BMD 的参考值是全球公认的。事实上，骨质减

少和骨质疏松症定义为：比年轻健康人群的峰值骨量分别小于或等于 −1 和 −2.5 个标准差，同时伴有轻微创伤性骨折的骨质疏松症诊断[78]。

（一）病史

临床医生在记录病史时应考虑肌少 – 骨质疏松症的可能原因、症状和影响。考虑到老年人共病伴感觉或认知缺陷的频率，可能需要来自近亲、护理人员和相关医疗专业人员的附带病史。肌少 – 骨质疏松症的次要原因可能是活动相关、疾病相关或营养和药物相关的（图 11–2）。检查这些因素可能可以指导治疗，以优化促成肌少 – 骨质疏松症的个体特征。如果有跌倒史，临床医生应高度怀疑可能存在肌少 – 骨质疏松症。跌倒是骨折的主要危险因素，跌倒也可能是肌少症的标志。一项全面的跌倒评估包括全面的病史和查体，旨在解决可修正的跌倒危险因素[77]。

虽然目前还没有针对肌少 – 骨质疏松症的风险计算工具，但针对骨质疏松症和肌少症的筛查和风险计算工具有很多。SARC-F 是一份 5 项问卷，推荐用于帮助发现肌少症病例[75, 79, 80]。许多工具可用于骨折风险计算，其中最常见的是 FRAX©[81]。FRAX© 可在有或无 BMD 评估的情况下使用，并已在全球人群中得到验证[81]。

（二）查体

在评估肌少 – 骨质疏松症时，临床医生可以进行各种查体。查体的选择很大程度上取决于临床医生对肌少 – 骨质疏松症的首选定义。两个最有用的物理评估是使用手持式测力计测量握力（kg），以及计算 4m 以上的行走速度（m/s）[77]。握力是衡量肌肉力量的关键指标，也是最常被引用的肌少症定义的组成部分[66, 75, 82, 83]。步行速度是研究最充分的身体功能指标，在 6m 的路程中测量，前后各留出 1m 的距离用于步行的引入和引出[84]。步行速度小于 0.8m/s 是身体受限和死亡风险的有力预测因子[63]。EWGSOP-2 的定义中包含肌肉力量的另一种测量方法是完成 5 个在椅子上从坐到

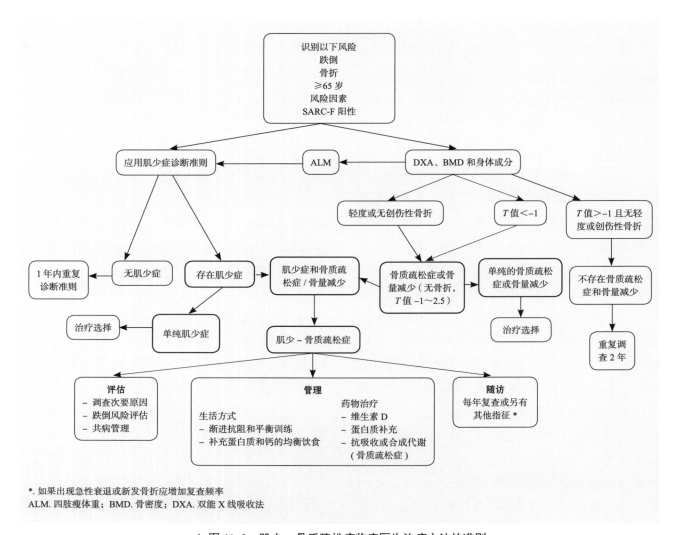

▲ 图 11-2　肌少 – 骨质疏松症临床医生治疗方法的准则

*. 如果出现急性衰退或新发骨折应增加复查频率
ALM. 四肢瘦体重；BMD. 骨密度；DXA. 双能 X 线吸收法

站的时间[75]。其他身体功能表现测试包括简易体能状况量表、起立 – 行走计时测试（timed up and go test，TUG）和 400m 步行测试[75]。虽然这些替代措施为临床医生提供了更多的评估选择，但临床医生应意识到，这些措施的应用可互换性可能导致在同一人群中的患病率估计值显著不同[85]。

（三）调查研究

肌少 – 骨质疏松症的关键参数与肌肉量 / 数量或性质、BMD 有关。多种诊断工具可用于评估这些参数，具有不同的准确性和应用水平。最常用的工具是双能 X 线吸收测定法（DXA）。DXA 的优点是能够准确地测定 BMD，但也可以测量身体成分，包括脂肪和瘦体重。四肢瘦体重（appendicular lean mass，ALM）近似于肌肉量，是近期肌少症定义的一个组成部分[67, 75]。

除了监测个体对于抗再吸收和合成代谢治疗的反应外，DXA 测定的 BMD 是帮助预测骨折风险的关键工具。其他可用于诊断低骨密度的工具包括外周 DXA（peripheral DXA，pDXA）、定量计算机断层扫描（quantitative computed tomography，QCT）、定量超声（quantitative ultrasound，QUS）和放射吸收法。由于 BMD 在人群中的分布，大多数遭受轻微创伤骨折的人的 BMD 在正常或骨质减少范围内[77]。因此，BMD 评估技术在骨折预测中具有高特异性，但低敏感性[86]。

BMD 评估的适应证如下。

- 女性≥65 岁，男性≥70 岁。
- 年轻的绝经女性和绝经过渡期女性。
- 有骨折风险因素的 50—69 岁男性。
- 50 岁及以上骨折的成年人。
- 患有与骨量下降或骨质流失有关的疾病（如类风湿关节炎）或正在服用相关药物（如糖皮质激素每天超过 5mg，连续服用 3 个月）的成年人[86]。

全身磁共振成像是临床上唯一可准确测量肌肉量或体积的诊断工具。然而，其在应用上是不实际的、不可行的。目前的诊断方法包括肌肉量的替代或近似值，如用 DXA 检测的 ALM，以及使用生物电阻抗法（bioelectrical impedance analysisi，BIA）检测去脂体重。目前对肌少症的定义整合了各种调整（包括身高[2]、体重和体重指数）后的 DXA 和BIA 的肌肉量近似值[75]。另一项相关的诊断技术是外周定量计算机断层扫描，它也可以测量肌内脂肪组织（intramuscular adipose tissue，IMAT）。IMAT可能是衡量肌肉量的指标，与肥胖无关[28]。

近期，D_3－肌酸稀释法（D_3-Cr 肌肉量）已成为肌少症领域的一个焦点。示踪的肌酸由人口服，并在骨骼肌内以稳定的非酶过程转化为肌酐。3～5天后采集晨尿样本，并通过质谱仪测量标记与未标记肌酐的比值，通过校正算法可以准确估计肌肉量[87]。在老年男性中，D_3-Cr 肌肉量与跌倒、骨折和死亡风险密切相关[88, 89]。然而，还需要对具有代表性的纵向样本进行进一步研究，以确定其是否可应用，目前该技术在临床上尚不可用。

四、治疗方法

（一）非药物干预

即使是居住在养老院最年长的老年人[93]，抗阻运动（RE）也可促进老年人的瘦体重[90]、力量[91]和功能能力[92]的增加。通过对肌少症老年人进行长期干预，也可以实现脂肪量[29]和 IMAT[94]的减少。因此，国际工作组建议将其作为肌少症的一级预防策略[79]。同样，在对老年男性和绝经后女性的多个临床试验[95, 96]和 Meta 分析中[97-100]表明，RE 对骨量有成骨的作用，尽管其在降低严重骨质疏松症患者骨折风险方面的可行性和有效性有必要进一步研究[101]。运动强度似乎是一个重要因素，需高强度 RE[96]或冲击性运动（单足跳和跳跃）来诱发临床中 BMD 的提升[101]。日常活动和其他基于心血管的运动（游泳、散步、园艺）不足以刺激成骨细胞的生成[102]，不应被推荐作为骨质疏松症的治疗方法。

通过增加膳食蛋白质[103, 104]、肌酸[105]和维生素 D[106]的摄入量，可以增强 RE 的益处，上述物质都对肌肉和骨骼有调节作用。对于前者，由于亮氨酸[107]存在，动物蛋白质优于植物蛋白质。维持足够的钙水平对于保持 BMD 也是至关重要的[108]。这些缓解骨质疏松症、肌少症和肌少－骨质疏松症的非药理学建议，在其他地方进一步详细讨论[31, 101, 109]。

（二）药物干预

尽管肌生成抑制蛋白抗体在增加肌肉和骨量、减少脂肪量方面具有良好的效果[110-112]，但这些发现并没有转化为肌肉力量或功能能力的改善。同样，选择性雄激素受体调节药的应用不会增加心血管事件或前列腺癌的风险[113]，但在肌肉老化和肌少症[114]中显示出了不明确的结果。

迄今为止，治疗肌少－骨质疏松症最有希望的药物方法是地诺单抗，即一种人单克隆抗体，它抑制肌肉和骨骼中 RANKL 的表达。近期的 3项试验显示了有力的证据，支持地诺单抗可增加老年人的瘦体重（肌肉）和骨量[13]、握力[13]、步行速度和动态平衡[115]，以及减少跌倒[116]。随着直接机制的确定，进一步的双盲临床试验正在进行中，以证实上述结果。其他药理靶点（如骨髓脂肪和 IMAT）也在探索中。总的来说，肌少－骨质疏松症药物治疗可能的前景是光明的，可能会增强锻炼及营养干预给肌肉和骨骼带来的有益的双重作用，或许能够帮助那些无法步行的人（如卧床、髋部骨折等）。

结论

肌少 – 骨质疏松症是一种多方面的肌肉骨骼综合征，需要进行全面的老年评估。肌少 – 骨质疏松症的病理包括遗传、机械力学和代谢特征，久坐和营养不良加剧了其存在。骨质疏松症与肌少症的危险因素重叠，并且多种生长因子参与了肌肉与骨骼的相互作用，可能表现为肌少 – 骨质疏松症。该综合征的复杂性使得确定肌少 – 骨质疏松症的生物标志物具有挑战性，然而一种可能对肌肉和骨骼产生双重作用的药物疗法正在出现。过去，地诺单抗是一种骨形成抗体，现在在肌少症领域显示出前景。在激动人心的同时，仍需进行进一步的双盲临床试验来测试其疗效。结合目前的骨质疏松症治疗，RE 及增加蛋白质摄入、维生素 D、钙和肌酸是缓解肌少 – 骨质疏松症最有效的治疗方法。最后，仍需要进一步研究 RE、营养补充、肌肉和骨合成代谢剂的协同作用，以确定肌少 – 骨质疏松症患者不同等级的治疗方案。

参考文献

[1] Kirk B, Al Saedi A, Duque G. Osteosarcopenia: a case of geroscience. Aging Med [Internet]. 2019;1–10. doi:10.1002/agm2.12080

[2] Binkley N, Buehring B. Beyond FRAX® it's time to consider "sarco-osteopenia." J Clin Densitom 2009 Oct;12(4):413–6.

[3] Hirschfeld HP, Kinsella R, Duque G. Osteosarcopenia: where bone, muscle, and fat collide. Osteoporos Int 2017;28(10):2781–90.

[4] Goates S, Du K, Arensberg MB, Gaillard T, Guralnik J, Pereira SL. Economic impact of hospitalizations in US adults with sarcopenia. J Frailty Aging [Internet]. 2019 [cited 2019 Apr 12];8(2):1–8. Available from: https://link.springer.com/article/10.14283/jfa.2019.10

[5] Huo YR, Suriyaarachchi P, Gomez F, Curcio CL, Boersma D, Muir SW, et al. Phenotype of osteosarcopenia in older individuals with a history of falling. J Am Med Dir Assoc [Internet]. 2015 Apr 1 [cited 2019 Jun 24];16(4):290–5. doi:10.1016/j.jamda.2014.10.018

[6] Blain H, Bernard PL, Boubakri C, Bousquet J. Fall prevention. In 2019 [cited 2019 Sep 24]. 137–47. Available from: http://link.springer.com/10.1007/978-3-319-96529-1_15

[7] Frederiksen H, Gaist D, Petersen HC, Hjelmborg J, McGue M, Vaupel JW, et al. Hand grip strength: a phenotype suitable for identifying genetic variants affecting mid- and late-life physical functioning. Genet Epidemiol [Internet]. 2002 Aug [cited 2019 Sep 30];23(2): 110–22. Available from: http://www.ncbi.nlm.nih.gov/pubmed/12214305

[8] Schousboe K, Visscher PM, Erbas B, Kyvik KO, Hopper JL, Henriksen JE, et al. Twin study of genetic and environmental influences on adult body size, shape, and composition. Int J Obes Relat Metab Disord [Internet]. 2004 Jan [cited 2019 Sep 30];28(1):39–48. Available from: http://www.ncbi.nlm.nih.gov/pubmed/14610529

[9] Slemenda CW, Christian JC, Williams CJ, Norton JA, Johnston CC. Genetic determinants of bone mass in adult women: a reevaluation of the twin model and the potential importance of gene interaction on heritability estimates. J Bone Miner Res 1991;6(6):561–7.

[10] Morris JA, Kemp JP, Youlten SE, Laurent L, Logan JG, Chai RC, et al. An atlas of genetic influences on osteoporosis in humans and mice. Nat Genet [Internet]. 2019 [cited 2019 Sep 30];51(2):258–66. Available from: http://www.ncbi.nlm.nih.gov/pubmed/30598549

[11] Medina-Gomez C, Kemp JP, Dimou NL, Kreiner E, Chesi A, Zemel BS, et al. Bivariate genome-wide association meta-analysis of pediatric musculoskeletal traits reveals pleiotropic effects at the SREBF1/TOM1L2 locus. Nat Commun [Internet]. 2017 [cited 2019 Jul 17];8(1):1–10. doi:10.1038/s41467-017-00108-3

[12] Huang J, Hsu YH, Mo C, Abreu E, Kiel DP, Bonewald LF, et al. METTL21C is a potential pleiotropic gene for osteoporosis and sarcopenia acting through the modulation of the NF-κB signaling pathway. J Bone Miner Res 2014;29(7):1531–40.

[13] Bonnet N, Bourgoin L, Biver E, Douni E, Ferrari S. RANKL inhibition improves muscle strength and insulin sensitivity and restores bone mass. J Clin Invest 2019;129(8):3214–23.

[14] Trajanoska K, Rivadeneira F. Genetics of Osteosarcopenia. Springer Nature Switzerland AG; 2019.

[15] Janssen I, Heymsfield SB, Wang Z, Ross R. Skeletal muscle mass and distribution in 468 men and women aged 18-88 yr. J Appl Physiol [Internet]. 2000 [cited 2018 Sep 4];89(1): 81–8. Available from: http://www.jap.org

[16] Santos L, Elliott-Sale KJ, Sale C. Exercise and bone health across the lifespan. Biogerontology [Internet]. 2017 [cited 2019 Sep 26];18(6):931–46. Available from: http:// www.ncbi.nlm.nih.gov/pubmed/29052784

[17] Palombaro KM, Black JD, Buchbinder R, Jette DU. Effectiveness of exercise for managing osteoporosis in women postmenopause. Phys Ther 2013 Aug 1;93(8):1021–5.

[18] Kohrt WM, Barry DW, Schwartz RS. Muscle forces or gravity: what predominates mechanical loading on bone? Med Sci Sports Exerc [Internet]. 2009 Nov [cited 2019 Sep 26];41(11):2050–5. Available from: http://www.ncbi.nlm.nih.gov/pubmed/19812511

[19] Bloomfield SA. Changes in muesculoskeletal structure and function with prolonged bed rest. Med Sci Sports Exercise 1997;29(2):197–206.

[20] Daly RM, Rosengren BE, Alwis G, Ahlborg HG, Sernbo I, Karlsson MK. Gender specific age-related changes in bone density, muscle strength and functional performance in the elderly: a-10 year prospective population-based study. BMC Geriatr [Internet]. 2013 Dec 6 [cited 2018 Sep 13];13(1):71. Available from: http://bmcgeriatr.biomedcentral.com/artic les/10.1186/1471-2318-13-71

[21] Ho-Pham LT, Nguyen UDT, Nguyen T V. Association between lean mass, fat mass, and bone mineral density: a meta-analysis. J Clin Endocrinol Metab 2014 Jan;99(1):30–8.

[22] Locquet M, Beaudart C, Bruyère O, Kanis JA, Delandsheere L, Reginster J-Y. Bone health assessment in older people with or without muscle health impairment. Osteoporos Int [Internet]. 2018 [cited 2019 Sep 9];29(5):1057–67. Available from: http://www.ncbi.nlm.nih. gov/pubmed/29445830

[23] Locquet M, Beaudart C, Reginster J-Y, Bruyère O. Association between the decline in muscle health and the decline in bone health in older individuals from the SarcoPhAge cohort. Calcif Tissue Int [Internet]. 2019 Mar [cited 2019 Sep 9];104(3):273–84. Available from: http://www.ncbi.nlm.nih.gov/pubmed/30511152

[24] Yoshimura N, Muraki S, Oka H, Iidaka T, Kodama R, Kawaguchi H, et al. Is osteoporosis a predictor for future sarcopenia or vice versa? Four-year observations between the second and third ROAD study surveys. Osteoporos Int [Internet]. 2017 [cited 2019 Jul 17];28(1): 189–99. Available from: http://www.ncbi.nlm.nih.gov/pubmed/27885410

[25] Schoenau E, Neu CM, Beck B, Manz F, Rauch F. Bone mineral content per muscle crosssectional area as an index of the functional muscle-bone unit. J Bone Miner Res [Internet]. 2002 Jun [cited 2019 Sep 12];17(6):1095–101. Available from: http://www.ncbi.nlm.nih.gov/ pubmed/12054165

[26] Snijders T, Parise G. Role of muscle stem cells in sarcopenia. Curr Opin Clin Nutr Metab Care. 2017;20(3):186–90.

[27] Quarto R, Thomas D, Liang CT. Bone progenitor cell deficits and the age-associated decline in bone repair capacity. Calcif Tissue Int. 1995 Feb;56(2):123–9.

[28] Al Saedi A, Hassan EB, Duque G. The diagnostic role of fat in osteosarcopenia. J Lab Precis Med [Internet]. 2019;4:7–7. Available from: http://jlpm.amegroups.com/article/ view/4911/html

[29] Morton RW, Murphy KT, McKellar SR, Schoenfeld BJ, Henselmans M, Helms E, et al. A systematic review, meta-analysis and meta-regression of the effect of protein supplementation on resistance training-induced gains in muscle mass and strength in healthy adults. Br J Sports Med [Internet]. 2017 Jul 11 [cited 2018 Mar 1];52(6):376–84. Available from: http://www.ncbi.nlm.nih.gov/pubmed/28698222

[30] Wallace TC, Frankenfeld CL. Dietary protein intake above the current RDA and bone health: a systematic review and meta-analysis. J Am Coll Nutr. 2017;481–96.

[31] Dolan E, Sale C. Protein and bone health across the lifespan. Proc Nutr Soc. 2019;78(1):45–55.

[32] Poggiogalle E, Cherry KE, Su LJ, Kim S, Myers L, Welsh DA, et al. Body composition, IGF1 status, and physical functionality in nonagenarians: implications for osteosarcopenia. J Am Med Dir Assoc. 2019 Jan 1;20(1):70–75.e2.

[33] Visser M, Deeg DJH, Lips P. Low vitamin D and high parathyroid hormone levels as determinants of loss of muscle strength and muscle mass (sarcopenia): the longitudinal aging study Amsterdam. J Clin Endocrinol Metab. 2003 Dec;88(12):5766–72.

[34] Geusens P, Vandevyver C, Vanhoof J, Cassiman JJ, Boonen S, Raus J. Quadriceps and grip strength are related to vitamin D receptor genotype in elderly nonobese women. J Bone Miner Res. 1997;12(12):2082–8.

[35] Bhat M, Kalam R, Qadri SS, Madabushi S, Ismail A, Syh Qadri S, et al. Vitamin D deficiency- induced muscle wasting occurs through the ubiquitin proteasome pathway and is partially corrected by calcium in male rats. Endocrinology [Internet]. 2013 Nov [cited 2019 Jul 15]; 154(11):4018–29. Available from: http://www.ncbi.nlm.nih.gov/pubmed/23928374

[36] Girgis CM, Cha KM, So B, Tsang M, Chen J, Houweling PJ, et al. Mice with myocyte deletion of vitamin D receptor have sarcopenia and impaired muscle function. J Cachexia Sarcopenia Muscle. 2019;10(6):1228–40.

[37] Matsumoto T, Ito M, Hayashi Y, Hirota T, Tanigawara Y, Sone T, et al. A new active vitamin D3 analog, eldecalcitol, prevents the risk of osteoporotic fractures--a randomized, active comparator, double-blind study. Bone [Internet]. 2011 Oct [cited 2019 Sep 25];49(4):605–12. Available from: http://www.ncbi.nlm.nih.gov/ pubmed/21784190

[38] Kostenuik PJ. Osteoprotegerin and RANKL regulate bone resorption, density, geometry and strength. Curr Opin Pharmacol. 2005;5:618–25.

[39] Eghbali-Fatourechi G, Khosla S, Sanyal A, Boyle WJ, Lacey DL, Riggs BL. Role of RANK ligand in mediating increased bone resorption in early postmenopausal women. J Clin Invest [Internet]. 2003 Apr 15 [cited 2019 Sep 25];111(8):1221–30. Available from: http:// www.jci.org/articles/view/17215

[40] Brotto M, Bonewald L. Bone and muscle: interactions beyond mechanical. Bone [Internet]. 2015 Nov [cited 2019 Oct 1];80:109–14. Available from: http://www.ncbi.nlm.nih.gov/ pubmed/26453500

[41] Camerino C, Zayzafoon M, Rymaszewski M, Heiny J, Rios M, Hauschka P V. Central depletion of brain-derived neurotrophic,factorin mice results in high bone mass and metabolic phenotype. Endocrinology. 2012 Nov 1;153(11):5394–405.

[42] Bettis T, Kim BJ, Hamrick MW. Impact of muscle atrophy on bone metabolism and bone strength: implications for muscle-bone crosstalk with aging and disuse. Osteoporosis Int. 2018;29:1713–20.

[43] Qin Y, Peng Y, Zhao W, Pan J, Ksiezak-Reding H, Cardozo C, et al. Myostatin inhibits osteoblastic differentiation by suppressing osteocyte-derived exosomal microRNA-218: a novel mechanism in muscle-bone communication. J Biol Chem. 2017;292(26):11021–33.

[44] Hamrick MW, Samaddar T, Pennington C, McCormick J. Increased muscle mass with myostatin deficiency improves gains in bone strength with exercise. J Bone Miner Res [Internet]. 2006 Mar [cited 2019 Oct 1];21(3):477–83. Available from: http:// www.ncbi.nlm. nih.gov/pubmed/16491296

[45] Ou G, Charles L, Matton S, Rodner C, Hurley M, Kuhn L, et al. Fibroblast growth factor-2 stimulates the proliferation of mesenchyme-derived progenitor cells from aging mouse and human bone. J Gerontol - Ser A Biol Sci Med Sci. 2010 Oct;65 A(10):1051–9.

[46] Bikle DD, Tahimic C, Chang W, Wang Y, Philippou A, Barton ER. Role of IGF-I signaling in muscle bone interactions. Bone.

2015;80:79–88.

[47] Kawao N, Kaji H. Interactions between muscle tissues and bone metabolism. J Cell Biochem. 2015;116(5):687–95.

[48] Gizaw M, Anandakumar P, Debela T. A review on the role of irisin in insulin resistance and type 2 diabetes mellitus. Australas J Pharm. 2017;20(4):235–42.

[49] Kim H, Wrann CD, Jedrychowski M, Vidoni S, Kitase Y, Nagano K, et al. Irisin mediates effects on bone and fat via αV integrin receptors. Cell [Internet]. 2018 [cited 2019 Oct 1];175(7):1756–1768.e17. Available from: http://www.ncbi.nlm.nih.gov/pubmed/30550785

[50] Colaianni G, Mongelli T, Cuscito C, Pignataro P, Lippo L, Spiro G, et al. Irisin prevents and restores bone loss and muscle atrophy in hind-limb suspended mice. Sci Rep. 2017 Dec 1;7(1).

[51] Quinn LS, Anderson BG, Strait-Bodey L, Stroud AM, Argués JM. Oversecretion of interleukin- 15 from skeletal muscle reduces adiposity. Am J Physiol Endocrinol Metab. 2009 Jan;296(1):E191–202.

[52] Lee NJ, Ali N, Zhang L, Qi Y, Clarke I, Enriquez RF, et al. Osteoglycin, a novel coordinator of bone and glucose homeostasis. Mol Metab [Internet]. 2018 [cited 2019 Oct 1];13:30–44. Available from: http://www.ncbi.nlm.nih.gov/pubmed/29799418

[53] Lee NK, Sowa H, Hinoi E, Ferron M, Ahn JD, Confavreux C, et al. Endocrine regulation of energy metabolism by the skeleton. Cell [Internet]. 2007 Aug 10 [cited 2019 Oct 1]; 130(3):456–69. Available from: http://www.ncbi.nlm.nih.gov/pubmed/17693256

[54] Levinger I, Scott D, Nicholson GC, Stuart AL, Duque G, McCorquodale T, et al. Undercarboxylated osteocalcin, muscle strength and indices of bone health in older women. Bone. 2014;64:8–12.

[55] Mera P, Laue K, Wei J, Berger JM, Karsenty G. Osteocalcin is necessary and sufficient to maintain muscle mass in older mice. Mol Metab 2016 Oct 1;5(10):1042–7.

[56] Maugeri D, Russo MS, Franzé C, Motta V, Motta M, Destro G, et al. Correlations between C-reactive protein, interleukin-6, tumor necrosis factor-alpha and body mass index during senile osteoporosis. Arch Gerontol Geriatr [Internet]. [cited 2019 Oct 1];27(2):159–63. Available from: http://www.ncbi.nlm.nih.gov/pubmed/18653160

[57] Verma S, Rajaratnam JH, Denton J, Hoyland JA, Byers RJ. Adipocytic proportion of bone marrow is inversely related to bone formation in osteoporosis. J Clin Pathol [Internet]. 2002 Sep [cited 2019 Oct 1];55(9):693–8. Available from: http://www.ncbi.nlm.nih.gov/ pubmed/12195001

[58] Addison O, Drummond MJ, Lastayo PC, Dibble LE, Wende AR, McClain DA, et al. Intramuscular fat and inflammation differ in older adults: the impact of frailty and inactivity. J Nutr Health Aging 2014 May 1;18(5):532–8.

[59] Gunaratnam K, Vidal C, Gimble JM, Duque G. Mechanisms of palmitate-induced lipotoxicity in human osteoblasts. Endocrinology. 2014;155(1):108–16.

[60] Al Saedi A, Goodman CA, Myers DE, Hayes A, Duque G. Affects palmitate-induced lipotoxicity in osteoblasts by modulating apoptosis and autophagy. J Gerontol Ser A [Internet]. 2019 Jun 18 [cited 2019 Jul 15]. Available from: https://academic.oup.com/ biomedgerontology/advance-article/doi/10.1093/gerona/glz149/5520593

[61] Sepúlveda-Loyola W, Phu S, Hassan E, Brennan Olsen S, Zanker J, Kirk B, Duque G. The joint occurrence of osteopenia/

osteoporosis and sarcopenia (osteosarcopenia): definitions and characteristics. J Am Med Dir Assoc. 2019;21(2):220–5.

[62] Nielsen BR, Abdulla J, Andersen HE, Schwarz P, Suetta C. Sarcopenia and osteoporosis in older people: a systematic review and meta-analysis. Eur Geriat Med. 2018;9:419–34.

[63] Cruz-Jentoft AJ, Baeyens JP, Bauer JM, Boirie Y, Cederholm T, Landi F, et al. Sarcopenia: European consensus on definition and diagnosis: Report of the European Working Group on Sarcopenia in Older People. Age Ageing [Internet]. 2010 Jul 1 [cited 2018 Sep 13];39(4):412–23. Available from: https://academic.oup.com/ageing/article-lookup/ doi/10.1093/ageing/afq034

[64] Fielding RA, Vellas B, Evans WJ, Bhasin S, Morley JE, Newman AB, et al. Sarcopenia: an undiagnosed condition in older adults. Current consensus definition: prevalence, etiology, and consequences. International Working Group on Sarcopenia. J Am Med Dir Assoc [Internet]. 2011;12(4):249–56. doi:10.1016/j.jamda.2011.01.003

[65] Morley JE, Abbatecola AM, Argiles JM, Baracos V, Bauer J, Bhasin S, et al. Sarcopenia with limited mobility: an international consensus. J Am Med Dir Assoc 2011;12(6):403–9.

[66] Chen LK, Liu LK, Woo J, Assantachai P, Auyeung TW, Bahyah KS, et al. Sarcopenia in Asia: consensus report of the Asian working group for sarcopenia. J Am Med Directors Assoc. 2014;15:95–101.

[67] Studenski SA, Peters KW, Alley DE, Cawthon PM, McLean RR, Harris TB, et al. The FNIH sarcopenia project: rationale, study description, conference recommendations, and final estimates. J Gerontol Ser A [Internet]. 2014 May [cited 2018 Jul 16];69(5):547–58. Available from: http://www.ncbi.nlm.nih.gov/pubmed/24737557

[68] Wang Y-J, Wang Y, Zhan J-K, Tang Z-Y, He J-Y, Tan P, et al. Sarco-osteoporosis: prevalence and association with frailty in Chinese community-dwelling older adults. Int J Endocrinol 2015;2015:482940.

[69] Drey M, Sieber CC, Bertsch T, Bauer JM, Schmidmaier R, The FiAT intervention Group. Osteosarcopenia is more than sarcopenia and osteopenia alone. Aging Clin Exp Res 2016 Oct 1;28(5):895–9.

[70] Yoo JI, Ha YC, Kwon HB, Lee YK, Koo KH, Yoo MJ. High prevalence of sarcopenia in Korean patients after hip fracture: a case-control study. J Korean Med Sci 2016;31(9):1479–84.

[71] Yoo JI, Kim H, Ha YC, Kwon HB, Koo KH. Osteosarcopenia in patients with hip fracture is related with high mortality. J Korean Med Sci 2018;33(4):e27.

[72] Zanker J, Duque G. Osteosarcopenia: the path beyond controversy. Curr Osteoporos Rep 2020;18(2):81–4.

[73] Scott D, Seibel M, Cumming R, Naganathan V, Blyth F, Le Couteur DG, et al. Does combined osteopenia/osteoporosis and sarcopenia confer greater risk of falls and fracture than either condition alone in older men? The Concord Health and Ageing in Men Project. Journals Gerontol Ser A [Internet]. 2019 May 16 [cited 2019 May 31];74(6):827–34. Available from: https://academic.oup.com/biomedgerontology/article/74/6/827/5055664

[74] Balogun S, Winzenberg T, Wills K, Scott D, Callisaya M, Cicuttini F, et al. Prospective associations of osteosarcopenia and osteodynapenia with incident fracture and mortality over 10 years in community-dwelling older adults. Arch Gerontol Geriatr 2019 May 1;82:67–73.

[75] Cruz-Jentoft AJ, Bahat G, Bauer J, Boirie Y, Bruyère O, Cederholm T, et al. Sarcopenia: revised European consensus

on definition and diagnosis. Age Ageing [Internet]. 2018 Oct 12 [cited 2018 Oct 13];48(1):16–31. Available from: https://academic.oup.com/ageing/ advance-article/doi/10.1093/ageing/afy169/5126243

[76] Zanker J, Duque G. Osteoporosis in older persons: old and new players. J Am Geriatr Soc [Internet]. 2018;1–10. Available from: http://doi.wiley.com/10.1111/jgs.15716

[77] Zanker J, Brennan-Olsen SL, Duque G. Osteosarcopenia: the modern geriatric giant. In: Rattan SIS (Ed.), Encyclopedia of Biomedical Gerontology. Elsevier. Vol 3, Academic Press, pp 537–3.

[78] Kanis JA on behalf of the World Health Organization Scientific Group. Assessment of osteoporosis at the primary health-care level. University of Sheffield, UK; 2007.

[79] Dent E, Morley JE, Cruz-Jentoft AJ, Arai H, Kritchevsky SB, Guralnik J, et al. International Clinical Practice Guidelines for Sarcopenia (ICFSR): screening, diagnosis and management. J Nutr Health Aging [Internet]. 2018 Dec 22 [cited 2019 Jul 2];22(10):1148–61. Available from: http://link.springer.com/10.1007/s12603-018-1139-9

[80] Malmstrom TK, Miller DK, Simonsick EM, Ferrucci L, Morley JE. SARC-F: a symptom score to predict persons with sarcopenia at risk for poor functional outcomes. J Cachexia Sarcopenia Muscle 2016 Mar 1;7(1):28–36.

[81] Kanis JA, Harvey NC, Johansson H, Oden A, Leslie WD, McCloskey E V. FRAX and fracture prediction without bone mineral density. Climacteric 2015 Dec 18;18:2–9.

[82] de Buyser SL, Petrovic M, Taes YE, Toye KRC, Kaufman JM, Lapauw B, et al. Validation of the FNIH sarcopenia criteria and SOF frailty index as predictors of long-term mortality in ambulatory older men. Age Ageing 2016;45(5):603–9.

[83] Cruz-Jentoft AJ, Baeyens JP, Bauer JM, Boirie Y, Cederholm T, Landi F, et al. Sarcopenia: European consensus on definition and diagnosis. Age Ageing 2010;39(4):412–23.

[84] Guralnik JM, Ferrucci L, Pieper CF, Leveille SG, Markides KS, Ostir G V., et al. Lower extremity function and subsequent disability: consistency across studies, predictive models, and value of gait speed alone compared with the short physical performance battery. J Gerontol - Ser A Biol Sci Med Sci 2000;55(4):M221–31.

[85] Phu S, Al Saedi A, Zanker J, Bani Hassan E, Vogrin S, Duque G. Agreement between initial and revised European Working Group on sarcopenia in older people definitions. J Am Med Dir Assoc [Internet]. 2019;2018–20. doi:10.1016/j.jamda.2018.11.026

[86] Cosman F, de Beur SJ, LeBoff MS, Lewiecki EM, Tanner B, Randall S, et al. Clinician's Guide to prevention and treatment of osteoporosis. Osteoporos Int [Internet]. 2014 Oct 15 [cited 2019 Jun 24];25(10):2359–81. Available from: http://link.springer.com/10.1007/ s00198-014-2794-2

[87] Clark RV., Walker AC, O'Connor-Semmes RL, Leonard MS, Miller RR, Stimpson SA, et al. Total body skeletal muscle mass: estimation by creatine (methyl-d3) dilution in humans. J Appl Physiol 2014 Jun 15;116(12):1605–13.

[88] Cawthon PM, Orwoll ES, Peters KE, Ensrud KE, Cauley JA, Kado DM, et al. Strong relation between muscle mass determined by D3-creatine dilution, physical performance, and incidence of falls and mobility limitations in a prospective cohort of older men. J Gerontol A Biol Sci Med Sci 2019 May 16;74(6):844–52.

[89] Cawthon PM, Blackwell T, Cummings SR, Orwoll ES, Duchowny KA, Kado DM, et al. Muscle mass assessed by D3-

Creatine dilution method and incident self-reported disability and mortality in a prospective observational study of community dwelling older men. J Gerontol A Biol Sci Med Sci 2020. Epub ahead of print.

[90] Peterson MMD, Sen A, Gordon PMP. Influence of resistance exercise on lean body mass in aging adults: a meta-analysis. Med Sci Sports Exerc [Internet]. 2011 Feb [cited 2018 Oct 12];43(2):249–58. Available from: http://www.ncbi.nlm.nih.gov/pmc/articles/PMC2995836/

[91] Kirk B, Mooney K, Amirabdollahian F, Khaiyat O. Exercise and dietary-protein as a countermeasure to skeletal muscle weakness: Liverpool Hope University – Sarcopenia Aging Trial (LHU-SAT). Front Physiol [Internet]. 2019 Apr 25 [cited 2019 May 8];10:445. Available from: https://www.frontiersin.org/article/10.3389/fphys.2019.00445/full

[92] Stec MJ, Thalacker-Mercer A, Mayhew DL, Kelly NA, Tuggle CS, Merritt EK, et al. Randomized, four-arm, dose-response clinical trial to optimize resistance exercise training for older adults with age-related muscle atrophy. Exp Gerontol [Internet]. 2017;99(July): 98– 109. doi:10.1016/j.exger.2017.09.018

[93] Fiatarone MA, Marks EC, Ryan ND, Meredith CN, Lipsitz LA, Evans WJ. High-intensity strength training in nonagenarians. JAMA [Internet]. 1990 Jun 13 [cited 2018 Sep 10];263(22):3029. Available from: http://jama.jamanetwork.com/article.aspx?doi=10.1001/jama.1990.03440220053029

[94] Englund DA, Kirn DR, Koochek A, Zhu H, Travison TG, Reid KF, et al. Nutritional supplementation with physical activity improves muscle composition in mobility-limited older adults, the VIVE2 study: a randomized, double-blind, placebo-controlled trial. J Gerontol - Ser A Biol Sci Med Sci 2018;73(1):95–101.

[95] Engelke K, Kemmler W, Lauber D, Beeskow C, Pintag R, Kalender WA. Exercise maintains bone density at spine and hip EFOPS: a 3-year longitudinal study in early postmenopausal women. Osteoporos Int [Internet]. 2006 Jan [cited 2019 Sep 26];17(1):133–42. Available from: http://www.ncbi.nlm.nih.gov/pubmed/16096715

[96] Kerr D, Morton A, Dick I, Prince R. Exercise effects on bone mass in postmenopausal women are site-specific and load-dependent. J Bone Miner Res [Internet]. 1996 Feb [cited 2019 Sep 26];11(2):218–25. Available from: http://www.ncbi.nlm.nih.gov/pubmed/8822346

[97] Zehnacker CH, Bemis-Dougherty A. Effect of weighted exercises on bone mineral density in post menopausal women. A systematic review. J Geriatr Phys Ther [Internet]. 2007 Aug 1 [cited 2019 May 30];30(2):79–88. Available from: http://www.ncbi.nlm.nih.gov/ pubmed/18171491

[98] Howe Tracey E, Beverley S, Dawson Lesley J, Fiona D, Ann M, Craig R, et al. Exercise for preventing and treating osteoporosis in postmenopausal women. Cochrane Database Syst Rev [Internet]. 2011 Jul 6 [cited 2019 May 30];(7):CD000333. Available from: http://www. ncbi.nlm.nih.gov/pubmed/21735380

[99] Zhao R, Zhao M, Xu Z. The effects of differing resistance training modes on the preservation of bone mineral density in postmenopausal women: a meta-analysis. Osteoporos Int [Internet]. 2015 May 21 [cited 2019 May 30];26(5):1605–18. Available from: http://www. ncbi.nlm.nih.gov/pubmed/25603795

[100] James MMS, Carroll S. Progressive high-intensity resistance training and bone mineral density changes among premenopausal women: evidence of discordant site-specific skeletal effects. Sports Med. 2006;36:683–704.

[101] Hong AR, Kim SW. Effects of Resistance Exercise on Bone Health. Endocrinol Metab (Seoul, Korea) [Internet]. 2018 Dec [cited 2019 May 29];33(4):435–44. Available from: http://www.ncbi.nlm.nih.gov/pubmed/30513557

[102] Beck BR, Daly RM, Singh MAF, Taaffe DR. Exercise and sports science Australia (ESSA) position statement on exercise prescription for the prevention and management of osteoporosis. J Sci Med Sport. 2017;20:438–45.

[103] Park Y, Choi J-E, Hwang H-S. Protein supplementation improves muscle mass and physical performance in undernourished prefrail and frail elderly subjects: a randomized, double-blind, placebo-controlled trial. Am J Clin Nutr [Internet]. 2018;108(5):1026–33. Available from: https://academic.oup.com/ajcn/article/108/5/1026/5201551

[104] Tieland, M, van der Zwaluw N, Verdijk LB, van de Rest O, de Groot LCPGM, van Loon LJC, et al. Protein supplementation increases muscle mass gain during prolonged resistance- type exercise training in frail elderly people: a randomized, double-blind, placebocontrolled trial. J Am Med Dir Assoc [Internet]. 2012 Oct 1 [cited 2018 Oct 11];13(8):713–9. Available from: https://www.sciencedirect.com/science/article/pii/S1525861012001788

[105] Candow DG, Forbes SC, Chilibeck PD, Cornish SM, Antonio J, Kreider RB. Effectiveness of creatine supplementation on aging muscle and bone: focus on falls prevention and inflammation. J Clin Med 2019;8(4):488.

[106] Verlaan S, Maier AB, Bauer JM, Bautmans I, Brandt K, Donini LM, et al. Sufficient levels of 25-hydroxyvitamin D and protein intake required to increase muscle mass in sarcopenic older adults - The PROVIDE study. Clin Nutr [Internet]. 2016 Apr 1 [cited 2019 Feb 11];37(2):1–7. Available from: https://www.sciencedirect.com/science/article/pii/S0261561417300109

[107] van Vliet S, Burd NA, van Loon LJ. The skeletal muscle anabolic response to plant- versus animal-based protein consumption. J Nutr [Internet]. 2015 Sep 1 [cited 2018 Sep 10];145(9):1981–91. Available from: https://academic.oup.com/jn/article/145/9/1981/4585688

[108] Nieves JW. Osteoporosis: the role of micronutrients. Am J Clin Nutr [Internet]. 2005 May 1 [cited 2019 Jul 16]; 81(5):1232S–1239S. Available from: https://academic.oup.com/ajcn/article/81/5/1232S/4649817

[109] De Rui M, Inelmen EM, Pigozzo S, Trevisan C, Manzato E, Sergi G. Dietary strategies for mitigating osteosarcopenia in older adults: a narrative review. Aging Clin Exp Res. 2019;31(7):897–903.

[110] Becker C, Lord SR, Studenski SA, Warden SJ, Fielding RA, Recknor CP, et al. Myostatin antibody (LY2495655) in older weak fallers: a proof-of-concept, randomised, phase 2 trial. Lancet Diabetes Endocrinol 2015;3(12):948–57.

[111] Woodhouse L, Gandhi R, Warden SJ, Poiraudeau S, Myers SL, Benson CT, et al. A Phase 2 randomized study investigating the efficacy and safety of myostatin antibody LY2495655 versus placebo in patients undergoing elective total hip arthroplasty. J frailty aging [Internet]. 2016 [cited 2019 Sep 25];5(1):62–70. Available from: http://www.ncbi.nlm.nih. gov/pubmed/26980371

[112] Morvan F, Rondeau J-M, Zou C, Minetti G, Scheufler C, Scharenberg M, et al. Blockade of activin type II receptors with a dual anti-ActRIIA/IIB antibody is critical to promote maximal skeletal muscle hypertrophy. Proc Natl Acad Sci USA [Internet]. 2017 [cited 2019 Sep 25];114(47):12448–53. Available from: http://www.ncbi.nlm.nih.gov/pubmed/29109273

[113] Xu L, Freeman G, Cowling BJ, Schooling CM. Testosterone therapy and cardiovascular events among men: a systematic review and meta-analysis of placebo-controlled randomized trials. BMC Med [Internet]. 2013 Dec 18 [cited 2018 Jul 24];11(1):108. Available from: http://bmcmedicine.biomedcentral.com/articles/10.1186/1741-7015-11-108

[114] Rooks D, Roubenoff R. Development of pharmacotherapies for the treatment of sarcopenia. J Frailty Aging [Internet]. 2019 [cited 2019 Jul 4];8(3):120–30. Available from: https:// link.springer.com/article/10.14283/jfa.2019.11

[115] Phu S, Bani Hassan E, Vogrin S, Kirk B, Duque G. Effect of denosumab on falls, muscle strength, and function in community-dwelling older adults. J Am Geriatr Soc 2019 Sep 4;67(12):2660–1.

[116] Cummings SR, San Martin J, McClung MR, Siris ES, Eastell R, Reid IR, et al. Denosumab for prevention of fractures in postmenopausal women with osteoporosis for the FREEDOM trial. N Engl J Med 2009;361(8):756–65.

第 12 章　肥胖肌少症
Sarcopenic Obesity

Mauro Zamboni　Federica Macchi　Nicole Nori　Andrea P. Rossi　著

姜　珊　译　　邹艳慧　校　　胡亦新　审

人体肌肉量和脂肪量通常与体重是平行增长的，即脂肪含量越大，同时去脂体重也越大。然而，在某些情况下，这种和谐会消失，导致肥胖肌少症（sarcopenic obesity，SO）。

与年龄相关的身体成分变化（肌肉流失伴随内脏脂肪含量增加，以及脂肪在肌肉内沉积）较易发展至肥胖肌少症，尤其是在体重增加的人群中[1-3]。肥胖者因活动量减少、亚临床炎症水平增高及胰岛素抵抗，本身就是肥胖肌少症的高发人群[4]。此外，在癌症[5]、糖尿病[6]和类风湿关节炎[7]患者中，肥胖肌少症也很常见，体重循环变化（即肥胖者减肥后体重反弹的周期数）也可能导致此种情况[8]。

一、肥胖肌少症的定义

肥胖肌少症的定义至今仍缺乏共识。几年前，Baumgartner 等[9]提出了"肥胖肌少症"这个术语，并定义其为同时存在肌少症和高脂肪含量（即男性体脂率大于 27%，女性大于 38%）。其中肌少症的定义是将双能 X 线吸收法（DXA）测量的四肢骨骼肌量（appendicular skeletal muscle mass，ASM）除以身高的平方（ASM/h^2），从而得到相对骨骼肌指数。当 ASM/h^2 低于同性别年轻人群平均值的 1~2 个标准差（standard deviations，SD）时，为 I 类肌少症；当 ASM/h^2 低于同性别年轻人群的 2 个 SD 时，为 II 类肌少症。在新墨西哥州老年人健康调查中，使用这个标准，肥胖肌少症发生率约为 15%[9]。

后来，Newman 等[10]观察到，超重和肥胖的老年人中，肥胖肌少症的患病率因肌少症的定义方法不同而存在差异。有两种不同的肌少症定义标准：ASM/h^2 和 ASM 相对于身高和总脂肪量残差法计算，用于建立 ASM 与身高和脂肪量之间的线性回归模型，利用残差值计算总脂肪量，残差值为正意味着肌肉含量相对发达，残差值为负表示肌肉含量少。使用 Baumgartner 等的肌少症定义，超重男性和女性中分别有 8.9% 和 7.1% 符合这个标准；使用 ASM/h^2 方法，在 BMI > 30kg/m² 的调查者中未发现肌少症；而应用残差法，肥胖男性和女性中分别有 11.5% 和 14.4% 符合肌少症标准。上述结果清楚地表明，肥胖可以掩盖对肌少症的识别，Baumgartner 等的定义[9]可能会低估肌少症在超重和肥胖人群中的发生率，进而影响对肥胖肌少症的识别。Davison[11] 和 Zoico[12] 等将肥胖肌少症定义为身体脂肪的上 2/5 和肌肉量的下 1/3。

由 DXA 测量的 ASM/h^2 值和由计算机断层扫描（CT）评估的腹部内脏脂肪组织之间的比值被建议作为定义肥胖肌少症的工具[13]。

在实体癌患者中，已应用 CT 扫描来确定肥胖肌少症：以 L_3 作为标准，选择从 L_3 到髂骨的连续 2 张 CT 图像，测量腰肌、椎旁肌和腹壁肌肉的横截面积[5]。

目前，以上提到的肥胖肌少症定义尚未考虑

到脂肪浸润（所谓的肌营养不良）或肌纤维化对肌肉量的影响，以及缺少对肌肉力量和功能的评估。欧洲老年肌少症工作组则充分考虑到了这方面内容[14]，其将肌肉力量下降作为肌少症的核心特征，将肌肉含量和质量纳入肌少症的诊断标准，并将身体功能下降作为严重肌少症的标志。因此，该工作组提出了更为完善的肌少症定义。也有人建议利用 BMI 调整同性别的肌肉量和肌肉功能的界值[15]。另外，"肌少症合并腹型肥胖"的概念是指脂肪以中央分布为主伴有肌肉力量下降[16]。

关于评估老年人超重和肥胖的最佳指标和界值仍存在争议，腹围测量被广泛认为是反映脂肪分布，特别是腹部内脏脂肪分布的较好的表型指标，似乎比 BMI 更合适[17]。总之，关于肥胖肌少症的定义和诊断仍缺乏统一标准。

肥胖肌少症的流行率在不同研究中因所应用的定义不同而存在差异，男性中患病率为 4.4%～17%，女性中为 3%～14%[18]。对于肌少症合并腹型肥胖，男性患病率为 6.1%～12%，女性为 11%～12.6%[19]。此外，无论使用何种定义，肥胖肌少症的患病率都会随着年龄的增长而增加。

二、病理生理机制

有几种机制可能导致肥胖肌少症（图 12-1）。衰老和肥胖肌少症之间的关系可以解释为，伴随衰老会出现肌肉量逐渐下降，体力活动减少，总能量消耗降低，导致体重增加，特别是腹部内脏脂肪组织增加。需要特别强调的是，肌肉和脂肪组织被认为是内分泌器官，它们能够分泌多种细胞因子，通过自分泌和旁分泌途径调节细胞代谢[20]。

体育锻炼可能是通过骨骼肌分泌肌动蛋白

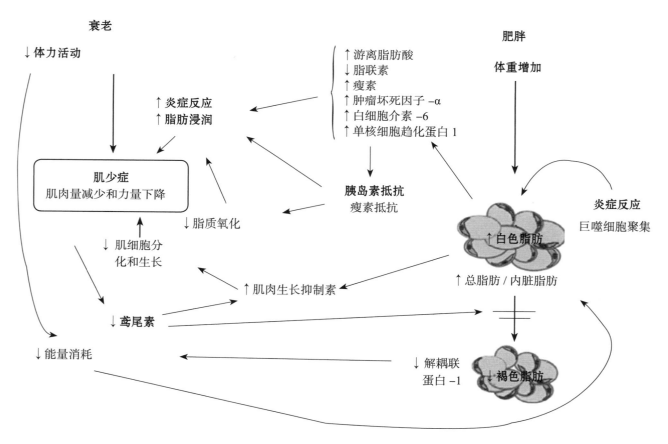

▲ 图 12-1　肥胖肌少症的发病机制：脂肪细胞和肌细胞的相互作用
引自 Zamboni et al.[20] © 2018 Wolters kluwer

介导产生积极的作用。鸢尾素是肌肉细胞在运动中分泌的一种肽，它可以通过刺激白色脂肪细胞转变成褐色脂肪细胞并促进解耦联蛋白 -1（uncoupling protein 1，UCP-1）的分泌来控制脂肪增加，从而增加能量消耗。鸢尾素也可能影响肌细胞分化和生长，促进高水平胰岛素样生长因子 1（IGF-1）表达，降低肌肉生长抑制素水平[21]。因此，我们可以假设，在老年人中减少体育锻炼可能会使肌细胞分泌鸢尾素减少，从而导致脂肪量增加和肥胖肌少症[22]。

众所周知，脂肪细胞分泌多种肽类物质，称为脂肪因子，这种分泌功能取决于脂肪细胞大小（直径越大，促炎能力越强）[23]。因此，体重增加诱发了脂肪细胞体积的增大，进而打破了促炎和抗炎因子之间的平衡。人们还发现，衰老本身可能会增加脂肪细胞的促炎功能。由衰老和体重增加引起的炎症反应，可能代表了肌少症和肥胖症之间的重要联系[24]。

在老年人和肥胖者中均观察到瘦素水平增加，这可能会导致机体产生瘦素抵抗，从而减少肌肉中的脂肪酸氧化，使脂肪在异位组织（胰腺、肝脏、心脏、肌肉）中沉积，进而改变老年肥胖者的肌肉量，发展至肥胖肌少症[2, 25]。

胰岛素抵抗也可能诱发蛋白质合成的大幅度下降，肌肉分解代谢增加，这可能参与了肥胖肌少症的发病机制[26]。另外，肥大的脂肪细胞产生过多的游离脂肪酸（fatty acids，FA），这些 FA 在肌细胞内和肌细胞间异位累积，诱导线粒体功能障碍、脂肪酸的 β- 氧化、活性氧产生增加[27]。此外，老年人还存在前体脂肪细胞功能失调，这可能导致脂肪生成减少和脂肪细胞储存脂肪酸的能力受损，以及多余的脂肪会"过度溢出"到非脂肪组织。在这种情况下，多余的能量被重新分配到周围器官，并以甘油三酯的形式储存[28]。

然而，由于甘油三酯的缓冲能力很快就会饱和，多余的脂质会进入有害的非氧化代谢途径，这促使有毒性的活性脂质产生，导致器官特异性

的毒性反应和细胞凋亡。活性脂质可以渗透到代谢相关的器官组织中，如骨骼肌，诱发脂毒性反应，这种现象在很大程度上参与了胰岛素抵抗和肌少症的病理生理机制[29]。

最后，在肥胖患者的肌肉活检中发现了调控基因的表达和肌肉生长抑制素的增加，肌肉生长抑制素是一种调节肌肉卫星细胞分化和增殖的抑制药，可能导致骨骼肌损伤[30]。

三、临床表现

研究表明，当肥胖和肌肉损伤同时存在时，会对相关不良健康结局产生协同作用。例如，在新墨西哥州老龄化队列研究中[9]，肌少症、肥胖和肥胖肌少症这 3 组人群发生残疾的风险要高于身体成分正常的老年人，OR 分别为 2.07、2.33 和 4.12。Rolland 等[31] 也得到类似的结论，在女性中，患有肥胖肌少症者爬楼梯和下楼梯更加困难（OR 分别为 2.60 和 2.35），以及更可能出现行动障碍（OR=1.54）。Baumgartner 等[32] 在对新墨西哥州老龄化研究进行 8 年随访时，发现基线为肥胖肌少症者后来出现使用工具性日常生活能力下降风险是瘦体重肌少症或非肥胖肌少症者的 2～3 倍。

在一项针对 2039 名 55 岁及以上人群的横断面研究中，应用测力计测量腿部伸展力量，发现在非肌少症且非肥胖人群中存在步行困难者占比为 12%，单纯肥胖者中有 18%，肌少症和肥胖肌少症者中分别有 24% 和 36% 存在步行困难[16]。有趣的是，肥胖肌少症者的行走速度比肌少症者和非肥胖者低慢 0.14m/s，意味着每 20 米的距离就有 2.8s 的差距[16]。此外，在 InCHIANTI 研究中[19]，校正腹部肥胖后，发现肌少症与死亡风险增加独立相关，而腹部肥胖合并肌少症者与住院和残疾风险增加明显相关。我们在一项对 70 岁以上人群进行 10 年随访的研究中也观察到类似的结论[33]。

有部分研究探索了肥胖肌少症与代谢改变之间的关系，其结论并不确定。Aubertin-Leheudre 等[34] 对一个小样本的绝经后女性的研究中，没有观察到

非肌少症或合并肌少症的老年肥胖女性之间，在心血管和代谢风险因素方面存在任何差异。一项对 3000 多名老年人的纵向队列研究指出，在 8 年的追踪调查中，肌肉量减低合并腹部肥胖与心血管疾病的风险无相关性[35]。然而，在韩国的肥胖肌少症研究中，这是一项正在进行的前瞻性观察队列研究[13]，则观察到了相反的结果。在 526 名成年人中观察到了肥胖肌少症（ASM 与腹部内脏脂肪比值）、代谢综合征和动脉硬化之间的相关性。Lee 等[36] 的发现与其一致，同样观察到肥胖肌少症者代谢综合征的相对风险（relative risk，RR）增加：男性 RR 值为 1.31（95%CI 1.10～1.56，P=0.003），女性 RR 值为 1.17（95%CI 1.10～1.25，P<0.001）。

少数研究评估了肌少症和肥胖肌少症对肺功能的影响。在一项涉及 77 名老年人的纵向研究中，参与者的 BMI 的范围为 19.8～37.0kg/m²，随访 7 年观察到去脂体重（fat free mass，FFM）减少同时脂肪增加对肺功能有负面影响[37]。在其他研究中也观察到肥胖肌少症与肺功能呈负相关[38-40]。

有证据表明肥胖肌少症与死亡风险增加相关。在 1999—2004 年全国健康和营养调查中，证明在 50—70 岁人群中肥胖肌少症增加了死亡风险，但在 70 岁及以上的人群中未观察到这种现象[41]。英国老龄化纵向研究也报告了类似的结果[42]。在那些应用肌肉力量代替肌肉量的研究中，观察到肥胖肌少症和死亡率之间更强的相关性。事实上，日本 Sanada 等[43] 对 2309 名日裔美国男性进行 24 年的跟踪调查中，发现有肥胖肌少症的男性全因死亡率增加。也有研究表明，在多种类型癌症和不同治疗方案中，肥胖肌少症与较高的死亡率和较多的并发症数量独立相关，这可能是因为肌少症患者更容易受到压力的影响，或者因为脂肪量的增加可能加大了药物剂量，从而诱发较高的毒性反应[5]。因此，肥胖肌少症筛查是非常必要的，有助于评估那些接受手术或化疗的癌症患者是否会面临更大的并发症和不良结局的风险，特别是某些类型的癌症患者，如胰腺癌、直肠癌、肝细胞癌、淋巴细胞白血病[5]。

此外，肌少症合并腹型肥胖也被证明与死亡风险增加有关。最近研究表明，肌少症合并腹型肥胖者的死亡风险高于单纯腹型肥胖者（OR 值分别为 2.46 和 1.57）[19, 33]。

四、治疗

过去有关于老年人肥胖症危害的争论，使其治疗的必要性也存在争议。但是，由于肥胖肌少症与不良结局相关，因此对其采取治疗措施是有必要被认真考虑的。减肥过程中不仅是脂肪量下降，去脂体重和骨量也会同时下降。但是，肥胖肌少症的治疗方法似乎应该是以减少脂肪量为主，特别是腹部脂肪含量，同时保留肌肉量和功能。营养干预和体育锻炼仍然是治疗和预防肥胖肌少症的基石。值得注意的是，尽管肥胖肌少症的发生率相对较高，特别是在老年人中，但治疗不足情况仍普遍存在。

多年来，对老年人减重的管理引起了人们的关注，是因为减重过程中可能出现瘦体重的损失[44] 和不适当的营养摄入风险。然而，事实证明，适当的减重，如果与运动相结合，可以改善肥胖老年人的肌少症和衰弱[45]。接受治疗者需要有相对稳定的体重，预期寿命至少超过 1 年，而且必须在专业医生、护士、营养师和康复师组成的团队指导下进行。

对肥胖肌少症者在减重过程中的能量限制应该是适度的，不超过 500kcal/d[17]。由于衰老导致的合成代谢抵抗，肥胖肌少症的老年人可能对蛋白质的需求更高[46]，因此，应规定饮食中的蛋白质摄入量为 1.0～1.1g/（kg·d）。已经证明，富含蛋白质的膳食可以改善肥胖肌少症女性的身体组成和肌肉力量[47]。从牛奶中提取的乳清蛋白已被证明可以保持超重和肥胖者在低热量饮食下的餐后肌纤维蛋白质的合成[48, 49]。除了特定的氨基酸外，蛋白质来源也起到重要作用，动物蛋白质相对于植物蛋白质在驱动肌肉蛋白合成方面更为有效[50]。蛋白质和氨基酸的组合，如亮氨酸与维生素 D 和 ω-3 的组合，可能会使健康老年男性和老年肥胖者的餐后蛋白质合成增加和肌肉量增加[51]。此外，蛋白质摄入的时机也很重要，蛋白质的摄入均匀分布至一天三餐中，可改善老年人的肌肉力量、身体功能和骨骼肌质量[52]。

体育锻炼能更大程度地减少脂肪量，维持去脂体重，并改善身体功能[53]。事实上，体育锻炼扩大了内源性氨基酸的合成代谢反应[54]，它通过增加肌肉内 IGF-1 水平和提高肌肉对葡萄糖的敏感性来改善胰岛素抵抗，并可能激活骨骼肌卫星细胞的分化和增殖，增加鸢尾素的分泌。

对于肥胖肌少症者，将低热量饮食和体育锻炼相结合似乎是防止肌肉量下降的最佳策略。在治疗中应结合不同类型的体育锻炼。抗阻运动已被证明可促使肌肉量和肌肉力量增加[55]。抗阻运动和有氧训练都能提高身体功能，如握力[45]、步速和有氧耐力（表 12-1）。

结论

肌肉量的丢失和脂肪含量的增加似乎是相互关联的，在能量正平衡的情况下，促进了肥胖肌少症的发展。某些情况下，如衰老、慢性病、癌症、肥胖和体重循环，可能是导致肥胖肌少症的原因。

研究者为肌少症定义的更新做出了巨大努力，以便能将其应用于临床实践。对肥胖肌少症定义的更新和完善也需要同样积极的努力。基于最近的研究报道，肥胖肌少症的定义应考虑与年龄相关的肌肉量变化，包括肌肉脂肪变性，以及肌肉力量和功能的下降。

研究证据显示，肥胖肌少症与身体失能、发病率和死亡率增高有关。识别患有肥胖肌少症的老年人有助于发现那些具有较高健康风险的人群，对肥胖肌少症的深入研究有助于阐明老年人肥胖、发病率和死亡率之间的关系。

表 12-1　老年人肥胖肌少症的治疗

营　养	体育锻炼（多种项目组合）	实　施
避免严重的低热量饮食	抗阻运动	团体组织的营养活动和体育锻炼
减少 250～500kcal 能量摄入，同时摄入高质量蛋白质和氨基酸 1.1g/（kg·d）	有氧运动，平衡运动	社会支持，自我监测技术
钙和维生素 D 补充	柔韧性运动	预防复发

参考文献

[1] Zamboni M, Armellini F, Harris T et al. (1997) Effects of age on body fat distribution and cardiovascular risk factors in women. *Am J Clin Nutr* 66, 111–15.

[2] Rossi AP, Fantin F, Zamboni GA et al. (2011) Predictors of ectopic fat accumulation in liver and pancreas in obese men and women. *Obesity* 19, 1747–54.

[3] Gallagher D, Ruts E, Visser M et al. (2000) Sarcopenia and weight stability mask in elderly men and women. *Am J Physiol End Metab* 279, E366–75.

[4] Bosy Westphal A, Muller MJ. (2014) Identification of skeletal muscle mass depletion across age and BMI groups in health and disease—there is need for a unified definition. *Int J Obes* 39(3):376–86.

[5] Baracos VE, Arribas L. (2018) Sarcopenic obesity: hidden muscle wasting and its impact for survival and complications of cancer therapy. *Ann Oncol* 9, 29–41.

[6] Park SW, Goodpaster BH, Strotmeyer ES et al. (2007) Accelerated loss of skeletal muscle strength in older adults with type 2 diabetes: the health, aging and body composition study. *Diabetes Care HABC Stud* 30, 1507–12.

[7] Giles J, Ling SM, Ferrucci L et al. (2008) Abnormal body composition phenotypes in older rheumatoid arthritis patients: association with disease characteristics and pharmacotherapies arthritis and rheumatism. *Arthritis Care Res* 59(6), 807–15.

[8] Rossi AP, Rubele S, Calugi S et al. (2019) Weight cycling as a risk factor for low muscle mass and strength in a population of males

and females with obesity. *Obesity* 27, 1068–75.

[9] Baumgartner RN. (2000) Body composition in healthy aging. *Ann N Y Acad Sci* 904, 437–48.

[10] Newman AB, Lee JS, Visser M et al. (2005) Weight change and the conservation of lean mass in old age: the Health, Aging and Body Composition Study. *Am J Clin Nutr* 82, 872–8.

[11] Davison KK, Ford ES, Cogswell ME et al. (2002) Percentage of body fat and body mass index are associated with mobility limitations in people aged 70 and older from NHANES III. *J Am Geriatr Soc* 50, 1802–9.

[12] Zoico E, Di Francesco V, Guralnik JM et al. (2004) Physical disability and muscular strength in relation to obesity and different body composition indexes in a sample of healthy elderly women. *Int J Obes (Lond)* 28, 234–41.

[13] Lim KI, Yang SJ, Kim TN et al. (2010) The association between the ratio of visceral fat of thigh muscle area and metabolic syndrome: the Korean sarcopenic obesity study (KSOS). *Clin Endocrinol (Oxf)* 73, 588–94.

[14] Cruz-Jentoft AJ, Bahat G, Bauer J et al. (2018) Sarcopenia: revised European consensus on definition and diagnosis. *Age Ageing* 48, 16–31.

[15] Studenski SA, Peters KW, Alley DE et al. (2014) The FNIH sarcopenia project: rationale, study description, conference recommendations, and final estimates. *J Gerontol A Biol Sci Med Sci* 69, 547–58.

[16] Bouchard SR, Janssen J. (2010) Dynapenic-obesity and physical function in older adults. *J Gerontol Med Sci* 1, 71–7.

[17] Zamboni M, Mazzali G, Zoico E et al. (2005) Health consequences of obesity in the elderly: a review of four unresolved questions. *Int J Obes* 29, 1011–29.

[18] Zamboni M, Mazzali G, Fantin F et al. (2008) Sarcopenic obesity: a new category of obesity in the elderly. *Nutr Metab Cardiovasc Dis* 18, 388–95.

[19] Rossi AP, Bianchi L, Volpato S et al (2017) Dynapenic abdominal obesity as a predictor of worsening disability, hospitalization, and mortality in older adults: results from the InCHIANTI study. *J Gerontol A Biol Sci Med Sci* 8, 1098–104.

[20] Zamboni M, Rubele S, Rossi AP. (2018) Sarcopenia and obesity. *Curr Opin Clin Nutr Metab Care* 22, 13–9.

[21] Pedersen BK. (2012) A muscular twist on the fate of fat. *N Engl J Med* 366, 1544–5

[22] Colaianni G, Cinti S, Colucci S, Grano M. (2017) Irisin and musculoskeletal health. *Ann N Y Acad Sci* 1402, 5–9.

[23] Cinti S, Sbraccia P, Finer N. (2018) *The adipose organ obesity*. Cham: Springer e 24, 1–L.

[24] Zamboni M, Rossi AP, Fantin F et al. (2014) Adipose tissue, diet and aging. *Mech Ageing Dev* 136–7, 129–37.

[25] Shimabukuro M. (2017) Leptin resistance and lipolysis of white adipose tissue: an implication to ectopic fat disposition and its consequences. *J Atheroscler Thromb* 24, 1088–9.

[26] Guillet C, Boire Y. (2005) Insulin resistance: a contributing factor to age-related muscle mass loss? *Diabet Metab* 31, 5S20–6.

[27] Sepe A, Tchkonia T, Thomou T et al. (2011) Aging and regional differences in fat cell progenitors – a mini-review. *Gerontology* 57, 66–75.

[28] Unger RH. (2005) Longevity, lipotoxicity and leptin: the adipocyte defense against feasting and famine. *Biochimie* 87, 57–64.

[29] Tardif N, Salles J, Guillet C et al. (2014) Muscle ectopic fat deposition contributes to anabolic resistance in obese sarcopenic

[30] Hittel DS, Berggren JR, Shearer J et al. (2009) Increased secretion and expression of myostatin in skeletal muscle from extremely obese women. *Diabetes* 58, 30–8.

[31] Rolland Y, Lauwers-Cances V, Cristini C et al. (2009) Difficulties with physical function associated with obesity, sarcopenia, and sarcopenic-obesity in community-dwelling elderly women: the EPIDOS study. *Am J Clin Nutr* 89, 1895–900.

[32] Baumgartner RN, Wayne SJ, Waters DL et al. (2004) Sarcopenic obesity predicts instrumental activities of daily living disability in the elderly. *Obes Res* 12, 1995–2004.

[33] Rossi AP, Fantin F, Caliari C et al. (2016) Dynapenic abdominal obesity as predictor of mortality and disability worsening in older adults: a 10-year prospective study. *Clin Nutr* 35, 199–204.

[34] Aubertin-Leheudre M, Lord C, Goulet EDB et al. (2006) Effect of sarcopenia on cardiovascular disease risk factors in obese postmenopausal women. *Obesity* 14, 2277–83.

[35] Stephen WC, Janssen I. (2009) Sarcopenic-obesity and cardiovascular disease risk in the elderly. *J Nutr Health Aging* 13, 460–6.

[36] Lee J, Hong YP, Shin HJ, Lee W. (2016) Association of sarcopenia and so with metabolic syndrome considering both muscle mass and muscle strength. *J Prev Med Public Health* 49, 35–44.

[37] Rossi A, Fantin F, Di Francesco V et al. (2008) Body composition and pulmonary function in the elderly: a 7-year longitudinal study. *Int J Obes (Lond)* 32, 1423–30.

[38] Rossi AP, Watson NL, Newman AB et al. (2011) Effects of body composition and adipose tissue distribution on respiratory function in elderly men and women: the health aging and body composition study. *J Gerontol A Biol Sci Med Sci* 66, 801–8.

[39] Moon JH, Kong MH, Kim HJ et al. (2015) Implication of sarcopenia and sarcopenic obesity on lung function in healthy elderly: using Korean National Health and Nutrition Examination Survey. *J Korean Med Sci* 30, 1682–8.

[40] Lee SE, Park JH, Kim KA et al. (2019) Association between sarcopenic obesity and pulmonary function in Korean elderly: results from Korean National Health and Nutrition Examination Survey. *Calcif Tissue Int* 23, 1–7.

[41] Van Aller C, Lara J, Stephan BCM. (2018) Sarcopenic obesity and overall mortality: results from the application of novel models of body composition phenotypes to the National Health and Nutrition Examination Survey 1999–2004. *Clin Nutr* 18, 30042–6.

[42] Hamer M, O'Donovan G. (2017) Sarcopenic obesity, weight loss, and mortality: the English Longitudinal Study of Aging. *Am J Clin Nutr* 106, 125–9.

[43] Sanada K, Chen R, Masaki K. (2018) Association of sarcopenic obesity predicted by anthropometric measurements and 24 y-all-cause-mortality in elderly men: the Kuakini Honolulu Heart Program. *Nutrition* 46, 97–102.

[44] Heymsfield SB, Gonzalez MC, Shen W et al. (2014) Weight loss composition is one-fourth fat-free mass: a critical review and critique of this widely cited rule. *Obes Rev* 15, 310–21.

[45] Villareal DT, Banks M, Sinacore DR et al. (2006) Effect of weight loss and exercise on frailty in obese older adults. *Arch Intern Med* 166, 860–6.

[46] Morais JA, Jacob KW, Chevalier S. (2018) Effects of aging and insulin resistant states on protein anabolic responses in older adults. *Exp Gerontol* 108, 262–8.

old rats through eIF2α activation. *Aging Cell* 13, 1001–11.

[47] Bauer J, Biolo G, Cederholm T et al. (2013) Evidence-based recommendations for optimal dietary protein intake in older people: a position paper from PORT-AGE Study Group. *J Am Med Dir Assoc* 14, 542–59.

[48] Kim JE, O' Connor LE, Sands LP et al. (2016) Effects of dietary protein intake on body composition changes after weight loss in older adults: a systematic review and meta-analysis. *Nutr Rev* 74, 210–24.

[49] Devries MC, McGlory C, Bolster DR et al. (2018) Protein leucine content is a determinant of shorter- and longer-term muscle protein synthetic responses at rest and following resistance exercise in healthy older women: a randomized, controlled trial. *Am J Clin Nutr* 107, 217–26.

[50] Gorissen SHM, Witard OC. (2018) Characterising the muscle anabolic potential of dairy, meat and plant-based protein sources in older adults. *Proc Nutr Soc* 77, 20–31.

[51] Chanet A, Verlaan S, Salles J et al. (2017) Supplementing breakfast with a vitamin D and leucine-enriched whey protein medical nutrition drink enhances postprandial muscle protein synthesis and muscle mass in healthy older men. *J Nutr* 147, 2262–71.

[52] Farsijani S, Payette H, Morais JA et al. (2017) Even mealtime distribution of protein intake is associated with greater muscle strength, but not with 3-years physical function decline, in free-living older adults: the Quebec longitudinal study on Nutrition as a Determinant of Successful Aging (NuAge Study). *Am J Clin Nutr* 106, 113–24.

[53] Chen HT, Chung YC, Chen YJ et al. (2017) Effects of different types of exercise on body composition, muscle strength, and IGF-1 in the elderly with sarcopenic obesity. *J Am Geriatr Soc* 65, 827–32.

[54] Villareal DT, Smith GI, Sinacore DR et al. (2011) Regular multicomponent exercise increases physical fitness and muscle protein anabolism in frail, obese, older adults. *Obesity* 19, 312–8.

[55] Liao CD, Tsauo JY, Lin LF et al. (2017) Effects of elastic resistance exercise on body composition and physical capacity in older women with sarcopenic obesity: a CONSORTcompliant prospective randomized controlled trial. *Medicine (Baltimore)* 96, e7115.

第13章　肌少症与认知障碍
Sarcopenia and Cognitive Impairment

Liang-Kung Chen　著

胡亦新　邹　琳　译　　邹艳慧　校　　董碧蓉　审

　　衰老是一个持续的进程，具有各种复杂的特征，而多病共存和失能之间的相互作用给晚年生活带来了重大的健康挑战[1-3]。随之进入高龄化阶段，失能或功能障碍与老年人不良事件相关的程度逐渐超过了多病共存[4-6]。尽管文献中提及的功能障碍通常是指躯体功能，但功能障碍也可包括躯体、认知或感官领域。这些不同领域的功能障碍可能单独发生或协同发生，从而进一步危害老年人的健康[7-9]。然而，功能障碍往往被单独检查，随后与不同的或共同的不良后果相联系。这些功能障碍不仅相互高度关联，而且是彼此的因或果[10]。特别是躯体功能和认知障碍之间的相互作用已经得到了广泛的研究关注。躯体失能和痴呆是老龄化研究中的两个主要不良结果，对老年人的生活质量具有重要意义。

　　在横断面和纵向研究中，躯体功能和认知障碍的关联和顺序关系都已得到证实，这两方面的功能障碍还具有协同效应，能增加老年人的健康风险[7, 10]。然而，躯体和认知障碍的发生通常是随着时间的推移而隐匿发展。纵向研究表明，躯体功能的下降可能比认知功能的下降更早发生[11]；躯体衰弱前期和衰弱已被认为是所有类型的痴呆的危险因素[12]。然而，尽管既往研究大多采用评估总体认知功能的下降来定义认知障碍，但认知功能障碍还可细分为不同的认知领域，如记忆能力、执行功能、语言和其他认知域。而过往研究中评估躯体功能和认知障碍发展的顺序关系时，

常常忽视了记忆能力以外认知域受损的早期认知障碍。

　　肌少症的定义是指与增龄相关的肌肉量减少、肌肉力量下降和（或）躯体功能减退，通常被认为发生在躯体衰弱之前[13-15]。肌少症的发展是多因素的，涉及遗传因素、发育因素、营养状况、慢性疾病、生活方式等。肌少症的发展与各种慢性疾病同步发生，是与慢性疾病有关的身体活动减少的结果，或者反映了疾病未受控制的消耗状态[13, 14]。因此，肌少症与慢性疾病（尤其是神经退行性疾病或脑血管疾病）并存的情况并不少见，对确定两者的因果关系带来很大挑战。尽管很难确定肌少症与这些疾病之间的因果关系，但厘清肌少症与认知障碍之间的相互关系可在通过综合手段预防身体失能和痴呆方面发挥一定的作用。在患有多种疾病的老年人中，如果同时存在肌少症和认知障碍，就会使他们的护理需求复杂化，这就需要采取全面的方法以进行评估和制订护理规划。因此，本章将探讨肌少症和认知障碍并存的流行病学因素、两种疾病在衰老过程中的发展及它们之间潜在的相互影响。

一、衰老与认知功能下降

　　衰老可以描述为单个器官或多个器官的生理功能逐渐下降、体成分的变化，以及随着时间推移发生的功能衰退。在评估躯体功能时，肌肉力量和躯体表现是定义早期躯体功能衰退的常见指

标，同时与躯体失能关联。关于认知障碍，临床医生更熟悉由总体认知功能定义的障碍，但总体认知功能障碍可能代表认知衰退的晚期表现，其可逆性有限。临床医生通常将认知功能障碍简化为仅记忆领域的衰退，而忽略了非记忆领域的衰退。然而，据报道，非记忆领域的衰退比记忆领域的衰退出现得更早，并预示着进一步的认知障碍和不良后果。

认知功能通常是指人类的多种心理能力，包括学习、思考、推理、记忆、问题解决、决策和注意[16]。在发展心理学中，认知功能的基本概念包括一般智力、流体智力和晶体智力[16]。晶体智力也被称为"获得性知识"，它代表了一生中知识和成就的积累，并可能随着时间的推移而不断增加。在 60 岁和 70 岁之后，晶体智力保持稳定或以每年 0.02～0.004 个标准差的速度逐渐提高[17]。流体智力与晶体智力无关，是指推理或思考、处理的速度和在新情况下解决问题的能力。在神经心理学评估中，执行功能、处理速度、记忆力和心理运动能力被称为流体智力，而这些领域，尤其是心理运动能力和处理速度，在 30 岁达到顶峰，并以 0.02 个标准差的估计速率逐年下降[17]。处理速度是指进行认知活动和运动反应的速度。许多报道的健康老年人的认知变化与处理速度的减慢有关，这些变化可能会对其他认知领域的神经心理学表现产生负面影响，如语言和言语流畅性。

记忆可能是老年人最常见的认知问题，老年人在各种学习和记忆测试中的表现通常不如年轻人。与年龄相关的记忆变化可能包括处理速度减慢[18]、忽略无关信息的能力降低[19]，以及对改善学习和记忆的策略使用减少[20]。记忆可以分为两大类，即陈述性（外显）和非陈述性（内隐）记忆。陈述性记忆是对事实和事件的有意识的回忆，可以进一步分为语义记忆和情景记忆。语义记忆涉及信息、语言和实践知识的使用，情景记忆涉及对个人经历的事件的记忆。语义和情景记忆的衰退可能是正常衰老的一部分，但衰退的时间可

能不同。特别是，情景记忆在一生中表现出衰退，但语义记忆主要在晚年出现衰退[21]。而非陈述性记忆是个人意识之外的，如骑自行车，这在整个生命周期中不会改变[22]。

记忆的形成和维持可以分为几个不同的阶段。习得是指将新信息编码到记忆中的能力，这种能力会随着时间推移衰退[21]。记忆提取是获取新学习信息的能力，这种能力在衰老过程中也会随着时间流逝而退化[23]。语言是一个复杂的认知领域，涉及固定和流动的认知能力，随着正常衰老，这些能力仍然相对完整。视觉命名能力在 70 岁之前保持稳定，并在之后持续下降[24]；言语流畅性，即在一定时间内进行单词搜索并生成特定类别单词的能力，也显示出与年龄相关的下降[25]。执行功能是使一个人能够成功地从事独立、适当、有目的和自利行为的能力，包括自我监控、计划、组织、推理、心理灵活性和问题解决的能力[22]。执行功能涉及快速运动反应，更容易受到年龄的影响[26]，对不熟悉的材料进行推理的能力也随着年龄的增长而衰退。然而，其他类型的执行功能，如识别相似性的能力、描述谚语的含义及对熟悉的材料进行推理的能力，在一生中保持稳定。此外，随着年龄的增长，尤其是 70 岁以后，概念形成、抽象性和心理灵活性下降；因此，老年人往往比年轻人更倾向于更具体地思考[27, 28]。

综上所述，并非所有的认知能力都会随着年龄的增长而下降。处理速度和言语流畅性认知域功能都显示出与年龄相关的下降，但记忆力和执行功能的下降是由多种因素决定的，而不是简单地与年龄相关。一项纵向研究的结果显示，执行功能的下降比其他认知域功能的下降发生得更早。

二、躯体功能与认知能力的衰退

了解认知功能的组成部分及其与年龄相关的衰退可以提高对肌少症、躯体功能和认知衰退之间复杂相互关系的理解，因为不同的研究在定

义认知表现时可能使用不同的神经心理学评估方式。几项即往研究表明，躯体功能的衰退比认知功能的衰退更早发生，并且衰弱是所有类型的痴呆症的重要风险因素 [11, 12]。在一项纵向研究中，身体衰弱和认知障碍的发生率都随着时间的推移而增加，并协同增加研究参与者发生不良后果的风险 [10]。然而，在一些研究中，认知障碍是通过使用简易精神状态评估量表（Mini-Mental State Examination，MMSE）来定义的，这可能对检测早期认知能力的下降并不敏感。

在衰老早期，肌少症可能比躯体衰弱发生得更早，并且可能在晚年时与多种共病一起发生 [13, 14]。在不同的情况下，肌少症与认知障碍之间的关联以不同的方式存在，如只有执行功能或语言能力的下降，或总体认知能力受损。由于对认知功能的评估方法不同，目前评估肌少症与认知障碍之间关联的研究显示出不同的结果（表 13-1）[29-48]。一项横断面研究考察了躯体衰弱状态与认知功能之间的关联，结果表明，老年人的衰弱与总体认知功能下降显著相关，但衰弱前期仅与非记忆领域的认知域而不是记忆领域的认知障碍相关 [49]。此外，日本一项为期 10 年的纵向研究表明，握力下降预示着总体认知功能的下降，而步态速度的下降预示着处理速度的下降 [50]。因此，肌肉力量下降和躯体功能下降是诊断肌少症的重要组成部分，预示着随后的认知功能下降，从而进一步加强了肌少症与晚年认知障碍之间的联系。

"认知衰弱"的提出是为了探索相互伴随的躯体功能和认知障碍的协同效应，其目前的可用定义为同时存在躯体衰弱和轻度认知障碍 [51]。根据这一可用定义在社区居住的老年人中检出的认知衰弱流行率较低。一项纵向研究表明，采用步速下降与轻度认知障碍的组合对不良结果的预测作用优于使用认知衰弱的预测作用。Ruan 等将认知衰弱的定义修改为"可逆性认知衰弱"和"潜在可逆性认知衰弱" [52]。可逆性认知衰弱被定义为生理衰弱前期（躯体衰弱前期）加主观认知能力下降，潜在可逆性认知衰弱被定义为生理衰弱前期（躯体衰弱前期）加轻度认知功能障碍 [53]。这些修改增加了认知衰弱的患病率，更强调了其可逆性。然而，潜在认知衰弱的可逆性尚未得到验证，尽管流行病学研究已证实其预后作用 [53, 54]。另一方面，"运动认知功能风险综合征"（motoric cognitive risk syndrome，MCR）概念被提出，其定义为步速下降和存在主观记忆下降主诉，并且许多纵向研究报道了其与不良结果的关联 [55, 56]。

然而，认知衰弱和运动认知风险综合征两者可能都难以充分体现同时存在躯体功能与认知功能衰退状态的最佳定义，特别是在体现潜在可逆性的方面。首先，在躯体衰弱的发展过程中，并非其定义所包括的 5 个组分都独立出现，主要集中于对迟缓和无力（步速下降、握力下降）这 2 个组分的研究，对其他组分尚未见报道 [57]。因此，在生理认知衰退的定义中使用躯体衰弱前期和衰弱本身的定义可能会将不同的病理因素归咎于同一实体，并混淆可逆性的结果预测。一项纵向研究的结果表明，运动型衰弱（核心指标为无力和迟缓 / 步速下降、握力下降）与非运动型衰弱 [主要指标为萎靡不振（疲乏感）和体重下降] 在临床特征和结果上有所不同 [57]。研究表明，执行功能的下降比记忆力的下降更早出现，并且与神经退行性过程密切相关 [58]。阿尔茨海默病神经影像学倡议报告称，主观认知主诉可能导致轻度认知障碍的误诊 [59]。主观认知下降与客观认知功能无关，而与抑郁症状更为密切相关 [59]。因此，有人提出对这种躯体认知衰退现象的新定义，仅使用躯体衰弱 [迟缓和（或）虚弱，步速下降和（或）握力下降] 的活动能力相关组分加上客观评估的认知衰退（在任何认知领域低于匹配人群 1.5 个标准差）来作为评估标准，发现在社区居住的老年人中这类躯体认知衰退患病率为 10%～15% [60-62]。此外，纵向研究表明，这种生理认知下降现象与心血管死亡率、全因死亡率和痴呆发生相关 [60-62]。

三、肌少症与认知障碍

尽管在衰老过程中身体和认知能力下降之间的联系及它们的协同作用已被证实[7, 10]，但其病理生理学基础仍不清楚。由于肌肉力量下降和（或）躯体表现下降是诊断肌少症的必要组成部分[13-15]，肌肉骨骼和神经系统因素可能单独或联合促使了肌少症的发展。来自不同地方和不同种族的研究报道显示，肌少症与认知障碍之间存在正相关（表 13-1）。然而，也有研究指出，这些关联主要与肌肉功能有关，而非肌肉质量[30, 40]。一项在中国台湾的既往研究表明，肌肉力量下降和（或）躯体表现低下与认知障碍显著相关，但仅肌少症或肌肉质量低与认知障碍无关[31]。瑞典的另一项研究也呼应了这些发现[40]。结果表明，肌少症和认知障碍之间的关联是由神经系统因素造成的，而肌肉质量的损失可能是这些因素的结果。中枢神经系统、周围神经系统、神经肌肉接头或这些系统中的神经退行性过程可能导致随后的身体功能下降。然而，周围器官也可能向神经系统提供反馈，并改变整个过程。在动物和人类研究中已经报道了肌肉和大脑之间的串扰[63, 64]。

有两项系统综述报道了肌少症和认知障碍之间的关联，但其所纳入的研究多为横断面研究或在前瞻性队列研究中使用横断面样本[65, 66]。大多数已发表的研究已经确定了在社区居住的老年人中，以及到衰弱或记忆相关诊所就诊的人中，甚至是患有痴呆症的老年人中，肌少症与认知障碍之间存在正相关。然而，也有一些研究并未发现肌少症与认知障碍之间存在正相关。根据最近的研究，建议对患有肌少症或身体功能下降的老年人进行认知评估，同时也建议对患有认知障碍的老年人进一步评估身体功能和肌少症。尽管有关肌少症与认知障碍的流行病学研究中提示两者存在正相关，但肌少症与认知障碍之间的病理联系仍有待确定。研究表明，运动在预防躯体功能和认知能力下降方面发挥着重要作用，这也突显了肌肉和大脑之间具有潜在的相互作用[67, 68]。

运动的主要特征是反复的肌肉收缩，这些收缩可能导致各种肌因子的分泌，并与不同的器官相互作用[64, 65]。根据目前的证据，运动后脑源性神经营养因子（brain-derived neurotrophic factor，BDNF）和鸢尾素的分泌增加；BDNF 和鸢尾素都对认知能力下降起到保护作用[64]。此外，骨骼肌质量的负调节因子肌肉生长抑制素已被确定为肌少症的潜在治疗靶点[69]。中和抗体和激活素 ⅡB 受体阻断均能逆转骨骼肌的流失，但并未明显改善肌肉力量或躯体表现。尽管仍不确定肌肉生长抑制素是否会发挥对肌少症的治疗潜力，但其对肌肉质量的负调节有助于维持骨骼肌质量的平衡。一项动物研究确定了海马、海马旁和嗅球神经元中存在肌肉生长抑制素 mRNA[70]，但神经元中 mRNA 的生理功能仍不清楚。另一项研究报道称，肌肉生长抑制素显著延迟了发育过程中的神经分化并引发了神经元的凋亡[71, 72]。神经元中肌肉生长抑制素的负调节与骨骼肌中的相似。由于肌肉生长抑制素的分子量较大，肌肉分泌的肌肉生长抑制素可能无法穿透血脑屏障，因此推测神经元分泌的肌肉生长抑制素在神经退行性变中起一定作用。基于这些发现，肌肉和神经元分泌的肌肉生长抑制素似乎分别对骨骼肌和神经元具有相似的生理作用，但可能存在一些未报道的生物标志物将肌肉和神经元中的肌肉生长抑制素活性联系起来以实现同步作用。通过循环，肌细胞因子或其他生物标志物可能有一条脊髓外通路，以促进肌肉 - 神经元的交流。肌肉收缩可能通过脊髓的传入纤维与神经元交流。然而，目前，除了 BDNF 和鸢尾素的生物学作用之外，这些途径仍然仅是假设。关于肌肉和大脑之间的串扰机制尚无法得出结论，但肌肉收缩可能会向大脑产生一些脊髓或脊髓外的信号，并可能在同一方向上协同作用。

表 13-1 评估肌少症和认知障碍之间的关联的研究

作者（年份）	国家及地区	实验设计	样　本	参与者	测量评估	认知评估	肌少症患病率	主要结果
Tuna F 等[29]	土耳其	复健医学与康复诊所的横断面研究	56 名成年人	平均年龄: 69.7±4.0 岁（65—80 岁）；59% 为女性	快速老年评估, SARC-F	快速认知筛查, 匹兹堡睡眠质量指数	• 肌少症: 35.7% • 痴呆: 33.9% • 睡眠质量差: 53.6%	肌少症与较差的睡眠质量正向相关，与快速认知筛查 ($r=-0.314$, $P<0.05$) 以及身体活动负向相关
Franzon K 等[30]	瑞典	乌普萨拉成年男性的纵向研究	287 名男性, 5 年后重新评估 127 名	平均年龄: 86.6±1.0 岁	EWGSOP 定义: • SMI<7.26kg/m² • 步速≤0.8m/s • HGS<30kg 更新后 • SMI<7.0kg/m² • HGS<27kg • 椅子站立测试>15s	独立衰老: MMSE≥25 分, 无确诊痴呆症, 在社区居住, 个人护理方面独立, 有能力独自在户外行走	21% 和 20% 基于不同定义 独立衰老: 基线 83% (239/288), 5 年后 69% (87/127)	使用两种不同定义和仅使用 SMI 确定的肌少症与独立衰老无相关性
Szlejf C 等[31]	巴西	横断面研究	5038 名 ELSA-巴西研究	平均年龄: 62.5±5.8 岁（≥55 岁）；53.7%为女性	FNIH: • MM: BIA ALM$_{BMI}$<0.789（男）, <0.512（女） • HGS<26kg 男, <16kg（女）	• 延迟单词回忆测验 • 语义语言流畅性测试 • 轨迹制作试验 B	• 肌少症: 1.8% • 低肌量: 23.3% • 低肌强度: 4.4%	肌少症与较差的语言流畅性测试表现相关 ($\beta=-0.20$, 95%CI $-0.38\sim-0.01$, $P=0.03$); 在所有认知测试中, 肌强度较低与较差的表现有关
Tamura Y 等[32]	日本	在衰弱诊所进行的 3 年前瞻性观察研究	323 名	平均年龄: 78 岁（50—95 岁）；37.8% 为男性	AWGS: • MM: BIA（kg/m²） • 握力 • 步速: 6m 步行的中间 4m	认知障碍得分: • MMSE≤27 分 • MoCA-J≤25 分 疑似痴呆: • MMSE≤23 分 • HDS-R≤20 分 • DASC-21≥31 分	31.4%（男: 33.1%, 女: 30.4%）	• 90%肌少症患者存在认知障碍 • 约 20% 的患者疑似患有痴呆症

（续表）

作者（年份）	国家及地区	实验设计	样 本	参与者	测量评估	认知评估	肌少症患病率	主要结果
Ogawa 等[33]	日本	一个记忆所的横断面研究	352 名	285 名患有 AD（35.8% 为男性；平均年龄 82±5.3 岁，范围为 67—96 岁）67 名认知正常（44.8% 为男性；平均年龄 81.1±4.7 岁，范围为 71—94 岁）	AWGS	DSM-5, MMSE	女性早期 AD36%；轻度 AD45%；中度 AD60% vs. NC11% 男性早期 AD41%；轻度 AD47%；中度 AD47% vs. NC13%	年龄越大，BMI 和 MMSE 评分越低与 AD 患者肌少症有关
Tolea MI 等[34]	美国佛里罗达州	横断面研究	353 名接受门诊检查并认知评估的参与者	• 平均年龄：69 岁；65.4% 为女性 • 肌少症组：平均年龄 73.02±0.90 岁；67% 为女性 • 肌少性肥胖组：平均年龄 71.17±2.21 岁；83.3% 为女性	• 简短便携式肌少症测量：最下面 2 个五分位量 • 肥胖：BMI≥30kg/m²	MoCA<26/30 分，轨迹制作测试 A 和 B，画钟测试，命名，句子重复，词汇流畅性 - 手指轻击字母，连续减法，数字向前，向后，定向力，短期记忆，动物命名测试		• 肥胖肌少症与整体认知能力的最低表现相关（$Est._{-Definiton1}$=-2.85±1.38，$P=0.039$），其次是肌少症（$Est._{-Definiton1}$=-1.88±0.79，$P=0.017$）• 亚子域特异性分析显示，执行功能（对肌少症的 $Est._{-Definiton1}$=-0.76±0.26，$P<0.05$）和定向力（对肌少症的 $Est._{-Definiton1}$=-0.36±0.15，$P<0.05$）是可能受到影响的个体认知技能
Kamo T 等[35]	日本	横断面研究	250 名在 2 个不同城市的 3 个养老院的有资格获得长期护理保险的居民	• 平均年龄：86.4±7.7 岁；81.6% 为女性 • 肌少症组：平均年龄 85.6±7.4 岁 • 非肌少症组：平均年龄 87.1±7.8 岁（$P=0.12$）	AWGS • MM：通过近红外光谱 • 四肢肌量（kg）=（0.17×身高）+（0.17×体重）+（8.45×OD1）-28.97 • SMI：kg/m² • 步速：4m 步行测试	MMSE	45.2%	性别和 BMI 与肌少症有关，但与 MMSE 无关

（续表）

作者（年份）	国家及地区	实验设计	样　本	参与者	测量评估	认知评估	肌少症患病率	主要结果
Hao Q 等[36]	中国	横断面研究	2012年3个急性老年病房的407名患者	平均年龄：81.0±8.0岁	AWGS ·MM: CC<31cm	认知障碍得定义为：未上过学MMSE≤17分，小学学历MMSE≤20分，高中及以上学历MMSE≤24分	总体人群：31% 女性44% vs. 男性26%	认知障碍在肌少症组比非肌少症组更常见（41% vs. 25%，P=0.002）；女性、吸烟、认知障碍（OR=2.08，95%CI 1.10～3.95）和多重用药是肌少症的危险因素，但较高的BMI是保护因素（OR=0.75，95%CI 0.68～0.83）
Samper-Terment 等[37]	哥伦比亚	横断面研究 2012年SABE Bogotá研究	1442名≥60岁的社区居民		EWGOSP，Fried表型	MMSE	11.5%	MMSE评分与肌少症无关；与肌少症相关的因素有高龄、女性、吸烟
Landi F 等[38]	意大利	iISIRENTE衰老与长寿研究，一项前瞻性队列研究	332名≥80岁	·平均年龄：86.1±1.4岁；67.7%为女性 ·肌少症组：平均年龄87.5±5.4岁 ·非肌少症组：平均年龄85.1±4.3岁	EWGSOP ·LMM: MAMC较低的三分位数，男性<21.1cm；女性<19.2cm ·步速：4m距离<0.8m/s	6项认知表现量表，得分7分有序量表，得分越高表示认知表现越差	30.8%	肌少症与较高的平均认知表现得分相关，肌少症为1.2±1.8，非肌少症为0.6±1.3，P=0.002
Nishiguchi 等[39]	日本	1年纵向前瞻性研究	131名≥60岁的社区居民		AWGS	MMSE	7.6%	肌少症是1年研究期间认知能力下降的独立危险因素（正常组，-0.32±8.39%；肌少症组，-5.86±5.16%；P=0.002）

（续表）

作者（年份）	国家及地区	实验设计	样　本	参与者	测量评估	认知评估	肌少症患病率	主要结果
Huang 等[40]	中国台湾	横断面研究	731 名社区居民	肌少症组: 76.7±5.3 岁; 72% 为男性 对照组: 73.1±5.4 岁; 51.4% 为男性	AWGS	• MMSE: 文盲<16 分, ≤6 年教育的<21 分, >6 年教育的<24 分 • 言语学习测试 • Boston 命名测试 • 言语流畅性测试 • Taylor 复数图检验 • 数字复向后测试 • 钟图测试	6.8%	肌少症与整体认知功能没有显著关联, 但与言语流畅性测试受损有显著关联
Sugimoto 等[41]	日本	横断面研究	418 名≥60 岁就诊于记忆门诊的受试者（肌少症 88 例, 对照组 330 例）(2010 年 10 月—2014 年 7月)	肌少症组: 80.0±5.9 岁 对照组: 76.9±6.0 岁	EWGSOP • 通过 BIA 测量的 SMI: 男性<7.0kg/m², 女性<5.7kg/m² • HGS: 男性<26kg, 女性<18kg • TUGT<13.56s	美国国立神经疾病、语言障碍和脑卒中研究所 阿尔茨海默病及相关疾病协会 • MMSE	总体: 21.1%（无障碍 8.6%, 遗忘型 MCI 12.5%, AD 23.3%）	在所有性别中, 年龄和 BMI 都是与肌少症和认知能力下降相关的因素
Papachristou 等[42]	英国	横断面研究 英国地区心脏研究（BRHS）	1570 名老年男性		EWGSOP • 通过 BIA FNIH 测量的 SMI	测试你的记忆（Test-Your-Memory, TYM）	2.7%	有 41% 的轻度认知障碍患者, 8% 的重度认知障碍患者; 重度认知障碍患者更可能有较高的内脏脂肪和肌少症; 肌少症和重度认知障碍之间没有认知独立联系
Gao 等[43]	中国	横断面研究	612 名	平均年龄: 70.6±6.7 岁 (60—91 岁)	AWGS	MMSE 中国版	总体: 9.8%（女性 12.0%, 男性 6.7%）农村地区 13.1%, 城市人口占 7.0%	肌少症参与者的 MMSE 得分较低

（续表）

作者（年份）	国家及地区	实验设计	样 本	参与者	测量评估	认知评估	肌少症患病率	主要结果
Tolea 等[44]	美国	横断面研究	223 名≥40 岁的社区居民	平均年龄：68.1±10.6 岁；65% 为女性	通过 BIA 测量的 LMM：男性＜7.26kg/m²，女性＜5.45kg/m²	MoCA＜26 分 确定痴呆 8 分≥2 分		肌少症患者在认知和身体功能上不仅有单个障碍，而且更可能有双重障碍
Kim 等[45]	韩国	横断面研究	95 名≥50 岁的 ESRD 患者（肌少症组 32 名，对照组 63 名）	平均年龄：63.9±10.0 岁 56.8% 为男性 • 肌少症组：63.4±11.7 岁 • 对照组：64.1±9.3 岁	EWGSOP • 通过 BIA 测量的 LMM：男性＜8.87kg/m²，女性＜6.42kg/m²	MMSE＜24 分	ESRD 男性为 37.0%，女性为 29.3%	肌少症在老年 ESRD 患者中高度流行，并与主观整体评估，炎症标志物，β2-微球蛋白，抑郁和认知功能障碍（OR=6.35，95%CI 1.62~34.96）密切相关
Hsu 等[46]	中国 台湾	横断面研究	353 名≥65 岁的男性	平均年龄：82.7±5.3 岁 • 肌少症组：83.7±5.7 岁 • 对照组：82.2±5.0 岁	EWGSOP • 通过 BIA 测量的 LMM：＜8.87kg/m² • 低肌强度：＜22.5kg • 低步速：≤0.8m/s	MMSE＜24 分	30.9%	肌少症与认知障碍（校正 OR=3.03，95%CI 1.63~5.65，P<0.001）和抑郁症状（校正 OR=2.25，95%CI 1.03~4.89，P=0.04）显著相关
Alexandre 等[47]	巴西	横断面研究 2006 年的 SABE 研究	1149 名社区老年居民	男性 74.8±1.0 岁；女性 75.8±1.0 岁	EWGSOP • SMI：男性≤8.90kg/m²，女性≤6.37kg/m² • 步速：<0.8m/s	修改后的 MMSE ＜12 分	女性 16.1% 男性 14.4%	高龄，认知障碍，低收入，吸烟，营养不良和肌少症相关
Abellan van Kan 等[48]	法国	横断面研究 EPIDOS 队列	3025 名 75 岁以上老年女性		• 6 个评估肌少症的标准（Baumgartner, Delmonico, Newman, IWGS, SIG 和 EWGSOP） • 通过 DEXA 测量的 LMM：四肢瘦肌量（ALM/h²≤5.67kg/m²）	简短便携式心理状况问卷＜8 分	3.3%~18.8%	6 种评估工具与认知障碍均无显著关联

AD. 阿尔茨海默病；AWGS. 亚洲肌少症工作组；BIA. 生物电阻抗法；BMI. 体重指数；CC. 小腿围；DASC - 21. 以社区为基础基于 21 个条目的综合护理系统的痴呆症评估表；ESRD. 终末期肾病；EWGSOP. 欧洲老年肌少症工作组；FNIH. 美国国立卫生研究院基金会；HDS - R.Hasegawa 氏痴呆量表 - 修订；HGS. 手握力；IWGS. 肌少症国际工作组；LMM. 瘦肌量；MAMC. 上臂围（3.14 肱三头肌皮肤褶皱厚度 ）；MM. 肌肉量；MCI. 轻度认知障碍；MMSE. 简易精神状态评估量表；MoCA. 蒙特利尔认知评估；SABE. 健康福利和老龄化；MoCA-J. 日语版蒙特利尔认知评估；SIG. 特别兴趣小组；SMI. 骨骼肌指数

结论

　　肌少症和认知障碍是老年人的常见疾病，两者在社区居住的老年人及就诊于衰弱或记忆相关疾病的诊所或患有痴呆症的老年人中均有报道同时存在。然而，目前缺乏基于纵向研究和干预研究以评估肌少症和认知障碍发展中的顺序关系的研究证据。潜在的肌肉 – 大脑交互作用可能通过脊髓或脊髓外通路存在，这些通路促进衰老过程中肌肉和大脑之间的交流。

参考文献

[1] Marengoni A, Angleman S, Melis R, Aging with multimorbidity: a systematic review of literature. *Aging Res Rev* 2011;10:430–9.

[2] Cheung JTK, Yu R, Wu Z, Geriatric syndromes, multimorbidity, and disability overlap and increase healthcare use among older Chinese. *BMC Geriatr* 2018;18:147.

[3] Calderón-Larrañaga A, Vetrano DL, Welmer AK, Psychological correlates of multimorbidity and disability accumulation in older adults. *Age Ageing* 2019;48:189–796.

[4] Landi F, Liperoti R, Russo A, Disability, more than multimorbidity, was predictive of mortality among older persons aged 80 years and older. *J Clin Epidemiol* 2010;63:752–9.

[5] Landi F, Calvani R, Tosato M, Impact of physical function impairment and multimorbidity on mortality among community-living older persons with sarcopaenia: results from the ilSIRENTE prospective cohort study. *BMJ Open* 2016;6:e008281.

[6] Zucchelli A, Vetrano DL, Grande G, Comparing the prognostic value of geriatric health indicators: a population-based study. *BMC Med* 2019;17:185.

[7] Yu WC, Chou MY, Peng LN, Synergistic effects of cognitive impairment on physical disability in all-cause mortality among men aged 80 years and over: results from longitudinal older veterans study. *PLoS One* 2017;12:e0181741.

[8] Chen DS, Genther DJ, Betz J, Lin FR. Association between hearing impairment and selfreported difficulty in physical functioning. *J Am Geriatr Soc* 2014;62:850–6.

[9] Chandrasekaran N, Harlow S, Moroi S, Karvonen-Gutierrez C. Visual impairment at baseline is associated with future poor physical functioning among middle-aged women: the Study of Women's Health Across the Nation, Michigan Site. *Maturitas* 2017;96:33–8.

[10] Cano C, Samper-Ternent R, Al Snih S, Frailty and cognitive impairment as predictors of mortality in older Mexican Americans. *J Nutr Health Aging* 2012;16:142–7.

[11] Hsu HC. Relationship between frailty and cognitive function among older adults in Taiwan. *J Frailty Aging* 2014;3:153–7.

[12] Kulmala J, Nykänen I, Mänty M, Hartikainen S, Association between frailty and dementia: a population-based study. *Gerontology* 2014;60:16–21.

[13] Chen LK, Liu LK, Woo J, Sarcopenia in Asia: consensus report of the Asian Working Group for Sarcopenia. *J Am Med Dir Assoc* 2014;15:95–101.

[14] Cruz-Jentoft AJ, Baeyens JP, Bauer JM, European Working Group on Sarcopenia in Older People. Sarcopenia: European consensus on definition and diagnosis: report of the European Working Group on Sarcopenia in Older People. *Age Ageing* 2010;39:412–23.

[15] Cruz-Jentoft AJ, Bahat G, Bauer J, Sarcopenia: revised European consensus on definition and diagnosis. *Age Ageing* 2019;48:601.

[16] Harada CN, Natelson Love MC, Triebel KL. Normal cognitive aging. *Clin Geriatr Med* 2013;29:737–52.

[17] Salthouse T. Consequences of age-related cognitive declines. *Ann Rev Psychol* 2012;63: 201–26.

[18] Luszcz MA, Bryan J, Toward understanding age-related memory loss in late adulthood. *Gerontology* 1999;45:2–9.

[19] Darowski ES, Helder E, Zacks RT, Age-related differences in cognition: the role of distraction control. *Neuropsychology* 2008;22:638–44.

[20] Davis HP, Klebe KJ, Guinther PM, Subjective organization, verbal learning, and forgetting across the life span: from 5 to 89. *Exp Aging Res* 2013;39:1–26.

[21] Delis D, Kramer J, Kaplan E, Ober B. CVLT-II California Verbal Learning Test. San Antonio, TX: The Psychological Corporation; 2000.

[22] Lezak M, Howieson D, Bigler E, Tranel D, Neuropsychological Assessment. 5. New York: Oxford University Press; 2012.

[23] Economou A, Memory score discrepancies by healthy middle-aged and older individuals: the contributions of age and education. *J Int Neuropsychol Soc* 2009;15:963–72.

[24] Zec RF, Markwell SJ, Burkett NR, Larsen DL, A longitudinal study of confrontation naming in the "normal" elderly. *J Int Neuropsychol Soc* 2005;11:716–26.

[25] Singh-Manoux A, Kivimaki M, Glymour MM, Timing of onset of cognitive decline: results from Whitehall II prospective cohort study. *BMJ* 2012;344:d7622.

[26] Hayden KM, Welsh-Bohmer KA, Epidemiology of cognitive aging and Alzheimer's disease: contributions of the cache county Utah study of memory, health and aging. *Curr Top Behav Neurosci* 2012;10:3–31.

[27] Oosterman JM, Vogels RL, van Harten B, Assessing mental flexibility: neuroanatomical and neuropsychological correlates of the Trail Making Test in elderly people. *Clin Neuropsychol* 2010;24:203–19.

[28] Wecker NS, Kramer JH, Hallam BJ, Delis DC, Mental flexibility: age effects on switching. *Neuropsychology* 2005;19:345–52.

[29] Tuna F, Üstündağ A, Başak Can H, Tuna H, Rapid geriatric assessment, physical activity, and sleep quality in adults aged more than 65 years: a preliminary study. *J Nutr Health Aging* 2019;23:617–22.

[30] Franzon K , Zethelius B, Cederholm T, Kilander L, The impact of muscle function, muscle mass and sarcopenia on independent ageing in very old Swedish men. *BMC Geriatr* 2019;19:153

[31] Szlejf C, Suemoto CK, Lotufo PA, Bensenor IM, Association

of sarcopenia with performance in multiple cognitive domains: results from the ELSA-Brasil study. *J Gerontol A Biol Sci Med Sci* 2019;74:1805–11.

[32] Tamura Y, Ishikawa J, Fujiwara Y, et al. Prevalence of frailty, cognitive impairment, and sarcopenia in outpatients with cardiometabolic disease in a frailty clinic. *BMC Geriatr* 2018;18:264.

[33] Ogawa Y, Kaneko Y, Sato T, et al. Sarcopenia and muscle functions at various stages of Alzheimer disease. *Front Neurol* 2018;9:710.

[34] Tolea MI, Chrisphonte S, Galvin JE. Sarcopenic obesity and cognitive performance. *Clin Interv Aging* 2018;13:1111–9.

[35] Kamo T, Ishii H, Suzuki K, et al. Prevalence of sarcopenia and its association with activities of daily living among Japanese nursing home residents. *Geriatr Nurs* 2018;39:528–33

[36] Hao Q, Hu X, Xie L, et al. Prevalence of sarcopenia and associated factors in hospitalised older patients: a cross-sectional study. *Australas J Ageing* 2018;37:62–7

[37] Samper-Ternent R, Reyes-Ortiz C, Ottenbacher KJ, Cano CA, Frailty and sarcopenia in Bogota: results from the SABE Bogota Study. *Aging Clin Exp Res* 2017;29:265–72.

[38] Landi F, Calvani R, Lorenzi M, et al. Serum levels of C-terminal agrin fragment (CAF) are associated with sarcopenia in older multimorbid community-dwellers: results from the ilSIRENTE study. *Exp Gerontol* 2016;79:31–6.

[39] Nishiguchi S, Yamada M, Shirooka H, et al. Sarcopenia as a risk factor for cognitive deterioration in community-dwelling older adults: a 1-year prospective study. *J Am Med Dir Assoc* 2016;17:372 e5–8.

[40] Huang CY, Hwang AC, Liu LK, et al. Association of dynapenia, sarcopenia, and cognitive impairment among community-dwelling older Taiwanese. *Rejuvenation Res* 2016;19:71–8.

[41] Sugimoto T, Ono R, Murata S, et al. Prevalence and associated factors of sarcopenia in elderly subjects with amnestic mild cognitive impairment or Alzheimer disease. *Curr Alzheimer Res* 2016;13:718–26.

[42] Papachristou E, Ramsay SE, Lennon LT, et al. The relationships between body composition characteristics and cognitive functioning in a population-based sample of older British men. *BMC Geriatr* 2015;15:172.

[43] Gao L, Jiang J, Yang M, et al. Prevalence of sarcopenia and associated factors in Chinese community-dwelling elderly: comparison between rural and urban areas. *J Am Med Dir Assoc* 2015;16:1003 e1–6.

[44] Tolea MI, Galvin JE, Sarcopenia and impairment in cognitive and physical performance. *Clin Interv Aging* 2015;10:663–71.

[45] Kim JK, Choi SR, Choi MJ, et al. Prevalence of and factors associated with sarcopenia in elderly patients with end-stage renal disease. *Clin Nutr* 2014;33:64–8.

[46] Hsu YH, Liang CK, Chou MY, et al. Association of cognitive impairment, depressive symptoms and sarcopenia among healthy older men in the veterans retirement community in southern Taiwan: a cross-sectional study. *Geriatr Gerontol Int* 2014;14(Suppl 1):102–8.

[47] Alexandre Tda S, Duarte YA, Santos JL, et al. Prevalence and associated factors of sarcopenia among elderly in Brazil: findings from the SABE study. *J Nutr Health Aging* 2014;18:284–90.

[48] Abellan van Kan G, Cesari M, Gillette-Guyonnet S, et al. Sarcopenia and cognitive impairment in elderly women: results from the EPIDOS cohort. *Age Ageing* 2013;42:196–202.

[49] Wu YH, Liu LK, Chen WT, Lee WJ, Peng LN, Wang PN, Chen LK, Cognitive function in individuals with physical frailty but without dementia or cognitive complaints: results from the I-Lan Longitudinal Aging Study. *J Am Med Dir Assoc* 2015;16:899. e9–16.

[50] Chou MY, Nishita Y, Nakagawa T, et al. Role of gait speed and grip strength in predicting 10-year cognitive decline among community-dwelling older people. *BMC Geriatr* 2019;19:186.

[51] Kelaiditi E, Cesari M, Canevelli M, IANA/IAGG, Cognitive frailty: rational and definition from an (I.A.N.A./I.A.G.G.) international consensus group. *J Nutr Health Aging* 2013;17:726–34.

[52] Ruan Q, Yu Z, Chen M, et al. Cognitive frailty, a novel target for the prevention of elderly dependency. *Aging Res Rev* 2015;20:1–10.

[53] Solfrizzi V, Scafato E, Seripa D, et al. Italian Longitudinal Study on Aging Working Group. Reversible cognitive frailty, dementia, and all-cause mortality. The Italian Longitudinal Study on Aging. *J Am Med Dir Assoc* 2017;18:89.e1–9.

[54] Solfrizzi V, Scafato E, Lozupone M, et al. Italian Longitudinal Study on Aging Working Group. Additive role of a potentially reversible cognitive frailty model and inflammatory state on the risk of disability: the Italian Longitudinal Study on Aging. *Am J Geriatr Psychiatry* 2017;25:1236–48.

[55] Verghese J, Annweiler C, Ayers E, et al. Motoric cognitive risk syndrome: multicounttry prevalence and dementia risk. *Neurology* 2014;83:718–26.

[56] Verghese J, Ayers E, Barzilai N, et al. Motoric cognitive risk syndrome: multicenter incidence study. *Neurology* 2014;83:2278–85.

[57] Liu LK, Guo CY, Lee WJ, et al. Subtypes of physical frailty: latent class analysis and associations with clinical characteristics and outcomes. *Sci Rep* 2017;7:46417.

[58] Montero-Odasso MM, Barnes B, Speechley M, et al. Disentangling cognitive-frailty: results from the Gait and Brain Study. *J Gerontol A Biol Sci Med Sci* 2016;71:1476–82.

[59] Edmonds EC, Delano-Wood L, Galasko DR, et al. Alzheimer's Disease Neuroimaging Initiative. Subjective cognitive complaints contribute to misdiagnosis of mild cognitive impairment. *J Int Neuropsychol Soc* 2014;20:836–47.

[60] Liu LK, Chen CH, Lee WJ, et al. Cognitive frailty and its association with all-cause mortality among community-dwelling older adults in Taiwan: results from I-Lan Longitudinal Aging Study. *Rejuv Res* 2018;21:510–7.

[61] Lee WJ, Peng LN, Liang CK, et al. Cognitive frailty predicting all-cause mortality among community-living older adults in Taiwan: a 4-year nationwide population-based cohort study. *PLoS One* 2018;13:e0200447.

[62] Shimada H, Doi T, Lee S, et al. Cognitive frailty predicts incident dementia among community- dwelling older people. *J Clin Med* 2018;7:E250.

[63] Pederson BK, Physical activity and muscle-brain crosstalk. *Nat Rev Endocrinol* 2019;15:383–92.

[64] Delezie J, Handschin C, Endocrine crosstalk between skeletal muscle and the brain. *Front Neurol* 2018;9:69.

[65] Cabett Cipolli G, Sanches Yassuda M, Aprahamian I, Sarcopenia is associated with cognitive impairment in older adults: a systematic review and meta-analysis. *J Nutr Health Aging* 2019;23:525–31.

[66] Chang KV, Hsu TH, Wu WT, et al. Association between sarcopenia and cognitive impairment: a systematic review and meta-analysis. *J Am Med Dir Assoc* 2016;17:1164 e7–15.

[67] Northey JM, Cherbuin N, Pumpa KL, Exercise interventions for cognitive function in adults older than 50: a systematic review with meta-analysis. *Br J Sports Med* 2018;52:154–60.

[68] Yang C, Moore A, Mpofu E, et al. Effectiveness of combined cognitive and physical interventions to enhance functioning in older adults with mild cognitive impairment: a systematic review of randomized controlled trials. *Gerontologist* 2020;60:633–42.

[69] Harish P, Malerba A, Lu-Nguyen N, et al. Inhibition of myostatin improves muscle atrophy in oculopharyngeal muscular dystrophy (OPMD). *J Cachexia Sarcopenia Muscle* 2019;10:1016–26.

[70] Iwasaki S, Miyake M, Watanabe H, et al. Expression of myostatin in neural cells of the olfactory system. *Mol Neurobiol* 2013;47:1–8.

[71] Augustin H, McGourty K, Steinert JR, et al. Myostatin-like proteins regulate synaptic function and neuronal morphology. *Development* 2017;144:2445–55.

[72] Hayashi Y, Mikawa S, Ogawa C, et al. Myostatin expression in the adult rat central nervous system. *J Chem Neuroanat* 2018;94:125–38.

第 14 章　肌少症和其他器官慢性疾病
Sarcopenia and Other Chronic Organ Diseases

Hidenori Arai　著

耿佳旭　译　　王晶桐　校　　姜　珊　审

本章将重点介绍与肌少症相关的几种慢性疾病，讨论每种慢性疾病如何影响肌少症的发展，以及肌少症会如何影响患慢性疾病老年人的预后。此外，考虑到不同慢性疾病中肌少症的发病风险，从预防肌少症的角度去管理慢性病患者是很重要的。因此，当我们照护慢性病患者的时候，肌少症的筛查、预防和干预对于管理疾病从而预防与增龄相关的功能障碍和生活质量下降是重要的。

一、慢性阻塞性肺疾病

慢性阻塞性肺疾病（chronic obstructive pulmonary disease，COPD）的特征是随着疾病的进展出现不可逆的气流受限和呼吸困难加重。尤其是在老年患者中，呼吸短促限制了 COPD 患者的身体活动能力，而活动能力受损会导致肌肉量和肌肉功能下降，从而会造成运动能力下降的恶性循环[1]。除了呼吸功能受限引起的活动能力降低，炎症、氧化应激、营养不良和低氧血症等问题也可导致 COPD 患者的骨骼肌功能障碍[2]。这些是 COPD 患者罹患肌少症的主要原因，肌少症相关并发症导致不良预后。

普通人群肌少症患病率不到 10%，但英国的一项研究应用欧洲老年肌少症工作组标准，COPD 稳定期患者的肌少症患病率可高达 15%～25%，并且没有性别差异[3]。

为了改善 COPD 患者的预后，必须预防和干预肌少症，建议为 COPD 患者提供肺康复治疗，从而改善肌少症患者的预后。已证明肺康复可以改善 COPD 患者的症状和生活质量，可以缓解呼吸困难和疲劳，同时增加运动耐量、改善情绪并增加患者对疾病管理的信心[3, 4]。由于食欲不振和相关的营养不良会影响肌肉健康，因此肺康复的同时还应考虑适当的营养补充。两项研究比较了单独有氧训练、单独抗阻训练、有氧和抗阻训练相结合对 COPD 患者的影响[5, 6]。考虑到衰老（Ⅱ型肌纤维受损）和 COPD（Ⅰ型肌纤维受损）是肌少症的病因，因此当患者状况允许进行两种干预时，有氧训练和抗阻训练相结合的措施将更有效。近期研究表明，神经肌肉电刺激也可以通过增强股四头肌肌肉量和功能改善严重 COPD 患者的运动能力，支持在无法进行常规肺康复的患者中应用电刺激[7]。照护 COPD 患者的医疗人员应该重视在适当疾病管理的同时进行肌少症的预防，并且考虑到由于医疗管理的改善，患者的预期寿命更长。然而，应该如何对 COPD 患者进行早期干预还需要更多的证据。

二、慢性肾脏病

慢性肾脏病（chronic kidney disease，CKD）与糖尿病、高血压、血脂异常和肥胖等非传染性疾病相关，由于肾功能下降与增龄相关，因此 CKD 在老年人群中发病率更高。CKD 是心血管疾病、脑卒中、肾功能衰竭和死亡等关键预后的危险因素。前瞻性研究表明，CKD 会使老年人躯体失能和认知能力下降的风险增加大约 2 倍[8, 9]。

肌肉量减少在 CKD 中很常见，主要原因是负氮平衡。此外，CKD 相关代谢改变的影响也可解释为什么 CKD 患者肌少症很常见[10]。这些变化可归因于尿毒症毒素的积累、慢性炎症、胰岛素抵抗、激素紊乱、营养不良、维生素 D 缺乏、氧化应激和泛素化增加等因素[11]。在慢性炎症方面，一些炎症标志物，如 IL-6、C 反应蛋白（C-reactive protein，CRP）和 TNF-α 与肌少症相关[12]。CKD 患者这些标志物高于肾功能正常的个体，并且与不良预后相关[13]。肾素 – 血管紧张素 – 醛固酮系统的上调也会损害 CKD 患者的肌肉再生[14, 15]。CKD 患者血浆中肌肉生长抑制素水平的上升与肌肉组织再生受损相关[16]。

横断面研究表明，与肾功能正常的个体相比，肌少症在 CKD3 期的患者中更为普遍。流行病学数据显示，透析前 CKD（$G_3 \sim G_5$）患者肌少症的患病率为 5.9%～15.4%[17-19]。随着 CKD 进展到更严重的阶段，肌少症患者的患病率升高。透析患者肌少症的患病率为 12.7%～33.7%，这种差异可能是由于研究中受试者平均年龄、评估肌少症方法和标准不同所造成的[20-22]。

CKD 患者肌肉量的减少与并发症和死亡率升高相关，尤其是增加了心血管疾病[23]。所以，早期识别肌少症并评估个体相关的可逆因素至关重要。关于 CKD 患者肌少症的干预措施，Wilkinson 等[24] 报道，非透析 CKD 患者持续 12 周（3 次 / 周）单独有氧运动或与抗阻训练相结合，可以使影响生活质量的相关症状总数下降 17%。有氧运动减少了呼吸短促的发作频率和其他症状，这与预期相一致。增加抗阻运动将进一步减少肌肉力量下降。然而，主观身体功能或体力活动水平没有看到显著的改善。对于 CKD3 期的患者，每周 3 次、持续 16 周中等强度的有氧运动可以轻度改善 VO_2 峰值[25]。因此，适当的抗阻和有氧训练方案能够改善 CKD 患者的预后。在营养方面，较高的蛋白质摄入会导致 CKD 患者的肾功能恶化。因此，需要进行长期的预后随访研究以确定适当的蛋白质摄入量，从而预防和治疗 CKD 患者的肌少症和衰弱，但对于严重 CKD 患者仍需要限制蛋白质摄入量。

三、慢性心力衰竭

慢性心力衰竭（chronic heart failure，CHF）临床常见，疾病严重，死亡率高，患病率随年龄而增加[26]。通过不同的治疗方法可以延长 CHF 患者的预期寿命，降低死亡率。尽管心力衰竭的治疗取得了进展，但 CHF 患者经常发生骨骼肌量下降，并可能引起疲劳、呼吸困难和身体活动能力低下，导致预后不良[27]。CHF 患者肌少症的高发病率可能是由于线粒体功能障碍、能量代谢异常、I 型肌纤维向 II 型肌纤维转变所致[28, 29]。此外，营养不良、促炎细胞因子增加、合成代谢激素减少、肌肉生长抑制素表达增加、细胞凋亡、氧化应激也与心力衰竭患者的肌肉功能障碍相关[30]。由于 CHF 对骨骼肌的不利影响，大约 20% 的 CHF 患者合并有肌少症，明显高于一般人群肌少症的患病率[31]。

如何预防 CHF 患者的肌肉丢失？事实上，运动训练不仅具有心脏保护作用，减缓从心功能不全到心力衰竭的转变，还可以诱导骨骼肌中抗分解代谢信号的传导[32]。尽管缺乏证据表明抗阻训练在 CHF 患者中的效果，但有氧训练和抗阻训练相结合将是预防 CHF 患者肌少症的标准方法。与常规有氧运动相比，CHF 患者使用神经肌肉电刺激也很安全，可以提高肌肉功能、肌肉力量、生活质量[33]。CHF 患者中的肌少症最终可能发展为心源性恶病质[34]，心源性恶病质与极差的预后有关[35]。除癌症外，CKD、COPD 和类风湿关节炎也可以合并恶病质。

四、糖尿病

在大多数国家，2 型糖尿病的患病率一直在上升。由于 2 型糖尿病医疗管理水平的提高，患者的年龄越来越大，面临各种与增龄相关的问题，如肌少症和衰弱等老年综合征。2 型糖尿病和肌少症之间存在双向联系，一种疾病的存在会增加另一种疾病的患病风险[36]。胰岛素抵抗、炎症、氧化应激增加及大血管并发症等因素会影响肌肉健康，肌肉受损也可能导致 2 型糖尿病的发生和进展[36]。鉴于糖尿病和肌少症之间的交互作用，有理由认为对于两者进行适当的生活方式干预，如饮食和运动，可以改善和维护躯体功能和代谢健康。在糖尿病的治疗中，我们应该记住，强化降糖治疗可能会对肌肉功能产生负面影响。尤其是在老年人中，保持活动能力比严格的血糖控制更重要。虽然减少膳食能量摄入和减肥被推荐用于治疗糖尿病，但可能会加剧老年患者的肌肉丢失。因此，应建议适当的运动和营养补充来预防肌少症[37, 38]。

许多药物可用于控制血糖。然而到目前为止，在治疗 2 型糖尿病的药物中，还没有药物被证明对预防肌少症有效。虽然胰岛素是一种合成代谢激素，可以增加肌肉蛋白合成，限制蛋白质降解[39]，其预防肌少症的治疗潜力仍不清楚。即使在老年人中，二甲双胍也是治疗 2 型糖尿病的一线药物，二甲双胍能激活 AMP 活化蛋白激酶（AMP-activated protein kinase，AMPK）[40]，可以防止与年龄相关的功能和线粒体损伤[41]。然而，AMPK 也能刺激肌原纤维蛋白降解[42]并刺激肌肉生长抑制素的表达[43]。临床研究表明，二甲双胍对肌肉量和力量的明确影响缺乏证据。因此，二甲双胍对肌肉功能的净效应及其对于肌少症的临床影响仍有待确定。除噻唑烷二酮外，没有发现其他降糖药对肌肉健康有益。一项关于男性骨质疏松性骨折（osteoporotic fractures in men，MrOS）的研究显示，与未使用胰岛素增敏药和未经治疗的糖尿病患者相比，单独使用二甲双胍及二甲双胍联合噻唑烷二酮治疗超过 3.5 年，对男性糖尿病患者总瘦体重下降有所减缓[44]。但是，我们应该认识到，噻唑烷二酮类会增加女性骨质疏松性骨

折的风险。目前现有的证据强调，早期发现糖尿病患者肌肉退化以防止肌少症和 2 型糖尿病进展具有重要意义。

流行病学数据显示了老年 2 型糖尿病患者肌少症的患病率。在横断面和纵向研究中，糖尿病患者的肌肉量和力量的加速下降受到糖尿病病程和糖化血红蛋白（hemoglobin A1c，HbA1c）水平的影响。一项针对印度患者的横断面研究中，根据 EWGSOP 定义[45]，2 型糖尿病患者与非糖尿病患者相比，发生肌少症前期的比值比（OR）是 3.48。据荷兰团体研究报道，调整混杂因素，可以观察到 2 型糖尿病患者的骨骼肌量和肌肉力量减退[46]。日本在 1971 名社区老人中研究了代谢综合征与肌少症（根据 EWGSOP 诊断标准）之间的关系，发现在 65—74 岁代谢综合征男性患者中，肌少症的患病率高达 5 倍以上[47]。美国老年人中，糖尿病患者的步速明显低于非糖尿病者。有研究调查了中国台湾人群中肌少症、肥胖肌少症和代谢综合征之间的关系，根据生物电阻抗法估算的骨骼肌指数（skeletal muscle index，SMI）诊断为肌少症或根据体重指数诊断为肥胖肌少症。结果显示，与健康受试者相比，肥胖肌少症患者和单纯肌少症患者发展为代谢综合征的 OR 为 11.59（95%CI 6.72～19.98）和 1.98（95%CI 1.25～3.16）[48]。肥胖肌少症和 2 型糖尿病和（或）代谢综合征患者的治疗方法是相当具有挑战性的，因为这些患者通常合并衰弱、跌倒和骨折的高风险。这类患者中的骨关节炎并发症是另一个需要进行适当干预的问题。

五、类风湿关节炎

由于慢性炎症、关节疼痛和畸形导致的身体活动减少，以及联合使用糖皮质激素等治疗，类风湿关节炎（rheumatoid arthritis，RA）患者发生肌少症的风险更高。尽管多项研究已经报道，RA 患者的瘦体重或肌肉力量较一般人群低，但上述研究没有根据 EWGSOP 或亚洲肌少症工作组标准定义肌少症[49-51]。最近 Torii 等的研究显示，根

据 AWGS 标准，RA 患者肌少症的患病率为 37.1%（严重肌少症为 14.7%，肌少症为 22.4%），49.0% 的患者被归类为肌肉含量低[52]。年龄、病程、病情活动和营养不良与肌少症呈正相关，而使用改善病情的生物类抗风湿药物与肌少症呈负相关。Mochizuki 等的研究还显示，根据 AWGS 标准，日本 65 岁以上的 RA 患者中肌少症的患病率为 29.6%[53]。未来应进一步研究抗风湿药物如何影响 RA 患者肌少症的发展。由于老年 RA 患者的增加，应该更多地关注肌少症预防和治疗。然而，疼痛和关节畸形会影响运动干预。因此，除了风湿病专家的治疗外，应采取多学科方法预防和治疗肌少症。

结论

COPD、CKD、CHF、2 型糖尿病和 RA 等慢性疾病与肌少症相关。肌少症的筛查是管理这类患者的重要策略之一。既然疾病管理对于预防肌少症很重要，那么我们需要重视在疾病管理过程中预防肌少症，当发现肌少症时，应在多学科方法的基础上给予适当的干预。

参考文献

[1] Garvey C, Fullwood MD, Rigler J. Pulmonary rehabilitation exercise prescription in chronic obstructive lung disease: US survey and review of guidelines and clinical practices. *J Cardiopulm Rehabil Prev.* 2013;33(5):314–22.

[2] Kim SH, Shin MJ, Shin YB, Kim KU. Sarcopenia associated with chronic obstructive pulmonary disease. *J Bone Metab.* 2019;26(2):65–74.

[3] Jones SE, Maddocks M, Kon SS, Canavan JL, Nolan CM, Clark AL, et al. Sarcopenia in COPD: prevalence, clinical correlates and response to pulmonary rehabilitation. *Thorax.* 2015;70(3):213–8.

[4] Maddocks M, Kon SS, Canavan JL, Jones SE, Nolan CM, Labey A, et al. Physical frailty and pulmonary rehabilitation in COPD: a prospective cohort study. *Thorax.* 2016;71(11):988–95.

[5] Ortega F, Toral J, Cejudo P, Villagomez R, Sanchez H, Castillo J, et al. Comparison of effects of strength and endurance training in patients with chronic obstructive pulmonary disease. *Am J Respir Crit Care Med.* 2002;166(5):669–74.

[6] Vonbank K, Strasser B, Mondrzyk J, Marzluf BA, Richter B, Losch S, et al. Strength training increases maximum working capacity in patients with COPD – randomized clinical trial comparing three training modalities. *Respir Med.* 2012;106(4):557–63.

[7] Maddocks M, Nolan CM, Man WD, Polkey MI, Hart N, Gao W, et al. Neuromuscular electrical stimulation to improve exercise capacity in patients with severe COPD: a randomised double-blind, placebo-controlled trial. *Lancet Respir Med.* 2016;4(1):27–36.

[8] Anand S, Johansen KL, Kurella TM. Aging and chronic kidney disease: the impact on physical function and cognition. *J Gerontol A Biol Sci Med Sci.* 2014;69(3):315–22.

[9] Stenvinkel P, Larsson TE. Chronic kidney disease: a clinical model of premature aging. *Am J Kidney Dis.* 2013;62(2):339–51.

[10] Fahal IH. Uraemic sarcopenia: aetiology and implications. *Nephrol Dial Transplant.* 2014;29(9):1655–65.

[11] Avin KG, Moorthi RN. Bone is not alone: the effects of skeletal muscle dysfunction in chronic kidney disease. *Curr Osteoporos Rep.* 2015;13(3):173–9.

[12] Bano G, Trevisan C, Carraro S, Solmi M, Luchini C, Stubbs B, et al. Inflammation and sarcopenia: a systematic review and meta-analysis. *Maturitas.* 2017;96:10–5.

[13] Amdur RL, Feldman HI, Dominic EA, Anderson AH, Beddhu S, Rahman M, et al. Use of measures of inflammation and kidney function for prediction of atherosclerotic vascular disease events and death in patients with CKD: findings from the CRIC study. *Am J Kidney Dis.* 2019;73(3):344–53.

[14] Graziani G, Badalamenti S, Del Bo A, Marabini M, Gazzano G, Como G, et al. Abnormal hemodynamics and elevated angiotensin II plasma levels in polydipsic patients on regular hemodialysis treatment. *Kidney Int.* 1993;44(1):107–14.

[15] Sanders PM, Russell ST, Tisdale MJ. Angiotensin II directly induces muscle protein catabolism through the ubiquitin-proteasome proteolytic pathway and may play a role in cancer cachexia. *Br J Cancer.* 2005;93(4):425–34.

[16] Yano S, Nagai A, Isomura M, Yamasaki M, Kijima T, Takeda M, et al. Relationship between blood myostatin levels and kidney function: shimane CoHRE study. *PLoS One.* 2015;10(10):e0141035.

[17] Pereira RA, Cordeiro AC, Avesani CM, Carrero JJ, Lindholm B, Amparo FC, et al. Sarcopenia in chronic kidney disease on conservative therapy: prevalence and association with mortality. *Nephrol Dial Transplant.* 2015;30(10):1718–25.

[18] Zhou Y, Hellberg M, Svensson P, Hoglund P, Clyne N. Sarcopenia and relationships between muscle mass, measured glomerular filtration rate and physical function in patients with chronic kidney disease stages 3-5. *Nephrol Dial Transplant.* 2018;33(2):342–8.

[19] Moon SJ, Kim TH, Yoon SY, Chung JH, Hwang HJ. Relationship between stage of chronic kidney disease and sarcopenia in Korean aged 40 years and older using the Korea National Health and Nutrition Examination Surveys (KNHANES IV-2, 3, and V-1, 2), 2008–2011. *PLoS One.* 2015;10(6):e0130740.

[20] Kim JK, Choi SR, Choi MJ, Kim SG, Lee YK, Noh JW, et al. Prevalence of and factors associated with sarcopenia in elderly patients with end-stage renal disease. *Clin Nutr.* 2014;33(1):64–8.

[21] Lamarca F, Carrero JJ, Rodrigues JC, Bigogno FG, Fetter RL, Avesani CM. Prevalence of sarcopenia in elderly maintenance hemodialysis patients: the impact of different diagnostic criteria. *J Nutr Health Aging.* 2014;18(7):710–7.

[22] Bataille S, Serveaux M, Carreno E, Pedinielli N, Darmon P, Robert A. The diagnosis of sarcopenia is mainly driven by muscle mass in hemodialysis patients. *Clin Nutr.* 2017;36(6):1654–60.

[23] Kim JK, Kim SG, Oh JE, Lee YK, Noh JW, Kim HJ, et al. Impact of sarcopenia on longterm mortality and cardiovascular events in patients undergoing hemodialysis. *Korean J Intern Med.* 2019;34(3):599–607.

[24] Wilkinson DJ, Bukhari SSI, Phillips BE, Limb MC, Cegielski J, Brook MS, et al. Effects of leucine-enriched essential amino acid and whey protein bolus dosing upon skeletal muscle protein synthesis at rest and after exercise in older women. *Clin Nutr.* 2018;37(6 Pt A): 2011–21.

[25] Barcellos FC, Santos IS, Umpierre D, Bohlke M, Hallal PC. Effects of exercise in the whole spectrum of chronic kidney disease: a systematic review. *Clin Kidney J.* 2015;8(6):753–65.

[26] Writing Group M, Lloyd-Jones D, Adams RJ, Brown TM, Carnethon M, Dai S, et al. Heart disease and stroke statistics–2010 update: a report from the American Heart Association. *Circulation.* 2010;121(7):e46–e215.

[27] Georgiadou P, Adamopoulos S. Skeletal muscle abnormalities in chronic heart failure. *Curr Heart Fail Rep.* 2012;9(2):128–32.

[28] Kinugawa S, Takada S, Matsushima S, Okita K, Tsutsui H. Skeletal muscle abnormalities in heart failure. *Int Heart J.* 2015;56(5):475–84.

[29] St-Jean-Pelletier F, Pion CH, Leduc-Gaudet JP, Sgarioto N, Zovile I, Barbat-Artigas S, et al. The impact of ageing, physical activity, and pre-frailty on skeletal muscle phenotype, mitochondrial content, and intramyocellular lipids in men. *J Cachexia Sarcopenia Muscle.* 2017;8(2):213–28.

[30] Zamboni M, Rossi AP, Corzato F, Bambace C, Mazzali G, Fantin F. Sarcopenia, cachexia and congestive heart failure in the elderly. *Endocr Metab Immune Disord Drug Targets.* 2013;13(1):58–67.

[31] Fulster S, Tacke M, Sandek A, Ebner N, Tschope C, Doehner W, et al. Muscle wasting in patients with chronic heart failure: results from the studies investigating co-morbidities aggravating heart failure (SICA-HF). *Eur Heart J.* 2013;34(7):512–9.

[32] Souza RW, Piedade WP, Soares LC, Souza PA, Aguiar AF, Vechetti-Junior IJ, et al. Aerobic exercise training prevents heart failure-induced skeletal muscle atrophy by anti-catabolic, but not anabolic actions. *PLoS One.* 2014;9(10):e110020.

[33] Saitoh M, Dos Santos MR, Anker M, Anker SD, von Haehling S, Springer J. Neuromuscular electrical stimulation for muscle wasting in heart failure patients. *Int J Cardiol.* 2016;225:200–5.

[34] Biolo G, Cederholm T, Muscaritoli M. Muscle contractile and metabolic dysfunction is a common feature of sarcopenia of aging and chronic diseases: from sarcopenic obesity to cachexia. *Clin Nutr.* 2014;33(5):737–48.

[35] Rossignol P, Masson S, Barlera S, Girerd N, Castelnovo A, Zannad F, et al. Loss in body weight is an independent prognostic factor for mortality in chronic heart failure: insights from the GISSI-HF and Val-HeFT trials. *Eur J Heart Fail.* 2015;17(4):424–33.

[36] Mesinovic J, Zengin A, De Courten B, Ebeling PR, Scott D. Sarcopenia and type 2 diabetes mellitus: a bidirectional relationship. *Diabetes Metab Syndr Obes.* 2019;12:1057–72.

[37] Kuzuya M, Sugimoto K, Suzuki T, Watanabe Y, Kamibayashi K, Kurihara T, et al. Chapter 3 Prevention of sarcopenia. *Geriatr Gerontol Int.* 2018;18(Suppl 1):23–7.

[38] Verreijen AM, Verlaan S, Engberink MF, Swinkels S, de Vogel-van den Bosch J, Weijs PJ. A high whey protein-, leucine-, and vitamin D-enriched supplement preserves muscle mass during intentional weight loss in obese older adults: a double-blind randomized controlled trial. *Am J Clin Nutr.* 2015;101(2):279–86.

[39] Dimitriadis G, Mitrou P, Lambadiari V, Maratou E, Raptis SA. Insulin effects in muscle and adipose tissue. *Diabetes Res Clin Pract.* 2011;93(Suppl 1):S52–9.

[40] Zhou G, Myers R, Li Y, Chen Y, Shen X, Fenyk-Melody J, et al. Role of AMP-activated protein kinase in mechanism of metformin action. *J Clin Invest.* 2001;108(8):1167–74.

[41] Bujak AL, Crane JD, Lally JS, Ford RJ, Kang SJ, Rebalka IA, et al. AMPK activation of muscle autophagy prevents fasting-induced hypoglycemia and myopathy during aging. *Cell Metab.* 2015;21(6):883–90.

[42] Bolster DR, Crozier SJ, Kimball SR, Jefferson LS. AMP-activated protein kinase suppresses protein synthesis in rat skeletal muscle through down-regulated mammalian target of rapamycin (mTOR) signaling. *J Biol Chem.* 2002;277(27):23977–80.

[43] Zhang C, McFarlane C, Lokireddy S, Bonala S, Ge X, Masuda S, et al. Myostatin-deficient mice exhibit reduced insulin resistance through activating the AMP-activated protein kinase signalling pathway. *Diabetologia.* 2011;54(6):1491–501.

[44] Lee CG, Boyko EJ, Barrett-Connor E, Miljkovic I, Hoffman AR, Everson-Rose SA, et al. Insulin sensitizers may attenuate lean mass loss in older men with diabetes. *Diabetes Care.* 2011;34(11):2381–6.

[45] Anbalagan VP, Venkataraman V, Pradeepa R, Deepa M, Anjana RM, Mohan V. The prevalence of presarcopenia in Asian Indian individuals with and without type 2 diabetes. *Diabetes Technol Ther.* 2013;15(9):768–75.

[46] Leenders M, Verdijk LB, van der Hoeven L, Adam JJ, van Kranenburg J, Nilwik R, et al. Patients with type 2 diabetes show a greater decline in muscle mass, muscle strength, and functional capacity with aging. *J Am Med Dir Assoc.* 2013;14(8):585–92.

[47] Ishii S, Tanaka T, Akishita M, Ouchi Y, Tuji T, Iijima K, et al. Metabolic syndrome, sarcopenia and role of sex and age: cross-sectional analysis of Kashiwa cohort study. *PLoS One.* 2014;9(11):e112718.

[48] Lu CW, Yang KC, Chang HH, Lee LT, Chen CY, Huang KC. Sarcopenic obesity is closely associated with metabolic syndrome. *Obes Res Clin Pract.* 2013;7(4):e301–7.

[49] Giles JT, Ling SM, Ferrucci L, Bartlett SJ, Andersen RE, Towns M, et al. Abnormal body composition phenotypes in older rheumatoid arthritis patients: association with disease characteristics and pharmacotherapies. *Arthritis Rheum.* 2008;59(6):807–15.

[50] Dao HH, Do QT, Sakamoto J. Abnormal body composition phenotypes in Vietnamese women with early rheumatoid arthritis. *Rheumatology (Oxford).* 2011;50(7):1250–8.

[51] Baker JF, Von Feldt J, Mostoufi-Moab S, Noaiseh G, Taratuta E, Kim W, et al. Deficits in muscle mass, muscle density, and modified associations with fat in rheumatoid arthritis. *Arthritis Care Res.* 2014;66(11):1612–8.

[52] Torii M, Hashimoto M, Hanai A, Fujii T, Furu M, Ito H, et al. Prevalence and factors associated with sarcopenia in patients with rheumatoid arthritis. *Mod Rheumatol.* 2019;29(4):589–95.

[53] Mochizuki T, Yano K, Ikari K, Okazaki K. Sarcopenia-associated factors in Japanese patients with rheumatoid arthritis: a cross-sectional study. *Geriatr Gerontol Int.* 2019;19(9): 907–12.

第 15 章　骨骼肌影像学
Imaging of Skeletal Muscle

Thomas F. Lang　著

赵瑞娜　杨　萌　译　姜　珊　校　胡亦新　审

肌少症的现代定义为肌量减少伴躯体功能下降。肌肉量可以使用双能 X 线吸收法（dual-energy X-ray absorptiometry，DXA）、计算机断层扫描（computed tomography，CT）或磁共振成像（magnetic resonance imaging，MRI）来评估。DXA 是一种评估体内瘦肉、脂肪和骨骼成分的二维测量方法。CT 和 MRI 是三维测量方法，能够评估肌肉横截面积或体积，取决于采集技术是涉及单切片还是体积成像。CT、MRI 和磁共振波谱（magnetic resonance spectroscopy，MRS）不仅可以评估肌肉量，还可用于测定骨骼肌的成分，特别是评估骨骼肌组织的脂肪浸润程度、特定肌群内和肌间的脂肪成分分布，以及脂肪细胞之间、骨骼肌纤维之间肌内甘油三酯的分布。MRS 和正电子发射断层显像（positron emission tomography，PET）可用于研究骨骼肌组织的代谢活性，包括 ATP/ADP 的产生、葡萄糖和氨基酸的代谢。

一、双能 X 线吸收法

DXA 是一种精确的能用于临床的方法，可评估任何解剖部位身体成分[1]。DXA 最初是为了评估骨密度（bone mineral density，BMD）而开发的，于 20 世纪 80 年代末开始使用，已成为全球骨质疏松症诊断和临床评估的主要方法。在 DXA 概念中，通过 X 线管的稀土过滤[2]或管电压的快速切换[3]产生具有两种不同能量级的 X 线穿过人体。DXA 扫描仪配有一个测量被扫描物体对"高"和

"低"能量 X 线衰减程度的探测系统，确定 2 种 X 线能量衰减的差异。利用这种技术，根据能量衰减差异，骨骼容易与软组织区分开来。将这些测值与校准标准相关联，就有可能在投射图像的每个点或每个像素处以 g 为单位测量骨骼量。通过确定感兴趣区域，如腰椎或股骨颈，将所有像素点的骨骼总量（以 g 为单位）除以区域面积（以 cm^2 为单位），即可获得面积 BMD，单位为 g/cm^2。自 20 世纪 90 年代初开始，多项前瞻性研究已证明了面积 BMD 与骨质疏松性骨折事件的相关性，并研究了骨吸收抑制药和其他骨质疏松症药物的疗效[4]。DXA 以其价格低廉、可靠性高、辐射剂量低（接近日常背景辐射，远远低于跨大西洋飞行 1 次受到的辐射剂量）而被广泛应用于临床。

在图像中没有骨骼的区域，可以使用上述的 X 线吸收差异测量方法来鉴别肌肉和脂肪组织。这种成分测量既用于校正因骨表面软组织中脂肪成分引起的 BMD 测量差异，也用于软组织成分的定量评估[1, 5]。校正 BMD 测值时，骨周围的脂肪与瘦肉组织的含量比值外推至骨骼正上方的区域，此处仅对软组织总量进行定量。将这一比值用于测量软组织量可以估计骨骼区域脂肪、瘦肉与骨骼的量。将这 3 种成分的估计值与非骨骼区域的脂肪和瘦肉组织的测量值相结合，可以对身体内这 3 种成分的总量进行估计。身体成分测量需要进行全身扫描。使用分析软件将骨骼、脂肪和瘦肉成分划分成不同的解剖节段，包括躯干、骨盆

及四肢等（图 15-1）。一般来说，商业扫描仪的身体成分测量精度很好，骨含量的测量误差大致为 1%，瘦肉和脂肪含量的测量误差大致为 2%～3%。不同制造商的 DXA 仪器之间分区的算法、精度和误差来源有所不同，读者可参阅描述这一方法的最新技术论文及其优点和局限性[6-11]。

恒定水合状态是所有 DXA 身体成分测量的共同假设[12]。DXA 系统假设无脂物质的水合率恒定在 73%，尽管这一特性存在少量正常变异，但似乎并不会引起临床显著的测量误差。然而，病理性水中毒或缺水状态会引起脂肪百分比估计的误差。临床上，这种情况可由过度的水潴留或水肿引起。DXA 软件使人们能够测量身体不同区域的骨矿物质和软组织成分。

DXA 身体成分测量已经被广泛应用于监测与肌少症有关的瘦肉量和脂肪量的变化[13-24]。在四肢中，瘦体组织量可用于替代肌肉量，四肢肌肉量测量早期被尝试用于肌少症定义与患病率的确立、追踪骨骼肌随年龄减少的情况、评估骨量减少与功能受损的流行和发生率、与跌倒和肌少症相关性骨骼疾病（如骨质疏松症和骨折）的关系。然而，仅评估骨骼肌量对于理解骨骼肌组织状态与肌少症相关性功能受损之间关系的价值有限[25]。其他影像学技术可以同时评估肌肉量、组织成分与代谢，大大提高了临床对肌少症的理解。

二、计算机断层扫描

CT 是一种 3D X 线吸收测量法，可提供组织薄层横截面中线性衰减系数的分布[26]。在横断面中，被扫描物体包含在探测器阵列和 X 线发射源之间定义的 X 线扇形区域中。探测器阵列由多排探测器组成，根据 CT 扫描仪的型号，通常在

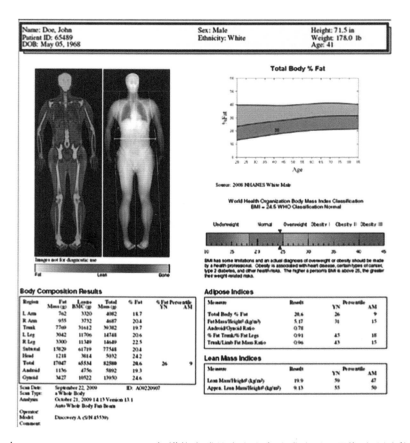

▲ 图 15-1　由 Hoiogic Discovery A DXA 扫描仪完成的患者全身体成分测量图像（此图彩色版本见书末）

16～256 排，沿扫描台的表轴方向延伸。现代 CT 扫描仪通常采用"螺旋"采集方式，探测器阵列和 X 线管旋转的同时扫描台沿 Z 轴连续平移扫描对象[27]。在一定的时间间隔（通常每次机架旋转 360°），系统测量 X 线管焦点和单个 X 线探测器之间的 X 线束衰减。这个衰减测量值是 X 线束的测量强度与受试者在空气中的测量强度的对数。X 线管和探测器的旋转获取了扫描对象周围的螺旋数据，插值技术采用来自多排探测器阵列的数据填补了螺旋臂之间的间隙，而生成一个包绕扫描对象的完整圆柱形体积的数据。根据特定的临床成像要求，将数据量重建为层厚自 0.5～10mm 的横断面。横截面图像被转换成图像元素，即"像素"的矩阵。因为图像代表薄层组织，图像元素具有厚度，因此是体积元素或"体素"。体素的尺寸可以根据被成像器官的大小进行调整。根据扫描仪的类型，体素尺寸范围从"平面内"的微米级到大约 1mm，层厚也可高达几毫米。在形成的 CT 图像中，体素值代表线性衰减系数，即组织密度和电子密度的测量值。由于这些线性衰减系数取决于有效 X 线能量（不同型号的 CT 扫描仪及同一扫描仪的不同管电压设置，有效 X 线能量不同），因此使用 Hounsfield 值这一简单的测值对其进行标准化。每个体素的灰度值用 Hounsfield 单位（Hounsfield Unit，HU）表示，定义为特定体素的线性衰减系数与水的线性衰减系数之差除以水的线性衰减系数。HU 值是一个线性数值，其中空气的值为 –1000HU，水的值为 0HU，肌肉的值 30HU，骨骼的值通常在 300～3000HU。

特定组织类型的 HU 值取决于几个技术因素。首先，如果组织中结构的尺寸小于体素的尺寸，HU 值受到部分体积效应的限制，所测量的 HU 值是所构成体素组织的体积加权平均 HU 值。例如，一个体积 0.78mm × 0.78mm × 10mm 的骨小梁体素是由骨、胶原蛋白、细胞骨髓和脂肪骨髓组成，所测量的 HU 值是这 4 种成分的体积加权平均值。线束硬化是 HU 值变化的第 2 个来源。在 CT 图像中，线束硬化导致同一组织处于患者外部时，衰减系数系统性地高于内部。尽管 CT 设备制造商已经进行了线束硬化校正，但这些校正的效果因制造商和不同机器上的技术设置而异。现代 CT 设备有多个探测器阵列，一些机器具有可产生双能 X 线束的 X 线系统[28]，允许将体素区分为 3 个组成部分。Seeram 在一篇论文中对现代 CT 设备的技术进行了综述[29]。

CT 成像可用于量化肌肉的体积特征及与老年人肌肉力量和整体功能高度相关的身体成分。特别是，CT 成像在身体成分的流行病学研究中广泛应用于研究肌肉和脂肪。通常，采集 L$_{1\sim2}$ 或 L$_{4\sim5}$ 椎间隙的单个横截面积（cross sectional area, CSA）进行身体脂肪测量，采集大腿中部或含特定骨性标志的腹部和大腿的 CSA 进行体积测量[30-36]。如图 15-2 所示，量化的关键变量包括大腿中部肌肉总体 CSA 数值、股四头肌和腘绳肌的 CSA 数值、皮下脂肪的总体 CSA 数值，以及大腿肌肉总体、腘绳肌和股四头肌各自的衰减系数。大腿肌肉总体和股四头肌的 CSA 与膝关节伸肌力量的增加呈正相关。

肌肉横截面积随着年龄的增长而减小，肌肉力量也随之下降，女性的肌肉横截面积小于男性[30-32]。肌少症的研究中另一个受到普遍关注的特征是平均衰减系数，该系数在应用阈值，是在排除浸润在每个肌群中的脂肪沉积后，综合所有肌肉区域进行计算的。研究证实在老年受试者中，用这种方法计算的平均衰减系数在组织学上与肌细胞内和肌细胞间脂肪积聚相对应。随年龄增长的肌肉脂肪浸润增加即使不是肌少症的核心特征，可能也是一个重要特征[30-32, 37]。大腿肌肉平均衰减系数较低与肌肉组织脂肪的增加相对应。大腿肌肉衰减的降低与肌肉力量的降低相关，这种相关性与肌肉横截面积和大腿脂肪组织的总量无关。多个骨骼部位的横截面积和肌肉衰减检测值与老年人的功能能力指数相关，包括起坐试验和已被证明对跌倒有强烈预测作用的腿部力量测量[34-36]。

关于健康、老龄化和身体成分的一些研究及一项由美国国立卫生研究院资助的大样本人群研究均证实，通过 CT 测量的身体成分测值与独立生活的老年人的机体功能和生活质量相关。Visser 等研究了大腿成分测值和下肢功能（lower-extremity performance，LEP）之间的关系，LEP 通过 2 个定时测试评估：一系列不用手臂辅助的 5 次起坐试验和 6m 步行试验[36]。大腿肌肉横截面积缩小、衰减系数降低均与 LEP 较差相关，即使对肌肉面积调整后也是如此。大腿肌肉的衰减系数不仅与当前的躯体功能相关，而且与偶发性功能衰退有关。Visser 等分析健康、衰老和身体成分的纵向研究数据，发现大腿肌肉衰减的低基线值预示着偶发性活动受限，活动受限定义为无法行走 1/4 英里（402m）或爬 10 个台阶[35]。这些关于活动受限的数据与后来研究肌肉衰减与偶发性骨折关系的结果一致。Lang 等发现大腿肌肉衰减减少与偶发性髋部骨折有关[38]，Schafer 等证实大腿肌肉衰减与老年糖尿病患者的临床骨折相关[39]。大腿肌肉衰减系数降低也与老年人胰岛素抵抗增加和代谢综合征发生相关。糖尿病和其他与体重相关的健康状况与视力不佳、肌肉骨骼疼痛和其他预示跌倒风险增加的指标相关[30]。最近，研究人员开发了使用 CT 容积成像评估骨骼肌特征的新方法，这一方法使用新的图像处理方法从 3 个维度来描述肌肉脂质分布[40]。随后的一项病例对照研究证实这些参数的多变量模型与髋部骨折相关，与单一的骨骼参数相比，提高了 CT 预测骨折风险的能力[41]。

三、磁共振成像

MRI 是一种基于外部磁场作用下使用无线电波激发质子的成像技术。质子最大限度地吸收无线电能的共振频率取决于它们的局部化学环境。由于肌肉骨骼组织富含含有质子的分子，如肌肉蛋白质和脂质，因此 MRI 是评估肌肉组织解剖结构的具有强大内涵的工具，特别是在评估肌肉的瘦肉和脂肪成分方面。虽然一些研究人员已经在一系列应用中使用三维 MRI 来获得肌肉组织和肌间脂肪体积，但 MRI 的真正优势在于能够获得

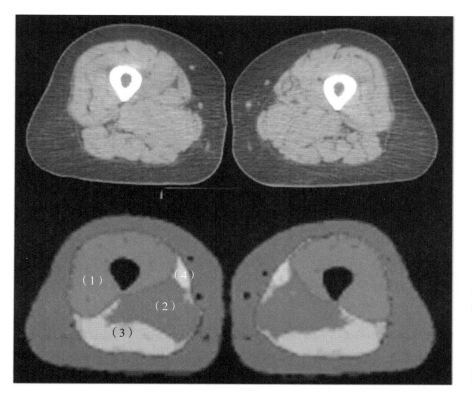

◀ 图 15-2 大腿中部 CT 扫描和使用分析软件进行肌群划分（此图彩色版本见书末）

上图：大腿中部的 CT 扫描。下图：主要肌群划分，包括股四头肌（1）、内收肌（2）、腘绳肌（3）和缝匠肌（4）

波谱数据，这些数据可以在体内探测骨骼肌内的 ATP 生成功能和脂肪、糖原等重要营养素的储存情况。

质子磁共振波谱（proton magnetic resonance spectroscopy，¹H-MRS）是一种可以区分储存在脂肪细胞内的脂质［即肌细胞外脂质（extramyocellular lipid，EMCL）］和以脂滴形式储存在肌质边缘的肌细胞内脂质（intramyocellular lipid，IMCL）的技术[42-45]。这种区分是基于脂肪细胞中类圆柱形的 EMCL 沉积中包含的质子与球形的 IMCL 沉积中包含的质子之间共振频率的差异。这些共振在骨骼肌的质子波谱中显示为不同的波峰（图 15-3）。研究 IMCL 具有重要的临床意义，因为 IMCL 储存代表了与线粒体相邻的脂质，并且代表了用于氧化的游离脂肪酸的能量供应。研究表明，¹H-MRS 测定的 IMCL 强度与胰岛素抵抗和肥胖相关。众所周知，胰岛素抵抗的风险会随着年龄的增长而增加，骨骼肌老化的特点是氧化能力降低，进而导致 IMCL 增加。MRS 还可用于检测 ATP、ADP、无机磷酸盐、糖原和骨骼肌中其他化学物质包含的 ³¹P 和 ¹³C 原子核的共振，测定细胞内 pH 值及 ADP 和 Mg^{2+} 的游离浓度。这些测量允许该技术用于评估缺血（糖原分解）条件或有氧（氧化）条件下的 ATP 合成速率。骨骼肌研究中的其他应用包括评估骨骼肌的氧化能力，以及质子外流和缓冲能力，这有助于深入了解骨骼肌的运动后恢复。¹³C 原子核共振的广泛化学位移使 ¹³C-MRS 能够用于评估与糖原合成和糖原分解相关的各种分子的相对丰度。使用 ¹³C 原子核的自然丰度（1.1%），可以检测糖原和甘油三酯中 ¹³C 原子核的共振。这一技术可以评估骨骼肌中的糖原周转，以及用于胰岛素抵抗和 2 型糖尿病的研究。通过使用 ¹³C 葡萄糖，可以富集 ¹³C，从而进行更广泛的测定，如测定糖原合成率和量化三羧酸循环中细胞器和线粒体活性。细胞为肌肉新陈代谢提供了重要的线索。³¹P-MRS 可用于直接分析包括 ATP、无机磷酸盐和磷酸肌酸等骨骼肌能量学化合物中 ³¹P 原子核的相对丰度[42, 46-50]。MRI 信噪比的持续改进促进了骨骼肌波谱成像的最新进展，实现了在整个感兴趣区域获取多个 ³¹P[51, 52] 和 ¹³C 波谱[53, 54]，以及在具有不同生化成分和躯体功能的肌肉亚区域进行研究。MRI 可以获得的其他生理学测量包括纤维微结构、血流和离子通量。扩散张量成像（diffusion-weighted tensor imaging，

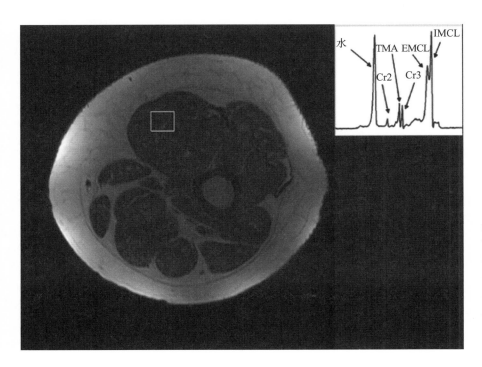

◀ 图 15-3　左图，股骨远端 MRI 图像，黄色框表示股四头肌波谱采集位置。质子波谱研究可用于评估肌细胞内和肌细胞外脂质的相对含量。右图，比目鱼肌的质子波谱显示与肌酸［肌酸 2（Cr2）和肌酸 3（Cr3）］、水、肌细胞外脂质（EMCL）、肌细胞内脂质（IMCL），和三甲胺（TMA）相关的质子共振

DTI）用于研究中枢神经系统白质束的微观结构排序。DTI 图像基于水扩散的各向异性，具有明显有序微结构的组织（如大脑白质）显示扩散的各向异性特性。最近，临床扫描仪和采集方法的改进使这一方法扩展到骨骼肌的研究。研究已经通过测量纤维长度、横截面积和羽状角证实了纤维束成像的潜在应用[55-59]。动脉自旋标记（arterial spin labelling，ASL）和血氧合水平依赖（blood oxygen level-dependent，BOLD）成像可用于研究骨骼肌中的血流。ASL 成像提供与灌注成正比的信号[60-63]，而 BOLD 成像中的信号取决于微血管密度、血流量和体积、氧气摄取率的综合作用[64-69]。ASL 成像已被用于研究运动期间和运动后的灌注变化，而 BOLD 成像已被用于研究退行性肌肉疾病中的血流障碍。^{23}Na 成像已被应用于研究与离子通道功能受损相关的肌肉疾病[70, 71]。在这一应用中，^{23}Na 信号强度的增加与肌强直和副肌强直中的肌肉细胞膜去极化相关，表明 MRI 成像可用于对肌肉功能的细胞学变化进行成像。

四、正电子发射断层显像

PET 是一种对正电子放射性原子（如 ^{18}F 或 ^{11}C）标记的靶向化合物的生物分布进行成像的技术。最常用的 PET 显像剂是 ^{18}F- 氟代脱氧葡萄糖（18F-fluorodeoxyglucose，^{18}F-FDG），它是一种葡萄糖类似物，广泛用于研究多种组织的葡萄糖代谢。^{18}F-FDG 穿透细胞膜并被磷酸化为 FDG-6-磷酸盐，不再参与代谢而停滞在细胞内。它在细胞内的积累与葡萄糖跨细胞膜的转运速率成正比，也与细胞内己糖激酶和葡萄糖 -6- 磷酸酶的活性成正比。在骨骼肌中，FDG 成像已被用于研究葡萄糖的利用。当与房室模型结合使用时，这种方法根据细胞膜转运物质和磷酸化活性来研究与肥胖和糖尿病相关性胰岛素抵抗患者的葡萄糖利用率[72, 73]。^{11}C- 乙酸盐成像用于测量骨骼肌组织的血流灌注和氧利用[74]。PET 在骨骼肌的另一个应用是使用 ^{11}C- 甲基 - 甲硫氨酸来评估蛋白质合成

速率（图 15-4）。该显像剂以 ^{11}C 标记的蛋白质形式在骨骼肌中积累，与放射性标记的亮氨酸相比，该甲基化显像剂不以 ^{11}C 标记的 CO_2 形式在血液中积累。Fischmann 和其他研究者已经在动物模型中采用骨骼肌尸检证实了该技术[75]，并使用该技术估测了健康年轻志愿者骨骼肌的蛋白合成速率[76]。最近，Arentzon-Lantz 等在志愿者中进行的一项研究，将 ^{13}C 苯丙氨酸输注后 ^{11}C- 甲基 - 甲硫氨酸 PET/CT 与骨骼肌活检进行比较，验证了该技术在人体中的有效性[77]。他们在摄入乳清蛋白补充剂前后进行了成像和活检研究，摄入乳清蛋白补充剂是一种改善骨骼肌蛋白质合成的有效手段。他们发现，基于 ^{13}C- 苯丙氨酸的蛋白质合成率和 ^{11}C- 甲基 - 甲硫氨酸 PET/CT 测定的蛋白质合成率在摄入乳清蛋白补充剂后均有所增高，并且采用两种方法测量的增高率是相关的。

结论

总之，影像学可用于评估衰老和肌少症相关的骨骼肌组织特性。DXA 可用于评估四肢的骨骼肌量特征，而 CT、MRI 和 PET 等三维技术可

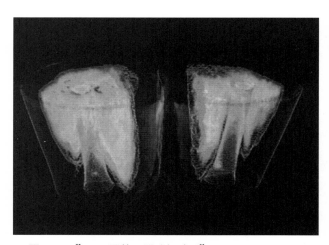

▲ 图 15-4 ^{11}C-L- 甲基 - 甲硫氨酸（^{11}C-L-Methyl Methionine，^{11}C-MET）PET/CT 采集的大腿中部三维重建扇形图像，以评估骨骼肌的蛋白质合成速率（此图彩色版本见书末）
实心像素代表 ^{11}C-MET 的摄取，透明灰阶图像代表大腿解剖轮廓。图像是 1 名女性受试者在完成右腿（图像上的左侧腿）的单侧腿部阻力练习 1h 后获得的。注意运动腿的摄取增加

以直接评估包含躯干与四肢的多个解剖部位的骨骼肌组织特征。这些特征不仅包括肌肉量这一临床上重要的参数，尽管它对肌少症的不良结局的预测价值有限，而且还包括肌肉代谢测量，有可能提高我们预测结局及更好地理解临床干预的潜在机制的能力。多模态成像技术，如 PET/CT 和 PET/MRI 的出现，能够提高我们将骨骼肌的功能影像、多种代谢影像与解剖形态影像相融合的能力。

参考文献

[1] Chun KJ. Bone densitometry. *Semin Nucl Med* 2011;41:220–8.

[2] Mazess RB, Collick B, Trempe J, Barden H, Hanson J. Performance evaluation of a dual energy X-ray bone densitometer. *Calcif Tissue Int* 1989;44:228–32.

[3] Stein JA, Lazewatsky JL, Hochberg AM. Dual energy X-ray bone densitometer incorporating an internal reference system. *Radiology* 1987;165(P):313.

[4] Black D, Cummings S, Karpf D, et al. Randomised trial of effect of alendronate on risk of fracture in women with existing vertebral fractures. *The Lancet* 1996;348(9041):1535–41.

[5] Andreoli A, Scalzo G, Masala S, et al. Body composition assessment by dual-energy X-ray absorptiometry (DXA). *Radiol Med* 2009;114:286–300.

[6] Ceniccola GD, Castro MG, Piovacari SMF, et al. Current technologies in body composition assessment: advantages and disadvantages. *Nutrition (Burbank, Los Angeles County, Calif)* 2019;62:25–31.

[7] Gilligan LA, Towbin AJ, Dillman JR, et al. Quantification of skeletal muscle mass: sarcopenia as a marker of overall health in children and adults. *Pediatr Radiol* 2019;50:455–64.

[8] Guglielmi G, Ponti F, Agostini M, et al. The role of DXA in sarcopenia. *Aging Clin Exp Res* 2016;28:1047–60.

[9] Shepherd JA, Ng BK, Sommer MJ, Heymsfield SB. Body composition by DXA. *Bone* 2017;104:101–5.

[10] Shiel F, Persson C, Furness J, et al. Dual energy X-ray absorptiometry positioning protocols in assessing body composition: a systematic review of the literature. *J Sci Med Sport* 2018;21:1038–44.

[11] Sinha J, Duffull SB, Al-Sallami HS. A review of the methods and associated mathematical models used in the measurement of fat-free mass. *Clin Pharmacokinet* 2018;57:781–95.

[12] Pietrobelli A, Wang Z, Formica C, Heymsfield SB. Dual-energy X-ray absorptiometry: fat estimation errors due to variation in soft tissue hydration. *Am J Physiol* 1998;274:E808–16.

[13] Abellan van Kan G. Epidemiology and consequences of sarcopenia. *J Nutr Health Aging* 2009;13:708–12.

[14] Abellan van Kan G, Andre E, Bischoff Ferrari HA, et al. Carla Task Force on Sarcopenia: propositions for clinical trials. *J Nutr Health Aging* 2009;13:700–7.

[15] Aubertin-Leheudre M, Lord C, Labonte M, et al. Relationship between sarcopenia and fracture risks in obese postmenopausal women. *J Women Aging* 2008;20:297–308.

[16] Di Monaco M, Vallero F, Di Monaco R, Tappero R. Prevalence of sarcopenia and its association with osteoporosis in 313 older women following a hip fracture. *Arch Gerontol Geriatr* 2011;52:71–4.

[17] Frisoli A, Jr., Chaves PH, Ingham SJ, Fried LP. Severe osteopenia and osteoporosis, sarcopenia, and frailty status in community-dwelling older women: results from the Women's Health and Aging Study (WHAS) II. *Bone* 2011;48:952–7.

[18] Kenny AM, Dawson L, Kleppinger A, et al. Prevalence of sarcopenia and predictors of skeletal muscle mass in nonobese women who are long-term users of estrogen-replacement therapy. *J Gerontol A Biol Sci Med Sci* 2003;58:M436–40.

[19] Walsh MC, Hunter GR, Livingstone MB. Sarcopenia in premenopausal and postmenopausal women with osteopenia, osteoporosis and normal bone mineral density. *Osteoporos Int* 2006;17:61–7.

[20] Beaudart C, McCloskey E, Bruyere O, et al. Sarcopenia in daily practice: assessment and management. *BMC Geriatr* 2016;16:170.

[21] Guerri S, Mercatelli D, Aparisi Gomez MP, et al. Quantitative imaging techniques for the assessment of osteoporosis and sarcopenia. *Quant Imaging Med Surg* 2018;8:60–85.

[22] Lee K, Shin Y, Huh J, et al. Recent issues on body composition imaging for sarcopenia evaluation. *Korean J Radiol* 2019;20:205–17.

[23] Mundi MS, Patel JJ, Martindale R. Body composition technology: implications for the ICU. *Nutr Clin Pract* 2019;34:48–58.

[24] Yamada Y. Muscle mass, quality, and composition changes during atrophy and sarcopenia. *Adv Exp Med Biol* 2018;1088:47–72.

[25] Woods JL, Iuliano-Burns S, King SJ, et al. Poor physical function in elderly women in lowlevel aged care is related to muscle strength rather than to measures of sarcopenia. *Clin Interv Aging* 2011;6:67–76.

[26] Hsieh J. Computed Tomography. Bellingham, WA: SPIE Optical Engineering Press; 2002.

[27] Prokop M. Multidetector-Row Computed Tomography Scanning and Contrast Protocols. Springer; 2005. at http://www.myilibrary.com?id=31271.

[28] Ko JP, Brandman S, Stember J, Naidich DP. Dual-energy computed tomography: concepts, performance, and thoracic applications. *J Thorac Imag* 2012;27:7–22.

[29] Seeram E. Computed tomography: a technical review. *Radiol Technol* 2018;89:279ct–302ct.

[30] Goodpaster BH, Brown NF. Skeletal muscle lipid and its association with insulin resistance: what is the role for exercise? *Exerc Sport Sci Rev* 2005;33:150–4.

[31] Goodpaster BH, Kelley DE, Thaete FL, et al. Skeletal muscle attenuation determined by computed tomography is associated with skeletal muscle lipid content. *J Appl Physiol* 2000;89:104–10.

[32] Goodpaster BH, Park SW, Harris TB, et al. The loss of skeletal muscle strength, mass, and quality in older adults: the health, aging and body composition study. *J Gerontol A Biol Sci Med Sci* 2006;61:1059–64.

[33] Taaffe DR, Henwood TR, Nalls MA, et al. Alterations in muscle attenuation following detraining and retraining in resistance-trained older adults. *Gerontology* 2008;55(2):217–23.

[34] Visser M, Deeg DJ, Lips P, et al. Skeletal muscle mass and muscle strength in relation to lower-extremity performance in older men and women. *J Am Geriatr Soc* 2000;48:381–6.

[35] Visser M, Goodpaster BH, Kritchevsky SB, et al. Muscle mass, muscle strength, and muscle fat infiltration as predictors of incident mobility limitations in well-functioning older persons. *J Gerontol A Biol Sci Med Sci* 2005;60:324–33.

[36] Visser M, Kritchevsky S, Goodpaster B, et al. Leg muscle mass and composition in relation to lower extremity performance in men and women aged 70-79: the Health Aging and Body Composition Study. *J Amer Ger Society* 2002;50:897–905.

[37] Goodpaster BH, Carlson CL, Visser M, et al. Attenuation of skeletal muscle and strength in the elderly: the Health ABC Study. *J Appl Physiol* 2001;90:2157–65.

[38] Lang T, Cauley JA, Tylavsky F, et al. Computed tomographic measurements of thigh muscle cross-sectional area and attenuation coefficient predict hip fracture: the health, aging, and body composition study. *J Bone Miner Res* 2010;25:513–9.

[39] Schafer AL, Vittinghoff E, Lang TF, et al. Fat infiltration of muscle, diabetes, and clinical fracture risk in older adults. *J Clin Endocrinol Metab* 2010;95:E368–72.

[40] Muhlberg A, Museyko O, Laredo JD, Engelke K. A reproducible semi-automatic method to quantify the muscle-lipid distribution in clinical 3D CT images of the thigh. *PloS One* 2017;12:e0175174.

[41] Muhlberg A, Museyko O, Bousson V, et al. Three-dimensional distribution of muscle and adipose tissue of the thigh at CT: association with acute hip fracture. *Radiology* 2019;290:426–34.

[42] Boesch C. Musculoskeletal spectroscopy. *J Magn Reson Imaging* 2007;25:321–38.

[43] Machann J, Stefan N, Schick F. (1)H MR spectroscopy of skeletal muscle, liver and bone marrow. *Eur J Radiol* 2008;67:275–84.

[44] Torriani M. Measuring muscle lipids with 1H-MR spectroscopy. *Skeletal Radiol* 2007;36: 607–8.

[45] Weis J, Johansson L, Ortiz-Nieto F, Ahlstrom H. Assessment of lipids in skeletal muscle by high-resolution spectroscopic imaging using fat as the internal standard: comparison with water referenced spectroscopy. *Magn Reson Med* 2008;59:1259–65.

[46] Bendahan D, Mattei JP, Guis S, et al. Non-invasive investigation of muscle function using 31P magnetic resonance spectroscopy and 1H MR imaging. *Rev Neurol (Paris)* 2006;162:467–84.

[47] Brosseau OE, Mahdjoub R, Seurin MJ, et al. Kinetics of anaerobic metabolism in human skeletal muscle: influence of repetitive high-intensity exercise on sedentary dominant and non-dominant forearm. A 31P NMR study. *Biochimie* 2003;85:885–90.

[48] Lanza IR, Wigmore DM, Befroy DE, Kent-Braun JA. In vivo; ATP production during free-flow and ischaemic muscle contractions in humans. *J Physiol* 2006;577:353–67.

[49] Mairiang E, Hanpanich P, Sriboonlue P. In vivo 31P-MRS assessment of muscle-pH, cytolsolic-[Mg2+] and phosphorylation potential after supplementing hypokaliuric renal stone patients with potassium and magnesium salts. *Magn Reson Imaging* 2004;22:715–9.

[50] Taylor JH, Beilman GJ, Conroy MJ, et al. Tissue energetics as measured by nuclear magnetic resonance spectroscopy during hemorrhagic shock. *Shock* 2004;21:58–64.

[51] Santos-Diaz A, Obruchkov SI, Schulte RF, Noseworthy MD. Phosphorus magnetic resonance spectroscopic imaging using flyback echo planar readout trajectories. *Magma (New York;, NY)* 2018;31:553–64.

[52] Valkovic L, Chmelik M, Meyerspeer M, et al. Dynamic (31) P-MRSI using spiral spectroscopic imaging can map mitochondrial capacity in muscles of the human calf during plantar flexion exercise at 7 T. *NMR Biomed* 2016;29:1825–34.

[53] Janssen BH, Lassche S, Hopman MT, et al. Monitoring creatine and phosphocreatine by (13)C MR spectroscopic imaging during and after (13)C4 creatine loading: a feasibility study. *Amino Acids* 2016;48:1857–66.

[54] Nagarajan R, Carpenter CL, Lee CC, et al. Assessment of lipid and metabolite changes in obese calf muscle using multi-echo echo-planar correlated spectroscopic imaging. *Sci Rep* 2017;7:17338.

[55] Levin DI, Gilles B, Madler B, Pai DK. Extracting skeletal muscle fiber fields from noisy diffusion tensor data. *Med Image Anal* 2011;15:340–53.

[56] Englund EK, Elder CP, Xu Q, et al. Combined diffusion and strain tensor MRI reveals a heterogeneous, planar pattern of strain development during isometric muscle contraction. *Am J Physiol Regul Integr Comp Physiol* 2011;300:R1079–90.

[57] Sinha S, Sinha U. Reproducibility analysis of diffusion tensor indices and fiber architecture of human calf muscles in vivo at 1.5 Tesla in neutral and plantarflexed ankle positions at rest. *J Magn Reson Imaging* 2011;34:107–19.

[58] Sinha U, Sinha S, Hodgson JA, Edgerton RV. Human soleus muscle architecture at different ankle joint angles from magnetic resonance diffusion tensor imaging. *J Appl Physiol* 2011;110:807–19.

[59] Virtanen SM, Lindroos MM, Majamaa K, et al. Voxelwise analysis of diffusion tensor imaging and structural MR imaging in patients with the m.3243A>G mutation in mitochondrial DNA. *AJNR Am J Neuroradiol* 2011;32:522–6.

[60] Wu WC, Mohler E, 3rd, Ratcliffe SJ, et al. Skeletal muscle microvascular flow in progressive peripheral artery disease: assessment with continuous arterial spin-labeling perfusion magnetic resonance imaging. *J Am Coll Cardiol* 2009;53:2372–7.

[61] Frouin F, Duteil S, Lesage D, et al. An automated image-processing strategy to analyze dynamic arterial spin labeling perfusion studies. Application to human skeletal muscle under stress. *Magn Reson Imaging* 2006;24:941–51.

[62] Raynaud JS, Duteil S, Vaughan JT, et al. Determination of skeletal muscle perfusion using arterial spin labeling NMRI: validation by comparison with venous occlusion plethysmography. *Magn Reson Med* 2001;46:305–11.

[63] Frank LR, Wong EC, Haseler LJ, Buxton RB. Dynamic imaging of perfusion in human skeletal muscle during exercise with arterial spin labeling. *Magn Reson Med* 1999;42:258–67.

[64] Towse TF, Slade JM, Ambrose JA, et al. Quantitative analysis of the postcontractile bloodoxygenation- level-dependent (BOLD) effect in skeletal muscle. *J Appl Physiol* 2011;111:27–39.

[65] Sanchez OA, Copenhaver EA, Elder CP, Damon BM. Absence of a significant extravascular contribution to the skeletal muscle BOLD effect at 3 T. *Magn Reson Med* 2010;64:527–35.

[66] Bulte DP, Alfonsi J, Bells S, Noseworthy MD. Vasomodulation

of skeletal muscle BOLD signal. *J Magn Reson Imaging* 2006;24:886–90.

[67] Duteil S, Wary C, Raynaud JS, et al. Influence of vascular filling and perfusion on BOLD contrast during reactive hyperemia in human skeletal muscle. *Magn Reson Med* 2006;55:450–4.

[68] Meyer RA, Towse TF, Reid RW, et al. BOLD MRI mapping of transient hyperemia in skeletal muscle after single contractions. *NMR Biomed* 2004;17:392–8.

[69] Noseworthy MD, Bulte DP, Alfonsi J. BOLD magnetic resonance imaging of skeletal muscle. *Semin Musculoskelet Radiol* 2003;7:307–15.

[70] Chang G, Wang L, Schweitzer ME, Regatte RR. 3D 23Na MRI of human skeletal muscle at 7 Tesla: initial experience. *Eur Radiol* 2010;20:2039–46.

[71] Gerhalter T, Carlier PG, Marty B. Acute changes in extracellular volume fraction in skeletal muscle monitored by (23)Na NMR spectroscopy. *Physiol Rep* 2017;5(16). DOI: 10.14814/phy2.13380.

[72] Bertoldo A, Pencek RR, Azuma K, et al. Interactions between delivery, transport, and phosphorylation of glucose in governing uptake into human skeletal muscle. *Diabetes* 2006;55:3028–37.

[73] Bertoldo A, Price J, Mathis C, et al. Quantitative assessment of glucose transport in human skeletal muscle: dynamic positron emission tomography imaging of [O-methyl-11C]3-Omethyl- D-glucose. *J Clin Endocrinol Metab* 2005;90:1752–9.

[74] Croteau E, Lavallee E, Labbe SM, et al. Image-derived input function in dynamic human PET/CT: methodology and validation with 11C-acetate and 18F-fluorothioheptadecanoic acid in muscle and 18F-fluorodeoxyglucose in brain. *Eur J Nucl Med Mol Imaging* 2010;37:1539–50.

[75] Hsu H, Yu YM, Babich JW, et al. Measurement of muscle protein synthesis by positron emission tomography with L-[methyl-11C]methionine. *Proc Natl Acad Sci U S A* 1996;93: 1841–6.

[76] Fischman AJ, Yu YM, Livni E, et al. Muscle protein synthesis by positron-emission tomography with L-[methyl-11C]methionine in adult humans. *Proc Natl Acad Sci U S A* 1998;95: 12793–8.

[77] Arentson-Lantz EJ, Saeed IH, Frassetto LA, et al. (11)C-L-methyl methionine dynamic PET/CT of skeletal muscle: response to protein supplementation compared to L-[ring (13) C6] phenylalanine infusion with serial muscle biopsy. *Ann Nucl Med* 2017;31:295–303.

第 16 章　肌肉量的测量、方程和截断值
Measurements of Muscle Mass, Equations and Cut-off Points

Marjolein Visser　Laura Schaap　著

张　勤　译　　武笑楚　校　　胡亦新　审

本章将描述用于测量或评估肌肉量的不同方法，并讨论基于这些方法得到的部分可诊断肌少症的截断值。本章的第一部分将具体解释如何通过人体测量方法如手臂和小腿围等指标去评估肌肉量，以及基于该方法开发的四肢骨骼肌量（appendicular skeletal muscle mass，ASMM）预测方程。第二部分将描述生物电阻抗法和目前可用的相关肌肉量预测方程。随后，双能 X 线吸收法（DXA）、计算机断层扫描（CT）、磁共振成像（MRI）在肌肉量测量中的应用将分别被描述。因为对肌肉量的单一测量在临床上更具可行性，故本章的重点将放在肌肉量的单一评估上，而非肌肉量的多重评估上。此外，每种检测方法和现有肌少症诊断截断值的优缺点也将被讨论。

一、人体测量的方法描述

人们在使用人体测量指标评估肌肉尺寸和定义肌少症方面做了很多努力。无论是单一还是联合多个人体测量参数，都已用于预测肌肉量或作为评价指标。尽管该法在肌肉量预测上的精确度不高，预测结果的变异区间较大，但其操作简便，在临床具有很大的可行性。

中上臂的人体测量指标常常作为肌肉量的预测指标。其具体预测方程[1]如下：上臂肌围 = 上臂围 –（π× 三头肌皮褶厚度），上臂肌横截面积 = ［上臂围 –（π× 三头肌皮褶厚度）］^{2} ÷ 4 × π。后一个方程的应用前提是假设手臂及其肌肉是圆形的。

皮褶厚度代表皮肤和肌肉之间的平均厚度，在计算肥胖个体的臂肌横截面积时，皮褶厚度显得更为重要。而在年轻人中，因为假定的上臂肌横截面积包含了对应的骨骼横截面[1]，后一个方程经 CT 验证高估了 20%～25% 的上臂肌横截面积。

既往研究证实，结合尿肌酐测定法，以上臂围、上臂肌横截面积分别预测年轻人群全身肌肉量，其可释方差较低（分别为 52% 和 38%）[2]，估计标准误较高（分别为 2.91kg 和 3.29kg），提示其在肌肉量预测中的应用具有局限性。在一项纳入 617 名年龄为 69—82 岁中国人的临床研究中，结合 DXA 评估发现，在老年男性中，其上臂围、上臂肌横截面积与手臂瘦体重相关（$r=0.60$，$r=0.61$）[3]，而在老年女性中，这些相关性均显著下降（$r=0.28$，$r=0.39$）。此外，其他研究也证明，由手臂这一人体测量指标预测得的 ASMM 与 DXA 测得的 ASMM，两者相关性不大[4]。

既往有研究经 DXA 评估发现，与上臂围相比，小腿围与 ASMM 的相关性往往更强[4]。阿姆斯特丹增龄纵向研究中的 158 名老年男性的样本数据也证实了上述结果（表 16-1），但在该研究的老年女性中，却未发现上臂围、小腿围与 ASMM 的相关性有显著差异（表 16-1）；此外，无论男女，在所有指标中，体重与 ASMM 的相关性最高，即男性 $r=0.62$，女性 $r=0.69$。一项纳入 1458 名 70 岁法国女性的研究，检测了包括腰围、上臂围、小腿围和握力等不同人体测量指标，并评价

表 16-1　阿姆斯特丹增龄纵向研究中 303 名 68—90 岁男性和女性的个体人体测量参数与双能 X 线吸收法测得的四肢骨骼肌量的相关性

	指　标	男　性	女　性
特征[平均数(标准差)]	年龄（岁）	76.5（5.9）	76.2（6.2）
	身高（cm）	174（7）	161（6）
	体重（kg）	79.5（11.8）	69.7（12.0）
	体重指数（kg/m²）	26.0（3.4）	26.7（4.7）
	上臂围（cm）	29.6（2.8）	30.0（3.8）
	小腿围（cm）	36.4（2.7）	35.8（3.1）
	腰围（cm）	100.2（10.6）	92.4（11.6）
	臀围（cm）	101.7（6.3）	104.0（9.5）
	ASMM（kg）	22.1（2.7）	14.9（2.3）
ASMM与各参数间的皮尔森相关系数*	身高（cm）	0.59	0.53
	体重（kg）	0.76	0.69
	体重指数（kg/m²）	0.54	0.45
	上臂围（cm）	0.58	0.49
	小腿围（cm）	0.66	0.45
	腰围（cm）	0.54	0.51
	臀围（cm）	0.59	0.53

*. 所有 P 值均<0.0001。ASMM. 四肢骨骼肌量

了这些指标与 DXA 测得 ASMM 之间的相关性[5]。研究发现在腰围、臀围、小腿围和握力这几个指标中，小腿围与 ASMM 的相关性最强（r=0.63，95%CI 0.60～0.66）。但与阿姆斯特丹增龄纵向研究类似，在所有指标中，体重与 ASMM 的相关性最强（r=0.83，95%CI 0.71～0.76）。在日本最近的一项涵盖 526 名年龄为 40—89 岁老年人的研究中，也发现了小腿围和 ASMM 间具有高度相关性（男性 r=0.81，女性 r=0.73）[6]。

从人体测量预测骨骼肌质量的另一种方法是对某一身体部分进行多重周长测量，以估算该部分的总肌肉体积，随后可用多重 MRI 扫描对此肌肉体积进行验证[7, 8]。研究发现，经 3 次重复测量大腿或小腿肌肉横截面积，估算得相应的肌肉体积，大腿段比 MRI 测得数据高 40%（SD=21），小腿段则高 18%（SD=14），说明多重人体测量在估算节段性肌肉体积的可行性有限。

在评估肌肉量的研究中，除了单一人体测量指标外，基于一系列不同人体测量参数的预测方程也已被开发并验证。尸检研究显示，至少有 6 种不同人体测量的方程可用于预测全身骨骼肌质量[9, 10]。在全身骨骼肌预测中，可由人体测量变量解释的方差百分比为 96%～97%，但其估计标准误很大（1.49～1.53kg）。1998 年，Baumgartner 等开发并验证了一个预测方程，该方程使用 3 种人体测量指标、握力、性别对 DXA 测量得的肌肉量进行预测[11]，并首次提出了肌少症诊断截断值。该研究从新墨西哥老年人健康调查研究的受试者中，随机抽取了 199 名受试者，并将这随机样本分成 2 组：方程拓展组（n=149）和交叉验证组（n=50）。根据方程拓展组的样本数据开发出下列方程：ASMM（kg）=0.2487×体重 +0.0483×身高 –0.1584×臀围 +0.0732×握力 +2.5843×性别 +5.8828（可释方差 91%，估计标准误 1.58kg）。随后在交叉验证组中对方程进行检测，结果显示，预测的肌肉量与 DXA 测量的肌肉量高度相关：可释方差为 86%，估计标准误为 1.72kg。但需注意的是，总样本中的个体预测误差范围为 –5.1～+4.2kg，其中 17% 的样本预测误差大于 2kg。2003 年，Rolland 等基于一法国女性人群（年龄≥70 岁）的大样本数据，并结合 DXA 评测，开发了另一 ASMM 预测方程[5]，即 ASMM（kg）=［0.31×小腿围（cm）］+［0.05×腰围)（cm）］+［0.08×臀围(cm)］+[0.02×握力(kPa)]–[0.16×体重指数（kg/m²)] –5.1，其中可释方差较低为 48%，估计标准误未被报道。上述 2 项研究提示基

于一系列人体测量学变量并结合握力预测 ASMM 时，应予细致解读，尤其应用于个体水平时。

二、人体测量：肌少症诊断截断值

观察性研究中发现，在老年群体中，肌肉量相关的人体测量指标与不同的健康状态有关。尽管大部分研究以死亡率作为结局指标，但仍有部分研究以机体功能状态作为结局指标，这些研究可能为肌少症诊断截断值的确定提供帮助。

一项纳入 357 名意大利老年男性和女性的研究表明，与上臂肌围数值较高的人相比，在最低三分位数的人群（男性<21.1cm，女性<19.2cm），4 年生存率更低[12]。另一项对 957 名日本虚弱老人的研究也显示，较低的上臂肌横截面积（最低三分位数<23.5cm^2）与 2 年死亡率相关[13]。在对澳大利亚 1376 名 70 岁及以上的社区居民的 4 年随访中发现，上臂肌横截面积在最低四分位数（男性<21.4cm^2，女性<21.6cm^2）的人群中，其有高于正常近乎 2 倍的死亡风险[14]；在该研究的后续追踪中也发现，上臂肌横截面积截断值也可预测 8 年死亡率[15]，但该死亡率与体重指数并无显著关联。此外，一项对 219 名老年患者的研究也证实了低上臂肌横截面积与 4.5 年死亡率存在密切联系[16]。阿姆斯特丹增龄纵向研究的最新发现也表明，在排除吸烟者、癌症患者和阻塞性肺疾病患者的老年人群中，无论男女，其上臂围与 15 年死亡率之间呈倒置 J 形关系[17]；剂量效应图显示，当上臂围低于 30cm 后其死亡率开始增加[17]。上述研究一致表明，较小的上臂围、上臂肌肌围、上臂肌横截面积与老年男性或女性死亡风险增加有关。但未有研究确定了一个截断值，低于该值时风险将增加。因此，根据手臂的人体测量结果，很难建立一致的截断值作为肌少症的诊断标准。

此外，也有研究探讨了老年人手臂人体测量值与身体功能衰退之间的关系。一项涵盖 357 名意大利老年人的横断面研究显示，与上臂肌围数值高相比（男性>23.4cm，女性>21.3cm），上臂

肌周围在最低三分位数的人群（男性<21.1cm，女性<19.2cm）身体功能更差、握力更小[12]。最近一项日本的前瞻性研究[18]，在对 543 名衰弱社区老人进行为期 2 年的随访发现，单次上臂围或上臂肌横截面积的测量不能作为评定未来日常活动评分下降的指标，而当上臂围下降达 1.6cm 后，将与日常活动评分下降相关，但其因果关系尚不明确。

Rolland 等[5] 曾探讨了小腿围在肌少症诊断中的潜在应用，该项目纳入了 1458 名法国老年女性，结合受试者工作特征（receiver operating characteristic，ROC）曲线，研究了小腿围在肌少症诊断中的最佳截断值。该研究将 Baumgartner 等在 Rosetta 研究中报道的年轻样本人群的 DXA 测量截断值作为肌少症诊断的金标准[11]。研究发现，若从敏感性和特异性综合角度出发，小腿围在肌少症诊断中的最佳截断值应为 32cm；但为了在不降低灵敏度的情况下最大限度地提高特异性，研究者将截断值定为 31cm。对于小腿围低于 31cm 的女性，其出现日常活动障碍的可能性是对照组的 2.5 倍，出现身体功能障碍的可能性是对照组的 2～3 倍，但低小腿围与前 6 个月跌倒史并无明显关联。在该研究中，虽然小腿围截断值在诊断肌少症中具有良好的特异性（91.4%），但其敏感性较低（44.3%）。Kawakami 等[6] 将小腿围作为肌肉量的替代指标，以上述 Rosetta 研究中的 DXA 测量截断值作为肌少症诊断的金标准[11]，研究了小腿围在老年肌少症中的诊断作用。ROC 曲线显示了预测 I 类和 I/II 类肌少症的最佳截断值：男性分别为 34.1cm（敏感性 88%，特异性 91%）和 36.8cm（敏感性 66%，特异性 74%），女性分别为 32.8cm（敏感性 76%，特异性 73%）和 33.6cm（敏感性 66%，特异性 74%）；但该研究并未进一步研究截断值与健康预后（如跌倒或功能限制）之间的相关性。此外，韩国的一项纳入 657 名 70—84 岁老人的横断面研究也探讨了小腿围的最佳截断值，以及低小腿围与身体功能表现间的相关性[19]。

该研究发现，男性最佳截断值为 35cm，女性为 33cm；小腿围和 DXA 测得的肌肉量之间的相关性较弱（r=0.55），但较低小腿围与较差的握力及身体功能有关。意大利一项纳入 266 名老年（平均年龄 86 岁）的横断面研究也发现，当小腿围低于 31cm，其与较差的身体功能表现和较高的衰弱评分有关[20]。

　　总而言之，人体测量在评估肌少症中的作用似乎有限。然而，若无其他的肌肉量诊断方法可用，小腿围或可作为肌肉量的替代测量指标。

三、生物电阻抗法 – 方法描述

　　生物电阻抗法（BIA）是一种相对简单、快速和无创的用于检测身体水分和去脂体重的方法。在过去 20 年中，BIA 在身体成分研究中的应用发展迅速。在没有更好的检测设备的情况下，BIA 预测的去脂体重（FFM）常被视作骨骼肌的替代测量指标，然而 FFM 不仅包括骨骼肌质量(51%)[21]，还包括其他器官、骨骼和水分，其中水分具有较大的变化性。

　　BIA 的原理是，身体肌肉组织含大量水分和离子，其导电性远比脂肪组织好得多。因此，身体对电流的阻力与身体瘦肉质量成反比。电阻和电抗是阻抗的 2 个主要决定因素，其在任何特定频率下对细胞内外液体的反应都不同。当电流频率≥50kHz 时，阻抗的倒数与身体总水分量成正比；当频率低于 5kHz 时，与细胞外液体量成正比。因此，阻抗值可被转换为代表身体水分量或细胞外液体量的对应数值，然后通过人群特异性预测方程转换为 FFM。此外，还可结合性别、身高和体重等因素对瘦体重的预测进行校正。尽管现在仪器的可设置频率越来越多，但大多数 BIA 测量是在单一频率（50kHz）下进行的。BIA 在实际应用中非常简单（图 16–1），将电极（2 个或 4 个）连接在人的四肢（通常是手腕和脚踝），仪器在电极处发出一微弱的射频信号，随后即可测得阻抗值。该法通常需要进行多次测量，

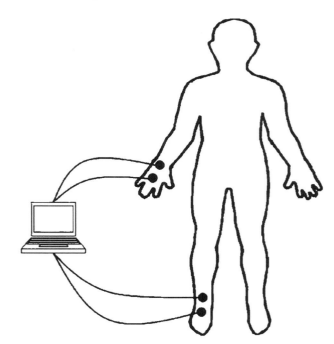

图 16–1　生物电阻抗测量示意图
两个电极分别放置于手和脚上

但整个过程用时不到 1min。BIA 简单、快速、安全、无创，因此在临床实践中具有潜在的应用价值。

　　许多研究者对 BIA 预测方程在不同人群中的适用性进行了研究。例如，在慢性阻塞性肺疾病患者中，体液潴留被证明会混淆 BIA 的测量结果[22]。此外，体液流体静力学失衡、外周性水肿和利尿药的使用都可能会影响老年人 BIA 测量的准确性[23]。Visser 等[24] 和 Deurenberg 等[25] 发现，老年人骨骼肌细胞外液的增加会影响 BIA 测量值。因此，Pietrobelli 等[26] 的研究纳入了 49 例健康男性和女性进行四肢节段 BIA 检测，探索增加电频率时 ASMM 的 BIA 预测方程。该研究假设，当频率大于 50kHz（标准电频率）时，年龄不再是 ASMM 预测方程的独立相关因素。然而，结果显示，在此研究所有频率的预测方程中，年龄均为重要相关因素，这表明除了体液增加外，骨骼肌中其他与年龄相关的变化也会影响老年人 BIA 检测结果。该研究还发现，ASMM 的预测方程在更高频率时更有效，这意味着在评估肌肉量

时，多频 BIA 系统可能较传统的 50kHz BIA 方法更具优势。事实上，日本一项纳入 405 名老年人（65—90 岁）的研究显示，与单频率 BIA 测量的骨骼肌质量相比较，多频 BIA 测量的骨骼肌量与肌肉力量的相关性更强。然而，这些发现仍待更多其他人群的相关研究来进一步证实[27]。

虽然 BIA 方法已被证实可以预测年轻人群的 FFM，但在老年人群中却不适用[23]。Visser 等[24] 的研究发现，现有的基于青年和中年受试者的 BIA 预测方程高估了老年人（60—87 岁）的瘦体重，低估了其体脂百分比。其他研究表明，BIA 方程的误差与年龄无关，而是与所研究的特定人群有关[28, 29]。与此相反，Genton 等[30] 的研究比较了 4 个针对老年人的 BIA 预测方程，发现只有 Kyle 等[31] 推导的方程能够准确预测 65—94 岁人群的 FFM。Dey 等[33] 的研究检验了 Deurenberg 等（受试对象年龄 60—83 岁）[32] 和 Roubenoff 等（受试对象平均年龄 78 岁）[28] 建立的 BIA 预测方程，发现均不具备有效性。

近来，一些针对特定种族和年龄组的新预测方程逐渐涌现[34-38]。Rangel Peniche 等[34] 的研究结合墨西哥老年人群（60 岁及以上）样本数据，开发了第一个经验证的拉丁美洲人群预测方程。最佳拟合模型为：ASMM=−0.005 376+（0.2394×身高 ^{2}/电阻）+（2.708× 性别）+（0.065× 体重）。交叉验证显示，该模型优于 Kyle 和 Sergi 的 BIA 预测方程。

Kim 等[35] 的研究纳入 720 名 65—80 岁的韩国安城老年人样本，分析得到 BIA 预测方程。预测模型为：ASMM=[（身高 ^{2}/电阻 ×0.104）+（年龄 × −0.050）+（性别 ×2.954）+（体重 ×0.055）]+5.663。该方程在另一韩国队列（KLoSHA）中通过了 DXA 的验证，该队列包括与安城样本年龄相似的 189 名男性和 285 名女性。此外，研究发现，与 DXA 法测量肌肉量相似，BIA 肌肉量预测也与腿部肌肉的平均峰值扭矩相关（所有相关系数在 0.39～0.49）。另一项研究在日本 250 名 65 岁及以上的老年人样本中分析得到了性别特异性 BIA 预测方程，并通过了交叉验证[36]。方程如下：男性 ASMM=0.197× 阻抗指数 +0.179× 体重 −0.019，女性 ASMM=0.221× 阻抗指数 +0.117× 体重 +0.881。

Sergi 等[37] 的研究纳入 296 名 60 岁及以上的健康白种人老年男性和女性，分析得到 BIA 预测方程，并用 DXA 验证了其有效性。因此，该方程目前被欧洲老年肌少症工作组推荐用于欧洲老年人群[39]。该 BIA 预测方程比 Kyle 等[31] 研究推导的方程更为可靠，这可能是因为 Kyle 等使用的样本年龄范围较大（22—94 岁）。

有研究在 195 名澳大利亚老年人群样本中，将上述几种预测方程与 DXA 方法测量的骨骼肌量进行了比较[40]。Sergi[37] 的预测方程在女性和超重人群中显示出最佳预测准确性，而 Kyle 等[31] 的研究方程则在男性中效果最优。由于 Kim[35] 和 Yoshida[36] 的预测方程根据亚洲人群样本导出，故如预期所示，其在澳洲人群中预测效果较差[40]。相比 Sergi 的预测方程，Vermeiren 等[38] 为 80 岁及以上人群开发的 BIA 预测方程与 DXA 检测得到的四肢瘦体重具有更高一致性。

Kyle 等[31] 和 Sergi 等[37] 预测方程的开发，均使用了 Hologic 品牌的 DXA 机器。因此，2017 年，一项新研究纳入了 291 名伴随躯体功能受限的老年白种人，使用 Hologic 或 GE Lunar 两种品牌机器进行检测，并基于数据分别开发出了机器对应的新 BIA 预测方程[41]。逐步多元线性回归分析显示阻抗指数、体重和性别均为 2 个预测方程的相关因素。交叉验证显示 DXA 和 BIA 获得的四肢瘦体重无明显差异，平均偏差低于 100g[41]。

综上所述，在分析老年人的身体成分时，应注意 BIA 预测方程容易出现误差，这可能是由与年龄相关的水合作用的变化导致，也可能是由人群特有的特征导致。因此，BIA 方程应在相应人群中进行验证，这阻碍了 BIA 成为一种快速、简单的方法[42]，也限制了其在临床实践中的应用。

Sergi 等[37] 开发的预测方程推荐用于欧洲人群[39]。

四、肌少症研究中的生物电阻抗截断值

在过去的几年中，多个 BIA 预测方程被开发用来估计总肌肉或四肢肌肉量。一般来说，方程模型中肌肉量的独立相关因素往往包括身高平方、BIA 阻力、性别和年龄。Janssen 等的研究开发了一个估算全身骨骼肌的预测方程[43]。研究纳入 388 名 18—86 岁的多种族男性和女性，使用 MRI 测定其全身骨骼肌量，并于 2 个不同实验室，分别对 BIA 测量结果进行了比较。每个实验室均使用 BIA 测得的阻抗、高加索人样本的身高平方、性别和年龄建立骨骼肌质量预测方程。接着，2 个方程交叉验证并合并成为最终方程：骨骼肌质量（kg）=［身高 ^{2}/（R×0.401）］+（性别 ×3.825）+（年龄 ×–0.071）+5.102。其中高度单位为 cm，R 为 BIA 电阻抗，其单位为 Ω，男性定义为 1，女性定义为 0，年龄单位为年。研究再将该预测方程应用于西班牙裔、非洲裔和亚洲裔美国人，结果显示该方程对西班牙裔和非洲裔美国人群骨骼肌预测合理［可释方差为 74%，估计标准误为 2.7kg（9%）］，但对亚洲人群骨骼肌量的预测值偏低。MRI 测量的骨骼肌量与 BIA 预测的骨骼肌量之间的平均差值为 2.45kg（SD=1.61，$P<0.001$）。这些结果表明由高加索人样本导出的预测方程不适用于亚洲人群，其个体预测误差可能较大。

第二项横断面研究使用第三次全国健康和营养调查（Third National Health and Nutrition Examination Survey，NHANES Ⅲ）数据对肌少症的患病率进行了调查[44]。预测的肌肉量数值用总体重的百分比来表示，称为骨骼肌指数（SMI），并进一步用身高和非骨骼肌组织（脂肪、器官、骨骼）的质量进行校正。使用 SMI 存在一个潜在的缺点，即由于个体总脂肪差异较个体骨骼肌差异大得多，根据总体重计算得到的躯体骨骼肌量百分比很大程度上依赖于躯体脂肪量。3116 名 18—39 岁青年男

性 平 均 SMI 为 42.5%（SD=5.5%）。3298 名 18—39 岁的年轻女性的平均 SMI 为 33.1%(SD=5.5%)。SMI 值与性别特异性均值相差 1～2 个标准差定义为Ⅰ类肌少症，SMI 值较青年对照组均值差值超过 2 个标准差定义为Ⅱ类肌少症。由此获得以下截断值：在男性中，正常 SMI 值＞37%，Ⅰ类肌少症 SMI 值在 31%～37%，Ⅱ类肌少症 SMI 值 ＜31%；在女性中，正常 SMI 值＞28%，Ⅰ类肌少症 SMI 值在 22%～28%，Ⅱ类肌少症 SMI 值 ＜22%。使用该定义，45%～59% 的老年（年龄≥60 岁）男性和女性被划分为Ⅰ类肌少症（中度），7%～10% 的老年男性和女性被划分为Ⅱ类肌少症（重度）。

该横断面研究还发现，基于 SMI 定义的Ⅱ类肌少症与人群功能受损和失能相关[44]。然而，在对年龄、种族、BMI、健康行为和共病进行校正后，部分相关消失。在进行了相关性验证的 12 个项目中，男性Ⅱ类肌少症仅与一字站立能力和自诉的屈/蹲/跪姿困难有关，女性Ⅱ类肌少症与其中 5 项相关。

同一作者的另一项研究使用 NHANES Ⅲ 的数据，分析得到了识别躯体失能（日常活动困难）风险增加的人群的截断值[45]。研究用 ROC 方法确定与躯体失能相关的 SMI 截断值。女性中，SMI≤6.75kg/m^2 为躯体失能的脑卒中险截断值（Ⅰ类肌少症），SMI≤5.75kg/m^2 是高风险截断值（Ⅱ类肌少症）。男性中，SMI≤10.75kg/m^2 为躯体失能的脑卒中险截断值，SMI≤8.50kg/m^2 为高风险截断值。值得注意的是，与既往研究相似，本研究同样以低于青年人群均值 2 个标准差为骨骼肌截断值[11, 46]。此外，本研究针对躯体失能得出截断值，当选择其他结果作相关分析，如运动受限，得到的截断值可能不同。此外，ROC 方法分析得出的截断值与人群相关，在亚健康或住院的老年人群中分析结果可能不同。

Kyle 等[47] 的研究纳入 444 名 22—94 岁的健康人群和 326 名 18—70 岁的心脏、肺或肝移植患

者，建立了 ASMM 的 BIA 预测方程，并用 DXA 进行了验证。根据 BIA 预测方程得到的 ASMM 与 DXA 检测的相关性在健康人群为 0.95，在移植患者样本中为 0.91。健康人群的估计标准误为 1.1kg（5%），移植患者则为 1.5kg（7.6%）。预测骨骼肌量的最佳拟合模型为：ASMM=-4.211+（0.267× 身高²/（-0.012× 年龄）+（0.058× 阻抗指数）。

在一项针对中国台湾老年人的小型横断面研究中，Janssen 建立了预测骨骼肌量的 BIA 方程，并用于调查肌少症的患病率[48]。尽管 Janssen 发现 BIA 导出的预测方程低估了亚洲人的骨骼肌量，但该研究在 41 名志愿者（年龄 22—90 岁）中比较了 MRI 测量的骨骼肌量与 BIA 估算的骨骼肌量，发现仅存在微小差异，差异范围为 -2.84～+2.81kg，$P=0.15$。该研究将 SMI 低于正常同性别青年（$n=200$，平均年龄 27 岁）均值 2 个标准差及以上定义为肌少症，即男性 SMI≤8.87kg/m²，女性 SMI≤6.42kg/m²。研究显示，男性肌少症的患病率为 23.6%，女性为 18.6%。该研究得到的肌少症患病率难以与其他研究进行比较，主要原因有以下几点：首先，目前的研究只包括日常生活无困难的社区居民志愿者；其次，本研究选择的截断值较其他研究低[44, 45]，这显然导致了肌少症的患病率偏低。

Janssen 和 Kyle 的预测方程均在 98 名 75 岁的非住院的老年人中进行了 DXA 验证[49]。Janssen 建立的预测方程较 DXA 相比过高估计了全身骨骼肌总量（女性的平均差为 1.02，SD=1.39，$P<0.03$；男性的平均差为 4.05，SD=2.22，$P<0.03$）。同样，Kyle 建立的预测方程亦高估了 ASMM（女性平均差为 0.64，SD=1.41，$P=0.01$；男性平均差为 1.23，SD=1.63，$P<0.03$）。这些差异的产生可能是由于 Janssen 和 Kyle 的方程应用对象的年龄范围较为广泛，牺牲了其在老年人群的准确性。因此，Tengvall 开发了一个新的年龄特异性方程，通过生物电阻抗谱（bioelectrical impedance spectrometry，BIS）来预测全身骨骼肌量。BIS 可以测量细胞内

水分、细胞外水分、全身水分和 FFM。该方程可以预测全身骨骼肌总量（与 DXA 的相关性为 0.91），但仍存在较大的个体差异，因此需要在其他人群中进一步验证。该研究未确定肌少症的截断值。

2009 年，有研究运用 Janssen 开发的预测方程计算骨骼肌量，探索了肌少症与心血管疾病风险之间的关系[50]。研究使用基于回归的残差方法对肌肉量进行了身高的校正。性别相关的肌肉量位于第一三分位数区间（平均肌肉量为 18.9kg，SD=4.5）定义为肌少症。研究发现肌少症与心血管疾病风险的增加没有显著关联。

Vermeiren 等[38] 的研究建立了最高龄老年人群（80 岁及以上）的 BIA 预测方程：四肢瘦体重 = 0.827+（0.19× 阻抗指数）+（2.101× 性别）+（0.079× 体重）。与 DXA 相比，该方程高估了四肢瘦体重。研究根据这个新方程计算了不同定义下肌少症的患病率，并与 Kyle、Sergi、Scafoglieri 的预测方程及 DXA 方法进行了比较。无论使用何种肌少症的定义和界限，该方程得出的肌少症患病率都更高，在 29%～32%；而根据 Kyle、Sergi 或 Scafoglieri 的方程，患病率仅为 13%～17%。根据 DXA 方法测定的四肢瘦体重截断值，肌少症患病率为 34%～44%。研究使用 ROC 法分析得到性别特异性的截断值。女性截断值 5.49kg/m²，曲线下面积（AUC）为 0.77，敏感性为 95%，特异性为 40%。男性截断值为 6.98kg/m²，AUC 为 0.86，敏感性为 95%，特异性为 47%。由于特异性偏低，这些截断值当前对肌少症的诊断无益。

综上，当前学术界提出了数个 BIA 预测方程和肌少症的截断值（表 16-2）。近年来，也为特定人群建立了预测方程。研究人员应根据所研究的人群仔细考虑所有的可选择方程。对于老年高加索人群，Sergi 等[37] 提出的预测方程可能是当前预测 ASMM 的最佳选择。

五、DXA 方法描述

起初人们用 DXA 方法测量股骨近端、腰椎或

表 16-2　基于 BIA 测量得出肌少症临界界点的患者特征

文献	研究样本	患者数量	年龄范围（岁）	性别	BMI 平均值（SD）	种族	国家及地区	肌肉量指数	切点
Janssen 等[44]	NHANES III	6414	18—39	M, F	—	非拉美裔白种人、非拉美裔黑种人和墨西哥裔美国人	美国	• （肌肉量/体重）×100 • I 类肌少症：1~2SD • II 类肌少症：≥2SD	M: I 类：31%~37% II 类：≤30% F: I 类：22%~28% II 类：≤21%
Janssen 等[45]	NHANES III	4509	≥60	M, F	M:26.6（4.3）F:27.0（5.5）	非拉美裔白种人、非拉美裔黑种人和墨西哥裔美国人	美国	• 肌肉量/身高^2 • 通过 ROC 分析计算的切点	M: I 类：8.51~10.75kg/m^2 II 类：≤8.51kg/m^2 F: I 类：5.76~6.75kg/m^2 II 类：≤5.75kg/m^2
Chien 等[48]	健康成人	200	18—40	M, F	M:23.2（3.5）F:20.6（2.5）	亚洲人	中国台湾	肌肉量/身高^2	M: <8.87kg/m^2 F: <6.42kg/m^2
Vermeiren 等[38]	BUTTERFLY	174	≥80	M, F	M:27.0（3.2）F:26.4（3.9）	白种人	比利时	肌肉量/身高^2	M: <6.98kg/m^2 F: <5.49kg/m^2

M. 男性；F. 女性；BIA. 生物电阻抗法；BMI. 体重指数；SD. 标准差；ROC. 受试者工作特征

前臂的骨密度，以进一步诊断骨质疏松症。因此，该方法在临床环境中被广泛应用和熟知。两束不同能级的 X 线所传输的光子在组织中衰减，不仅能提供骨组织的信息，同样可以提供软组织成分的信息。因此，全身 DXA 能精确地将非骨组织区分为脂肪组织和 FFM，包括全身和特定的感兴趣区域（如四肢）（图 16-2）。测量的时长取决于 DXA 扫描仪的类型，全身扫描时长可少于 5min，这增强了其在临床环境中的可行性[51, 52]。DXA 方法的详细描述见第 14 章。

Heymsfield 等的研究率先证明手臂和腿部的非骨 FFM 可以准确评估 ASMM[53]。研究分析了 44 名平均年龄为 52 岁（SD=20）的健康人的数据，表明 ASMM 与通过核素全身计测法（r=0.94）测量的全身钾含量和通过快速 γ- 中子活化分析（r=0.78）估计的全身氮含量高度相关。几年后，一项关于 17 名健康人和 8 名获得性免疫缺陷综合征患者的研究发现，DXA 评估的 ASMM 与 CT 显示的全身骨骼肌水平高度相关[54]。

DXA 测量的腿部肌肉量也已经过了 MRI 和 CT 验证。Shih 等[55] 的研究显示，在 207 名成年人中，DXA 测定的腿部非骨、非脂肪软组织与多重 MRI 扫描测得的骨骼肌量高度相关。MRI 扫描厚度为 1.0cm，扫描间隔为 4.0cm（可释方差为 89%）。年龄和 BMI 也可以解释小部分具有统计学意义的变异，纳入年龄和 BMI 之后可解释的变异增加到 90.4%。一项对 60 名 70—79 岁的男性和女性利用多层 CT 扫描腿部的研究也证实了运用 DXA 测定腿部肌肉量的有效性[56]，可释方差为 96%，标准误差为 0.7kg。然而，一项研究分别用 1.3cm 扫描厚度的 DXA 和 1.0mm 扫描厚度的 CT 对 30 名髋部骨折恢复后的老年女性患者大腿中部肌肉进行测定，发现可解释的变异要低得多（73%）[57]。此外，这项研究还发现在随访 8~12 个月时，运用 DXA 与 CT 扫描测定的大腿中部肌肉量的变化值相关性较差，其组内相关系数为 0.51。另一项研究分别用 DXA 和 CT 扫描测定 50 名久坐不动的老年人经过单腿训练前后大腿中部肌肉量的增加值，基线水平的肌肉量和训练后的肌肉量的测量结果表明，2 种测定方法之间具有显著相关性（r 值分别为 0.88 和 0.90）[58]。运用 CT 和 DXA 扫描测定训练后大腿肌肉量增加量分别为 3.9% 和 2.6%，2 种测量方法相关性较差（r=0.52）。

根据上述实例及其他有效研究，目前 DXA 被认为是一种有效且精确的测定人体 ASMM 的方法。这种方法在临床和科研工作中被广泛应用。虽然 CT 和 MRI 在测定肌肉量随时间的微小变化方面更具有准确性，但是 DXA 更常被用于测试特定的干预措施对肌肉的影响。

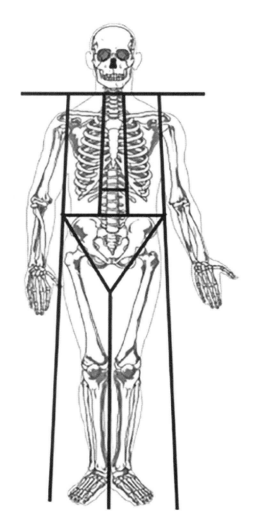

▲ 图 16-2 双能 X 线吸收法常用区域示意图，手臂和腿的组织组成用于评估四肢骨骼肌量

六、肌少症的 DXA 截断值研究

Baumgartner 及其同事是第一个基于 DXA 测量法定义肌少症的团队[11]。与 BIM 类似，通过 ASMM 除以身高的平方调整 ASMM 与身高之间的强相关性。ASMM 的低限值采用和骨质疏松症的诊断截断值相似的方法来确立。当老年人群的 ASMM 低于年轻参照人群的 2 个标准差时可被定义为肌少症。纽约的 Rosetta Stone 研究利用 229 名年轻（18—40 岁）的非西班牙裔白种人志愿者的 DXA 数据样本确立了肌少症的诊断截断值[59]。最终得出肌少症的诊断截断值为男性 7.26kg/m^2，女性 5.45kg/m^2 [11]。虽然这一诊断截断值因年轻参考组样本为志愿招募者，不能代表全体美国年轻人群，存在一定的局限性，但因其是第一个具有 DXA 测量数据的样本而被广泛用于肌少症的研究。

Baumgartner 肌少症临床诊断截断值的首次应用是在新墨西哥州老年人健康调查中，在这项研究中 ASMM 是运用包括性别、握力及其他几项人体测量数据构建方程来预测的[11]。在调整年龄、收入、种族、肥胖、合并症、当前吸烟状况、身体活动和酒精摄入量等因素之后，与非肌少症患者相比肌少症患者在工具性日常生活活动能力量表中更可能有超过 3 项功能残疾的表现。在男性中，肌少症还与超过 1 项的平衡障碍、使用拐杖或助步器及过去 1 年的跌倒相关，这种相关性在女性人群中不明显。

同样采用低于年轻对照人群平均值 2 个标准差的方法，在 111 名 20—39 岁年轻中国人群的研究中确立了肌少症的诊断截断值[60]。研究发现男性的 ASMM 平均值为 7.4（SD=0.84），女性为 6.4（SD=0.79），换算成诊断截断值为男性<5.72kg/m^2，女性<4.82kg/m^2。这个标准要大大低于先前在年轻高加索人群中确立的值[11]，这表明肌少症的诊断截断值可能因种族的不同而存在差异。在这项研究之后，亚洲的其他几项研究也采用了相同的方法确定了肌少症的临床诊断截

断值，其值要比 Lau 等确定的值略高[61-64]。基于这些研究，亚洲肌少症工作组目前推荐用身高调整后的骨骼肌肌肉量来诊断肌少症，其截断值为男 7.0kg/m^2，女性 5.4kg/m^2 [65]。

2003 年，有研究采用了另一种方法确立了肌少症的诊断截断值[66]。该方法是基于健康、衰老与身体成分研究的发现而发起的。研究发现使用最开始的 Baumgartner 肌少症截断值来诊断肌少症，肌少症的患病率在正常体重的老年人群中患病率非常高（>50%），而这一现象在肥胖的老年人群中并不存在。但理论上来说，肥胖人群也可能患有肌少症，因此肥胖肌少症一词被用于描述这一情况[67]。该方法结合了身高和全身脂肪含量，用老年人群总体身高和体脂回归残差最低的 20% 来定义肌少症。百分位切点是任意选择的，因此，回归残差用于识别那些 ASMM 远低于预测值或有负残差的人。计算模型分别为：ASMM（kg）=−22.48+［24.14× 身高（m）］+［0.21× 总脂肪量（kg）］（男性），ASMM（kg）=−13.19+［14.75× 身高（m）］+［0.23× 总脂肪量（kg）］（女性）。有研究将这种新的定义方法与 ASMM 除以身高平方的比值（ASMM/ 身高^2）的最低的 20%（男性 7.23kg/m^2，女性 5.67kg/m^2）进行比较。该截断值与最初的 Baumgartner 肌少症截断值比较相似[11]。在男性中，这两种方法定义的肌少症患者功能下降的风险都增加。基于残差的定义方法，患有肌少症的女性功能评分降低的风险几乎翻了一番。相反，运用基于比值的定义方法，患有肌少症的女性功能下降的风险是降低的。这是由于非肌少症组包含了由体脂过多而导致功能评分降低的肥胖女性。Kim 等[62]在一项 60 岁及以上韩国老年人群中的研究也用了相同的方法。性别特异性模型分别为：ASMM（kg）=−31.23+［32.84× 身高（m）］+［0.24× 总脂肪量（kg）］（男性）和 ASMM（kg）=−19.10+［21.65× 身高（m）］+［0.20× 总脂肪量（kg）］（女性）。基于这个模型的肌少症患病率在男性中为 15.4%，在女性中为 22.3%，比

基于年轻参照人群中 ASMM/ 身高²最少的 20% 所定义的肌少症患病率要高得多（男性 7.4kg/m²，女性 5.14kg/m²，该方法定义的肌少症患病率分别为 6.3% 和 4.1%）[62]。

健康、衰老与身体成分研究也阐述了用上述 2 种方法定义的肌少症与 5 年身体功能的变化之间的关系[68]。在预测下肢活动受限上，基于残差的定义方法要比基于 ASMM/ 身高²的方法更佳。事实上，基于 ASMM/ 身高²定义的肌少症中，肌少症患者出现活动受限的风险相对较低，而调整总体脂肪含量之后会降低其预测性。基于上述研究我们可以得出结论，ASMM 总量只有在同时考虑到身高和总体脂肪量时才能被准确估计。

有研究用第 3 种方法来定义肌少症的潜在截断值[69]。该研究分析了 3153 名 65 岁及以上的中国社区人群 ASMM/ 身高²与活动受限事件的关系，利用 ROC 曲线确定了 ASMM/ 身高²的最佳截断值[69]。该研究发现，在男性和女性人群中 ASMM/ 身高²与活动受限都呈现出 U 型相关，但是 ROC 的曲线下面积较低（0.528），这表明肌少症对活动受限的预测能力是非常有限的。ASMM/ 身高²在男性低于 7.25～7.75kg/m²，以及在女性低于 6.00～6.25kg/m² 时，与活动受限风险增加相关。然而，没有明确的、单一的截断值表现出最佳敏感性与特异性。

从美国全国健康和营养调查中获取的自 1999—2004 年美国人口的代表性样本的 DXA 数据近来被用于确定身体成分的参考值[70]。例如，计算 20—25 岁的年轻人的 ASMM/ 身高²的平均值，并用低于平均值 2 个标准差的方法来确定肌少症的截断值。最终确定的截断值为：白种人男性<6.19kg/m²，非裔男性<6.12kg/m²，墨西哥裔男性<6.46kg/m²，白种人女性<4.73kg/m²，非裔女性<5.29kg/m²，墨西哥裔女性<4.70kg/m²。Gould 等[71]在 20—93 岁澳大利亚老年人群样本中确定了总骨骼肌肌肉量和四肢骨骼肌肌肉量的参考范围，ASMM/ 身高²截断值分别为男性 6.94kg/

m²，女性 5.30kg/m²，这要稍低于 Baumgartner 确定的截断值。然而正如本章所述，上述截断值均未考虑到总脂肪量的影响，并且可能低估肥胖人群中肌少症的发病率。此外，由于 NHANES 样本中同样包含了肥胖人群，因此截断值可能会偏高。

2014 年，美国国立卫生研究院肌少症项目基金会分析了 9 个数据库的数据（包括 11 270 名老年男性和老年女性），从而确定了与肌无力相关的低肌肉量的截断值[72]。用分类和回归树（classification and regression tree，CART）分析确定了低四肢瘦体重（ALM）的截断值（男性 ALM<19.75kg，女性 ALM<15.02kg）。除了 ALM 和 BMI 的比值（ALM/BMI）外其他肌肉参数，如 ALM 和身高比值，并未被作为肌无力的重要鉴别指标。男性 ALM/BMI 的截断值为 0.789，女性为 0.512。2017 年，肌少症的定义与结局联盟成立[73]，这是目前为止为定义肌少症所做的最大型的研究，该研究有 8 个流行病学队列，10 个临床样本库，2 个来自美国的具有全国代表性的样本库，预计这项研究的结果很快就会发布。

综上所述，我们可以得出结论，目前基于 DXA 诊断肌少症的截断值并未达成共识（表 16-3）。尽管 Baumgartner 最开始确立的截断值目前已被广泛使用，但这些截断值存在前文所述的几个缺点，并且不能推广到其他种族的人群之中。DXA 对 ASMM 的详细测定至少要纳入性别、种族、身高和全身脂肪含量等指标，这对于确定个体患者的肌肉量是否太低是必要的。不幸的是，这会使临床实践中通过 DXA 快速简便地诊断肌少症变得复杂。未来研究的 2 个重要的前提是，明确一种简单的算法计算 ASMM，以及依据这个算法开展高质量的研究，揭示在临床上肌少症与老年人的未来健康和躯体功能的相关性。

七、CT 和 MRI 方法概述

如今，CT 和 MRI 越来越多地被用于人体成分的测定，并被认为是研究骨骼肌的参考方法。使用 CT 和 MRI 作为参考方法是基于测量的肌肉横截面积（CSA）与实际骨骼肌 CSA 相等这一假设。有关 CT 和 MRI 的具体方法和使用信息已在第 14 章中详述。简而言之，CT 是用 X 线束穿过参与者 / 患者，然后在出口由探测器接收透过受试者的 X 线，从而产生约 10mm 厚的横截面切片。并计算沿 X 线束长度的平均衰减系数，单位为 Hounsfield 单位。

MRI 的原理是用一个足够包围人体的圆柱形磁体来形成一个外部磁场，梯度线圈的存在会产生一个较小的识别场，称为梯度场。这些磁场产生的射频线圈提供了使核自旋远离外部磁场方向所需的力。对被发射的射频信号进行组合就可以成像。射频脉冲序列的变化用于特定组织，如脂肪组织或骨骼肌。尽管多层面全身成像通常被认为是测量全身脂肪组织或骨骼肌体积的参考，在过去的 20 年中，大多数研究人员都只测量了一个腹部的单一截面。Shen 等检测了 328 名健康成年人腹部单层截面的 CSA 和全身成分体积[74]。发现单层骨骼肌面积（skeletal muscle area，SMA）与全身 SMA 之间在 $L_{4 \sim 5}$ 水平上方约 5cm 处相关性最高（r=0.924）。基于此横截面图像的回归模型准确地预测了全身 SMA。性别、年龄、种族、扫描位置、BMI 和腰围对关联强度的影响很小，这表明单个扫描层面的图像能够很好地代表广泛的健康受试者全身骨骼肌肌肉量。

CT 和 MRI 是评估肌肉横截面积、肌肉体积和肌肉量（肌肉密度和肌内脂肪浸润）最准确的成像方法。使用 MRI 或 CT 评估肌肉密度为肌肉组织的脂肪变性提供了一种可靠且有效的测量方法[75]。肌肉密度低表明肌内脂肪含量更高，这与肌肉功能或力量的下降相关[76]。

在某些患者群体中使用 CT 作为肌肉量的评估的方法需谨慎。正常肌肉的衰减有 +30～+80HU 的变化。人体两侧肌肉的大小或体积可能存在很大差异。由于肌肉大小会随着体育锻炼和营养状况发生变化，如果没有测量基线数据，会很难确

定疾病早期肌肉的大小[77]。最近有研究用 MRI 测量了热量限制和运动对四肢骨骼肌体积的影响[78]。与接受节食和有氧运动的肥胖女性相比，接受节食治疗的肥胖女性仅手臂和腿部骨骼肌体积显著减少。这一发现显示了 MRI 检测骨骼肌量微小变化的能力。另一项研究中，Song 等[79] 在对 29 名 65 岁及以上的非裔美国女性进行 2 年随访后进行 MRI 检查，发现她们的骨骼肌肌肉量明显减少（平均值 –0.72，SD=0.71）。MRI 和 CT 成本高、耗时长，并且在技术上执行较难，CT 还有辐射暴露的风险。因此，它们的使用主要限于身体成分的科学研究，作为评估肌少症的工具在临床上的用途有限。

八、肌少症研究中的 CT 和 MRI 截断值

有几项研究使用 CT 或 MRI 来研究肌少症的结局[80-86]，其中大多数研究没有使用截断值，而是采用特定人群的三分位数或四分位数。在 InChianti 研究中，Lauretani 等[80] 通过外周定量 CT（pQCT）测量小腿肌肉面积，研究其与运动能力减弱的关系。由于个体间胫骨长度 66% 的部位变异性小并且是小腿外径最大的区域，因此选取此处获得的 CSA 用于分析[87]。肌少症的截断值来自 20—29 岁的参与者。当被测者的测量值低于年轻参考组平均值的 2 个标准差时，就被认为是肌少症（男性 83.3cm²，95%CI 78.9～87.8cm²；女性 62.6cm²，95%CI 58.5～66.7cm²）。小腿肌肉区域被划分为五等分，以研究其与运动能力减弱的关系，但仅显示出微弱的相关性。女性小腿肌肉面积与步行速度低于 0.8m/s 和无法顺利行走 1km 之间的关系的 AUC 分别为 0.64 和 0.57，男性分别为 0.84 和 0.69。与之对应，女性小腿低肌肉面积敏感性和特异性最高截断值为 54.97cm² 和 56.67cm²，男性为 63.05cm² 和 68.82cm²。然而，在对年龄进行调整后，根据这些截断值得出的小腿低肌肉面积与女性活动能力减弱的风险增加无关。在男性中，小腿低肌肉面积仅与低于 0.8m/s 的步行速度有关，

表 16-3 基于 DXA 测量结果的肌少症研究对象截断值特征

引　文	研究对象	人　数	年龄范围（岁）	性　别	平均 BMI (SD)	族　裔	国家及地区	肌肉量指数	截断值
Baumgartner 等[11]	Rosetta 研究	229	18—40	M, F	24.6 (3.8) 24.1 (5.4)	非西班牙裔白人	美国	ASMM/h²	M: <7.26kg/m² F: <5.45kg/m²
Newman 等[66]	健康 ABC 研究	2984	70—79	M, F	M: 27.0 (3.7) F: 26.0 (4.6)	白种人	美国	ASMM 身高和全身脂肪回归的残差	M: ≤-2.29kg F: ≤-1.73kg
					M: 27.1 (4.3) F: 29.7 (5.7)	黑种人		ASMM/h²	M: <7.23kg/m² F: <5.67kg/m²
Lau 等[60]	中国社区	111	20—39	M, F	M: 22.5 (9.5) F: 23.5 (3.9)	亚洲人	中国香港	ASMM/h²	M: <5.72kg/m² F: <4.82kg/m²
Woo 等[69]	中国社区	3153	65+	M, F	M: 23.5 (3.1) F: 24.0 (3.4)	亚洲人	中国香港	ASMM/h²	M: <7.25~7.75kg/m² F: <6.00~6.25kg/m²
基于 Kelly 等[70]	NHANES1999—2004	558	20—25	M, F	—	非西班牙裔白种人	美国	ASMM/h²	M: <6.19kg/m² F: <4.73kg/m²
						非西班牙裔黑种人			M: <6.12kg/m² F: <5.29kg/m²
						墨西哥裔美国人			M: <6.46kg/m² F: <4.70kg/m²

（续表）

引 文	研究对象	人 数	年龄范围（岁）	性 别	平均 BMI (SD)	族 裔	国家及地区	肌肉量指数	截断值
Kim 等[62]	韩国社区	526	20—88	M, F	M: 25.2 (3.1) F: 23.9 (3.7)	亚洲人	韩国	ASMM/h²	M: <7.40kg/m² F: <5.14kg/m²
								ASMM 身高和全身脂肪回归的残差	M: <-1.87 F: <-1.62
								（ASMM/体重）×100	M: <35.71% F: <30.70%
Sanada 等[61]	日本社区	529	18—40	M, F	M: 23.0 (3.0) F: 20.8 (2.6)	亚洲人	日本	ASMM/h²	M: <6.87kg/m² F: <5.46kg/m²
Kim 等[63]	第四次韩国国家健康与营养普查（KNHANES IV）	2513	20—39	M, F	M: 24.0 (3.4) F: 22.1 (3.5)	亚洲人	韩国	ASMM/h²	M: <6.58 F: <4.59
								（ASMM/体重）×100	M: <29.1% F: <23.0%
Lee 等[64]	I-Lan 纵向衰老研究（ILAS）	100	20—40	M, F	24.2 (3.8) 22.3 (3.7)	亚洲人	日本	ASSM/h²	M: 7.27 F: 5.44
Studenski（2014）和 Cawthon 等[72]	参与 FNIH 肌少症计划项目的多中心	11 270	65+	M, F	26.9 (5.2)	白种人、黑种人、西班牙裔	美国	ASSM	M: <20kg F: <15kg
Gould 等[71]	Geelong 骨质疏松症研究	2371	20—93	M, F	—	高加索人	澳大利亚	ASSM/h²	M: <6.94kg/m² F: <5.30kg/m²

M. 男性；F. 女性；BMI. 体重指数；DXA. 双能 X 线吸收法；SD. 标准偏差；ASMM. 四肢骨骼肌量；h. 身高；FNIH. 美国国立卫生研究院基金会

而与自我报告的难度无关。

基于健康、老龄化和身体成分的几项研究将 CT 得出的身体成分与功能良好的老年人的功能能力、生命质量和死亡率指数相关联。Visser 等[81] 分析了 3075 名不同种族、性别的 70—79 岁功能良好的人群中大腿中部肌肉 CSA 和肌内脂肪浸润的四分位数与活动受限事件的相关性。与 CSA 最高四分位数的人比较，处于最低四分位数的人（白种人男性＜230cm²，黑种人男性＜245cm²，白种人女性＜152cm²，黑种人女性＜181cm²）更有可能出现行动受限。在 Newman 等的同一人群研究中，大腿中部 CSA（作为连续测量分析）与死亡率呈现弱相关[82]，这与 Cesari 等进行的研究结果一致。在 Cesari 等的研究中，通过 pQCT 测量小腿评估 934 名参与者（平均年龄 74.5 岁，SD=7.0）的骨骼肌量与死亡率相关[83]。根据不同性别的线性回归模型残差的最低三分位数来定义肌少症，该线性回归模型是用身高（cm）和脂肪量面积（cm²）的对数值来预测肌肉量。肌少症与死亡风险增加无关。

最近，一些研究提供了肌肉量的 CT 参考值。Van der Werf A 等使用 420 名 20—60 岁的健康高加索肾捐赠者的数据，研究了 L_3 CT 扫描中 SMA、SMI（SMA/ 身高²）和肌肉辐射衰减（muscle radiation attenuation, MRA）（MRA 是一种考虑脂肪量的肌肉量测量方法，单位用 HU 表示）的分布情况。第五个百分位用于定义低 SMA、SMI 和 MRA，分别对应于男性的 SMA 为 134cm²、SMI 为 41.6cm²/m²、MRA 为 29.3HU，女性的 SMA 为 89.2cm²、SMI 为 32.0cm²/m²、MRA 为 22.0HU。作者还提供了不同年龄和不同性别 BMI 的百分位数[84]。

在一项 604 名美国健康肾脏捐赠者（18—40 岁）的研究中，使用包括 L_3（骨骼肌）、L_4（腰大肌）和 T_{12}（骨骼肌和背肌群区域）在内的多层 CT 扫描结果定义骨骼肌截断值，根据低于平均值的 2 个标准差得出肌少症截断值（SMA：男性 141.7cm²，女性 91.2cm²；SMI：男性 44.6cm²/m²，女性 34.0cm²/m²）[85]。与 Van der Werf A 等的研究

相比，低 SMA 和 SMI 的截断值略高[84]。

一项基于 541 名 20 岁及以上的日本健康肝脏捐赠者数据的亚洲研究，报道了可用于确定亚洲人群的低肌肉量的 L_3 腰大肌的参考值和截断值[86]。低骨骼肌量的性别特异性截断值男性为 6.36cm²/m²，女性为 3.92cm²/m²。为了验证这些截断值，需要基于已报告截断值定义的低 CT 肌肉量与健康结果之间关联的研究。

总之，尽管 CT 和 MRI 被认为是评估骨骼肌量的参考方法，但还没有多少研究使用这些方法来定义肌少症及其长期结局。通过 CT 或 MRI 测定肌肉量与特定结果相关的研究，主要使用人群特定的截断值，如四分位数或三分位数，或是将肌少症定义为低于参考人群平均肌肉量 2 个标准差。最近，在高加索人和亚裔样本中报道了参考值和截断值，这需要进一步研究。

九、新方法

在过去的几年里，评估肌肉量的新方法已经出现。第一种方法是超声波扫描检查。超声波是一种廉价、便携、无创的技术，通过高频声波产生人体图像[88]。这种方法本身并不新鲜；它有效地用于神经肌肉疾病的诊断，阳性预测值高达 90%[89]。然而，该方法直到最近才引起研究人员的兴趣，将它用于肌少症诊断[90, 91]。在最近的一项系统性综述中，对包括 60 岁及以上老年人使用超声波的研究发现，与 DXA、MRI 或 CT 相比，超声波是评估肌肉量的有效方法[92]。用超声波测量肌肉量与 DXA 测量法测得的肌肉量高度相关，并且具有良好的外部及内部可靠性[92]。最近有人提出了一种在肌少症研究中使用超声波的方案[91]。在将超声波应用于肌少症的研究和实践之前，需要采取几个研究步骤，包括创建参考值和方程来诊断肌少症。

另一种新兴方法是氘化肌酸（deuterated creatine, D_3-Cr）稀释法，与 DXA 等其他肌肉量测量方法不同，它是肌肉量的直接测量方法。

D₃-Cr 是一种稳定的同位素，可以口服并随后分布到肌肉。肌酸在肌肉中转化为肌酐，肌酐通过尿液排出。尿液中标记肌酐的富集与骨骼肌标记肌酸的富集有关，因此全身肌酸池和骨骼肌量有关。这项测试既简单又便宜。Clark 等的一项研究表明，D₃-Cr 稀释试验与基于 MRI 的肌肉量测量具有良好的相关性，与 DXA 测定的肌肉量相比偏差较小[93]，但也显示出较高的个体差异[93]。最近的数据显示，通过 D₃-Cr 稀释测量的肌肉量最低的男性，与肌肉量较高的男性相比，其活动受限和受伤性跌倒的风险更高，身体功能表现更差，肌

肉强度更低[94]。有关该方法的详细信息，请参见第 17 章。

十、方法概述

表 16-4 概述了前文所述的评估老年人肌肉量的方法，列出了通过这些方法评估的最常用肌肉量测量方法，以及这些方法测量区域和（或）全身肌肉量的能力。此外，还提供了该方法的成本、普遍可用性和患者辐射暴露的评级，以及对每种方法的精确性（有效性）和准确性（再现性）进行了评级。

表 16-4　评估老年人肌肉量的方法概述

方　　法	常用的肌肉量测量	局部肌肉	全身肌肉	低成本	可利用性	辐射照射	精确性	准确性
人体测量	上臂肌周长	+++	+	+++	+++	+++	+	+
	上臂肌肉横截面积	+++	+	+++	+++	+++	+	+
	预测 ASMM	+	++	+++	+++	+++	+	+
生物电阻抗法	预测 FFM	+	+	+++	+++	+++	+	+++
	预测 ASMM	+	++	+++	+++	+++	+	+++
双能 X 线吸收法	ASMM	+++	++	++	++	++	++	++
计算机断层扫描	大腿中部肌肉横截面积	+++	+	+	+	+	+++	+++
磁共振成像	大腿中部肌肉横截面积	+++	+	+	+	+++	+++	+++
	全身肌肉体积	+	+++	+	+	+++	+++	++

ASMM. 四肢骨骼肌量；FFM. 去脂体重指数；+++. 表明该方法具有非常积极的特点；+. 表示不太积极的特征

参 考 文 献

[1] Heymsfield SB, McManus C, Smith J, et al. (1982) Anthropometric measurement of muscle mass: revised equations for calculating bone-free arm muscle area. *Am J Clin Nutr* 36, 680–690.

[2] Kuriyan R, Kurpad AV. (2004) Prediction of total body muscle mass from simple anthropometric measurements in young Indian males. *Indian J Med Res* 119, 121–128.

[3] Kwok T, Woo J, Chan HHL, et al. (1997) The reliability of upper limb anthropometry in older Chinese people. *Int J Obes* 21, 542–547.

[4] Baumgartner RN, Stauber PM, McHigh D, et al. (1995) Cross-sectional age differences in body composition in persons 60+ years of age. *J Gerontol* 50, M307–M316.

[5] Rolland Y, Lauwers-Cances V, Cournot M, et al. (2003) Sarcopenia, calf circumference, and physical function of elderly women: a cross-sectional study. *J Am Geriatr Soc* 51, 1120–1124.

[6] Kawakami R, Murakami H, Sanada K, et al. (2015) Calf circumference as a surrogate marker of muscle mass for diagnosing sarcopenia in Japanese men and women. *Geriatr Gerontol Int* 15, 969–976.

[7] Fuller NJ, Hardingham CR, Graves M, et al. (1999) Predicting composition of leg sections with anthropometry and bioelectrical impedance analysis, using magnetic resonance imaging as reference. *Clin Sci* 96, 647–657.

[8] Elia M, Fuller J, Hardingham CR, et al. (2000) Modeling leg

sections by bioelectrical impedance analysis, dual-energy x-ray absorptiometry, and anthropometry: assessing segmental muscle volume using magnetic resonance imaging as a reference. *Ann N Y Acad Sci* 904, 298–305.

[9] Martin AD, Spenst LF, Drinkwater DT, et al. (1990) Anthropometric estimation of muscle mass in men. *Med Sci Sports Exerc* 22, 729–733.

[10] Doupe MB, Martin AD, Searle MS, et al. (1997) A new formula for population-based estimation of whole body muscle mass in males. *Can J Appl Physiol* 22, 598–608.

[11] Baumgartner RN, Koehler KM, Gallagher D, et al. (1998) Epidemiology of sarcopenia among the elderly in New Mexico. *Am J Epidemiol* 147, 755–763.

[12] Landi F, Russo A, Liperoti R, et al. (2010) Midarm muscle circumference, physical performance and mortality: results from the aging and longevity study in the Sirente geographic area (ilSIRENTE study). *Clin Nutr* 29, 441–447.

[13] Enoki H, Kuzuya M, Masuda Y, et al. (2007) Anthropometric measurements of mid-upper arm as a mortality predictor for community-dwelling Japanese elderly: the Nagoya Longitudinal Study of Frail Elderly (NLS-FE). *Clin Nutr* 26, 597–604.

[14] Crotty M, Miller M, Giles L, et al. (2002) Australian Longitudinal Study of Aging: prospective evaluation of anthropometric indices in terms of four year mortality in community- living older adults. *J Nutr Health Aging* 6, 20–23.

[15] Miller M, Crotty M, Giles LC, et al. (2002) Corrected arm muscle area: an independent predictor of long-term mortality in community-dwelling older adults? *J Am Geriatr Soc* 50, 1272–1277.

[16] Mühlethaler R, Stuck AE, Minder CE, et al. (1995) The prognostic significance of proteinenergy malnutrition in geriatric patients. *Age Ageing* 24, 193–197.

[17] Wijnhoven HAH, van Bokhorst-de van der Schueren MAE, Heymans MW, et al. (2010) Low mid-upper arm circumference, calf circumference, and body mass index and mortality in older persons. *J Gerontol Med Sci* 65A, 1107–1114.

[18] Izawa S, Enoki H, Hirakawa Y, et al. (2010) The longitudinal change in anthropometric measurements and the association with physical function decline in Japanese communitydwelling frail elderly. *Br J Nutr* 103, 289–294.

[19] Kim S, Kim M, Lee Y, et al. (2018) Calf circumference as a simple screening marker for diagnosing sarcopenia in older Korean adults: the Korean Frailty and Aging Cohort Study (KFACS). *J Korean Med Sci* 26, e151.

[20] Landi F, Onder G, Russo A, et al. (2014) Calf circumference, frailty and physical performance among older adults living in the community. *Clin Nutr* 33, 539–544.

[21] Elia M. (1992) Organ and tissue contribution to metabolic rate. In: Kinney JM, Tucker HN (eds). Energy metabolism: tissue determinants and cellular corollaries. Raven, New York; pp 19–59.

[22] Schols AMWJ, Mostert R, Soeters PB, et al. (1991) Body composition and exercise performance in patients with chronic obstructive pulmonary disease. *Thorax* 46, 695–699.

[23] Haapala I, Hirvonen A, Niskanen L, et al. (2002) Anthropometry, bioelectrical impedance and dual-energy X-ray absorptiometry in the assessment of body composition in elderly Finnish women. *Clin Physiol Funct Imaging* 22, 383–391.

[24] Visser M, Deurenberg P, van Staveren WA. (1995) Multifrequency bioelectrical impedance for assessing total body water and extracellular water in elderly subjects. *Eur J Clin Nutr* 49, 256–266.

[25] Deurenberg P, van der Kooy K, Leenen R, et al. (1989) Body impedance is largely dependent on the intra- and extra-cellular water distribution. *Eur J Clin Nutr* 43, 845–853.

[26] Pietrobelli A, Morini P, Battistini N, et al. (1998) Appendicular skeletal muscle mass: prediction from multiple frequency segmental bioimpedance analysis. *Eur J Clin Nutr* 52, 507–511.

[27] Yamada Y, Watanabe Y, Ikenaga M, et al. (2013) Comparison of single- or multifrequency bioelectrical impedance analysis and spectroscopy for assessment of appendicular skeletal muscle in the elderly. *J Appl Physiol* 115, 812–818.

[28] Roubenoff R, Baumgartner RN, Harris TB, et al. (1997) Application of bioelectrical impedance analysis to elderly populations. *J Gerontol A Biol Sci Med Sci* 52, M129–M136.

[29] Rech CR, Cordeiro BA, Petroski EL, et al. (2008) Validation of bioelectrical impedance for the prediction of fat-free mass in Brazilian elderly subjects. *Arq Bras Endocrinol Metabol* 52, 1163–1171.

[30] Genton L, Karsegard VL, Kyle UG, et al. (2001) Comparison of four bioelectrical impedance analysis formulas in healthy elderly subjects. *Gerontology* 47, 315–323.

[31] Kyle UG, Genton L, Karsegard L, et al. (1990) Single prediction equation for bioelectrical impedance analysis in adults aged 20–94 years. *Nutrition* 17, 248–253.

[32] Deurenberg P, van der Kooij K, Evers P, et al. (1990) Assessment of body composition by bioelectrical impedance in a population aged >60 years. *Am J Clin Nutr* 51, 3–6.

[33] Dey DK, Bosaeus I, Lissner L, et al. (2003) Body composition estimated by bioelectrical impedance in the Swedish elderly. Development of population-based prediction equation and reference values of fat-free mass and body fat for 70- and 75-y olds. *Eur J Clin Nutr* 57, 909–916.

[34] Rangel Peniche DB, Raya Giorguli G, Aleman-Mateo H. (2015) Accuracy of a predictive bioelectrical impedance analysis equation for estimating appendicular skeletal muscle mass in a non-Caucasian sample of older people. *Arch Gerontol Geriatr* 61, 39–43.

[35] Kim JH, Choi SH, Lim S, et al. (2014) Assessment of appendicular skeletal muscle mass by bioimpedance in older community-dwelling Korean adults. *Arch Gerontol Geriatr* 58, 303–307.

[36] Yoshida D, Shimada H, Park H, et al. (2014) Development of an equation for estimating appendicular skeletal muscle mass in Japanese older adults using bioelectrical impedance analysis. *Geriatr Gerontol Int* 14, 851–857.

[37] Sergi G, De Rui M, Veronese N, et al. (2015) Assessing appendicular skeletal muscle mass with bioelectrical impedance analysis in free-living Caucasian older adults. *Clin Nutr* 34, 667–673.

[38] Vermeiren S, Beckwee D, Vella-Azzopardi R, et al. (2019) Evaluation of appendicular lean mass using bio impedance in persons aged 80+: a new equation based on the BUTTERFLYstudy. *Clin Nutr* 38, 1756–1764.

[39] Cruz-Jentoft AJ, Bahat G, Bauer J, et al. (2018) Sarcopenia: revised European consensus on definition and diagnosis. *Age Ageing* 48(1), 16–31.

[40] Yu S, Powell A, Khow KSF, Visvanathan R. (2016) The performance of five bioelectrical impedance analysis prediction equations against dual x-ray absorptiometry in estimating

appendicular skeletal muscle mass in an adult Australian population. *Nutrients* 8, 189.

[41] Scafoglieri A, Clarys JP, Bauer JM, et al. (2017) Predicting appendicular lean and fat mass with bioelectrical impedance analysis in older adults with physical function decline – the PROVIDE study. *Clin Nutr* 36, 869–875.

[42] Lustgarten MS, Fielding RA. (2011) Assessment of analytical methods used to measure changes in body composition in the elderly and recommendations for their use in phase II clinical trials. *J Nutr Health Aging* 15, 368–375.

[43] Janssen I, Heymsfield SB, Baumgartner RN, et al. (2000) Estimation of skeletal muscle mass by bioelectrical impedance analysis. *J Appl Physiol* 89, 465–471.

[44] Janssen I, Heymsfield SB, Ross R. (2002) Low relative skeletal muscle mass (sarcopenia) in older persons is associated with functional impairment and physical disability. *J Am Geriatr Soc* 50, 889–896.

[45] Janssen I, Baumgartner RN, Ross R. (2004). Skeletal muscle cut-off points associated with elevated physical disability risk in older men and women. *Am J Epidemiol* 159, 413–421.

[46] Tankó LB, Movsesyan L, Mouritzen U, et al. (2002) Appendicular lean tissue mass and the prevalence of sarcopenia among healthy women. *Metabolism* 51, 69–74.

[47] Kyle UG, Genton L, Hans D, et al. (2003) Validation of a bioelectrical impedance analysis equation to predict appendicular skeletal muscle mass (ASMM). *Clin Nutr* 22, 537–543.

[48] Chien MY, Huang TY, Wu YT. (2008) Prevalence of sarcopenia estimated using a bioelectrical impedance analysis prediction equation in community-dwelling elderly people in Taiwan. *J Am Geriatr Soc* 56, 1710–1715.

[49] Tengvall M, Ellegård L, Malmros V, et al. (2009) Body composition in the elderly: reference values and bioelectrical impedance spectroscopy to predict total body skeletal muscle mass. *Clin Nutr* 28, 52–58.

[50] Stephen WC, Janssen I. (2009) Sarcopenic-obesity and cardiovascular disease risk in the elderly. *J Nutr Health Aging* 13, 460–466.

[51] Laskey MA, Phil D. (1996) Dual-energy x-ray absorptiometry and body composition. *Nutrition* 12, 45–51.

[52] Albanese CV, Diessel E, Genant HK. (2003) Clinical applications of body composition measurements using DXA. *J Clin Densitom* 6, 75–85.

[53] Heymsfield SB, Smith R, Aulet M, et al. (1990) Appendicular skeletal muscle mass: measurement by dual-photon absorptiometry. *Am J Clin Nutr* 52, 214–218.

[54] Wang ZM, Visser M, Ma R, et al. (1996) Skeletal muscle mass: evaluation of neutron activation and dual-energy X-ray absorptiometry methods. *J Appl Physiol* 80, 824–831.

[55] Shih R, Wang Z, Heo M, et al. (2000) Lower limb skeletal muscle mass: development of dual-energy X-ray absorptiometry prediction model. *J Appl Physiol* 89, 1380–1386.

[56] Visser M, Fuerst T, Lang T, et al. (1999) Validity of fan-beam dual-energy x-ray absorptiometry for measuring fat-free mass and leg muscle mass. *J Appl Physiol* 87, 1513–1520.

[57] Hansen RD, Williamson DA, Finnegan TP, et al. (2007) Estimation of thigh muscle crosssectional area by dual-energy X-ray absorptiometry in frail elderly patients. *Am J Clin Nutr* 86, 952–958.

[58] Delmonico MJ, Kostek MC, Johns J, et al. (2008) Can dual energy X-ray absorptiometry provide a valid assessment of changes in thigh muscle mass with strength training in older adults? *Eur J Clin Nutr* 62, 1372–1378.

[59] Gallagher D, Visser M, De Meersman RE, et al. (1997) Appendicular skeletal muscle mass: effects of age, gender, and ethnicity. *J Appl Physiol* 83, 229–239.

[60] Lau EM, Lynn HS, Woo JW, et al. (2005) Prevalence of and risk factors for sarcopenia in elderly Chinese men and women. *J Gerontol A Biol Sci Med Sci* 60, 213–216.

[61] Sanada K, Miyachi M, Tanimoto M, et al. (2010) A cross-sectional study of sarcopenia in Japanese men and women: reference values and association with cardiovascular risk factors. *Eur J Appl Physiol* 110, 57–65.

[62] Kim TN, Yang SJ, Yoo HJ, et al. (2009) Prevalence of sarcopenia and sarcopenic obesity in Korean adults: the Korean sarcopenic obesity study. *Int J Obes* 33, 885–892.

[63] Kim YS, Lee Y, Chung YS, et al. (2012) Prevalence of sarcopenia and sarcopenic obesity in the Korean population based on the Fourth Korean National Health and Nutritional Examination Surveys. *J Gerontol A Biol Sci Med Sci* 67, 1107–1113.

[64] Lee WJ, Liu LK, Peng LN, et al. (2013) Comparisons of sarcopenia defined by IWGS and EWGSOP criteria among older people: results from the I-Lan longitudinal ageing study. *J am Med Dir Assoc* 14, 528e7.

[65] Chen LK, Liu LK, Woo J, et al. (2014) Sarcopenia in Asia: consensus report of the Asian Working Group for Sarcopenia. *J Am Med Dir Assoc* 15, 95–101.

[66] Newman AB, Kupelian V, Visser M, et al. (2003) Sarcopenia: alternative definitions and associations with lower extremity function. *J Am Geriatr Soc* 51, 1602–1609.

[67] Zamboni M, Mazzali G, Fantin F, et al. (2008) Sarcopenic obesity: a new category of obesity in the elderly. *Nutr Metab Cardio Diseases* 18, 388–395.

[68] Delmonico MJ, Harris TB, Lee JS, et al. (2007) Alternative definitions of sarcopenia, lower extremity performance, and functional impairment with aging in older men and women. *J Am Geriatr Soc* 55, 769–774.

[69] Woo J, Leung J, Sham A, et al. (2009) Defining sarcopenia in terms of risk of physical limitations: a 5-year follow-up study of 3,153 Chinese men and women. *J Am Geriatr Soc* 57, 2224–2231.

[70] Kelly TL, Wilson KE, Heymsfield SB. (2009) Dual energy X-ray absorptiometry body composition reference values from NHANES. *PloS ONE* 4, e7038.

[71] Gould H, Brennan SL, Kotowicz MA, et al. (2014) Total and appendicular lean mass reference ranges for Australian men and women: the Geelong osteoporosis study. *Calf Tissue Int* 94, 363–372.

[72] Cawthon PM, Peters KW, Shardell MD, et al. (2014) Cutpoints for low appendicular lean mass that identify older adults with clinically significant weakness. *J Gerontol A Biol Sci Med Sci* 69, 567–575.

[73] Cawthon PM, Travison TG, Manini TM, et al. (2019) Establishing the link between lean mass and grip strength cutpoints with mobility disability and other health outcomes: proceedings of the sarcopenia definition and outcomes consortium conference. *J Gerontol A Biol Sci Med Sci* 75(7), 1317–1323.

[74] Shen W, Punyanitya M, Wang Z, et al. (2004) Total body skeletal muscle and adipose tissue volumes: estimation from a single abdominal cross-sectional image. *Appl Physiol* 97, 2333–2338.

143

[75] Goodpaster BH, Kelley DE, Thaete FL, et al. (2000) Skeletal muscle attenuation determined by computed tomography is associated with skeletal muscle lipid content. *J Appl Physiol* 89, 104–110.

[76] Goodpaster BH, Carlson CL, Visser M, et al. (2001) Attenuation of skeletal muscle and strength in the elderly: the Health ABC Study. *J Appl Physiol* 90, 2157–2165.

[77] Lukaski H. (1997) Sarcopenia: assessment of muscle mass. *J Nutr* 127(5 Suppl), 994S–997S.

[78] Ross R, Pedwell H, Rissanen J. (1995) Response of total and regional lean tissue and skeletal muscle to a program of energy restriction and resistance exercise. *Int J Obes Relat Metab Disord* 19, 781–787.

[79] Song MY, Ruts E, Kim J, et al. (2004) Sarcopenia and increased adipose tissue infiltration of muscle in elderly African American women. *Am J Clin Nutr* 79, 874–880.

[80] Lauretani F, Russo CR, Bandinelli S, et al. (2003) Age-associated changes in skeletal muscles and their effect on mobility: an operational diagnosis of sarcopenia. *J Appl Physiol* 95, 1851–1860.

[81] Visser M, Goodpaster BH, Kritchevsky SB, et al. (2005) Muscle mass, muscle strength, and muscle fat infiltration as predictors of incident mobility limitations in well-functioning older persons. *J Gerontol Med Sci* 60, 324–333.

[82] Newman AB, Kupelian V, Visser M, et al. (2006) Strength, but not muscle mass, is associated with mortality in the health, aging and body composition study cohort. *J Gerontol Med Sci* 61, 72–77.

[83] Cesari M, Pahor M, Lauretani F, et al. (2009) Skeletal muscle and mortality results from the InCHIANTI Study. *J Gerontol Med Sci* 64, 377–384.

[84] Van der Werf A, Langius JAE, de van der Schueren MAE, et al. (2018) Percentiles for skeletal muscle index, area and radiation attenuation based on computed tomography imaging in a healthy Caucasian population. *Eur J Clin Nutr* 72, 288–296.

[85] Derstine BA, Holcombe SA, Ross BE, et al. (2018) Skeletal muscle cutoff values for sarcopenia diagnosis using T10 to L5 measurements in a healthy US population. *Sci Rep* 8, 11369.

[86] Hamaguchi Y, Kaido T, Okumura S, et al. (2016) Proposal for new diagnostic criteria for low skeletal muscle mass based on computed tomography imaging in Asian adults. *Nutrition* 32, 1200–1205.

[87] Rittweger J, Beller G, Ehrig J, et al. (2000) Bone-muscle strength indices for the human lower leg. *Bone* 27, 319–326.

[88] Heymsfield SB, Adamek M, Gonzalez MC, et al. (2014) Assessing skeletal muscle mass: historical overview and state of the art. *J Cachexia Sarcopenia Muscle* 5, 9–18.

[89] Pillen S, van Alfen N. (2011) Skeletal muscle ultrasound. *Neurol Res* 33, 1016–1024.

[90] Ticinesi A, Mschi T, Narici MV, et al. (2017) Muscle ultrasound and sarcopenia in older individuals: a clinical perspective. *J Am Med Dir Assoc* 18, 290–300.

[91] Perkisas S, Baudry S, Bauer J, et al. (2018) Application of ultrasound for muscle assessment in sarcopenia: towards standardized measurements. *Eur Geriatr Med* 9, 739–757.

[92] Nijholt W, Scafoglieri A, Jager-Wittenaar H, et al. (2017) The reliability and validity of ultrasound to quantify muscles in older adults: a systematic review. *J Cachexia Sarcopenia Muscle* 8, 702–712.

[93] Clark RV, Walker AC, O'Connor-Semmes RL, et al. (2014) Total body skeletal muscle mass: estimation by creatine (methyl-d3) dilution in humans. *J Appl Physiol* 116, 1605–1613.

[94] Cawthon PM, Orwoll ES, Peters KE, et al. (2019) Strong relation between muscle mass determined by D3-creatine dilution, physical performance and incidence of falls and mobility limitations in a prospective cohort of older men. *J Gerontol A Biol Sci Med Sci* 74, 844–852.

第 17 章 氘化肌酸稀释法评估人体肌肉量：方法、早期结果和未来方向

Deuterated Creatine Dilution to Assess Muscle Mass (D₃-Cr Muscle Mass) in Humans: Methods, Early Results, and Future Directions

Peggy M. Cawthon William J. Evans 著
曹振波 刘小美 译 邹艳慧 校 胡亦新 审

信息披露：Peggy M. Cawthon 是 BioAge 实验室的顾问，并获得雀巢和雅培的研究资助（未用于与本章相关的工作）。GlaxoSmithKline 公司在 MrOS 研究中提供了 D₃-Cr 和尿样分析支持；MrOS 项目是由美国国家老龄化研究所和国立关节炎、肌肉骨骼和皮肤病研究所资助。William J. Evans 是 D₃-Cr 稀释法已授权专利的发明人，他未从该知识产权中获得任何收入。

目前为止，全身骨骼肌量的评估仍然面临着一些问题，多数已发表的研究都以瘦体重（lean body mass，LBM）作为评价骨骼肌量的替代指标。骨骼肌是瘦体重的重要组成部分，但并不是唯一的组成部分。瘦体重经常被错误地称为肌肉量，这种同义的假设导致了研究中关于老年人骨骼肌量与功能之间关系的错误结论[1]。因此，肌少症的定义已经从与年龄相关的骨骼肌量减少[2]演变为与年龄相关的力量下降[3]和（或）随着瘦体重的丢失而导致的功能下降[4]。

最近的大型临床研究采用了一种测量肌肉量的新方法：氘化肌酸稀释法[5]。在本章中，我们会首先对 D₃-Cr 稀释法的操作方法进行说明，包括示踪剂的摄入时间管理、尿液收集方法及肌酸（creatine，Cr）池大小和肌肉量的计算。之后，我们将对采用该方法的相关文献进行综述。最后，讨论分析该领域的未来研究方向。

一、实验方法与操作流程

（一）稀释法概述

D₃-Cr 稀释法依赖于 Cr 代谢的 3 个方面：①全身 Cr 池的 98% 储存在骨骼肌；②Cr 在肝脏和肾脏中合成，并逆浓度梯度转运到肌肉中；③Cr 在肌肉中通过非酶促的、不可逆的（体内）过程转化为肌酐（creatinine，Crn），并迅速排出体外。这是 Heymsfield 等[6]描述的通过 24h 尿液 Crn 检测方法评估肌肉量的主要假设，其中 24h 内排泄的 Crn 量与骨骼肌量直接相关。然而，使用 24h 尿液需要在收集期间进行饮食控制，因为作为饮食的一部分，Crn 迅速消化吸收，并被排出体外，导致肌肉量被错误高估。该方法还需要收集 24h 内产生的所有尿液，漏掉任何一次排尿都会导致肌肉量被低估。

D₃-Cr 稀释法是一个可通过直接测定 Cr 池大小来评估肌肉量的方法（假设浓度为 4.3g Cr/kg 肌肉）。定量示踪 D₃-Cr 口服试剂的生物利用率为 100%，一旦吸收，就会被转运穿过肌膜，并储存到肌节中。通过测量尿液中 Crn 的排泄和 D₃-Crn 富集度，提供了一个"采样"的机会来观察 D₃-Cr 在肌细胞内的富集情况，从而确定 D₃-Cr 口服试

145

剂在全身骨骼肌 Cr 池中的稀释程度。重要的是，D_3-Cr 测量方法不需要控制饮食，而是依赖于给药后 48～96h 采集的单次空腹尿液样本。D_3-Crn 在尿液的富集在给药后约 48h 达到同位素稳定状态，在之后的 48h 内仍然保持稳定[7]。此外，由于确定了尿液中 Crn 的富集情况（D_3-Crn/Crn 比值），肾功能受损的受试者也只需产生少量尿液就可以测量。该方法已通过横断面研究[8]和纵向研究[9]设计在大鼠和人体中得以验证。如下所述，该方法在所有年龄段的男性和女性中得到了验证[7, 10]。图 17-1 展示了 D_3-Cr 稀释方法。

一项针对不同年龄大鼠的横断面研究表明，D_3-Cr 测得的肌肉量（D_3-Cr 肌肉量）与定量磁共振（quantitative magnetic resonance，QMR）测得的瘦体重（$r=0.959$，$P<0.0001$）、解剖称重下肢肌肉量（$r=0.929$，$P<0.0001$）高度相关[8]。随后的一项纵向研究对生长发育期动物的肌肉量增加和地塞米松治疗导致的肌肉量减少进行了研究，也证明了 QMR 测得的瘦体重变化量与 D_3-Cr 肌肉量变化量高度相关（$r=0.9629$，$P<0.0001$）[9]。另

一项以包括年轻人和老年人在内的成年男女为研究对象的横断面临床验证研究结果显示[7]，D_3-Cr 肌肉量与全身磁共振成像测得的肌肉量（$r=0.868$，$P<0.0001$）、双能 X 线吸收法（DXA）测得的肌肉量（$r=0.745$，$P<0.0001$）之间呈强相关关系。D_3-Cr 测量值与 MRI 测量值的回归曲线通过原点，而 DXA 则高估了肌肉量。

重要的是，D_3-Cr 稀释法测量的是 Cr 池或体内存在的 Cr 总量。在肌节中，Cr 和肌酸磷酸盐位于 Z 盘和 A 带[11]附近，与非收缩成分无关。这充分表明，Cr 池大小的评估提供了一个独立于脂质和纤维化组织的功能性肌肉量指标，脂质和纤维化组织都随着年龄的增长而增加[12]。当使用放射成像或 DXA 等间接方法时，脂质和纤维化组织可能降低纯解剖肌肉量测量的准确性。

虽然 D_3-Cr 稀释法提供了一个直接测量 Cr 池大小和肌肉量的方法，但也存在 2 种潜在的方法学变异来源，即在同位素稳定之前或受试者非空腹时进行尿液取样。Clark 等[7]报道的包括年轻和老年男性、女性的数据显示了摄入 D_3-Cr 后整个时

肌肉量相对较高

↑肌肉 = ↑肌酸池大小

Cr Cr Cr Cr Cr Cr Cr Cr
Cr Cr Cr Cr Cr Cr Cr Cr
Cr Cr Cr Cr Cr Cr Cr Cr

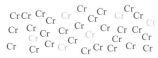
↓氘化肌酸：总肌酸

Cr → Crn

Cr → Crn

Crn Crn Crn Crn
Crn Crn Crn Crn Crn
Crn Crn Crn Crn Crn
Crn Crn Crn Crn Crn
Crn Crn Crn Crn Crn

↓氘化肌酸：总肌酐

肌肉量相对较低

↓肌肉 = ↓肌酸池大小

Cr Cr Cr Cr
Cr Cr Cr Cr
Cr Cr Cr

↑氘化肌酸：总肌酸

Cr → Crn

Cr → Crn

Crn Crn Crn Crn
Crn Crn Crn
Crn Crn Crn

↓氘化肌酸：总肌酐

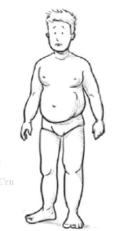

▲ 图 17-1　人体肌酸池大小和肌肉量估计（此图彩色版本见书末）
在肌肉量相对较高的人群中，总 Cr 池中被标记的 Cr（D_3-Cr，标记为红色 Cr）相对较少。由于 Cr 会转化为 Crn，D_3-Cr 会转化为 D_3-Crn，尿液中排出的标记 Crn（D_3-Crn，标记为红色 Crn）就会相对较少。因此，在肌肉量相对较高的人群中，D_3-Crn 与总 Crn 的比值会相对较低。而在肌肉量相对较低的人群中，情况正好相反：总 Cr 池中被标记的 Cr 相对较多，导致尿液中排出的标记 Crn 也相对较多。因此，在肌肉量较低的人群中，D_3-Crn 与总 Crn 的比值相对较高

间段内 D_3-Crn 在尿液中富集情况。在此期间，所有受试者都进行了饮食控制（摄取规定饮食），并分批收集了尿液（非单一样本）。摄入约 48h 后，尿液中 D_3-Crn 富集达到稳定状态，这表明尿液中 D_3-Crn 富集与 D_3-Cr 前体富集都处于同位素稳定状态，两者都处于各自的稳定状态。如果在服用后 48h 之内收集尿液样本，与肌细胞内 D_3-Cr 富集相比，所测的尿液中 D_3-Cr 富集比较低，将导致肌肉量的计算结果不准确。尿液中 D_3-Crn 富集呈现一个与食物消耗相对应的周期性（增加和减少）。对于大多数人来说，Cr 的摄入量很低（烹饪肉类会导致 Cr 几乎完全转化为 Crn），而 Crn 是肉或鱼类食物中的正常成分，并且由于 Crn 不储存，它会迅速被排泄，因此尿液中 D_3-Crn 的集被稀释了。这种饮食的影响可以通过收集空腹尿液样本来消除。D_3-Cr 稀释法的另一个假设是，定量示踪 D_3-Cr 口服试剂的生物利用率是 100%，一旦吸收，就会被转运穿过肌膜，并储存在肌节中。但在一些受试者中，少量的口服示踪剂会"溢出"到尿液中，而不是转运到肌肉中。与男性相比，这种示踪剂"溢出"到尿液中的现象在成年女性中更明显，这可能是由于内源性 Cr 的产生率高于肌肉的吸收率。空腹尿液 Cr/Crn 比值似乎是恒定的，因此，可以使用以尿液 Cr 和 Crn 水平为基础的算法来估计和校正溢出量[10]。

（二）D_3-Cr 稀释法测量的可重复性

Clark 等还发表了在人群中检验 D_3-Cr 肌肉量和 DXA 测得的瘦体重的可重复性研究[13]。在 33 名老年人中，D_3-Cr 肌肉量与 MRI 测得的肌肉体积高度相关（r=0.88，P<0.0001），与 DXA 瘦体重相比偏差更小，DXA 与 MRI 相比高估了肌肉量（+22.5 ± 3.7kg）。在 3～4 个月后，其中 14 名受试者（1 名受试者患有充血性心力衰竭）同样用 3 种评测方法进行了重复测量。该项研究结果表明，使用 D_3-Cr 稀释法时，随着时间的推移，肌肉量测量值个体内的变异性较高，肌肉量的平均标

准差约为 2.5kg，而 MRI 和 DXA 测量值的平均标准差则分别为 0.5kg 和 0.8kg。但是，2 次评估之间的时间间隔过长（3～4 个月）可能是导致错误结论的原因。男性骨质疏松骨折研究（Osteoporotic Fractures in Men，MrOS）的数据表明，在 1.6 年的时间里，D_3-Cr 肌肉量、步行速度都随着增龄而下降（在此期间为 4%～5%）[14]，而 DXA 瘦体重未观察到显著变化。另外，D_3-Cr 肌肉量变化量，而不是 DXA 瘦体重变化量，与步行速度的下降幅度显著相关。因此，评估"可重复性"的时间可能太长了。在此期间，老年人（尤其是心力衰竭的受试者）D_3-Cr 肌肉量有所下降（但 DXA 瘦体重或 MR 肌肉体积则无变化）。在这些条件下，相对于 DXA 瘦体重和 MR 评估的肌肉体积，D_3-Cr 肌肉量变异性会被虚假夸大。因此，应进行具有较短评估时间间隔（注意考虑初始评估任何剩余剂量的影响）的可重复性研究。

（三）研究设施中 D_3-Cr 稀释法的实施

最近的许多研究采用 D_3-Cr 稀释法评估骨骼肌量，尽管在撰写本章时只有 2 项研究结果发表[5, 14, 15]。由于使用该方法需依赖于同位素标记，因此 D_3-Cr 稀释法测量肌肉量只能在 D_3-Cr 摄取一段时间之后获得。受试者必须在尿液收集前服用 D_3-Cr，不能使用未服用 D_3-Cr 时收集的存档尿液样本。迄今为止实施该方法的最大研究是多中心的 MrOS 研究，共有 1425 名社区居住的老年男性在第 14 年的研究访问中通过 D_3-Cr 稀释法对肌肉量进行了完整、有效的评估[5]。MrOS 研究中实施该方法存在许多挑战，如受试者年龄较大，行动不便等。这些人在美国 6 个不同的学术医疗中心接受评估，每个中心都有独立的审查委员会程序和要求。该测试需要持续跟踪进展和拨打提醒电话，以确保示踪剂服用和尿液收集时间正确，空腹样本的收集也需要提醒联系人。下面列出了在实施 D_3-Cr 稀释法期间遇到的一些困难，以及在 MrOS 研究中如何解决这些困难。

（四）减轻对 D_3-Cr 剂量安全性的担忧

作为一种稀释的测量方法，确定肌肉量的最重要决定因素之一是准确的示踪剂服用剂量。尿样的分析使用质谱仪检测，因此使用可示踪剂量的 D_3-Cr 可以测量尿液 D_3-Crn 富集。实际使用的剂量不如绝对剂量重要。通常使用含 30～60mg 的 D_3-Cr 胶囊，这些剂量足够测量尿液中 D_3-Crn 富集。需要强调的是，这种剂量的 Cr 示踪剂比大多数成年人的平均 Cr 消耗量低 30～60 倍。在网络上快速搜索"Cr 不良反应"时，会发现大量关于补充 Cr 潜在危险的警告，包括体重增加、胃部不适、肾损伤和其他情况[16]。但该文献将 Cr 补充剂作为一种营养干预措施，补充量从每天 5～10g 到多达 20g 都是常见的[17]。这些补充剂量比 D_3-Cr 稀释试验中摄入的剂量大几个数量级（即 5000～20 000mg 为膳食来源，而 D_3-Cr 稀释试验中使用 30mg）。Cr 也存在于肉食主义者的饮食中，他们每天摄入的 Cr 可达 2g[18]。此外，氘是一种无毒且安全的非放射性稳定性同位素。在 MrOS 研究中，提供了"常见问题"的网站，可以与担忧该方法的受试者分享。

（五）示踪剂服用时间的管理和空腹晨尿收集

D_3-Cr 稀释法中最具挑战性的部分是示踪剂摄入时间和随后的空腹尿液收集。如上所述，服用示踪剂后过早收集尿液将没有足够的时间使尿液中的 D_3-Crn 富集与体内 Cr 池达到平衡，达到同位素稳定状态。因此，在服用示踪剂后过早收集尿液将导致高估体内 Cr 池大小，从而高估 D_3-Cr 肌肉量。服用示踪剂后过晚收集尿液将导致尿液中 D_3-Crn 富集减少（因为 D_3-Cr 周转约 1.7%/d），将导致高估 Cr 池大小和 D_3-Cr 肌肉量。最后，该方法在服用示踪剂之前和之后不需要进行饮食控制。但是由于膳食中的 Crn 会被快速吸收并在尿液中排泄，会稀释尿液中 D_3-Crn 的富集，因此需要收集空腹尿液样本。空腹尿液可以通过隔夜禁食后

第二次排尿或在任何一餐前排尿来获取。为了确保临床中心使用正确的日期和时间摄入示踪剂及进行尿液收集，各临床中心共享试验管理列表，该列表列出了每个工作日可能进行就诊的提醒电话和摄入示踪剂时间。

鉴于示踪剂服用和收集尿液时间的限制，临床研究中使用的最佳方案是观察受试者的示踪剂摄入情况，然后让受试者在受控条件下排尿，收集尿液样本（如在临床实验室或在家中，有研究人员在场将尿液送回中心分析处理）。图 17-2 显示了示踪剂的服用和尿液收集流程，但是该过程的实际实施成本可能较高。在 MrOS 研究中，我们使用了多种方法，最成功和最具成本效益的方法是在受试者预约的诊所就诊之前将附有详细服用说明的 D_3-Cr 示踪剂邮寄给受试者。之后通过电话提醒，重复说明服用时间和就诊当天的空腹要求。因此，示踪剂的摄入时间需安排在受试者预定就诊时间前的 72～144h 内。之后，当受试者到诊所就诊时，采集一份尿液样本，并由实验室分装后在 -20℃下冷冻保存，直到用干冰冷冻运送到中心实验室。在上述方案（邮寄示踪剂，然后在诊所收集尿液）中，MrOS 研究中的受试者在服用示踪剂前需要通过电话给出口头同意。之后，受试者在门诊收集尿液样本之前，以书面形式确认同意使用 D_3-Cr 稀释法。其中一所机构的审查委员会最初不允许通过口头同意实施 D_3-Cr 稀释法，这意味着不能使用"邮寄示踪剂并在诊所收集尿液样本"的方案。因此，在这家诊所，受试者在诊所就诊时服用了 D_3-Cr，通过电话提醒受试者在家中收集尿液样本。尿液样本多数情况下由诊所工作人员收集并送回诊所处理；少数情况下，使用冷冻凝胶袋将尿液样本邮寄回诊所。这是最不成功的一种方案，因为它需要完整的运输说明和尿液的邮寄。在该老年男性群体中，并非所有人都能够轻松邮寄包裹（许多人住在无法收取邮寄包裹的住宅中），有时凝胶袋在运输过程中会变热，导致在邮寄尿液样本被运送到诊所时，只有部分

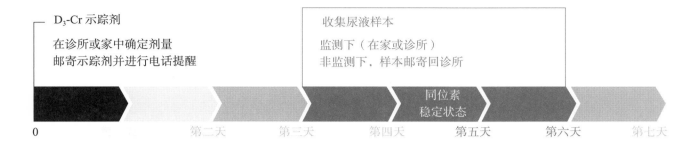

▲ 图 17-2　临床研究中成年受试者示踪剂服用和尿液收集的方案

在这个测试方案中，受试者需在家中或诊所摄入示踪剂，然后在标记的 Cr 达到同位素稳定状态后的 3～6 天内提供尿液样本

样本是可用的。

二、体型因素对肌肉量测评的影响

在不考虑体型大小因素时，肌肉量的绝对值是难以进行解释说明的，因为个体体型（体重和身高）差异很大，一定量的肌肉对于维持个体功能是否"足够"，必须结合一个人的体型大小进行说明。与一名又高又胖的男性相比，一名瘦小的女性在日常环境中所需要的绝对肌肉量是相对较少的。判断体型最重要的考虑因素是体重，这一点可以从肥胖文献中观察到。虽然通常用体重指数作为衡量肥胖的指标，但是，实际上 BMI 并不能评估身体成分。因此，体脂百分比（即全身脂肪与体重的比例）比 BMI 更适合衡量肥胖程度[19]。因此，我们推荐将 D₃-Cr 肌肉量进行标准化体重处理（即 D₃-Cr 肌肉量 / 体重）作为评估 D₃-Cr 肌肉量的主要方法。如果是这样，那么为什么 DXA 瘦体重不使用体重而使用身高的平方来标准化处理（DXA 瘦体重 / 身高²）[20]？这与 DXA 测量是基于一个三成分模型进行评估有关：DXA 可以直接测量骨矿物质含量和体脂肪含量，并通过减去骨矿物质含量和体脂肪含量得到瘦体重。与脂肪和瘦体重相比，体内的骨矿物质含量可以忽略。因此，从数学模型的视角看，总瘦体重与体重的比值和总脂肪与体重的比值（即体脂百分比）成反比关系。因此，DXA 瘦体重与体重的比值就难以解释：究竟是瘦体重较多还是脂肪较

少？而使用身高的平方将瘦体重标准化可以避免这一问题，特别是对于 DXA 和其他基于成分模型方法的测量技术。D₃-Cr 稀释法测量肌肉量不是基于成分模型；因此，没有脂肪并不等同于有肌肉，用 D₃-Cr 肌肉量与体重的比值评估肌肉量是合理且可解释的。因此，D₃-Cr 肌肉量 / 体重是数据处理的推荐方法。图 17-3 显示了通过 DXA 和 D₃-Cr 稀释法评估身体成分的示意图。

三、采用 D₃-Cr 稀释法的人体观察性研究总结

MrOS 研究是一项大型多中心前瞻性队列研究，旨在研究健康老龄化问题，尤其是骨质疏松症和骨折问题。在第 14 年的临床就诊过程中，所有幸存的受试者都被邀请完成一次临床就诊评估，其中包括 D₃-Cr 稀释法评估肌肉量、DXA 评估身体成分、身体活动能力和力量评估、自我报告的功能状态评估。研究通过 D₃-Cr 稀释法评估了 1369 名男性（平均年龄 84.2 岁）的肌肉量。如先前完成的验证研究中所见，在 MrOS 研究中，DXA 瘦体重和 D₃-Cr 肌肉量呈中等程度相关（r=0.67，P<0.001），但两者的关系并没有呈现一致性下降，表明这两种方法测量的是不同的事物。值得注意的是，这种程度的测量误差会严重影响观察到的相对风险[21]。例如，在一个模拟实验中，暴露因素的测量结果无误差时（即金标准测量的结果），暴露因素和结局之间的真实相对风

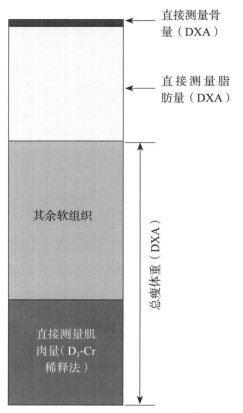

直接测量骨量（DXA）

直接测量脂肪量（DXA）

其余软组织

总瘦体重（DXA）

直接测量肌肉量（D₃-Cr 稀释法）

▲ 图 17-3　通过 DXA 和 D₃-Cr 稀释法测量的身体成分示意图

DXA 直接测量骨量和脂肪量，但不能直接测量肌肉量

DXA. 双能 X 线吸收法

险（RR）为 1.5，而当暴露因素的测量结果有误差时（在 $r=0.65$ 时与金标准中等程度相关），观察到的 RR 衰减到 1.17。这是假设该测量误差属于非微分误差，与结局无关。微分误差可能会导致无效或虚假关联。来自 MrOS 研究的数据表明，DXA 固有的测量误差可以解释为何 DXA 四肢瘦体重 / 身高 ^{2}（ALM/h^2）与结局之间缺乏关联性。事实上，MrOS 数据支持这一观点。

MrOS 研究发现，D₃-Cr 肌肉量与身体活动能力、活动受限和严重的损伤性跌倒之间呈强相关性[5]。MrOS 研究中男性完成了简易体能状况量表（SPPB）、6m 步速测试。在测试后的 1 年中，受试者需自我报告任何的活动受限情况（一次行走2～3 个街区困难或一次爬 10 个台阶困难）和严重的损伤性跌倒。按照 D₃-Cr 肌肉量 / 体重水平以四

分位数法将受试者分组，用多元线性模型计算各组 SPPB 和步速的调整平均值；用多元逻辑模型计算活动受限或跌倒的调整优势比（OR）。所有模型都调整了年龄、肌力、合并症和其他混杂因素。与 D₃-Cr 肌肉量 / 体重的最低四分位数组男性相比，最高四分位数组男性的步速更快且 SPPB 得分更高（步速平均值：Q1 为 1.04m/s vs. Q4 为 1.17m/s，$P<0.001$；SPPB 平均值：Q1 为 8.4 分 vs. Q4 为10.4 分，$P<0.001$）。较低的 DXA 瘦体重与较慢的步速或较低的 SPPB 评分无显著相关。但是，较低的 DXA 瘦体重与更快的步速相关。与肌力和自我报告的功能状态的关联性也大致相似。此外，D₃-Cr 肌肉量 / 体重的最低四分位数组男性不良健康结局风险是最高四分位数组男性的2～6 倍，其中，活动受限风险是 6 倍（OR=6.2，95%CI 3.7～10.5），严重损伤性跌倒风险是 2.4 倍（OR=2.4，95%CI 1.4～3.3），事件性活动能力受限的风险是 2.1 倍（OR=2.1，95%CI 1.4～3.3）。DXA 瘦体重与严重损伤性跌倒无关。较低的 DXA 测得的 ALM/h^2 与较低的活动受限（OR，Q1 vs. Q4，0.4；95%CI 0.3～0.6）以及较低的事件性活动受限相关（OR，Q1 vs. Q4，0.6;95%CI 0.4～1.0）（与常识相反，这些 DXA 的结果表明，较低的瘦体重对身体功能更好）。目前正在对 D₃-Cr 肌肉量或 DXA 瘦体重与其他事件性结局（如骨折、残疾和死亡率等）风险之间的关联性进行分析。从这些数据中，我们得出结论，与 DXA 瘦体重不同，低 D₃-Cr 肌肉量与老年男性的不良预后密切相关。

MrOS 研究中还发布了有关 D₃-Cr 肌肉量变化的数据。在第 14 年就诊访问后，其中的 40 名男性（平均年龄 84.9 岁）在之后平均 1.6 年中重复进行了评估，包括 D₃-Cr 稀释法评估肌肉量、DXA 评估身体成分、步速和握力评估。数据显示，在此期间 D₃-Cr 肌肉量减少了 4%～5%，而 DXA 瘦体重（全身、四肢或四肢相对值）没有变化[14]。之前的一些研究结果显示，力量和瘦体重随着增龄而下降[22-24]，力量下降的速度比 DXA 瘦体重

（或 CT 评估的肌肉横截面积）下降的速度更快[24]。表明这些研究低估了肌肉量的减少程度。此外，D_3-Cr 肌肉量的减少与步速的下降相关（$r=0.33$，$P=0.037$），与 DXA 瘦体重的变化则无关联[14]。这些数据表明，肌肉量变化的幅度实际上可以反映身体活动能力表现和力量变化的幅度。重要的是，在这项研究中，没有采用单一测量方法对肌肉量进行评估，使得肌肉"质量"的变化成为对"力量和步速下降而瘦体重并没有变化"的一个合理的解释。

MrOS 研究的一个局限性是该队列中只有男性，而且大多数是白种人。因此，目前尚不清楚 MrOS 研究中的结果能否推广到其他人群，如女性或其他种族和民族。此外，完成 D_3-Cr 肌肉量重复评估的男性人数较少，因此，未来需要更多的工作，包括开展 D_3-Cr 稀释法评估肌肉量的新研究，以及在现有的纳入不同特征受试者的研究中增加 D_3-Cr 稀释法评估肌肉量测试项目。

Buehring 等[15] 在一项小型横断面研究中，采用 DXA、生物电阻抗谱和 D_3-Cr 稀释法对 112 名社区居住的老年人（23 名男性和 89 名女性，平均年龄 80 岁）的身体成分进行了研究。与 MrOS 研究和其他验证研究类似，D_3-Cr 肌肉量与 DXA 瘦体重显著相关（DXA 瘦体重高估肌肉量）。D_3-Cr 肌肉量和 DXA 瘦体重均与弹跳爆发力相关，但两者与其他功能指标的关联性存在不同。但是，在这些分析中，D_3-Cr 肌肉量没有标准化（例如，表示为 D_3-Cr 肌肉量 / 体重）。体重的校正对于任何功能评估都是至关重要的，在 MrOS 研究中使用

体重调整的值揭示了肌肉量与临床结局之间存在强关联性。因此，在这项小型研究中，缺乏肌肉量与功能的强关联性可能是由于没有考虑体型，以及肌肉功能指标值分布范围相对狭窄有关。尽管如此，作者得出的结论是："本研究进一步确立了 D_3-Cr 稀释法是一种易于使用，并能准确评估全身骨骼肌量的方法。这种方法可以用于大型临床和队列研究，将来也可用作诊断工具。"

四、下一步措施

MrOS 研究中有说服力的数据支持在研究环境中使用 D_3-Cr 稀释法评估肌肉量。事实上，我们认为肌肉健康可能影响他们的健康或疾病风险，D_3-Cr 稀释法评估肌肉量方案应该在任何人群中使用。这也表明该方法的用途不仅局限于肌少症患者的研究，还可以应用于其他领域，如癌症恶病质、获得性免疫缺陷综合征等消耗性疾病患者的研究，以及生长发育阶段人群的研究（如婴幼儿）。事实上，许多这样的项目正在进行中。如果未来老年人群研究支持最初在 MrOS 研究中的发现，那么，D_3-Cr 稀释法可能成为研究设施中评估肌肉量的标准方法。一旦确立为研究工具，下一步做法就是评估 D_3-Cr 肌肉量测量如何在临床上用于诊断肌少症和其他消耗性疾病，包括是否应额外增加或甚至完全取代目前肌少症诊断标准中的相关内容。目前对肌少症诊断标准不包括对肌肉量的直接测量，而是主要依靠 DXA 瘦体重。未来只有依靠更多的数据和时间才能解答这些未知问题。

参考文献

[1] Manini TM, Clark BC. Dynapenia and aging: an update. The journals of gerontology Series A, Biological sciences and medical. *Sciences* 2012;67:28–40.

[2] Evans WJ. What is sarcopenia? *The Journals of Gerontology Series A, Biological Sciences and Medical Sciences* 1995;50 Spec No:5–8.

[3] Studenski SA, Peters KW, Alley DE, et al. The FNIH sarcopenia project: rationale, study description, conference recommendations, and final estimates. *The journals of gerontology Series A, Biological sciences and medical Sciences* 2014;69:547–58.

[4] Cawthon PM, Blackwell TL, Cauley J, et al. Evaluation of the usefulness of consensus definitions of sarcopenia in older men: results from the observational osteoporotic fractures in men cohort study. *Journal of the American Geriatrics Society* 2015;63:

2247–59.

[5] Cawthon PM, Orwoll ES, Peters KE, et al. Strong relation between muscle mass determined by D3-creatine dilution, physical performance and incidence of falls and mobility limitations in a prospective cohort of older men. *The Journals of Gerontology Series A, Biological Sciences and Medical Sciences* 2019;74(6):844–52.

[6] Heymsfield SB, Arteaga C, McManus C, Smith J, Moffitt S. Measurement of muscle mass in humans: validity of the 24-hour urinary creatinine method. *The American Journal of Clinical Nutrition* 1983;37:478–94.

[7] Clark RV, Walker AC, O'Connor-Semmes RL, et al. Total body skeletal muscle mass: estimation by creatine (methyl-d3) dilution in humans. *Journal of Applied Physiology* 2014;116:1605–13.

[8] Stimpson SA, Turner SM, Clifton LG, et al. Total-body creatine pool size and skeletal muscle mass determination by creatine-(methyl-D3) dilution in rats. *Journal of Applied Physiology* 2012;112:1940–8.

[9] Stimpson SA, Leonard MS, Clifton LG, et al. Longitudinal changes in total body creatine pool size and skeletal muscle mass using the D3-creatine dilution method. *Journal of Cachexia, Sarcopenia and Muscle* 2013;4(3):217–23.

[10] Shankaran M, Czerwieniec G, Fessler C. Dilution of D3 - creatine to measure creatine pool size and estimate skeletal muscle mass. *J Cachexia Sarcopenia Muscle* 2018;9(3):540–46.

[11] Hill DK. The location of creatine phosphate in frog's striated muscle. *The Journal of Physiology* 1962;164:31–50.

[12] Sinha U, Csapo R, Malis V, Xue Y, Sinha S. Age-related differences in diffusion tensor indices and fiber architecture in the medial and lateral gastrocnemius. *Journal of Magnetic Resonance Imaging: JMRI* 2015;41:941–53.

[13] Clark RV, Walker AC, Miller RR, O'Connor Semmes RL, Ravussin E, Cefalu WT. Creatine (methyl-d3) dilution in urine for estimation of total body skeletal muscle mass-accuracy and variability vs. MRI and DXA. *Journal of Applied Physiology* 2017;124(1):1–9.

[14] Duchowny KA, Peters KE, Cummings SR, et al. Is change in muscle mass assessed by D3- Creatine (D3Cr) dilution associated with changes in hand grip strength and walking speed? *Journal of Cachexia, Sarcopenia and Muscle* 2020;11(1):55–61.

[15] Buehring B, Siglinsky E, Krueger D, et al. Comparison of muscle/lean mass measurement methods: correlation with functional and biochemical testing. *Osteoporosis International: A Journal Established as Result of Cooperation Between the European Foundation for Osteoporosis and the National Osteoporosis Foundation of the USA* 2018;29:675–83.

[16] WebMD: An Overview of Creatine Supplements. (Accessed November 21, 2019, 2019, at https://www.webmd.com/men/creatine#2.)

[17] Kreider RB, Kalman DS, Antonio J, et al. International Society of Sports Nutrition position stand: safety and efficacy of creatine supplementation in exercise, sport, and medicine. *Journal of the International Society of Sports Nutrition* 2017;14:18.

[18] Brosnan ME, Brosnan JT. The role of dietary creatine. *Amino Acids* 2016;48:1785–91.

[19] Heo M, Faith MS, Pietrobelli A, Heymsfield SB. Percentage of body fat cutoffs by sex, age, and race-ethnicity in the US adult population from NHANES 1999–2004. *The American Journal of Clinical Nutrition* 2012;95:594–602.

[20] Baumgartner RN, Koehler KM, Gallagher D, et al. Epidemiology of sarcopenia among the elderly in New Mexico. *American Journal of Epidemiology* 1998;147:755–63.

[21] de Klerk NH, English DR, Armstrong BK. A review of the effects of random measurement error on relative risk estimates in epidemiological studies. *International Journal of Epidemiology* 1989;18:705–12.

[22] Fantin F, Di Francesco V, Fontana G, et al. Longitudinal body composition changes in old men and women: interrelationships with worsening disability. *The Journals of Gerontology Series A, Biological Sciences and Medical Sciences* 2007;62:1375–81.

[23] Frontera WR, Hughes VA, Fielding RA, Fiatarone MA, Evans WJ, Roubenoff R. Aging of skeletal muscle: a 12-yr longitudinal study. *Journal of Applied Physiology* 2000;88:1321–6.

[24] Goodpaster BH, Park SW, Harris TB, et al. The loss of skeletal muscle strength, mass, and quality in older adults: the health, aging and body composition study. The journals of gerontology Series A, Biological sciences and medical. *Sciences* 2006;61:1059–64.

第 18 章　肌肉力量与爆发力的测量
Measurement of Muscle Strength and Power

Michael Drey　Sandra Helmers　Jürgen M. Bauer　著

谭雅鑫 译　张 童 校　王 琳 审

如其他章节所示，肌肉力量（简称肌力）下降与肌肉量的下降并非有必然联系。但事实上，两者的相关性只有 0.3～0.6[1]。因此，修订后的欧洲肌少症定义共识中还涵盖了身体功能表现下降，而不像以前的定义只包括肌肉量的下降[2]（见第 6 章）。除肌力外，肌肉爆发力同样会随着年龄的增长而下降，而且爆发力的下降速度比肌力下降的速度还要快[3]。这些观察具有实际意义，因为已有研究证实，当下肢爆发力较弱时，发生功能性缺陷的风险会升高 2～3 倍，并且功能性缺陷与爆发力不足之间的联系要比其与肌力不足之间联系还要强[4]。不仅如此，与肌力相比，爆发力的增加对功能改善更为明显[5]。这些发现对肌少症的运动治疗观念产生了很大影响（见第 22 章）。

如上所述，一些研究强调了肌力和爆发力测量的相关性。本章将介绍一些适用于科研和临床的测量方法。第一部分将概述与本章内容相关的物理参数术语（这些参数有别于那些评估身体功能表现的参数，后者将在第 19 章中讨论），第二部分将介绍在科研与临床实践中的测量方法。

一、术语介绍
（一）肌肉运动

肌力与外力相互作用会产生动态或等长运动。等长运动的特点是肌肉张力增加但肌肉起止点之间的距离不变。此时，肌肉产生力量，但没有形态变化，因为肌肉没有缩短或变长。与此相反，只要肌肉长度发生变化，不管朝什么方向变化，都被认为是动态的肌肉运动。

动态运动会产生关节角度增加或减少。当肌肉长度缩短时为向心运动；当由于外力（如重力）的作用导致肌肉长度增加而产生肌肉运动时为离心运动。当描述一个特定肌肉的动态运动时，需要说明其长度变化的类型（肌肉缩短还是变长）、变化的速度及所涉及的身体部位等。理论上讲，肌力在运动中是不断变化的，当关节角度发生变化，肌肉的工作条件也会发生变化，其产生肌力的能力同样也会改变。因此，在日常运动中肌肉不存在具有恒定张力的等张运动。同样，也不会出现收缩速度恒定的等速运动。尽管人们可以借助特定的仪器来实现恒定速度的运动，但这并不能说明肌肉能够以恒定的速度收缩。不仅如此，在日常运动中，单纯的向心、离心或等长运动都是很少见的，在日常动作背景下，我们所见到的都是这些运动的组合体。

（二）肌肉运动的量化

在肌肉运动中，有一些物理参数可以被测量。"力"是改变物体静止和（或）运动状态的能力（标准单位：N）。"力矩"或"扭矩"表示力对物体产生的转动作用，其大小等于作用力乘以力矢量到旋转轴的垂直距离（标准单位：N·m）。"功"是不考虑时间因素，力与位移的乘积（标准单位:J）。"功率"是做功的快慢（标准单位：W）。

（三）肌力与爆发力

肌力通常被定义为肌肉施加在身体特定部位的力。肌肉会根据不同的运动形式（等长、向心、离心等）产生不同大小的力。

因此，在测量肌力时指定运动形式是必要的，除了运动形式，也必须明确初始肌肉长度或关节角度变化的信息。

另一种测量肌力方法由 De Lorme[6] 提出。他认为，即便在已知肌肉长度和（或）关节角度的情况下，肌力和力矩的精准测定也很难实施。从实用性角度讲，与以身体功能表现为基础的肌肉力量测定方法相比，他的方法具有更明确的优点。其基本思路是通过确定一次性可以举起的最大重量来确定肌力的大小，即 1 次反复最大重量（one-repetition maximum，1RM）。

爆发力既可以通过单一动作或一系列动作测定，也可以像测量耐力那样通过大量重复的动作测定，它既可以在一个动作的任何时间点上连续产生，也可以在动作转换时产生。功率（W）是单位时间内所做的功（J），它通过作用力（N）乘以位移（m）再除以时间（s）来得到。利用力量训练设备很容易计算功率，在研究中很常见，因为此时肌肉运动所克服的阻力是已知的。但在临床常规测量中，这并不是一个常用的选择。

二、肌力与爆发力测量方法

在这部分，我们将介绍几种测量肌力和爆发力的方法，以下方法并不是全部的方法，仅供参考。我们将其分为两大类，即几乎专门用于科研的方法和同时也可以用于临床实践的方法。

（一）科研测量方法

1. 计算机化气动力量训练设备

四肢肌力和爆发力可使用计算机化气动力量训练设备进行测定。不同的特定训练器械可用于上下肢不同方向的运动，如屈肘、伸肘、屈膝、伸膝、髋关节内收和外展等。

对于肌力测量来说，1RM 的使用已成为一个标准。其被定义为在正确姿势下仅能完成一次全关节活动度运动的最大重量。

双腿推举可以作为一个例子来解释这些测量方法（图 18-1），起始位通常将器械的座椅调整至屈髋屈膝 90°～100°。测试前告知受试者双腿完全伸膝时不要锁膝，然后让他们依次进行肌肉向心收缩（伸膝）、保持完全伸膝状态、肌肉离心收缩（缓慢屈膝归位）的动作，每个动作持续时间分别为 2s、1s 和 2s，然后逐渐增加阻力，直至受试者不能一次性完成该运动组合。受试者能一次性完成该运动组合所能承受的最大阻力即为测得的肌力。

对于爆发力和速度的测试，则要求受试者尽可能快地在全关节活动度下举起既定百分比的 1RM。可以通过受试者对不同百分比（40%、50%、60%、70%、80% 和 90%）1RM 的运动表现来评估爆发力，一些专业软件可以帮助计算爆发力和速度。许多研究通常是将 40% 和 70% 的 1RM 作为结局变量，因为它们可以分别代表低阻力高速和高阻力低速状态下爆发力的产生状况。许多关于老年人爆发力和速度的研究早已运用了很多相似的测试方案。其中，Fielding 及其同事在这个领域还发表了几篇相关度较高的论文[7-9]。

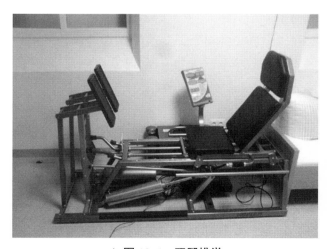

▲ 图 18-1　双腿推举

2. 诺丁汉动力装置

腿部伸肌动力装置可以安全便捷地评估下肢爆发力[10]（图 18-2）。腿部伸肌爆发力的测量结果可以预测功能状态，因为它已经被证实与灵活性[11]和工具性日常生活活动有关[12]，并被认定为是跌倒的危险因素[13]。不仅如此，测量值还与功能性活动有关，如爬楼梯[10,13]。

这是一种可接受的、有用的测量老年人肌肉力量的方法，不受平衡的影响。它对因年龄增长而造成的肌肉量下降及因训练而得到的肌肉量改善非常敏感。该装置由诺丁汉大学医学院生物医学科学学院于 1990 年发明。测量时坐位，每次只测一条腿，几乎不需要背部肌肉参与。受试者需要伸膝向前 0.165m 推动一块踏板，要求推到最后膝关节完全伸展，整个伸展过程需 0.25～0.40s。坐位完成该动作，保持发力部位在臀部与足部之间。座椅需要根据被测试者的腿长进行调整，推力通过杠杆和链条传递，使飞轮旋转。传动装置能够使阻力在整个伸膝过程中几乎保持不变，飞轮最终的角速度则由光开关进行测量并用于计算推动过程中的腿部伸肌爆发力。

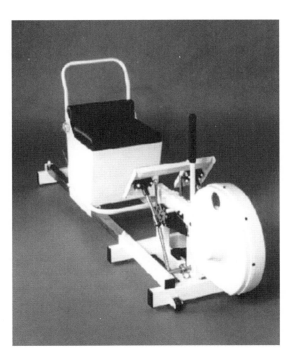

▲ 图 18-2 诺丁汉动力装置

3. 坐站转移

与上述方法相比，通过在测力台上进行坐站转移来测量爆发力也能体现与日常活动相关的移动能力。与此同时，测试还需要进行额外的平衡能力测定。此外，转移必须在没有任何手臂力量支撑的情况下进行。该测量方法由 Lindemann 等于 2003 年首次提出[14]，在他们的方案中，受试者需坐在一个既定高度座椅的前半部分，双手交叉置于胸前，双眼平视前方，双脚置于测力台上。测力台可以测出垂直方向的地面反作用力，受试者需要尽可能快地由坐位站起来然后保持静止不动直到数据记录完成。重复 3 次，每次间隔 1min。测试时，测试者可予以鼓励使他们发挥最大的能力。计算坐站转移爆发力的公式为 P=F·s/t，F 为静止站立时垂直方向的地面反作用力（F=m·g，m 为受试者重量，单位为 kg，g=9.81m/s^2），s 为受试者站立与坐位时的高度差（单位为 m），t 为从出现峰值力到起立动作结束时所用的时间（单位为 s）。所计算出的最大值即被作为最大爆发力。一些研究表明利用坐站转移计算的爆发力与通过诺丁汉动力装置所测得的爆发力之间具有良好的相关性[14]。

4. 垂直纵跳

爆发力可以由垂直纵跳所产生的地面反作用力推断得到，可以采用运动功能测试分析系统来测量。垂直纵跳方法简单，可以应用于年长运动员和体弱的老年人。根据 Rittweger 等的方法[15]，纵跳应采取下蹲跳（即在跳跃前需进行一个下蹲的动作），手臂可以自由摆动，受试者可以进行几次大强度的跳跃以熟悉动作。为了让重心尽可能升到最高，测试者应告知受试者在跳跃过程中应尽量将头和胸部向上伸。受试者需进行 3 次双腿下蹲跳以确定峰值功率。如果是单腿的下蹲跳，峰值力将会加大 10%。因此，测量峰值力时应取 3 次惯用腿单腿跳所测得的最大值。

该测试可以在一个配备电脑、集成模拟数字板和相关专业软件的测力平台上进行。系统可通过整合地面反作用力计算出受试者的垂直速度，在静止站立状态下还能测得体重和起跳点位置，瞬时功率的计算则为力乘以速度。读者可参阅原始出版物以获取进一步信息[15, 16]。

（二）临床测量方法

在其他章节中所提到的方法需要用到一些仪器设备，费用昂贵且复杂，不适用于临床实践。对于临床来说，理想的方法应该简单快捷、费用低廉且适用于身体虚弱的老年人。下面一些方法或多或少满足了部分上述要求。

1. 握力测量

握力测量是老年医学肌力评估中的常见程序，用于科研和临床实践。主要有 2 种测量方法，第一种是用液压式握力计（如图 18–3 所示 Jamar 液压式握力计）来测量等长握力。虽然需要测的物理量是力，但测量单位通常是 kg。为尽量减少代偿，测量时要求受试者坐位，肩关节内收取中立位，屈肘 90°，前臂取中立位，腕关节背屈 0°～30°，尺侧偏 0°～15°。测量时，根据受试者手的大小调整推力轴承，确保肌肉长度或关节角度恒定。在对握力做分析时还要考虑受试者的手功能（如是否患有骨性关节炎或类风湿关节炎等疾病）。最大握力需进行多次测量，通常每侧手测 3 次。测量时，测试者可以通过标准指令鼓励受试者以最大力量收缩，测量结果的最大值即为受试者的最大握力。表 18–1 为液压式握力计测得的等长握力标准参考值[17]。

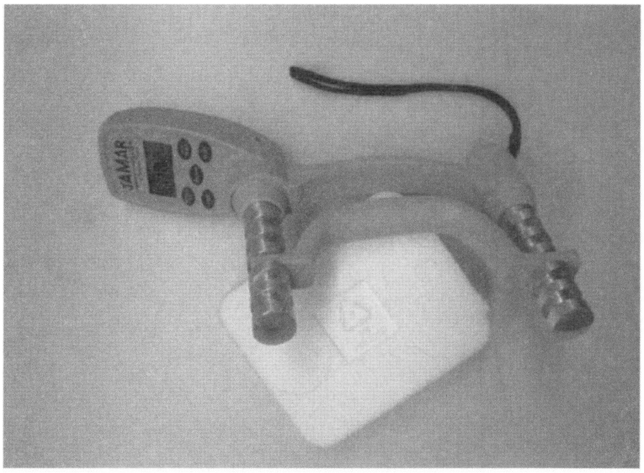

▲ 图 18–3　Jamar 液压式握力计

第二种是用气压式握力计（如图 18–4 所示 Martin 气压式握力计）测量握力。受试者需要挤压握在手里的橡胶球，在这个球中所能增到的最大压力（单位为 kPa）就相当于最大握力。液压式握力计的测量要求同样适用于气压式握力计，同时橡胶球的大小要根据受试者手的大小进行选择，以确保测试前肌肉张力保持一致。因为气压式握力计测试是一个肌肉动态收缩的过程，而液压式握力计测试是静态的，所以上述 2 种测量方法不

表 18–1　液压式握力计等长握力标准参考值[16]

年龄（岁）	人　数	手	握力 男 平均值（kg）	握力 男 标准差（kg）	握力 女 平均值（kg）	握力 女 标准差（kg）
65—69	55	右	41.3	9.3	22.5	4.4
		左	34.8	9.0	18.6	3.7
70—74	55	右	34.2	9.8	22.5	5.3
		左	29.4	8.2	18.8	4.6
75+	51	右	29.8	9.5	19.3	5.0
		左	24.9	7.7	17.1	4.0

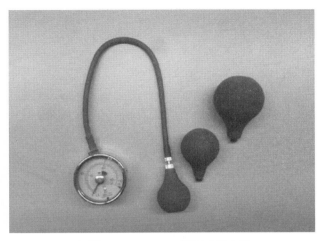

▲ 图 18-4　Martin 气压式握力计

能直接进行相互转换，但具有良好的相关性[18]，它们的测量结果在很大程度上都取决于手的大小形态。表 18-2 为气压式握力计测得的握力标准参考值。

握力大小对死亡率、发病率及认知功能下降具有高度的预测价值[19]。

表 18-2　气压式握力计握力标准参考值

年龄（岁）	男性平均值（kPa）	女性平均值（kPa）
60—64	106	76
65—69	97	71
70—74	91	67
75—79	82	63
80—84	75	59
≥85	64	64

引自 Mathiowetz et al. [17]

2. 起坐测试

起坐能力也是衡量下肢爆发力的方法。对于临床来说，它的实用性很强，而且同样也适用于科研中的检查与评估。需要强调的是，从生物力学角度来看，它所评估的远不只是下肢的爆发力。与垂直跳和在测力台上进行坐站转移相似，这个测试也需要一定的协调和认知能力。

测试时建议使用标准的座椅高度。为了充分测量下肢的爆发力，受试者最好用一把没有扶手的椅子，在起立时不能用手支撑任何物体。测试时受试者应双臂交叉置于胸前，并且测试过程中，测试者应使用标准口令充分调动受试者产生起立时的爆发性动作。测试者使用秒表记录从口令发出到受试者完全站立所用的时间，通常需要测量连续 5 次起坐所用的时间。在临床中，测试爆发力一般无须知道受试者的体重和坐位 – 站立位间的高度差，只需通过测得的时间来评估爆发力即可。这种方法是可行的，因为起坐所需的时间和用诺丁汉动力装置所测得的爆发力具有良好的相关性[20]。缺点是它仅能用于测试那些可以不用手支撑就能站起来的受试者。但是，那些需要通过帮助才能站起来的人比那些可以独立站起来的人有更多长时间住院的风险，这一事实就已很有意义[21]。

3. 爬楼试验

爬楼（stair climb power，SCP）试验是一种廉价易行的测试。该测试仅需一段台阶、一台体重秤和一个计时器，不到 1min 就能完成。爬楼功率计算公式如下：功率 = 作用力 × 速度。爬楼所需的时间和楼梯的垂直高度用于计算速度（位移 / 时间），体重和重力加速度用于计算作用力（图 18-5）。台阶应该光线良好，阶梯数为 10 个左右。受试者应在保证安全的前提下尽可能快地上楼梯。为了安全起见，如果受试者认为有必要，则允许他们使用扶手。测试者应给出明确指令，从受试者开始运动时开始计时，到其双脚都到达最顶端台阶后计时结束。该方法具有良好的重测信度，爬楼功率通常用 SCP/kg 来表示。爬楼功率与简易体能状况量表（SPPB）得分具有良好的相关性[22]。当单独分析 SPPB 的内容时，其与起坐测试结果的相关性要比步速测试的要高。此外，其与在 40% 和 70%1RM 阻力下测得的双腿推举爆发力测试结果也有相似的相关性。

（三）基于惯性测量单元的功率测量

随着科技的发展，目前我们可以用加速度计

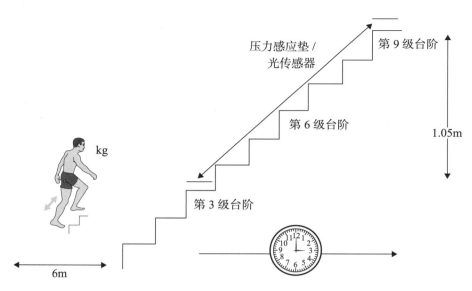

▲ 图 18–5　爬楼试验原理

来测量功率。加速度计通常与陀螺仪组成传感器单元，被称作惯性测量单元（inertial measurement units，IMU）。它是一个小型可穿戴的传感器，廉价且容易上手，在科研和临床测量中都可以使用。

1. 基于传感器的峰值功率的计算

传感器通常置于臀部，作为质心进行运动学分析[23]。与爬楼或坐站转移测试的功率测量不同的是，IMU 或测力台还能够测得峰值功率。峰值功率就是在运动过程中所产生的最大功率。除了要获得加速度（标准单位为 m/s²），还需要获得受试者的体重（单位为 kg）。峰值功率（P）等于受试者体重（m）、垂直方向最大加速度（a）和垂直方向最大速度（v）的乘积：$P=F \cdot v=m \cdot a \cdot v$。受试者垂直方向的速度通过数值积分法对垂直方向的加速度进行测量获得。

2. 基于传感器的（峰值）功率测量法的应用

在 2010 年，Zijlstra 等[23] 阐述了通过传感器来测量坐站转移时质心转移所产生的功率的方法。Regterschot 等[24] 发现，与标准的临床检验方法（如测量股四头肌等长肌力）相比，通过传感器测量坐站转移时的峰值功率对检验腿部肌肉训练对肌力和爆发力影响的敏感性更高。

按理说，峰值功率的计算方法可以被灵活地运用于各种功能性测试。然而，基于传感器的峰值功率测量方法目前却很少被用于垂直跳和爬楼试验。在基于 IMU 的跳跃分析中，大多数研究侧重于跳跃高度的估计[25-27]，而不是跳跃功率。利用 IMU，跳跃高度可以通过二重积分、起跳速度和跳跃时间来获得[28]，但它对功率的推断并不准确[29]。在爬楼试验中，IMU 通常被用来获取攀爬一定数量台阶所需的时间和计算（平均）功率[30]。最近也有研究开始对利用 IMU 来测量爬楼峰值功率进行探索[31]。

参考文献

[1] Goodpaster BH, Park SW, Harris TB, et al (2006) The loss of skeletal muscle strength, mass, and quality in older adults: the health, aging and body composition study. *J Gerontol A Biol Sci Med Sci* 61:1059–64. doi:10.1093/gerona/61.10.1059

[2] Cruz-Jentoft AJ, Bahat G, Bauer J, et al (2019) Sarcopenia: revised European consensus on definition and diagnosis. *Age Ageing* 48:16–31. doi:10.1093/ageing/afy169

[3] Metter EJ, Conwit R, Tobin J, Fozard JL (1997) Age-associated loss of power and strength in the upper extremities in women and men. *J Gerontol A Biol Sci Med Sci* 52:B267–76. doi:10.1093/

gerona/52a.5.b267

[4] Bean JF, Leveille SG, Kiely DK, et al (2003) A comparison of leg power and leg strength within the InCHIANTI study: which influences mobility more? *J Gerontol A Biol Sci Med Sci* 58:728–33. doi:10.1093/gerona/58.8.m728

[5] Bean JF, Kiely DK, LaRose S, et al (2010) Are changes in leg power responsible for clinically meaningful improvements in mobility in older adults? *J Am Geriatr Soc* 58:2363–8. doi:10.1111/j.1532-5415.2010.03155.x

[6] Delorme TL (1945) Restoration of muscle power by heavy resistance exercises. *J Bone Jt Surg Am* 27:645–67.

[7] Thomas M, Fiatarone MA, Fielding RA (1996) Leg power in young women: relationship to body composition, strength, and function. *Med Sci Sports Exerc* 28:1321–6. doi:10.1097/00005768-199610000-00017

[8] Fielding RA, LeBrasseur NK, Cuoco A, et al (2002) High-velocity resistance training increases skeletal muscle peak power in older women. *J Am Geriatr Soc* 50:655–62. doi:10.1046/j.1532-5415.2002.50159.x

[9] Cuoco A, Callahan DM, Sayers S, et al (2004) Impact of muscle power and force on gait speed in disabled older men and women. *J Gerontol A Biol Sci Med Sci* 59:1200–6. doi:10.1093/gerona/59.11.1200

[10] Bassey EJ, Short AH (1990) A new method for measuring power output in a single leg extension: feasibility, reliability and validity. *Eur J Appl Physiol Occup Physiol* 60:385–90. doi:10.1007/bf00713504

[11] Bean JF, Kiely DK, LaRose S, et al (2007) Is stair climb power a clinically relevant measure of leg power impairments in at-risk older adults? *Arch Phys Med Rehabil* 88:604–9. doi:10.1016/j.apmr.2007.02.004

[12] Kuo H-K, Leveille SG, Yen C-J, et al (2006) Exploring how peak leg power and usual gait speed are linked to late-life disability: data from the National Health and Nutrition Examination Survey (NHANES), 1999–2002. *Am J Phys Med Rehabil* 85:650–8. doi:10.1097/01.phm.0000228527.34158.ed

[13] Skelton DA, Kennedy J, Rutherford OM (2002) Explosive power and asymmetry in leg muscle function in frequent fallers and non-fallers aged over 65. *Age Ageing* 31:119–25. doi:10.1093/ageing/31.2.119

[14] Lindemann U, Claus H, Stuber M, et al (2003) Measuring power during the sit-to-stand transfer. *Eur J Appl Physiol* 89:466–70. doi:10.1007/s00421-003-0837-z

[15] Rittweger J, Schiessl H, Felsenberg D, Runge M (2004) Reproducibility of the jumping mechanography as a test of mechanical power output in physically competent adult and elderly subjects. *J Am Geriatr Soc* 52:128–31. doi:10.1111/j.1532-5415.2004.52022.x

[16] Runge M, Rittweger J, Russo CR, et al (2004) Is muscle power output a key factor in the age-related decline in physical performance? A comparison of muscle cross section, chairrising test and jumping power. *Clin Physiol Funct Imaging* 24:335–40. doi:10.1111/j.1475-097X.2004.00567.x

[17] Mathiowetz V, Kashman N, Volland G, et al (1985) Grip and pinch strength: normative data for adults. *Arch Phys Med Rehabil* 66:69–74.

[18] Desrosiers J, Hébert R, Bravo G, Dutil E (1995) Comparison of the Jamar dynamometer and the Martin vigorimeter for grip strength measurements in a healthy elderly population. *Scand J Rehabil Med* 27:137–43.

[19] Ling CHY, Taekema D, de Craen AJM, et al (2010) Handgrip strength and mortality in the oldest old population: the Leiden 85-plus study. *CMAJ* 182:429–35. doi:10.1503/cmaj.091278

[20] Hardy R, Cooper R, Shah I, et al (2010) Is chair rise performance a useful measure of leg power? *Aging Clin Exp Res* 22:412–8.

[21] Fisher SR, Ottenbacher KJ, Goodwin JS, Ostir GV (2009) Chair rise ability and length of stay in hospitalized older adults. *J Am Geriatr Soc* 57:1938–40. doi:10.1111/j.1532-5415.2009.02447.x

[22] Guralnik JM, Simonsick EM, Ferrucci L, et al (1994) A short physical performance battery assessing lower extremity function: association with self-reported disability and prediction of mortality and nursing home admission. *J Gerontol* 49:M85–94. doi:10.1093/geronj/49.2.m85

[23] Zijlstra W, Bisseling RW, Schlumbohm S, Baldus H (2010) A body-fixed-sensor-based analysis of power during sit-to-stand movements. *Gait Posture* 31(2):272–8.

[24] Regterschot GRH, Folkersma M, Zhang W, Baldus H, Stevens M, Zijlstra W (2014) Sensitivity of sensor-based sit-to-stand peak power to the effects of training leg strength, leg power and balance in older adults. *Gait Posture* 39(1):303–7.

[25] Casartelli N, Müller R, Maffiuletti NA (2010) Validity and reliability of the Myotest accelerometric system for the assessment of vertical jump height. *J Strength Cond Res* 24(11):3186–93.

[26] Castagna C, Ganzetti M, Ditroilo M, Giovannelli M, Rocchetti A, Manzi V (2013) Concurrent validity of vertical jump performance assessment systems. *J Strength Cond Res* 27(3):761–8.

[27] Picerno P, Camomilla V, Capranica L (2011) Countermovement jump performance assessment using a wearable 3D inertial measurement unit. *J Sports Sci* 29(2):139–46.

[28] Nielsen ET, Jørgensen PB, Mechlenburg I, Sørensen H (2019) Validation of an inertial measurement unit to determine countermovement jump height. *Asia Pac J Sports Med Arthrosc Rehabil Technol* 16:8–13.

[29] Rantalainen T, Gastin PB, Spangler R, Wundersitz D (2018) Concurrent validity and reliability of torso-worn inertial measurement unit for jump power and height estimation. *J Sports Sci* 36(17):1937–42.

[30] Van Roie E, Van Driessche S, Huijben B, Baggen R, van Lummel RC, Delecluse C (2019) A body-fixed-sensor-based analysis of stair ascent and sit-to-stand to detect age-related differences in leg-extensor power. *PLoS One* 14(1): e0210653.

[31] Hellmers S, Lau S, Diekmann R, Dasenbrock L, Kromke T, Bauer JM, Fudickar S, Hein A (2018, January) Evaluation of Power-Based Stair Climb Performance via Inertial Measurement Units. In International Joint Conference on Biomedical Engineering Systems and Technologies (pp. 238–261). Springer, Cham.

第 19 章　身体功能表现的测定
Measurements of Physical Performance

Laura Orlandini　Yves Rolland　Matteo Cesari　著
王　琳　译　　荣湘江　校　　胡亦新　审

对于住院和社区老年人群，老年综合评估（comprehensive geriatric assessment，CGA）是预防功能衰退和失能的最有效临床方法之一。首个针对该主题的研究于 30 多年前进行[1]，一些 Meta 分析也已证实常规采用 CGA 对老年人进行评估可带来诸多益处[2-4]。

身体功能表现可以被定义为机体能够完成特定和独立任务的程度。它反映了身体形态、性别和年龄的功能作用，但也受内源和外源性刺激的影响。身体功能表现应与身体障碍区分开来，身体障碍可以被认为是一种早期和临床前的失能状态。在功能衰退的多种决定因素中，身体功能表现测定是预测失能的关键因素。它们也是旨在预防健康相关重大事件（包括住院、入住养老院、失能和死亡）发生的干预措施的次要终点（或替代标志）。

在最初由 Nagi[5] 提出的经典失能模型和 Jette[6] 的修订模型中，功能受限（即身体无法完成一些基本任务，如行走、坐位起立、爬楼梯等）代表了失能过程中的早期阶段。初期功能障碍可以用身体功能表现测试来评估，在测试中患者需完成一项特定的身体任务。身体功能表现测试以标准化方式实施，它能客观地评估个体完成不同难度特定身体任务的能力。因此，可以根据个体功能状态和评估目的来选择测试方法。身体功能表现测试限制了环境的影响，能够提供客观地评估，因此可能比自我或代理评价报告更可靠[7]。

对身体功能表现测定的关注与失能过程的可逆性有关，特别是是否在失能过程的早期阶段及时进行测定[8]。事实上，早期发现身体障碍也许能够防止失能过程发展到更严重的阶段[9]。例如，运动干预已被证实能够预防衰弱老年人失能并延长其功能独立的时间[10]。此外，失能一旦发生，即使采取复杂和昂贵的干预措施也几乎无法逆转。

过去几年中，越来越多用于评估功能受限的身体功能表现测试被纳入到纵向研究中[11]。如今，无论是在药物治疗还是非药物治疗的研究中，身体功能表现测定都是公认的具有临床意义的结果。尽管它们在临床的常规应用仍然欠佳，但使用率确有增加。一项近期调查显示，尽管在工具选择和正常值范围界定上存在明显异质性，但大多数临床医生都会测定老年人的身体功能表现[12]。现在对于老年人身体功能表现评估的关注度越来越高，这可能有许多原因。第一，即使是在非老年医学的环境中，预防老年人功能衰退已被公认为是当下护理工作的首要目标，并且是公共卫生领域的优先事项。第二，身体功能表现已多次被认为是老年人的"第六生命体征"[13-15]。第三，身体功能表现测定已成为一些老年疾病，尤其是肌少症的关键诊断步骤[16]。

一、进行身体功能表现测定，会向临床医生提供哪些信息

在临床和科研中，身体功能表现测定都是有

价值的，因为它们是老年人不良健康事件发生的强预测因素，具有临床意义。事实上，已有大量证据表明，不佳的标准化身体功能表现指标能够独立预测出不良后果（包括跌倒、躯体失能、住院、入住养老院和死亡）[7, 17-21]。在多个队列和具有极端差异特征的人群中也已被证实，身体功能表现测定与重大健康相关事件具有高度一致性[22]。

以"步速"为例，在 8 英尺（2.44m）、4m 或 6m 的短道上可以进行步速测试：①由于步速测试在常规的临床操作中易于测定和实施，因此具有特殊意义；②能够预测未来失能[17, 18, 23]、认知能力的下降和痴呆[24-26]、入住养老院和住院[20, 27]及死亡[27-29]的发生。在 9 个关于老年人的集合队列研究中，步速与生存率之间存在相关关系，步速每增加 0.1m/s，伴随着生存率的显著增加，这一变化被认为具有临床意义[30]。所有这些信息都与改善老年医学及其他医学学科（与老年人保健日益密切）的临床决策息息相关。例如，参照 CGA，有人提出使用步速来筛查主动脉瓣狭窄的老年患者，以确定最适合其心脏情况的干预措施［手术干预、经导管主动脉瓣植入术（transcatheter aortic valve implantation，TAVI）、药物治疗］[31]。

身体功能表现测定对不良后果的预测能力可以通过几个原因进行解释。随着年龄增长，合并症发生率增加，并影响到身体功能表现。在患有充血性心力衰竭[32, 33]或肺部疾病[34]的患者中，6min 步行试验（6-minute walk test，6MWT）中的步行距离通常用来评定机体的有氧能力，是预测死亡率的可靠指标。事实上，即使在功能良好的老年人中，身体功能表现测定不佳也能预测不良后果[35]，并且不受合并症的影响[36]，这表明它们也能够代表潜在的亚临床疾病特征。有研究发现，身体功能表现测定不佳与隐匿的易损性因素（如不利的遗传特征[37]）或心理因素（如情绪[38]）有关，这能反映和量化出个体应对应激源的能力。据估计，个体在行走速度上的差异，大约有一半可能由遗传和非遗传的家族因素造成[39]，这间接地将

身体功能表现测定的价值从单纯的肌肉功能量化扩展到更普遍的健康指标[40]。

身体功能表现测定除了能提供一个可靠有效的身体功能分类方式外，其结果也会随着时间的推移发生变化，这可能有助于监测干预的效果。事实上，这些测定对细微的变化都很敏感[41]。因此，利用这些测定方法可以对康复干预、运动计划或肌少症的治疗成效进行客观评定[42]。有趣的是，肌少症的定义已从简单的肌肉量量化演变为更复杂的对肌肉数量和质量的评估，后者由身体功能表现和（或）肌肉力量的测量所体现。

二、肌少症和身体功能表现

肌少症，即与年龄相关的骨骼肌衰退，是随年龄增长而出现的功能损害的主要原因之一[43]。最初对肌少症的定义仅聚焦于对肌肉量的量化[44, 45]，过去几年，不同专家委员会对这种疾病提出了若干操作性定义[46-49]。尽管在确定肌肉衰退的两个维度（肌肉数量和质量）的具体测试方法间存在一定的异质性，但如今人们普遍认为，身体功能表现测定必须包括在肌少症的诊断流程中。主要原因是：①身体功能测定与骨骼肌质量直接相关[50]；②它能为可能无效的肌肉量的量化提供临床意义[51]。

欧洲老年肌少症工作组在 2010 年提出的操作性定义，可能是目前文献中最常见的定义[49]。工作组推荐使用步速（作为肌肉力量的替代指标）来筛选有肌少症风险及需要进行身体成分评估的人。近期，工作组对这个操作性定义进行了更新[16]。与之前版本不同，如今肌肉力量下降被认为是肌少症的主要临床表现。因此，对有患肌少症风险（如主诉疲劳、体重降低、营养不良等）的人，应立即通过握力测试或起坐测试来进行评估。根据新的定义，步速不再是诊断流程的主要切入口，而是其中一个可能的衡量标准（连同其他身体功能表现测试，如简易体能状况量表[7, 17, 18]或起立 - 行走计时测试[52]），以评定肌少症的严重

程度。这些评估建议在评估完四肢瘦体重后进行（最好使用双能 X 线吸收法）。

有趣的是，由于简单、快速、耐受性好及廉价、可靠，步速测试在临床和科研环境中非常受欢迎[53]。此外，它还能对失能、入住养老院、跌倒和死亡进行预测。

身体功能表现（如步速）与肌肉量和肌肉力量之间的联系是很复杂的[54]。肌肉量的增加通常会导致肌肉力量的增加，但是肌肉量的增加并不会自发地引起身体功能表现的改善。例如，在最近的一项临床试验中报道了这种协同失调现象，该研究对一种针对肌少症的新型药物进行了测试[55]。结果显示，干预措施能在一定程度上改善身体成分，但对肌肉功能没有影响（因此影响了该产品的临床意义）。这表明肌肉量可能只有下降到一个临界水平时才会对身体功能造成影响。这个临界值对每个独立的身体功能表现测试都是特定的。如上所述，目前的证据清楚地表明，与肌肉量相比，肌肉功能可以更好地预测临床结果[56, 57]。

三、身体功能表现的测定

（一）简易体能状况量表

简易体能状况量表（SPPB）或许是最著名的身体功能测试之一。它最初由美国国家衰老研究所开发，应用于老年流行病学研究常设人群（Established Population for the Epidemiologic Studies of the Elderly，EPESE）[7]。SPPB 是一种下肢身体功能表现的综合测量方法。它是标准化的评估，可以满足科研和临床实践中的应用。SPPB 包括 3 个计时测试方法：平衡测试、正常步速测试（在短距离路线上进行）和重复起坐测试。

在平衡测试中，参与者需在 3 个逐渐增加难度的站立姿势情况下完成测试，每个姿势维持 10s：①双脚并拢站立；②双脚半串联站立（一只脚的足跟贴着另一只脚的大踇趾的侧面）；③双脚串联站立（一只脚的足跟在另一只脚的脚趾前面并且相互接触）。平衡测试的结果（以 s 为单位）为保持 3 种姿势的总时间（0～30s）。

对于常规步速测试，要求受试者以正常步速走过 4m 长的路线[11]（最初是 2.4m[7]）。受试者需双脚站在起点，听到指令后开始行走。如果有必要，受试者可以使用步行辅助工具（手杖、助行器或其他步行辅助工具），但不能由其他人提供帮助。从发出开始指令时计时，记录完成整个距离所需的时间（以 s 为单位）。采用 2 次步行中较快的一次用于计算 SPPB 得分。

重复起坐测试需要使用一把直背椅，椅背靠墙。要求受试者在不使用手臂的情况下，从座椅上站起来。如果受试者能够完成这项任务，即要求受试者将双臂放在胸前，尽可能快地从椅子上站起来，然后坐下，重复 5 次。记录完成 5 次站立所需的时间。

然后用 3 个任务的结果（都以 s 为单位）通过预先确定的对应得分来计算出总分，以确定不同程度的身体能力。3 个任务的得分范围为分别为 0～4 分，4 分代表身体最佳，0 分代表身体最差。因此，通过将 3 个任务得分相加，可以计算出从 0 分（身体功能最差）到 12 分（身体功能最佳）的总分。

关于如何实施 SPPB 的说明（包括视频）可在美国国家衰老研究所网站上免费获得（https://www.nia.nih.gov/research/labs/leps/short-physical-performance-battery-sppb）。

SPPB 可以可靠且有效地[58] 预测一些不良后果（包括入住养老院[59]、躯体失能[60] 和死亡[61]）。除了能够预测重大不良健康事件外，越来越多的人认为，该工具能够反映个人总体健康状况。因此，它现在无疑经常被视为评价躯体衰弱的指标。衰弱，被定义为应激状态下机体易损性增加的状态，是一个逐渐被科研和临床评估关注的老年病症。在对衰弱定义缺乏"金标准"的情况下，身体范畴往往比其他范畴更多地被用来衡量机体的内稳态衰竭。因此，SPPB 经常被用于评估衰弱。例如，欧洲医药局最近发表的一份报告评议了包含衰弱特征的临床测试方法[62]。事实上，非病理状况会影响个体的生命质量和风险评估结果。因此，影响老年医学研究的所谓的循证医学问题，在很大程度上是由缺乏对非病理状况的评估造成的。在这份报告中，与其他工具相比，SPPB 被认为能够更好地实现这一目的。因此，推荐使用 SPPB 对研究人群进行风险分层和描述，并根据结果判断干预措施的有效性和安全性。

在老年肌少症和躯体衰弱：多元化治疗策略（sarcopenia and physical frailty in older people：multi-component treatment strategies，SPRINTT）项目中，躯体衰弱和肌少症（physical frailty & sarcopenia，PF&S）的目标状况是根据 SPPB 中的躯体衰弱成分来定义的[63]。该项目所囊括的随机对照试验，其目的是为了检验生活方式的调节（主要是体育锻炼和营养咨询）对预防移动能力受损的效果。在该研究中，躯体衰弱的概念应用在 SPPB 结果 3~9 分［即不包括健壮（SPPB 高于 9 分）和失能（SPPB 低于 3 分）的人］[63]。值得注意的是，这种方法是在模仿和复制之前在老年人生活方式干预和独立性（Lifestyle Interventions and Independence For Elders，LIFE）研究中的做法[9]，此研究是第一个能够证明体育锻炼对预防老年人失能有效性的Ⅲ期随机对照试验。本书中还有一些研究也使用了 SPPB，根据身体功能表现和活动能力对人群进行分层[22, 64]。值得一提的是，EWGSOP 最近更新的建议提出，将 SPPB 的低分结果（即<9 分）作为严重肌少症的指标[16]。

如前所述，为了得到针对老年人药物或非药物干预更有力的结果，人们逐渐意识到改进临床测试设计的重要性。在这种情况下，识别出哪些阈值的修改对 SPPB 具有临床意义是非常重要的[65, 66]。在这些研究中，Gill 及其同事提出的对干预反应的标准在 0.5 分（小的有意义的改变）和 1 分（有实质意义的改变）之间[11]。

在功能良好的老年人中，SPPB（以及短距离步行测试）可能会受到天花板效应的影响。也就是说，表现好的人可能普遍都是最高得分，从而导致测试的鉴别能力下降。为了解决这个问题，随着时间的推移，人们开发了更具挑战性的身体功能表现测试。这些测试也许能更好地划分出具有较高功能的受试者。例如，在健康、衰老和身体成分（health，aging and body composition，Health ABC）研究中，受试者完成了更具挑战性的 SPPB 版本[67]。这种方法旨在更好地描述研究中身体健康的老年受试者广泛的基线功能特征。

（二）起坐测试

起坐测试是一项旨在评估老年人下半身肌肉力量的身体功能表现测试[7]。它是 SPPB 的一部分，但也可以作为一个独立的测试。如前所述，在起坐测试中，需记录受试者 5 次从坐姿到起立所需的时间。为了完成这项测试，受试者不能借助自己的手臂站起来，并且每次都必须完全坐下。

最近 EWGSOP 对肌少症定义提出的建议表明，可以使用起坐测试作为初步的肌力评估，从而确定是否有肌少症临床表现（男性和女性的临界值均为 15s）[16]。由于起坐测试代表了力量和耐力，因此其在康复环境中被越来越多地用于功能性结果的测定[68, 69]。

在起坐测试的一个变型中，受试者需在规定时间（30s）内尽可能多地完成完全站立[70]。由于取消了 5 次重复动作的上限，该测试需进行较多的肌肉抗阻，同时还能判断肌肉的易疲劳性。在活跃的社区老年人中，8 次站立的临界值被证明可以预测失能的发生[71]。

（三）起立 – 行走计时测试

起立 – 行走计时（timed up-and-go，TUG）测试是一种身体功能表现测试，主要用于评估动态平衡[52]。它是一个单独的测试，测量一个人完成一系列复杂的运动任务（从标准的扶手椅上站起来，走 3m，转身，走回椅子处，再坐下）所需的时间。秒表从"走"字开始计时，在受试者坐下时停止。然后将完成任务的时间与年龄、性别和基于研究的指南中相对应的正常值进行比较，以衡量跌倒和功能衰退的增长风险。TUG测试已被反复用于衰弱、帕金森病、认知障碍、关节术后不久和骨关节炎人群中。

在临床环境中，该测试易于学习和操作。TUG测试可以由医生、护士、作业治疗师或物理治疗师实施。患者需穿着平常穿的鞋，如果需要的话，可以使用常用的辅助设备（必须在表格上报告），并以正常的速度行走。期间不能提供任何身体帮助。首先完成1次练习，然后记录接下来2次正式测试的平均时间。

TUG分数为14s对于识别有跌倒风险的老年人来说具有较好的敏感性（87%）和特异性（87%）[72]。测试结果的重测信度（组内相关系数0.97～0.99，Spearman相关系数=0.93）和评分者间信度的组内相关系数（ICC=0.99）也都很好[73, 74]。患者的表现也可以使用五分制的分数进行总结[75]。根据最近更新的EWGSOP建议，TUG结果等于或高于20s，就可以定义为严重的肌少症[16]。

（四）爬楼试验

爬楼试验（stair climb power test，SCPT）是50多年前开发的一种旨在评估运动表现的无氧功率测试。最近，SCPT作为一种临床腿部爆发力障碍的测量方法被提出[76]。对于社区老年人或疗养院居住者来说，SCPT是一种有效、廉价且简单的肌少症诊断方法[49, 76-79]。该测试只需要走一段楼梯（为使任务标准化应提前测量高度）即可。测试程序十分简单，可以在1min内完成，受试者只需以最快速度爬上10级台阶。在发出"预备，开始"的指令后，评估者在受试者开始移动时开始计时，在双脚都到达第10级台阶时停止计时。记录2次测试的平均时间。

SCPT测量值（单位为W）的计算方法是用10级台阶的垂直高度（m）、患者的体重（kg）和重力加速度（$g=9.80 m/s^2$）相乘，再除以爬楼梯的时间（s）。

$$SCPT= 力量（F）\times 速度（V）= \frac{[体重（M）\times 重力加速度（g）\times 高度（d）]}{时间（t）}$$

这种有临床意义的测试在临床和科研中都可能是有价值的。据报道，SCPT测试的重测信度极佳（$r=0.99$）[76]。

（五）步速测试

6MWT已被广泛应用于临床，因为它是一种可靠的身体功能表现测试，尤其是作为有氧能力的指标[80-84]。在这个测试中，鼓励受试者以常规的速度尽可能完成6min的行走[85]。6MWT可以体现出健康老年受试者的功能水平。6MWT结果发生20m和50m的变化被分别认为是最低限度的、具有实质临床意义的变化[11]。

然而，当对老年人应用6MWT时，需考虑一些特殊因素。对老年人来说，抗阻测试的优点是有限的，除了简单的体力不支外，诸多原因都可能造成老年人表现不佳。此外，由于要求受试者做出较大努力，引起不良事件的风险可能会增加，特别是在最衰弱的人中。在老年医学和研究中，6MWT可能反而有助于区分健康老年人的不同风险类别。事实上，或许可以通过要求受试者完成更具挑战性的任务，来解决短程步行测试可能存在的天花板效应。

在过去这些年里，400m步行测试受到了科学界更多的关注。该测试要求受试者在15min内走完400m的跑道（沿着走廊，在20m长的路段上往返走10圈，即每圈40m）。受试者需以自选速度行走，目的是在不跑动的条件下走完400m的距离。尽管会对完成400m步行的时间进行记录[86]，但该测试提供了一个二分法的结果来定义个体的行动失能[63]。其主要目的不是测量受试者的生理抗性，而是定义其运动功能是否适合独立生活。事实上，在15min内走完400m距离的能力被认为是允许一个人在社区内维持自我独立生活的最低能力水平，从而定义了失能过程的第一阶段。

400m 步行测试已被反复用于随机对照试验中（如 LIFE、SPRINTT [9, 87]），作为主要指标来探索针对失能的预防性干预措施的效果。

日常步速是 SPPB 的 3 个组成部分之一，但也可以作为一个独立参数用于临床实践和科研[88]。这个简单的评估工具可以很容易地识别出社区中具有不良健康相关事件的高风险个体。步速对变化具有良好的敏感性，可用于评估药物或非药物干预的效果。认为步速具有意义变化的最小幅度为 0.05m/s，而当幅度变化为 0.10m/s [11] 时则认为具有实质意义。

EWGSOP 最近更新发布的肌少症管理建议中指出，步速是衡量相关疾病严重程度的主要指标[16]。为简单起见，临床上男女性可统一使用 0.8m/s 的单一临界值（在短程步行中获得）来确定暴露于相关负面结果风险的个体。然而，我们不应忽视这样一个事实，即步速和预测结果之间遵循一个线性关系，因此在解释异常值和定义临界值时需要一定的灵活性（图 19-1）。

有趣的是，步速测试可以在限制性区域（如家庭）内进行。步速测试比长距离步行测试更节省时间。4m 步行测试是目前验证过的在老年人中最常用的短距离步行测试。它也显示出很高的信度[80, 88]，而且其重测信度也很高（组内相关系数 =0.9）[89]。有时，日常步速测试被用作长距离步行测试的替代方法，并用于衡量老年人的整体功能状态[89]，但日常步速并不是整个 SPPB 的完美替代指标。研究发现，平衡测试和起坐测试是

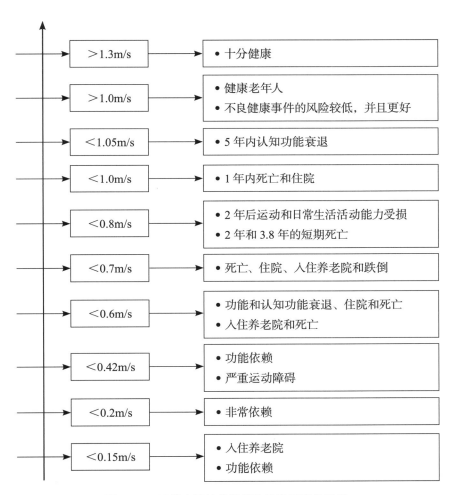

▲ 图 19-1 正常步速的临界值和不良后果的风险

改编自 Abellan van Kan et al. [53]

SPPB 的另外 2 个组成部分，可以为步速测试提供有价值的信息[19]，并且同样是不良健康事件的有力预测因素[90]。另外，SPPB 的 3 个组成部分的预测能力也可能因被测人群的不同而存在差异（例如，步速对社区居住者的预测能力最强，起坐测试对早期障碍人群的预测能力最强，而平衡测试对衰弱和失能程度最高的人的预测能力最强）。

（六）自我报告的功能受限评估

多年来，已经开发了一些自我或代理身体功能评估工具。这些工具实用、安全、节约时间，而且成本比常规的身体功能表现测定低。通过自我报告是否需要帮助，并不能确定老年人是否存在身体功能表现受损，而通过自我报告功能活动是否存在困难，则可以判别[91]。与客观的身体功能表现测定相比，这些问卷调查的结果可能能够得到不同层面的健康状况信息，而这些信息与个人的感受和自我认知更相关。

晚年功能和失能工具（Late-life Function and Disability Instrument，LLFDI）是目前最有效地用于自我报告功能受限的评估工具之一[92]。LLFDI 列出的条目包含：评估 32 项身体活动和完成 16 项主要日常生活任务的能力。初、高级的上、下肢功能受限都是通过问卷调查完成自我报告。与 SPPB 和 400m 步行相比，这一综合测量方法的可靠性和有效性已得到证实[92]。它已被翻译成几种语言，并被开发出了一个简短的表格。与 Barthel 指数相比，该问卷对变化更敏感[93]。然而，它对具有临床意义变化的反应能力仍待进一步研究。

在过去的几年里，出现了许多有前景的技术用于测定功能受限。这些方法依赖于与功能任务相关的大量问题，这些问题由计算机自适应测试（computer-adaptive testing，CAT）系统进行分层排序[94, 95]。这个工具能直接创建一个适合受试者功能水平的算法，可以避免不必要的问题，即所谓的项目反应理论(item response theory，IRT)。然后，它就能在不损失评估精确性的情况下更快地获取

结果。这种方法最初得到了患者报告结果测量信息系统（Patient-Reported Outcomes Measurement Information System，PROMIS）计划的支持，该计划由美国国立卫生研究院资助，目的是为了提高身体功能表现评估的精确性和降低受访者的负担[96]。与 LLFDI 相比，IRT 和 CAT 在准确性和对变化的敏感性方面损失不大，但大大减少了管理时间[97]。除了减少完成功能测定所需的时间外，这种方法还与老龄化的纵向研究有关，因为它可以在多种环境下进行（从社区居民到养老院居民），而且它涵盖了完整的功能范围。然而，目前仍然缺乏一种简单、覆盖面广、准确性高的工具，能够准确测定从卧床患者到医院或社区中具有较高水平独立活动能力的人群的身体功能表现[98, 99]。作为一个在急诊医院环境下被开发出来的身体活动性评估工具，最近被提出的 De Morton 活动指数（De Morton Mobility Index，DEMMI）能够克服该局限性[100]。据报道，该指数有效且可靠[100]。分数从 0 分(活动能力差)到 100 分(活动能力好)，取决于临床医生对 15 个分级活动任务表现的观察。

（七）技术的作用

随着技术创新，现在有了有力工具来测量身体功能表现（甚至在全球范围内都能测量）。例如，智能手机通常都配备加速度计，能够检测并提供相对准确的步数。最近一项研究对来自全球大量智能手机的数据进行了分析[101]。这个大规模的数据集（包括来自 111 个国家的 6800 多万个步数记录）提供了全世界范围内客观且有价值的身体活动信息（即身体功能的代表）。此外，数据显示了国家和亚群内的活动分布，为未来健康政策的干预奠定了基础。

技术工具可以成为常规身体功能表现评估的一部分并为其提供支持（例如，通过手机中的运动传感器来测量 6MWT[102]）。它们也可以对身体功能表现评估的标准化和误差最小化发挥作用。例如，活动性评估工具（Mobility Assessment

Tool，MAT-sf）是为测量活动性而设计的短篇视频动画工具的首批样例之一[103]。它由 10 个动画片段组成，以测量受试者执行活动任务的熟练程度。它避免了自我报告评估项目中内容特异性的不足，减少了错误和歧义的发生。

此外，技术设备不仅可以测量身体功能，还激励着积极生活方式的改变。例如，计步器通过为个人提供一个客观目标，能够提高个人对自身健康状况的认识（即在健康管理方面的自我授权），已被证明可以有效改善老年人的日常身体活动和功能结果[104]。在一个范例研究中，受试者完成了一个使用计步器并有指导活动的步行计划。结果显示，受试者在 4 周内每日步数增加了 22%。该研究的完成率很高（81%），表明即使在老年人群中，计步器也是一种简单且易操作的设备。但当计步器被暂时摘除时，研究观察到每日步数发生了减少（1 周内减少 4.8%）。在这种情况下，计步器不仅可以作为激励因素，同时也能为临床医生提供个体身体活动的客观量化。换言之，计步器可以在临床上为判断个体的健康状况和（或）有效实施干预措施提供额外信息。

传感器不仅是可穿戴的，而且还可以是周围环境的一部分，这就是所谓的"物联网"。如今已经有了配备传感器的智能家居，可以检测居住者的日常活动的数量和质量[105]。

这些例子只是不断发展的"移动健康"领域中的一部分（即应用传感器、设备和技术来获取与健康、诊断、预防和疾病管理的有关数据）[106]。尽管移动健康在不断发展且极具吸引力，但它仍然面临着重要的监管、伦理和临床问题。仍有一些问题需要解决，包括隐私和公平问题，以及如何将产生的大量数据流用于临床实践。随着该领域中技术使用的增加，这些问题必须得到解决。

结论

对老年人进行适当和全面的评估时，身体功能表现测定的管理至关重要。它使老年人健康状况的异质性得以体现。身体功能表现测定为健康相关不良事件的发生风险提供了明确客观的预估。通过自我报告，分辨高危人群可能有时会存在困难，但这些措施可以将这些人群区别出来，同时还能帮助对临床和科研中的老年人进行筛选和评估。它们所提供的额外信息可以真实推动临床决策，因为身体功能表现不应仅仅被视为机体范畴的体现；它们更应被视为衡量健康的指标。因此，在评估旨在改善个人健康状况的干预措施效果时，身体功能表现测定完全可以作为重要结果。

身体功能在任何年龄段都可以得到改善，甚至在体弱的老年人群中。干预性研究表明，身体活动能使人有更好的平衡、力量和行走能力。身体功能表现测定可以作为功能衰退的替代生物标志物。当然，在选择内容量较多的身体功能表现测试方法时，可能需要注意老年人群的异质性。在这种情况下，我们应始终考虑天花板效应和地板效应。

在日常临床实践中，老年人身体功能表现的测定并不是像其他临床或生化参数那样总是进行。我们应尽可能鼓励和促进身体功能表现测定的实施，同时也要记住，保持适当的身体功能是人类迈进健康老龄化的优先事项之一。

参考文献

[1] Rubenstein LZ, Josephson KR, Wieland GD, English PA, Sayre JA, Kane RL. Effectiveness of a geriatric evaluation unit. A randomized clinical trial. *N Engl J Med.* 1984;311(26):1664–1670. doi:10.1056/NEJM198412273112604

[2] Stuck AE, Siu AL, Wieland GD, Adams J, Rubenstein LZ. Comprehensive geriatric assessment: a meta-analysis of controlled trials. *Lancet.* 1993;342(8878):1032–1036. doi:10.1016/0140-6736(93)92884-v

[3] Ellis G, Gardner M, Tsiachristas A, et al. Comprehensive geriatric assessment for older adults admitted to hospital. *Cochrane Database Syst Rev.* 2017;9:CD006211. doi:10.1002/14651858.CD006211.pub3

[4] Briggs R, McDonough A, Ellis G, Bennett K, O'Neill D, Robinson D. Comprehensive Geriatric Assessment for community-dwelling, high-risk, frail, older people. *Cochrane Database Syst Rev.* 2017;2017(6). doi:10.1002/14651858.CD012705

[5] Nagi S. The concept and measurement of disability. In: Berkowitz E, ed. The Concept and Measurement of Disability. Vol Disability policies and government programs. New York, NY: Praeger; 1979:1–15.

[6] Jette A. Physical disablement concepts for physical therapy research and practice. *Phys Ther.* 1994;74(5):380–386. doi:10.1093/ptj/74.5.380

[7] Guralnik J, Simonsick E, Ferrucci L, et al. A short physical performance battery assessing lower extremity function: association with self-reported disability and prediction of mortality and nursing home admission. *J Gerontol.* 1994;49(2):M85–M94.

[8] Gill TM, Gahbauer EA, Allore HG, Han L. Transitions between frailty states among community- living older persons. *Arch Intern Med.* 2006;166(4):418–423. doi:10.1001/ archinte.166.4.418

[9] LIFE Study Investigators, Pahor M, Blair SN, et al. Effects of a physical activity intervention on measures of physical performance: results of the lifestyle interventions and independence for Elders Pilot (LIFE-P) study. *J Gerontol A Biol Sci Med Sci.* 2006;61(11): 1157–1165. doi:10.1093/gerona/61.11.1157

[10] Pahor M, Guralnik J, Ambrosius W, et al. Effect of structured physical activity on prevention of major mobility disability in older adults: the LIFE study randomized clinical trial. *JAMA.* 2014;311(23):2387–2396. doi:10.1001/jama.2014.5616

[11] Gill TM. Assessment of function and disability in longitudinal studies. *J Am Geriatr Soc.* 2010;58 Suppl 2:S308–S312. doi:10.1111/j.1532-5415.2010.02914.x

[12] Bruyère O, Beaudart C, Reginster J-Y, et al. Assessment of muscle mass, muscle strength and physical performance in clinical practice: an international survey. *Eur Geriatr Med.* 2016;7(3):243–246. doi:10.1016/j.eurger.2015.12.009

[13] Bierman AS. Functional status. *J Gen Intern Med.* 2001;16(11):785–786. doi:10.1111/j.1525-1497.2001.10918.x

[14] Studenski S, Perera S, Wallace D, et al. Physical performance measures in the clinical setting. *J Am Geriatr Soc.* 2003;51(3):314–322. doi:10.1046/j.1532-5415.2003.51104.x

[15] Goodwin J. Gait speed: an important vital sign in old age: comment on "rethinking the association of high blood pressure with mortality in elderly adults." *Arch Intern Med.* 2012;172(15):1168–1169.

[16] Cruz-Jentoft A, Bahat G, Bauer J, et al. Sarcopenia: revised European consensus on definition and diagnosis. *Age Ageing.* 2019;48:16–31.

[17] Guralnik J, Ferrucci L, Simonsick E, Salive M, Wallace R. Lower-extremity function in persons over the age of 70 years as a predictor of subsequent disability. *N Engl J Med.* 1995;332(9):556–561. doi:10.1056/NEJM199503023320902

[18] Guralnik J, Ferrucci L, Pieper C, et al. Lower extremity function and subsequent disability: consistency across studies, predictive models, and value of gait speed alone compared with the short physical performance battery. *J Gerontol A Biol Sci Med Sci.* 2000;55(4):M221–M231. doi:10.1093/gerona/55.4.M221

[19] Cesari M, Kritchevsky S, Newman A, et al. Added value of physical performance measures in predicting adverse health-related events: results from the Health, Aging And Body Composition Study. *J Am Geriatr Soc.* 2009;57(2):251–259. doi:10.1111/j.1532-5415.2008.02126.x

[20] Cesari M, Kritchevsky S, Penninx B, et al. Prognostic value of usual gait speed in wellfunctioning older people – results from the Health, Aging and Body Composition Study. *J Am Geriatr Soc.* 2005;53(10):1675–1680. doi:10.1111/j.1532-5415.2005.53501.x

[21] Studenski S, Perera S, Patel K, et al. Gait speed and survival in older adults. *JAMA.* 2011;305(1):50–58. doi:10.1001/jama.2010.1923

[22] Rolland Y, Lauwers-Cances V, Cesari M, Vellas B, Pahor M, Grandjean H. Physical performance measures as predictors of mortality in a cohort of community-dwelling older French women. *Eur J Epidemiol.* 2006;21(2):113–122. doi:10.1007/s10654-005-5458-x

[23] Ostir GV, Markides KS, Black SA, Goodwin JS. Lower body functioning as a predictor of subsequent disability among older Mexican Americans. *J Gerontol A Biol Sci Med Sci.* 1998;53(6):M491–M495. doi:10.1093/gerona/53a.6.m491

[24] Alfaro-Acha A, Al Snih S, Raji MA, Markides KS, Ottenbacher KJ. Does 8-foot walk time predict cognitive decline in older Mexicans Americans? *J Am Geriatr Soc.* 2007;55(2):245–251. doi:10.1111/j.1532-5415.2007.01039.x

[25] Waite LM, Grayson DA, Piguet O, Creasey H, Bennett HP, Broe GA. Gait slowing as a predictor of incident dementia: 6-year longitudinal data from the Sydney Older Persons Study. *J Neurol Sci.* 2005;229–230:89–93. doi:10.1016/j.jns.2004.11.009

[26] Wang L, Larson EB, Bowen JD, Belle G van. Performance-based physical function and future dementia in older people. *Arch Intern Med.* 2006;166(10):1115–1120. doi:10.1001/archinte.166.10.1115

[27] Woo J, Ho S, Yu A. Walking speed and stride length predicts 36 months dependency, mortality, and institutionalization in Chinese aged 70 and older. *J Am Geriatr Soc.* 1999;47(10):1257–1260. doi:10.1111/j.1532-5415.1999.tb05209.x

[28] Cooper R, Kuh D, Hardy R, Mortality Review Group, FALCon and HALCyon Study Teams. Objectively measured physical capability levels and mortality: systematic review and meta-analysis. *BMJ.* 2010;341:c4467. doi:10.1136/bmj.c4467

[29] Laukkanen P, Heikkinen E, Kauppinen M. Muscle strength and mobility as predictors of survival in 75–84 – year – old people. *Age Ageing.* 1995;24(6):468–473. doi:10.1093/ ageing/24.6.468

[30] Perera S, Mody SH, Woodman RC, Studenski SA. Meaningful change and responsiveness in common physical performance measures in older adults. *J Am Geriatr Soc.* 2006;54(5): 743–749. doi:10.1111/j.1532-5415.2006.00701.x

[31] Lilamand M, Dumonteil N, Nourhashémi F, et al. Gait speed and comprehensive geriatric assessment: two keys to improve the management of older persons with aortic stenosis. *Int J Cardiol.* 2014;173(3):580–582. doi:10.1016/j.ijcard.2014.03.112

[32] Rostagno C, Olivo G, Comeglio M, et al. Prognostic value of 6-minute walk corridor test in patients with mild to moderate heart failure: comparison with other methods of functional evaluation. *Eur J Heart Fail.* 2003;5(3):247–252. doi:10.1016/s1388-9842(02)00244-1

[33] Bettencourt P, Ferreira A, Dias P, et al. Predictors of prognosis in patients with stable mild to moderate heart failure. *J Card Fail.* 2000;6(4):306–313. doi:10.1054/jcaf.2000.20558

[34] Spruit MA, Polkey MI, Celli B, et al. Reduced 6MWD Is Associated With Increased Mortality And Exacerbation-Related Hospitalization In COPD: The Eclipse Study. In: *A93. EXACERBATIONS IN ASTHMA AND COPD: FROM CLINIC TO MECHANISMS.* American Thoracic Society International

Conference Abstracts. American Thoracic Society; 2011:A2251–A2251. doi:10.1164/ajrccm-conference.2011.183.1_MeetingAbstracts.A2251

[35] Dumurgier J, Elbaz A, Ducimetière P, Tavernier B, Alpérovitch A, Tzourio C. Slow walking speed and cardiovascular death in well functioning older adults: prospective cohort study. *BMJ.* 2009;339:b4460. doi:10.1136/bmj.b4460

[36] Ferrucci L, Penninx BW, Leveille SG, et al. Characteristics of nondisabled older persons who perform poorly in objective tests of lower extremity function. *J Am Geriatr Soc.* 2000;48(9):1102–1110. doi:10.1111/j.1532-5415.2000.tb04787.x

[37] Carmelli D, Kelly-Hayes M, Wolf PA, et al. The contribution of genetic influences to measures of lower-extremity function in older male twins. *J Gerontol A Biol Sci Med Sci.* 2000;55(1):B49–B53. doi:10.1093/gerona/55.1.b49

[38] Depression and Physical Function: Results From the Aging and Longevity Study in the Sirente Geographic Area (ilSIRENTE Study) – Andrea Russo, Matteo Cesari, Graziano Onder, Valentina Zamboni, Christian Barillaro, Marco Pahor, Roberto Bernabei, Francesco Landi,2007. https://journals.sagepub.com/doi/10.1177/0891988707301865. Accessed November 8, 2019.

[39] Pajala S, Era P, Koskenvuo M, et al. Contribution of genetic and environmental effects to postural balance in older female twins. *J Appl Physiol.* 2004;96(1):308–315. doi:10.1152/japplphysiol.00660.2003

[40] Cesari M. Role of gait speed in the assessment of older patients. *JAMA.* 2011;305(1):93–94. doi:10.1001/jama.2010.1970

[41] Reuben DB, Laliberte L, Hiris J, Mor V. A hierarchical exercise scale to measure function at the Advanced Activities of Daily Living (AADL) level. *J Am Geriatr Soc.* 1990;38(8): 855–861. doi:10.1111/j.1532-5415.1990.tb05699.x

[42] Schwartz RS. Sarcopenia and physical performance in old age: introduction. *Muscle Nerve Suppl.* 1997;5:S10–S12.

[43] Rosenberg IH. Sarcopenia: origins and clinical relevance. *J Nutr.* 1997;127(5 Suppl): 990S–991S. doi:10.1093/jn/127.5.990S

[44] Baumgartner RN, Koehler KM, Gallagher D, et al. Epidemiology of sarcopenia among the elderly in New Mexico. *Am J Epidemiol.* 1998;147(8):755–763. doi:10.1093/oxfordjournals.aje.a009520

[45] Janssen I, Heymsfield S, Baumgartner R, Ross R. Estimation of skeletal muscle mass by bioelectrical impedance analysis. *J Appl Physiol (1985).* 2000;89(2):465–471. doi:10.1152/jappl.2000.89.2.46

[46] Sarcopenia: An Undiagnosed Condition in Older Adults. Current consensus definition: prevalence, etiology, and consequences. *J Am Med Dir Assoc.* 2011;12(4):249–256. doi:10.1016/j.jamda.2011.01.003

[47] Morley JE, Abbatecola AM, Argiles JM, et al. Sarcopenia with limited mobility: an international consensus. *J Am Med Dir Assoc.* 2011;12(6):403–409. doi:10.1016/j.jamda.2011.04.014

[48] Muscaritoli M, Anker SD, Argilés J, et al. Consensus definition of sarcopenia, cachexia and pre-cachexia: joint document elaborated by Special Interest Groups (SIG) "cachexiaanorexia in chronic wasting diseases" and "nutrition in geriatrics." *Clin Nutr.* 2010;29(2): 154–159. doi:10.1016/j.clnu.2009.12.004

[49] Cruz-Jentoft A, Baeyens J, Bauer J, et al. Sarcopenia: European consensus on definition and diagnosis: report of the European Working Group on Sarcopenia in Older People. *Age Ageing.* 2010;39(4):412–423. doi:10.1093/ageing/afq034

[50] Pahor M, Manini T, Cesari M. Sarcopenia: clinical evaluation, biological markers and other evaluation tools. *J Nutr Health Aging.* 2009;13(8):724–728. doi:10.1007/ s12603-009-0204-9

[51] Cesari M, Vellas B. Sarcopenia: a novel clinical condition or still a matter for research? *J Am Med Dir Assoc.* 2012;13(9):766–767. doi:10.1016/j.jamda.2012.07.020

[52] Podsiadlo D, Richardson S. The timed "Up & Go": a test of basic functional mobility for frail elderly persons. *J Am Geriatr Soc.* 1991;39(2):142–148.

[53] Abellan van Kan G, Rolland Y, Andrieu S, et al. Gait speed at usual pace as a predictor of adverse outcomes in community-dwelling older people an International Academy on Nutrition and Aging (IANA) Task Force. *J Nutr Health Aging.* 2009;13(10):881–889.

[54] Buchner D, Larson E, Wagner E, Koepsell T, de Lateur B. Evidence for a non-linear relationship between leg strength and gait speed. *Age Ageing.* 1996;25(5):386–391. doi:10.1093/ageing/25.5.386

[55] Woodhouse L, Gandhi R, Warden S, et al. A phase 2 randomized study investigating the efficacy and safety of myostatin antibody LY2495655 versus placebo in patients undergoing elective total hip arthroplasty. *J Frailty Aging.* 2016;5(1):62–70.

[56] Visser M, Goodpaster B, Kritchevsky S, et al. Muscle mass, muscle strength, and muscle fat infiltration as predictors of incident mobility limitations in well-functioning older persons. *J Gerontol A Biol Sci Med Sci.* 2005;60(3):324–333.

[57] Cesari M, Pahor M, Lauretani F, et al. Skeletal muscle and mortality results from the InCHIANTI Study. *J Gerontol A Biol Sci Med Sci.* 2009;64(3):377–384. doi:10.1093/gerona/gln031

[58] Ostir GV, Volpato S, Fried LP, Chaves P, Guralnik JM, Women's Health and Aging Study. Reliability and sensitivity to change assessed for a summary measure of lower body function: results from the Women's Health and Aging Study. *J Clin Epidemiol.* 2002;55(9): 916–921. doi:10.1016/s0895-4356(02)00436-5

[59] Penninx BW, Ferrucci L, Leveille SG, Rantanen T, Pahor M, Guralnik JM. Lower extremity performance in nondisabled older persons as a predictor of subsequent hospitalization. *J Gerontol A Biol Sci Med Sci.* 2000;55(11):M691–M697. doi:10.1093/gerona/55.11.m691

[60] Guralnik J, Seeman T, Tinetti M, Nevitt M, Berkman L. Validation and use of performance measures of functioning in a non-disabled older population: MacArthur studies of successful aging. *Aging (Milano).* 1994;6(6):410–419.

[61] Pavasini R, Guralnik J, Brown JC, et al. Short physical performance battery and all-cause mortality: systematic review and meta-analysis. *BMC Med.* 2016;14(1):215. doi:10.1186/s12916-016-0763-7

[62] Committee for Medicinal Products for Human Use (CHMP). Points to consider on frailty: Evaluation instruments for baseline characterisation of clinical trial populations. EMA/CHMP/778709/2015

[63] For the SPRINTT Consortium, Cesari M, Landi F, et al. Rationale for a preliminary operational definition of physical frailty and sarcopenia in the SPRINTT trial. *Aging Clin Exp Res.* 2017;29(1):81–88. doi:10.1007/s40520-016-0716-1

[64] Vasunilashorn S, Coppin A, Patel K, et al. Use of the Short Physical Performance Battery Score to predict loss of ability to walk 400 meters: analysis from the InCHIANTI study. *J Gerontol A Biol Sci Med Sci.* 2009;64(2):223–229.

[65] Kwon S, Perera S, Pahor M, et al. What is a meaningful change in physical performance? Findings from a clinical trial in older adults

(the LIFE-P study). *J Nutr Health Aging.* 2009;13(6):538–544.

[66] Working Group on Functional Outcome Measures for Clinical Trials. Functional outcomes for clinical trials in frail older persons: time to be moving. *J Gerontol A Biol Sci Med Sci.* 2008;63(2):160–164. doi:10.1093/gerona/63.2.160

[67] Simonsick E, Montgomery P, Newman A, Bauer D, Harris T. Measuring fitness in healthy older adults: the Health ABC Long Distance Corridor Walk. *J Am Geriatr Soc.* 2001;49(11):1544–1548. doi:10.1046/j.1532-5415.2001.4911247.x

[68] French HP, Fitzpatrick M, FitzGerald O. Responsiveness of physical function outcomes following physiotherapy intervention for osteoarthritis of the knee: an outcome comparison study. *Physiotherapy.* 2011;97(4):302–308. doi:10.1016/j.physio.2010.03.002

[69] Piva SR, Gil AB, Almeida GJM, DiGioia AM, Levison TJ, Fitzgerald GK. A balance exercise program appears to improve function for patients with total knee arthroplasty: a randomized clinical trial. *Phys Ther.* 2010;90(6):880–894. doi:10.2522/ptj.20090150

[70] Jones CJ, Rikli RE, Beam WC. A 30-s chair-stand test as a measure of lower body strength in community-residing older adults. *Res Q Exerc Sport.* 1999;70(2):113–119. doi:10.1080/02701367.1999.10608028

[71] Rikli RE, Jones CJ. Senior Fitness Test Manual. 1st ed. Fullerton, CA: California State University; 2001.

[72] Shumway-Cook A, Brauer S, Woollacott M. Predicting the probability for falls in communitydwelling older adults using the Timed Up & Go Test. *Phys Ther.* 2000;80(9):896–903.

[73] Schoppen T, Boonstra A, Groothoff JW, de Vries J, Göeken LN, Eisma WH. The Timed "up and go" test: reliability and validity in persons with unilateral lower limb amputation. *Arch Phys Med Rehabil.* 1999;80(7):825–828. doi:10.1016/s0003-9993(99)90234-4

[74] Steffen TM, Hacker TA, Mollinger L. Age- and gender-related test performance in communitydwelling elderly people: Six-Minute Walk Test, Berg Balance Scale, Timed Up & Go Test, and gait speeds. *Phys Ther.* 2002;82(2):128–137. doi:10.1093/ptj/82.2.128

[75] Mathias S, Nayak US, Isaacs B. Balance in elderly patients: the "get-up and go" test. *Arch Phys Med Rehabil.* 1986;67(6):387–389.

[76] Bean JF, Kiely DK, LaRose S, Alian J, Frontera WR. Is stair climb power a clinically relevant measure of leg power impairments in at-risk older adults? *Arch Phys Med Rehabil.* 2007;88(5):604–609. doi:10.1016/j.apmr.2007.02.004

[77] von Haehling S, Morley JE, Anker SD. An overview of sarcopenia: facts and numbers on prevalence and clinical impact. *J Cachexia Sarcopenia Muscle.* 2010;1(2):129–133. doi:10.1007/s13539-010-0014-2

[78] Bean J, Herman B, Kiely DK, et al. Weighted stair climbing in mobility-limited older people: a pilot study. *J Am Geriatr Soc.* 2002;50:663–670. doi:10.1046/j.1532-5415.2002.50160.x

[79] Fiatarone MA, O'Neill EF, Ryan ND, et al. Exercise training and nutritional supplementation for physical frailty in very elderly people. *N Engl J Med.* 1994;330(25):1769–1775. doi:10.1056/NEJM199406233302501

[80] Demers C, McKelvie RS, Negassa A, Yusuf S, RESOLVD Pilot Study Investigators. Reliability, validity, and responsiveness of the six-minute walk test in patients with heart failure. *Am Heart J.* 2001;142(4):698–703. doi:10.1067/mhj.2001.118468

[81] Hamilton DM, Haennel RG. Validity and reliability of the 6-minute walk test in a cardiac rehabilitation population. *J Cardpulm Rehabil.* 2000;20(3):156–164. doi:10.1097/00008483-200005000-00003

[82] Rejeski WJ, Foley KO, Woodard CM, Zaccaro DJ, Berry MJ. Evaluating and understanding performance testing in COPD patients. *J Cardpulm Rehabil.* 2000;20(2):79–88. doi:10.1097/00008483-200003000-00001

[83] King S, Wessel J, Bhambhani Y, Maikala R, Sholter D, Maksymowych W. Validity and reliability of the 6 minute walk in persons with fibromyalgia. *J Rheumatol.* 1999;26(10):2233–2237.

[84] Harada ND, Chiu V, Stewart AL. Mobility-related function in older adults: assessment with a 6-minute walk test. *Arch Phys Med Rehabil.* 1999;80(7):837–841. doi:10.1016/s0003-9993(99)90236-8

[85] Guyatt GH, Sullivan MJ, Thompson PJ, et al. The 6-minute walk: a new measure of exercise capacity in patients with chronic heart failure. *Can Med Assoc J.* 1985;132(8):919–923.

[86] Newman AB, Simonsick EM, Naydeck BL, et al. Association of long-distance corridor walk performance with mortality, cardiovascular disease, mobility limitation, and disability. *JAMA.* 2006;295(17):2018–2026. doi:10.1001/jama.295.17.2018

[87] Marzetti E, Cesari M, Calvani R, et al. The "Sarcopenia and Physical fRailty IN older people: multi-componenT Treatment strategies" (SPRINTT) randomized controlled trial: case finding, screening and characteristics of eligible participants. *Exp Gerontol.* 2018;113:48–57. doi:10.1016/j.exger.2018.09.017

[88] Ferrucci L, Guralnik JM, Salive ME, et al. Effect of age and severity of disability on shortterm variation in walking speed: the Women's Health and Aging Study. *J Clin Epidemiol.* 1996;49(10):1089–1096. doi:10.1016/0895-4356(96)00231-4

[89] Rolland Y, Cesari M, Miller M, Penninx B, Atkinson H, Pahor M. Reliability of the 400-m usual-pace walk test as an assessment of mobility limitation in older adults. *J Am Geriatr Soc.* 2004;52(6):972–976. doi:10.1111/j.1532-5415.2004.52267.x

[90] Cesari M, Onder G, Zamboni V, et al. Physical function and self-rated health status as predictors of mortality: results from longitudinal analysis in the ilSIRENTE study. *BMC Geriatr.* 2008;8:34. doi:10.1186/1471-2318-8-34

[91] Langlois JA, Maggi S, Harris T, et al. Self-report of difficulty in performing functional activities identifies a broad range of disability in old age. *J Am Geriatr Soc.* 1996;44(12):1421–1428. doi:10.1111/j.1532-5415.1996.tb04065.x

[92] Sayers S, Jette A, Haley S, Heeren T, Guralnik J, Fielding R. Validation of the late-life function and disability instrument. *J Am Geriatr Soc.* 2004;52(9):1554–1559. doi:10.1111/j.1532-5415.2004.52422.x

[93] Denkinger MD, Igl W, Coll-Planas L, Bleicher J, Nikolaus T, Jamour M. Evaluation of the short form of the late-life function and disability instrument in geriatric inpatients-validity, responsiveness, and sensitivity to change. *J Am Geriatr Soc.* 2009;57(2):309–314. doi:10.1111/j.1532-5415.2008.02095.x

[94] Jette AM, Haley SM. Contemporary measurement techniques for rehabilitation outcomes assessment. *J Rehabil Med.* 2005;37(6):339–345. doi:10.1080/16501970500302793

[95] Haley SM, Ni P, Hambleton RK, Slavin MD, Jette AM. Computer adaptive testing improved accuracy and precision of scores over random item selection in a physical functioning item bank. *J Clin Epidemiol.* 2006;59(11):1174–1182. doi:10.1016/j.jclinepi.2006.02.010

[96] Rose M, Bjorner JB, Becker J, Fries JF, Ware JE. Evaluation of a preliminary physical function item bank supported the expected advantages of the Patient-Reported Outcomes Measurement Information System (PROMIS). *J Clin Epidemiol.* 2008;61(1):17–33. doi:10.1016/j.jclinepi.2006.06.025

[97] Jette AM, Haley SM, Ni P, Olarsch S, Moed R. Creating a computer adaptive test version of the late-life function and disability instrument. *J Gerontol A Biol Sci Med Sci.* 2008;63(11):1246–1256. doi:10.1093/gerona/63.11.1246

[98] Davenport L, Brown FF, Fein G, Van Dyke C. A fifteen-item modification of the Fuld Object-Memory Evaluation: preliminary data from healthy middle-aged adults. *Arch Clin Neuropsychol.* 1988;3(4):345–349.

[99] de Morton NA, Berlowitz DJ, Keating JL. A systematic review of mobility instruments and their measurement properties for older acute medical patients. *Health Qual Life Outcomes.* 2008;6:44. doi:10.1186/1477-7525-6-44

[100] de Morton NA, Lane K. Validity and reliability of the de Morton Mobility Index in the subacute hospital setting in a geriatric evaluation and management population. *J Rehabil Med.* 2010;42(10):956–961. doi:10.2340/16501977-0626

[101] Althoff T, Sosič R, Hicks JL, King AC, Delp SL, Leskovec J. Large-scale physical activity data reveal worldwide activity inequality. *Nature.* 2017;547(7663):336–339. doi:10.1038/nature23018

[102] Brooks GC, Vittinghoff E, Iyer S, et al. Accuracy and usability of a self-administered 6- minute walk test smartphone application. *Circ Heart Fail.* 2015;8(5):905–913. doi:10.1161/CIRCHEARTFAILURE.115.002062

[103] Rejeski WJ, Ip EH, Marsh AP, Barnard RT. Development and validation of a video-animated tool for assessing mobility. *J Gerontol A Biol Sci Med Sci.* 2010;65(6):664–671. doi:10.1093/gerona/glq055

[104] Snyder A, Colvin B, Gammack JK. Pedometer use increases daily steps and functional status in older adults. *J Am Med Dir Assoc.* 2011;12(8):590–594. doi:10.1016/j.jamda.2010.06.007

[105] Majumder S, Aghayi E, Noferesti M, et al. Smart homes for Elderly healthcare-recent advances and research challenges. *Sensors (Basel).* 2017;17(11). doi:10.3390/s17112496

[106] Sim I. Mobile devices and health. *N Engl J Med.* 2019;381(10):956–968. doi:10.1056/ NEJMra1806949

第 20 章　躯体衰弱和肌少症的生物标志物："两体"问题

Biomarkers for Physical Frailty and Sarcopenia: A "Two-Body Problem"

Anna Picca　Riccardo Calvani　Emanuele Marzetti　著

何逸康　舒刚明　译　　邹艳慧　校　　胡亦新　审

Irwin Rosenberg 将与年龄相关的肌肉量下降称为肌少症[1]，他认为"随着年龄增加，瘦体重或肌肉量的下降比机体其他结构和功能更加显著"。此后，人们清楚地认识到，在衰老过程中，骨骼肌的数量（即量）和质量［即力量和（或）功能］均出现下降[2]。因此，一个包含这 2 个部分的更复杂的结构在发展后指向了肌少症[2]。

然而，尽管现有的定义预测了老年人与健康相关的负面事件，但目前还没有统一可行的定义[3]。2016 年 9 月，肌少症已被确认为一种"疾病实体"，有专门的 ICD-10-CM 编码[4]。这一里程碑式事件有助于确定导致该病的主要原因和该病的干预靶点，并将其作为临床常规治疗的一部分[5]。

衰弱是指与年龄有关的生理储备和机体调控自我稳态能力的下降，增加个体对与健康有关的负面事件（即跌倒、发病率、失能、住院、入住养老院、死亡）的易感性[6]。与肌少症相似的是，目前对于衰弱的干预和临床治疗仍有争议[6]。表型异质性[7]、基于其病理生理的多系统失调[8]、个体在严重状态区间的波动性[9]都阻碍了对病情的全面评估。

躯体衰弱（physical frailty，PF）代表了为衰弱所设计的最常见评估量表的范畴[10]。在临床上，PF 的情况与肌少症的情况明显重叠[11]，肌肉萎缩可以被视为躯体衰弱临床表现中的"器官衰竭"[12]。因此，这两种疾病合并为一种新的实体［即躯体衰弱和肌少症（PF&S）][13]，已在"老年人肌少症和躯体衰弱：多元化治疗策略"项目中存在[14, 15]。在该项目中，通过测量身体功能表现（即 3 分≤简易体能状况量表评分≤9 分）评价 PF[14, 15]。

在病理生理学方面，PF&S 被看作是一种典型的老年医学 / 老年科学疾病[16]。PF&S 具有多因素的病因学，这一病因学再现了衰老的所有生物学特征（即基因组和表观遗传不稳定性、蛋白稳态丧失、线粒体功能障碍、端粒缩短、营养失调、干细胞衰竭、细胞衰老和细胞间信号改变）[16-18]。根据老年科学的假说，这些机制的波动可能代表了老年相关疾病复杂性的生物学基础，包括 PF&S[16]。由此推论，在 PF&S 背景下，对单一疾病过程 / 途径的分析将无法捕捉其内在复杂性[18-20]。

对于研究高度动态复杂疾病（包括 PF&S）来说，多标记分析已日益被认为是一种互补的更复杂的策略[20-23]。在这种情况下，一种生物标志物的发现过程应该根据更加综合的、整合了尽可能多的影响因素（诱发因素）的多变量图谱来制订[20-23]。这种方法源于稳态应变负荷的概念，稳态应变负荷是指累积的环境需求导致细胞和身体系统的生物学负担渐进增加[24]。生物标志物代表了生理失调的内表型，生理失调可能支持：①诊断；②检测疾病 / 病情的进展；③临床决策；④在临床受益出现前验证干预的有效性。

特殊多元统计分析方法完成了生物学标记发现过程中的多步骤流程，并允许识别介质模式，这一模式可以应用为识别个体是否偏离"正常工作状态"（normal operating conditions，NOC）的多元检测方法[25]。该分析的结果可能是 PF&S 临床评估的补充和常规临床 / 实验室指标基础上现有指标的扩展[26]。

我们将多标记生物标志物的发现作为一种抓住 PF&S 复杂性的方法，概述 PF&S 的潜在生物标志物，并讨论涉及这些标志物的相关信号通路。

一、躯体衰弱和肌少症的生物标志物：目前进展

大量研究显示，肌少症的发病机制涉及肌肉特异性细胞过程[27-31]，如研究最多的肌细胞凋亡失调[32]、线粒体功能和质控过程紊乱[33, 34]、氧化 / 亚硝化应激[35]、铁稳态失调[36, 37]、蛋白合成和分解的改变[38, 39]。通过对这些通路的详细研究，已经确认了大量肌肉萎缩和功能障碍的潜在生物标志物，并提供了有价值的肌少症病理生理学信息。由于资源负担太大，以及对熟练实验室人员和专业设备的依赖，从标准抽血中分离组织或细胞（如 CD4/CD8 T 细胞比值、T 细胞 p16INK4a 表达、线粒体呼吸测定）的方法在大型试验中可行性较低，而且就组织样本而言，临床试验点之间时很难施行简单标准化的侵入性检查（即活检）。在组织样本中进行研究也有缺点，即缺乏特定情况下疾病的一过性指标，而利用 snapshot 技术确定功能异常过程的触发点（就像这一分析所提供的一样）也很有挑战性。

在这一背景下，日后生物标志物的开发非常热门，这些标志物可以于任何时间点在生物流体中测量并以经济高效的方式用于指导诊断和便于 PF&S 监测[40]。近几年一些循环标志物被认为是有用的参数，这些参数可以更直接地探索与生理、病理状态相关的骨骼肌变化。循环（血浆或血清）中的集聚蛋白 C 末端片段（C-terminal agrin fragment，CAF）、生长分化因子 11（growth differentiation factor 11，GDF11）、细胞外热休克蛋白 72（extracellular heat shock protein 72，eHsp72）、高温相关丝氨酸蛋白酶 A1（high-temperature requirement serine protease A1，HtrA1）、Ⅲ型前胶原 N 端肽（procollagen type Ⅲ N-terminal Peptide，P3NP）和鸢尾素是最常见的介质，它们与老年人的低肌肉量、力量降低和身体功能受损有关（见参考文献 [41]）。

此外，越来越多的证据显示，蛋白质 - 氨基酸代谢紊乱与肌少症的病理生理学有关[42, 43]。膳食蛋白质摄入和循环氨基酸（amino acids，AA）是肌肉蛋白质的组成部分，是肌肉可塑性和营养状况的关键因素[44]。最近，巴尔的摩老龄化纵向研究（Baltimore Longitudinal Study of Aging，BLSA）的结果显示，在功能受限[45]和肌肉量低下[46]的老年人中，氨基酸的特定模式与肌肉质量之间存在关联。此外，据报道，挪威社区老年居民肌少症患者中，支链氨基酸、亮氨酸和异亮氨酸的非空腹血浆浓度降低[47]。此外，在日本老年人中，较高的脯氨酸浓度与肌少症有关[48]。与非衰弱的同龄人相比，在衰弱的日本老年人中发现了低浓度的必需氨基酸[49]。

新的证据表明从炎症代谢角度出发，循环中的线粒体 DNA（mtDNA）浓度可能是肌少症的替代性生物标志物，因为它与慢性低滴度炎症和增龄相关性身体成分变化密切相关[50-53]。尤其是作为损伤相关分子模式（DAMP）的氧化无细胞 mtDNA，以及从受损线粒体排出的类核，是诱发肌少症炎症的可能因素[53]。这些 DAMP 可能通过类似细菌 DNA 的低甲基化 CpG 借助识别 Toll 样受体和与模式识别受体（pattern recognition receptors，PRR）的相互作用诱导剧烈的固有免疫反应[50]。

收缩的肌肉会分泌类似内分泌式的细胞间通讯囊泡，称之为外泌体，属于传统的传递系统，并且可用于与外周和远端器官的相互作用[54]。这些囊泡含肌细胞因子和核酸，包括 mtDNA[55]。然而，外泌体的组成和肌少症之间的关系还未得到

彻底探索。因此，肌肉源性外泌体是否可以作为肌少症的生物标志物还需要确定。这些研究可能对了解骨骼肌的动态反应特别有意义，并可能有助于确定新的生物靶点以研发药物。

虽然已为生物标志物的研发做好准备，但已报道的 PF&S 单一领域的研究都发出了警告。因此，需要包含大量生物变量和功能变量的研究，并对生理情况下的大量数据进行分析。这为后文将讨论的新一代全面研究的概念奠定了基础。

二、多标志物研究策略：推动研究领域发展

最近，一个多学科生物标志物工作组召集循证生物标志物专家咨询组，开展"二甲双胍抗衰老"（Targeting Aging with Metformin，TAME）临床试验并建立了可用于二代抗衰老临床试验的概念性架构[18]。

为了实现推动 PF&S 相关性生物标志物鉴定的目标，有人设计了名为"老年肌少症和躯体衰弱相关生物标志物研究"（BIOmarkers associated with Sarcopenia and Physical frailty in EldeRly pErsons，BIOSPHERE）的专项研究[41]。在 BIOSPHERE 研究中，一组生物标志物的确定和验证明确解决了临床和研究中均可将特定的生化测量纳入 PF&S 评估这一问题。临床、功能和影像学指标的评估用于鉴别 PF&S。此后，多变量建模应用于一系列的循环介质，这些介质与炎症和代谢途径有关，同时识别用于抓住 PF&S 区别性特征的整套生物标志物的全部评估参数[41]。

BIOSPHERE 的初步结果显示，在 PF&S 老年人群中存在性别差异性炎症标志物[22]。特别指出的是确定了一个由高浓度 C 反应蛋白（C-reactive protein，CRP）、低浓度髓过氧化物酶（myeloperoxidase，MPO）、白细胞介素 –8（IL-8）、单核细胞趋化蛋白 1（monocyte chemoattractant protein 1，MCP-1）和血小板衍生生长因子（platelet-derived growth factor，

PDGF）BB 组成的核心细胞因子组[22]。

此外，联合偏最小二乘判别分析（Partial Least Squares-Discriminant Analysis，PLS-DA）的代谢组学能确定在有 / 无 PF&S 的老年人中循环 AA 和衍生物的不同特征[56]。特别的是 PF&S 人群的血清天冬酰胺、天冬氨酸、瓜氨酸、乙醇胺、谷氨酸、肌氨酸和牛磺酸水平较高，而无 PF&S 对照组的 α– 氨基丁酸和甲硫氨酸浓度较高[56]。

当研究与 PF&S 表型相关的炎症 / 代谢途径介质时，发现 AA 的特定模式与总能量和膳食蛋白质摄入质量 / 数量的普遍减少有关[56]。

马斯特里赫特肌少症（Maastricht Sarcopenia Study，MaSS）横断面研究也发现了类似的结果，在该研究中，患有肌少症的老年人表现出与营养状况相关的低浓度代谢标志物（如 AA、BCAA 和二十碳五烯酸)[57]。

尽管这些研究结果新颖且有前景，但仍需要大规模纵向研究来证实。到目前为止，现有证据有望将特定的生化测量纳入 PF&S 的临床和科研评估。

结论

在过去的几十年里，临床、功能和影像学指标已经成为临床评估肌少症和衰弱的工具。然而，这两种疾病的病理生理复杂性阻碍了能准确预测疾病结局的"金标准"标志物的开发和应用。

PF&S 可能是一种再现了衰老所有生物学特征的典型多因素老年医学 / 老年科学疾病。这些生物学特征的紊乱代表了 PF&S 的生物学基础。多标志物分析与特殊多元统计分析方法相结合，代表了研究高度动态复杂疾病（如 PF&S）的补充性更具复杂性的策略。

这种分析策略可以识别和验证生物标志物，有助于：①将特定的生化指标检测纳入 PF&S 的临床评估；②深入了解引起老年人功能受损的生物信号通路；③确定新的临床干预靶点；④确定可用于临床和科研的替代指标。

参考文献

[1] Rosenberg IH. Sarcopenia: origins and clinical relevance. *J Nutr*. 1997;127(5):990S–991S.

[2] Landi F, Calvani R, Cesari M et al. Sarcopenia: an overview on current definitions, diagnosis and treatment. *Curr Protein Pept Sci*. 2018;19(7):633–638.

[3] Bischoff-Ferrari HA, Orav JE et al. Comparative performance of current definitions of sarcopenia against the prospective incidence of falls among community-dwelling seniors age 65 and older. *Osteoporos Int*. 2015;26(12):2793–2802.

[4] Cao L, Morley JE. Sarcopenia is recognized as an independent condition by an International Classification of Disease, tenth revision, Clinical Modification (ICD-10-CM) code. *J Am Med Dir Ass*. 2016;17(8):675–677.

[5] Marzetti E, Calvani R, Tosato M, Cesari M et al. Sarcopenia: an overview. *Aging Clin Exp Res*. 2017;29(1):11–17.

[6] Cesari M, Calvani R, Marzetti E. Frailty in older persons. *Clin Geriatr Med*. 2017;33(3):293–303.

[7] Looman WM, Fabbricotti IN, Blom JW, Jansen APD, Lutomski JE, Metzelthin SF et al. The frail older person does not exist: development of frailty profiles with latent class analysis. *BMC Geriatr*. 2018;18(1):84.

[8] Chen X, Mao G, Leng SX. Frailty syndrome: an overview. *Clin Interv Aging*. 2014;9:433–441.

[9] Stolz E, Mayerl H, Freidl W. Fluctuations in frailty among older adults. *Age Ageing*. 2019;48(4):547–552.

[10] Faller JW, Pereira DDN, de Souza S, Nampo FK, Orlandi FS, Matumoto S. Instruments for the detection of frailty syndrome in older adults: a systematic review. *PLoS One*. 2019;14(4):e0216166.

[11] Cesari M, Landi F, Vellas B, Bernabei R, Marzetti E. Sarcopenia and physical frailty: two sides of the same coin. *Front Aging Neurosci*. 2014;6:192.

[12] Landi F, Calvani R, Cesari M et al. Sarcopenia as the biological substrate of physical frailty. *Clin Geriatr Med*. 2015;31(3):367–374.

[13] Cesari M, Landi F, Calvani R et al. Rationale for a preliminary operational definition of physical frailty and sarcopenia in the SPRINTT trial. *Aging Clin Exp Res*. 2017;29(1):81–88.

[14] Marzetti E, Calvani R, Landi F et al. Innovative Medicines Initiative: the SPRINT project. *J Frailty Aging*. 2015;4(4):207–208.

[15] Cesari M, Marzetti E, Calvani R, Vellas B et al. The need of operational paradigms for frailty in older persons: the SPRINTT project. *Aging Clin Exp Res*. 2017;29(1):3–10.

[16] Sierra F. The emergence of geroscience as an interdisciplinary approach to the enhancement of health span and life span. *Cold Spring Harb Perspect Med*. 2016;6(4):a025163.

[17] López-Otín C, Blasco MA, Partridge L, Serrano M, Kroemer G. The hallmarks of aging. *Cell*. 2013;153(6):1194–1217.

[18] Justice JN, Ferrucci L, Newman AB et al. A framework for selection of blood-based biomarkers for geroscience-guided clinical trials: report from the TAME Biomarkers Workgroup. *GeroScience*. 2018;40(5–6):419–436.

[19] Cohen AA, Legault V, Fuellen G, Fülöp T, Fried LP, Ferrucci L. The risks of biomarkerbased epidemiology: associations of circulating calcium levels with age, mortality, and frailty vary substantially across populations. *Exp Gerontol*. 2018;107:11–17.

[20] Curcio F, Ferro G, Basile C et al. Biomarkers in sarcopenia: a multifactorial approach. *Exp Gerontol*. 2016;85:1–8.

[21] Calvani R, Marini F, Cesari M et al. Biomarkers for physical frailty and sarcopenia: state of the science and future developments. *J Cachexia Sarcopenia Muscle*. 2015;6(4):278–286.

[22] Marzetti E, Picca A, Marini F et al. Inflammatory signatures in older persons with physical frailty and sarcopenia: The frailty "cytokinome" at its core. *Exp Gerontol*. 2019;122:129–138.

[23] Picca A, Coelho-Junior HJ, Cesari M et al. The metabolomics side of frailty: toward personalized medicine for the aged. *Exp Gerontol*. 2019;126:110692.

[24] Seeman TE, McEwen BS, Rowe JW, Singer BH. Allostatic load as a marker of cumulative biological risk: MacArthur studies of successful aging. *Proc Natl Acad Sci U S A*. 2001;98(8):4770–4775.

[25] Milot E, Morissette-Thomas V, Li Q, Fried LP, Ferrucci L, Cohen AA. Trajectories of physiological dysregulation predicts mortality and health outcomes in a consistent manner across three populations. *Mech Ageing Dev*. 2014;141–142:56–63.

[26] Howlett SE, Rockwood MRH, Mitnitski A, Rockwood K. Standard laboratory tests to identify older adults at increased risk of death. *BMC Med*. 2014;12(1):171.

[27] Marzetti E, Lees HA, Wohlgemuth SE, Leeuwenburgh C. Sarcopenia of aging: underlying cellular mechanisms and protection by calorie restriction. *Biofactors*. 2019;35(1):28–35.

[28] Calvani R, Picca A, Cesari M et al. Biomarkers for sarcopenia: reductionism vs. complexity. *Curr Protein Pept Sci*. 2018;19(7):639–642.

[29] Picca A, Calvani R, Lorenzi M et al. Mitochondrial dynamics signaling is shifted toward fusion in muscles of very old hip-fractured patients: results from the Sarcopenia in HIp FracTure (SHIFT) exploratory study. *Exp Gerontol*. 2017;96:63–67.

[30] Ziaaldini MM, Marzetti E, Picca A, Murlasits Z. Biochemical pathways of sarcopenia and their modulation by physical exercise: a narrative review. *Front Med*. 2017;4:167.

[31] Picca A, Calvani R, Bossola M et al. Update on mitochondria and muscle aging: all wrong roads lead to sarcopenia. *Biol Chem*. 2018;399(5):421–436.

[32] Marzetti E, Lees HA, Manini TM et al. Skeletal muscle apoptotic signaling predicts thigh muscle volume and gait speed in community-dwelling older persons: an exploratory study. *PLoS One*. 2012;7(2):e32829.

[33] Joseph A-M, Adhihetty PJ, Wawrzyniak NR et al. Dysregulation of mitochondrial quality control processes contribute to sarcopenia in a mouse model of premature aging. *PLoS One*. 2013;8(7):1–11.

[34] Marzetti E, Calvani R, Lorenzi M et al. Association between myocyte quality control signaling and sarcopenia in old hip-fractured patients: results from the Sarcopenia in HIp FracTure (SHIFT) exploratory study. *Exp Gerontol*. 2016;80:1–5.

[35] Marzetti E, Wohlgemuth SE, Lees HA, Chung H-Y, Giovannini S, Leeuwenburgh C. Agerelated activation of mitochondrial caspase-independent apoptotic signaling in rat gastrocnemius muscle. *Mech Ageing Dev*. 2008;129(9):542–549.

[36] Hofer T, Marzetti E, Xu J et al. Increased iron content and RNA oxidative damage in skeletal muscle with aging and disuse

atrophy. *Exp Gerontol*. 2008;43(6):563–570.

[37] Picca A, Mankowski RT, Kamenov G et al. Advanced age is associated with iron dyshomeostasis and mitochondrial DNA damage in human skeletal muscle. *Cell*. 2019;8(12):1525.

[38] Altun M, Besche HC, Overkleeft HS et al. Muscle wasting in aged, sarcopenic rats is associated with enhanced activity of the ubiquitin proteasome pathway. *J Biol Chem*. 2010;285(51):39597–39608.

[39] Balagopal P, Rooyackers OE, Adey DB, Ades PA, Nair KS. Effects of aging on in vivo synthesis of skeletal muscle myosin heavy-chain and sarcoplasmic protein in humans. *Am J Phys*. 1997; 273(4):E790–E800.

[40] Cesari M, Fielding RA, Pahor M et al. Biomarkers of sarcopenia in clinical trials-recommendations from the International Working Group on Sarcopenia. *J Cachexia Sarcopenia Muscle*. 2012;3(3):181–190.

[41] Calvani R, Picca A, Marini F et al. The "BIOmarkers associated with Sarcopenia and PHysical frailty in EldeRly pErsons" (BIOSPHERE) study: rationale, design and methods. *Eur J Intern Med*. 2018;56:19–25.

[42] Landi F, Calvani R, Tosato M et al. Protein intake and muscle health in old age: from biological plausibility to clinical evidence. *Nutrients*. 2016;8(5): pii: E295.

[43] Pasini E, Corsetti G, Aquilani R et al. Protein-amino acid metabolism disarrangements: the hidden enemy of chronic age-related conditions. *Nutrients*. 2018;10(4):391.

[44] Brook MS, Wilkinson DJ, Phillips BE et al. Skeletal muscle homeostasis and plasticity in youth and ageing: impact of nutrition and exercise. *Acta Physiol (Oxf)*. 2016;216(1):15–41.

[45] Lustgarten MS, Price LL, Chale A, Phillips EM, Fielding RA. Branched chain amino acids are associated with muscle mass in functionally limited older adults. *J Gerontol A Biol Sci Med Sci*. 2014;69(6):717–724.

[46] Moaddel R, Fabbri E, Khadeer MA et al. Plasma biomarkers of poor muscle quality in older men and women from the baltimore longitudinal study of aging. *J Gerontol A Biol Sci Med Sci*. 2016;71(10):1266–1272.

[47] Ottestad I, Ulven SM, Øyri LKL et al. Reduced plasma concentration of branched-chain amino acids in sarcopenic older subjects: a cross-sectional study. *Br J Nutr*. 2018;120(4):445–453.

[48] Toyoshima K, Nakamura M, Adachi Y et al. Increased plasma proline concentrations are associated with sarcopenia in the elderly. *PLoS One*. 2017;12(9):e0185206.

[49] Adachi Y, Ono N, Imaizumi A et al. Plasma Amino acid profile in severely frail elderly patients in Japan. *Int J Gerontol*. 2018;12(4):290–293.

[50] Zhang Q, Raoof M, Chen Y et al. Circulating mitochondrial DAMPs cause inflammatory responses to injury. *Nature*. 2010;464(7285):104–107.

[51] López-Armada MJ, Riveiro-Naveira RR, Vaamonde-García C, Valcárcel-Ares MN. Mitochondrial dysfunction and the inflammatory response. *Mitochondrion*. 2013;13(2):106–118.

[52] Picca A, Lezza AMS, Leeuwenburgh C et al. Fueling inflamm-aging through mitochondrial dysfunction: mechanisms and molecular targets. *Int J Mol Sci*. 2017;18(5):933.

[53] Picca A, Lezza AMS, Leeuwenburgh C et al. Circulating mitochondrial DNA at the crossroads of mitochondrial dysfunction and inflammation during aging and muscle wasting disorders. *Rejuvenation Res*. 2018;21(4):350–359.

[54] Picca A, Guerra F, Calvani R et al. Mitochondrial dysfunction and aging: insights from the analysis of extracellular vesicles. *Int J Mol Sci*. 2019;20(4):805.

[55] Safdar A, Saleem A, Tarnopolsky MA. The potential of endurance exercise-derived exosomes to treat metabolic diseases. *Nat Rev Endocrinol*. 2016;12(9):504–517.

[56] Calvani R, Picca A, Marini F et al. A distinct pattern of circulating amino acids characterizes older persons with physical frailty and sarcopenia: results from the BIOSPHERE study. *Nutrients*. 2018;10(11):1691.

[57] Ter Borg S, Luiking YC, van Helvoort A, Boirie Y, Schols JMGA, de Groot CPGM. Low levels of branched chain amino acids, eicosapentaenoic acid and micronutrients are associated with low muscle mass, strength and function in community-dwelling older adults. *J Nutr Health Aging*. 2019;23(1):27–34.

第 21 章　生命质量与肌少症
Quality of Life and Sarcopenia

Charlotte Beaudart　Jean-Yves Reginster　Olivier Bruyère　Anton Geerinck　著
武笑楚　邓一平　董碧蓉　译　王琳　校　胡亦新　审

在日常交流中大多数人能够理解"生命质量"一词的含义，但却很难描述出这个概念的实际含义。在学术文献的阅读过程中也存在此种情况，同时也没有关于该概念的定义共识[1]。世界卫生组织生命质量小组试图解决这一问题，并提出生命质量的广泛定义，即"生命质量"是指个人在其生活的文化和价值体系中对其生命地位的看法，并与其个人价值目标相契合[2]。这一定义包含 3 个关键概念，即生命质量（quality of life，QoL）是主观的，它在本质上具有多维性质，至少包括生理、心理和社会等维度，同时兼顾积极和消极 2 个方面[3]。然而，构成生命质量的各个组成部分仍然会因应用领域的不同而有很大差异。例如，从城市规划或国际发展的角度来看，此处的生命质量与健康相关的生命质量间具有截然不同的差异。

在医学文献中通常使用"健康相关生命质量"，它常与"生命质量"和"健康状态"互换使用[4,5]。健康相关生命质量的许多概念模型已被阐述，其中最常用的是 Wilson & Cleary 模型、Ferrans 等的模型、Wilson & Cleary 模型的修订版和世界卫生组织的模型[6]。Ferrans 等的模型属于因果模型，该模型揭示了生物功能影响症状表现，症状表现反作用于生物功能状态，从而影响总体健康感知，最终影响总体生命质量。这一观点的提出是以个人和环境特点为基础，从而对每个患者的生命质量结果产生影响[7]。然而，健康相关生命质量的定义仍处于一个持续动态更新的过程，当前已有多

种定义被学术界提出，其共性为强调健康或疾病对个体自我感觉中幸福、生命质量和健康状态的相关影响[4]。

衰老过程中的生命质量往往备受关注，学者们在提出各类定义的同时，通常也会围绕定义本质出发，匹配或开发对应的测评工具，但目前在此领域尚未达成共识[5]。近期，一篇专题综述汇总了关于社区老年人生命质量的最全面观点，该作者将生命质量的不同方面分为 9 个相互关联的领域，即健康认知、自主性、角色和活动、关系、态度和适应、情感安慰、精神、家庭和邻里、经济安全[8]。

截至目前，虽然至少有 2 种肌少症评估问卷，即肌少症生命质量问卷（Sarcopenia Quality of Life，SarQoL）和年龄相关肌肉丢失问卷（Age-Related Muscle Loss Questionnaire，ARMLQ），但还没有关于肌少症患者生命质量概念的理论著作发表[9,10]。这两种问卷均从患者的角度提供信息，但只有肌少症生命质量问卷关注了生命质量，而年龄相关肌肉丢失问卷将其兴趣点聚焦于肌力下降的功能影响方面。

目前仅有 1 篇系统综述聚焦于结节病和生命质量之间的关系。Woo 及其同事在 2016 年对肌少症（肌肉量、力量或功能）和生命质量之间的关系进行综述[11]。然而，他们发现只有 1 项研究使用了 1 种以上的评估标准来诊断肌少症（即欧洲老年肌少症工作组的标准[12]）。这项研究证明了肌

少症与一般健康状况和身体功能领域的较低评分间存在强相关。另外 4 项研究仅基于较低肌肉量来诊断肌少症，但只有 2 项研究发现低肌肉量与较差生命质量之间存在联系，并且这类相关仅发生在男性受试者中。从其他 15 项被纳入的研究中发现，在横断面研究中身体功能表现和力量与生命质量存在相关性，而肌肉量情况未被纳入考虑。与此同时，研究者们也强调肌肉量和肌少症诊断标准间的关系尚未明确[11]。针对肌少症的相关研究，需不断持续搜索相关研究成果，借助最新证据来补充这一系统性综述的各类观点，并帮助促进对肌少症与生命质量潜在影响的深入理解。

一、生命质量与肌少症的文献综述

2019 年 7 月，研究者利用 Medline 数据库（基于 Ovid 数据库检索）检索评估肌少症患者生命质量相关研究情况，本次检索不限定研究设计类型、人群特征、肌少症诊断定义和肌少症评估问卷，并且对出版日期和语言不作限制。依照既定检索策略进行文献收集与纳入，最终确定 644 篇参考文献。在对所有参考文献的标题和摘要进行初步筛选后，88 篇文献被纳入全文下载与系统阅读范围，其中 34 篇符合纳入标准，并在本文中提及。另一项研究[13]包括 2 个不同队列［赫特福德郡肌少症研究（Hertfordshire Sarcopenia Study，HSS）队列和赫特福德郡队列（Hertfordshire Cohort Study，HCS）］的结果显示，该研究从纳入的文献目录中确定。35 篇文献研究中发现，17 篇研究集中于年龄相关的肌少症（表 21-1），18 篇文献集中于疾病相关的肌少症（表 21-2）。

（一）肌少症和生命质量的年龄相关性

有 15 项横断面研究、1 项病例对照研究和 1 项前瞻性研究已聚焦于年龄相关肌少症的生命质量进行研究，上述所有研究均于 2012—2019 年发表。研究样本量范围包括从 56 名[29]到 4937 名 60 岁[14]的亚洲（6 项研究）、欧洲（6 项研究）或美洲（5 项研究）老年人。肌少症诊断标准如下：5 项研究使用低肌肉量，5 项研究使用 EWGSOP[12]定义，1 项研究使用低肌肉量和肌肉力量，1 项研究使用低肌肉量和低体能，3 项研究使用 SARC-F 问卷[48]。同时，2 项研究还比较了不同的诊断标准。依据亚洲肌少症工作组标准[27]诊断的日本社区居民人群中的肌少症患病率为 5.7%，用 EWGSOP 标准[26]诊断的墨西哥成年人群中的肌少症患病率为 36.5%。

关于生命质量，SF-36 问卷[49]、EQ-5D 量表（EuroQoL 5-Dimension，EQ-5D）[50]和 EQVAS 量表（EuroQoL Visual Analogue Scale，EQVAS）是各项研究中使用频次最高的评价工具，在测量肌少症人群生命质量的评价中，这 3 种量表都被视为通用量表。部分研究者还使用 CASP 问卷（Control，Autonomy，Self-realization and Pleasure，CASP）[51]和 SarQoL 问卷[52]，分别用于评价老年人早期的生命质量状况和肌少症特定生命质量情况（2015 年研发）。

本综述中大多数研究支持肌少症和低生命质量之间的联系。事实上，在一半的研究中[14-20, 53]观察到肌少症和生命质量之间存在密切联系。其中 3 项研究[14-16]在考虑一些潜在的共同因素后（如年龄、性别、体重指数、体脂量、家庭收入、身体活动和功能依赖性），证实两者间亦存在关联。一项研究[17]结果显示，在单变量分析中，肌少症患者的 EQ-5D 总体得分较低，EQ-5D 只有 2 个分量表（活动能力和日常护理），在考虑共同因素后，这 2 个分量表仍具有显著性。其他 4 项研究中[18-21]也证实了肌少症与生命质量的显著关联，但没有使用多变量分析。

在 17 项研究中，5 篇[13, 22-25]文献显示，肌少症和生命质量间存在联系，但只是在部分分析中呈现这一结果。例如，SF-36 问卷分为生命质量的 8 个域，仅在其中部分域的评价中发现与肌少症显著相关，即 Silva Neto 等[22]研究中的"身体角色功能"域，Ozturk 等[23]研究中的"社会角色功能"

表 21-1　肌少症和生命质量的年龄相关性研究

作　者	研究设计	人群与样本量	肌少症诊断	肌少症患病率	工　具	主要结果	结　论
D. S. Sun [14]	横断面研究	60 岁及以上的韩国成年人，4937 名参与者（2777 名女性，2160 名男性）	MM Baumgartner	总体水平为 6.6%，其中男性 11.2%，女性 3.2%	• EQ-5D • EQVAS	老年男性和女性肌少症与较低的 EQVAS 和 EQ-5D 指数得分之间的显著关联（校正年龄、BMI 和体脂量调整）	↓↓ 肌少症
L.P. Marques [15]	基于前瞻性队列研究的横断面研究	60 岁以上的巴西社区老年人，591 名参与者（389 名女性，202 名男性）	低 GS+ 低 MM EWGSOP	总体水平为 6.26%，其中男性 11.6%，女性 4.88%	• CASP-16 • Brazil	男性和女性肌少症与生命质量显著负相关（校正年龄组别、家庭收入、休闲活动的体力活动、功能依赖、认知障碍和抑郁症状）	↓↓↓ 肌少症
C. Beaudart [16]	横断面研究	65 岁及以上比利时社区老年人，387 名参与者（231 名女性，156 名男性）	• Baumgartner • Delmonico • EWGSOP • FNIH • IWGS • SCWD	• Baumgartner: 26.5% • Delmonico: 34% • EWGSOP: 16.7% • FNIH: 27.4% • IWGS: 12.1% • SCWD: 5.9%	SarQoL（总分和 7 个独立分域）	EWGSOP、FNIH、IWGS、SCWD 定义的同问卷总分和各自组的分值提示肌少症与非肌少症较低，而肌少症正相关生命质量较低，而 Baumgartner 和 Delmonico 结果不同	↓↓ 肌少症
S. W. Go [17]	横断面研究	50 岁及以上的韩国老年人，1397 名参与者，均为男性	MM Baumgartner	15.7%	EQ-5D	在肌少症组中，EQ-5D 指数得分明显较低，健康相关生命质量的个别组成部分出现同题的比值较高（单因素分析）。调整后，肌少症参与者的总分、活动能力和日常活动的分量表保持较低（年龄、BMI、钙摄入量、定期锻炼、吸烟、饮酒和教育）	↓↓↓ 肌少症
S. Verlaan [18]	病例对照研究	荷兰 132 名老年人和 65 岁以下老年参与者（78 名女性，54 名男性）	低 MM+ 低 SPPB	50%（非肌少症的参与者与肌少症患者相匹配）	• EQ-5D • EQVAS	与非肌少症患者相比，肌少症患者的 EQ-5D 和 EQVAS 生命质量较低（单因素分析）	↓ 肌少症
S. Kim [19]	横断面研究	70 岁岁以上的韩国老年人，1222 名参与者（645 名女性，577 名男性）	• SARC-F • AWGS • EWGSOP • IWGS • FNIH	• SARC-F：男性 4.2%，女性 15.3% • 男性其他变化区间：1.7%~12.8% • 女性其他变化区间：2.0%~14.6%	EQ-5D	与非肌少症患者相比，SARC-F 诊断的肌少症患者的生命质量显著降低（单因素分析）	↓↓ 肌少症

（续表）

作 者	研究设计	人群与样本量	肌少症诊断	肌少症患病率	工 具	主要结果	结 论
L. Parra Rodriguez[20]	基于前瞻性队列研究的横断面研究	60 岁及以上墨西哥老年人，487 名受试者（女性 390 名，男性 97 名）	SARC-F、EWGSOP、IWGS、AWGS	• SARC-F: 19.5% • EWGSOP: 9.3% • IWGS: 20.8% • AWGS: 11.2%	EQVAS	SARC-F 与生命质量呈中度负相关，但显著相关。得分越高，肌少症的风险越高，生命质量越低	↓↓ 肌少症
T-Y. Wu[21]	前瞻性研究	55 岁及以上的泰国社区居住老年人，670 名参与者（330 名女性，340 名男性）	SARC-F	6.11%	CASP-12	第 2 和第 4 年随访，肌少症患者的生命质量低于非肌少症患者（单因素分析）	↓↓ 肌少症
L. S. Silva Neto[22]	横断面研究	60 岁和 70 岁以上的老年人（39 名女性，31 名男性）	• 低 MM+ 低 GS 或低 PP EWGSOP • 低 MM Baumgartner	• EWGSOP: 10% • Baumgartner: 15.7%	SF-36（8 领域）	• EWGSOP: 肌少症患者身体角色功能领域的生命质量较低，与 SF-36 的其他领域无关联 • Baumgartner: 身体角色功能，身体疼痛，社会角色功能和情感角色功能的生命质量较低，与 SF-36 的其他单因素分析无关联	↓ 肌少症
Z.A. Öztürk[23]	横断面研究	65 岁及以上土耳其老年人，423 名参与者（240 名女性，183 名男性）	低 MM+ 低 GS 或低 PP EWGSOP	14%	SF-36（8 个域）	对于肌少症参与者和非肌少症非肥胖参与者，只与 SF-36 的社会功能区域显著相关，与 SF-36 的其他区域无关	↓ 肌少症
J.J. Moon 和 Sam-Guk Park[24]	横断面研究	65 岁以上的韩国老年人，409 名参与者（178 名女性，231 名男性）	低 MM	• 男性: 6.3%~42.4% • 女性: 12.8%~42.4%	EQ-5D	在 EQ-5D 指数上，肌少症和非肌少症患者的生命质量没有差异，除非肌少症是根据 LESMI 标准诊断的，肌少症患者比非肌少症患者问题更多	↓ 肌少症
C. Beaudart[25]	横断面研究	65 岁及以上比利时社区老年人，534 名参与者（323 名女性，211 名男性）	低 MM+ 低 GS 或低 PP EWGSOP	总体为 13.7%，其中男性 11.8%，女性为 14.9%	• SF-36（8 个域） • EQ-5D • EQVAS	• SF-36: 肌少症患者的生命质量低于非肌少症患者（校正年龄，性别，BMI，MMSE，MNA，药物数量和合并症数量）。其他域没有差异 • EQ-5D，EQVAS: 组间无差异	• SF-36: ↓ 肌少症 • EQ-5D 与 EQVAS: 无差异

（续表）

作　者	研究设计	人群与样本量	肌少症诊断	肌少症患病率	工　具	主要结果	结　论
Patel[13]	基于前瞻性队列研究的横断面研究	HCS：平均年龄 67 岁，1787 名参与者（1022 名女性，765 名男性）HSS：平均年龄 73 岁，103 名参与者，均为男性	EWGSOP	• HCS：男性 4.6%，女性 7.9% • HSS：6.8%～7.8%	SF-36（获得的自我报告的一般健康和身体功能领域得分）	• HCS：肌少症患者的生命质量低于非肌少症患者（单因素分析） • HSC：肌少症和非肌少症之间无差异	↓ 肌少症
B. Manrique-Espinoza[26]	基于前瞻性队列研究的横断面研究	墨西哥 70 岁及以上老年人，543 名参与者（286 名女性，257 名男性）	低 MM+ 低 GS 或低 PP EWGSOP	36.5%	SF-36（PCS 和 MCS）	只有严重肌少症与 PCS 和 MCS 呈负相关（根据社会人口和健康特征进行调整）	肌少症无差异 ↓ 严重肌少症 ↓↓ 无差异
H. Mori[27]	横断面研究	日本 60 岁及以上老年人居住社区，331 名参与者（283 名女性，93 名男性）	低 GS 或低步速 + 低 SMI AWGS	肌少症 5.7%，仅 3.6% 为肌少症 + 衰弱	SF-36（PCS 和 MCS）	• 仅为肌少症：与强壮的个体相比没有显著差异 • 肌少症 + 衰弱：与健康个体相比，PCS 和 MCS 显著降低（根据年龄和性别调整）	无差异
R. Pedrero-Chamizo[28]	横断面研究	西班牙 65—92 岁老年人的代表性样本，2747 名参与者（2102 名女性，645 名男性）	低 MM	总体为 23.9%，其中男性 23.4%，女性 24%	• EQ-5D • EQVAS	肌少症组与正常组无显著性差异	无差异
L. S. Silva Neto[29]	横断面研究	巴西老年女性 56 名参与者	低 MM Baumgartner	23.2%	SF-36（8 个域）	• 肌少症和非肌少症之间没有区别 • 四肢骨骼肌质量与 SF-36 的 PF，RP，疼痛，GH，SF 和 RE 分量表之间存在显著的中度正相关	无差异

AWGS. 亚洲肌少症工作组；BMI. 体重指数；EQ-5D. 健康指数量表；EQVAS. 欧洲生活质量视觉模拟量表；EWGSOP. 欧洲老年人肌少症工作组；FNIH. 国立卫生研究院肌少症项目基金会；GH. 一般健康观念；GS. 握力；HCS. 赫特福德郡队列研究；HSS. 赫特福德郡肌少症研究；IWGS. 国际肌少症工作组；MCS. 精神心理总结；MM. 肌肉量；MMSE. 简明精神状态检查量表；MNA. 微营养评估量表；PCS. 身体健康总结；PF. 身体功能域；PP. 身体功能表现；RE. 角色功能表现；RP. 身体角色功能；SCWD. 骨骼肌减少症、恶病质和消耗性疾病学会；SF. 社会功能；SF-36. 健康调查简表；SMI. 骨骼肌指数；SPPB. 简易体能状况量表

表 21-2 肌少症和生命质量的疾病相关性研究

作 者	研究设计	人群与样本量	肌少症诊断	肌少症患病率	工 具	主要结果	结 论
R. D. Nipp[30]	随机对照研究基线数据	• 德国晚期癌症患者，8 周诊断为不可治愈的肺癌或胃肠道癌（平均年龄 64 岁） • 237 名（女性 109 名，男性 128 名）	低 MM	55.3%	FACT-G	肌少症与较差的生命质量相关（校正年龄、性别、婚姻状况、教育程度和癌症类型）	↓↓ 肌少症
Y. Ando[31]	横断面研究	• 住院的日本肝硬化患者（中位年龄 69 岁） • 88 名（女性 39 名，男性 49 名）	低 MM+ 低 GS 日本肝病学会标准	27.3%	SF-36（8 个域 +PCS 和 MCS）	• 在所有个体域中，肌少症患者的生命质量显著低于非肌少症患者（在 PCS 中不显著） • 单因素分析	↓ 肌少症
I. Jeon[32]	横断面研究	• 韩国成年脑瘫患者（平均年龄 42.8 岁） • 80 名（女性 34 名，男性 46 名）	低 MM + 低 GS 或低 PP EWGSOP	49.3%	EQ-5D-3L	肌少症患者的生命质量显著低于非肌少症患者（单因素分析）	↓ 肌少症
M. Peball[33]	横断面研究	• 奥地利 65 岁及以上帕金森病患者 • 104 名（女性 40 名，男性 64 名）	SARC-F	帕金森组为 55.8%，非帕金森组为 8.2%	PDQ-8 SI	肌少症与生命质量下降相关（单因素分析）	↓ 肌少症
S. S. Olesen[34]	前瞻性研究	• 丹麦 18—75 岁慢性胰腺炎患者 182 名（女性 56 名，男性 126 名）	低 MM + 低 GS 或低 PP EWGSOP	17%	EORTC QLQ-C30	• 肌少症与整体健康和 EORTC QLQ-C30 除认知功能外所有功能量表的生命质量显著下降相关 • 单变量分析	↓ 肌少症
S. Onishi[35]	横断面研究	• 日本消化系统疾病患者，平均年龄 70 岁，303 名（女性 116 名，男性 187 名）	低 MM+ 低 GS	32%	SF-8（8 个域 +PCS 和 MCS）	SF-8 的 PF、RP、GH、RE 和 PCS 中肌少症的生命质量显著降低	↓ 肌少症
A. Emami[36]	横断面研究	• 德国慢性心力衰竭的门诊 207 名患者，均为男性	低 MM	14.5%	EQ-5D	肌少症患者的生命质量显著降低（单因素分析）	↓ 肌少症
H.K. Koo[37]	横断面研究	• 伊斯兰教慢性阻塞性肺疾病，平均年龄在 57.8—68.3 岁 • 574 名参与者，均为男性	低 MM	29.3%	• EQ-5D • EQVAS	在 EQ-5D 和 EQVAS 中，肌少症患者的生命质量显著低于非肌少症患者（单因素分析）	↓ 肌少症
J. Rodríguez Torres[38]	前瞻性研究	• 西班牙老年恶性胸腔积液患者（非肌少症患者平均年龄 66.2 岁，肌少症患者平均年龄 71.7 岁） • 86 名（女性 32 名，男性 54 名）	低 MM+ 低 MS EWGSOP	50%	• EQ-5D • EQVAS	在 EQ-5D 的活动能力、个人护理、疼痛和焦虑／抑郁分量表中，肌少症的生命质量显著低于非肌少症。肌少症日常活动分量表与 EQVAS 无差异。单变量分析。肌少症患者的生命质量在出院 3 个月后明显下降	↓ 肌少症

（续表）

作　者	研究设计	人群与样本量	肌少症诊断	肌少症患病率	工　具	主要结果	结　论
S. Morishita[39]	前瞻性研究	• 异基因造血干细胞移植前的日本患者，中位年龄 50 岁 • 164 名 女性 64 名，男性 100 名	低 MM	50.6%	SF-36（8 个域）	肌少症患者在与健康相关的生命质量中，身体功能、身体疼痛和活力得分明显低于无肌少症患者	↓肌少症
P. Sheean[40]	横断面研究	• 美国雌激素受体阴性转移性乳腺癌女性（平均年龄 59.6 岁） • 41 名，均为女性	低 MM	34.1%	• FACT-B • FACT-ES	无差异	无差异
E. H. van Roekel[41]	横断面研究	• 荷兰 I～Ⅲ期结直肠癌幸存者，平均年龄 64.3 岁 • 104 名（女性 42 名，男性 62 名）	低 MM	32%	EORTC QLQ-C30	肌少症与生命质量之间无显著相关性（调整后）	无差异
E. K. Aahlin[42]	前瞻性研究	挪威上腹部大手术后的患者 385 名	低 MM	69%	SF-36（PCS 和 MCS）	无差异	无差异
J. Giglio[43]	前瞻性研究	• 巴西接受血液透析的老年患者，平均年龄 70 岁 • 170 名（女性 60 名，男性 110 名）	低 MM+ 低 GS EWGSOP	37%	肾脏疾病生命质量 KDQoL-SF，包括特定 ESRD 问卷和通用 SF-36	对于 KDQoL-SF 中的任何一份生命质量问卷，肌少症和生命质量之间没有显著的关联	无差异
S. C. Adams[44]	随机对照试验基线数据	• 加拿大接受辅助化疗的乳腺癌患者 • 200 名，均为女性	低 MM	25.5%	• FACT-An • TOI-An • Fatigue 量表	肌少症与生命质量无显著相关性	无差异
A. Yadav[45]	横断面研究	• 美国肝移植候选人，平均年龄 55.3 岁 • 213 名 女性 84 名，男性 129 名	低 MM	22.2%	SF-36	肌少症与生命质量无显著相关性	无差异
L. Thoresen[46]	前瞻性研究	• 挪威晚期结直肠癌患者，中位年龄 64 岁 • 50 名（女性 26 名，男性 24 名），但肌少症的分析中只有 28 名	低 MM	35.7%	EORTC QLQ-C30	EORTC QLQ-C30 功能量表在肌少症与非肌少症之间无显著差异。关于症状量表，仅在经济困难上发现差异，在肌少症人群中更常见	无差异
V. Messier[47]	横断面研究	加拿大超重和肥胖的绝经后女性 136 名参与者，均为女性	低 MM	5.15%	医疗结果研究—般健康调查	肌少症与生命质量无显著相关性	无差异

EQ-5D. 健康指数量表；EWGSOP. 欧洲老年人肌少症工作组；GH. 一般健康观念；GS. 握力；MCS. 精神心理总结；MM. 肌肉量；PCS. 身体健康总评；RE. 角色情感功能；RP. 身体角色功能；SF. 社会功能；SF-36. 健康调查简表；TOI. 试验结局指数；ESRD. 终末期肾病
PP. 身体功能表现；EORTC QLQ-C30. 癌症相关生命质量问卷；EQVAS. 欧洲生活质量视觉模拟量表；FACT. 癌症治疗功能评估；PDQ. 帕金森指数量表

域，以及 Beaudart 等[25] 研究中的"身体功能"域，"身体功能"域是唯一使用多变量分析的领域。在这些研究中，在与非肌少症患者相比中，肌少症患者生命质量的其他方面没有显著降低。另一项研究未发现肌少症与 EQ-5D 问卷有任何关联，使用下肢骨骼肌质量指数标准诊断肌少症时除外[24]。最后，Patel 等[13] 研究分为 2 部分，在 HCS 队列中进行的调查显示，借助单变量分析手段，与非肌少症患者相比，肌少症患者的生命质量显著降低；在 HSS 队列中进行的其他研究并未显示肌少症患者和非肌少症患者之间的生命质量有任何差异。

最后，在其余的 4 项研究[26-29] 中，没有发现肌少症和生命质量之间存在联系。在这 4 项研究中发现，不同的肌少症诊断标准及不同的人群来源之间（墨西哥、日本、西班牙和巴西参与者）未发现差异。然而，在这 4 项研究中的 3 项显示，与上述其他 12 项研究相比，观察到相对较高的肌少症患病率。例如，在 Manrique-Espinoza 等[26] 的研究中，墨西哥农村老年人群中肌少症患病率为 36.5%，这一结果高于平均水平。在这项特定的研究中，作者报道严重肌少症患者的生命质量明显低于其他患者（严重肌少症的患病率为 20.5%）。

（二）疾病相关性肌少症和生命质量

10 项横断面研究、6 项前瞻性研究和 2 项仅使用基线数据的随机对照研究，对疾病相关性肌少症患者生命质量进行了研究，所有研究均于 2009—2019 年发表。研究样本量范围包括从 41 名[40] 到 574 名[37] 的亚洲（5 项研究）、欧洲（7 项研究）、美国（5 项研究）和奥地利（1 项研究）受试者。上述研究中发现了异质群体：患有肝脏、消化、心脏、胰腺或肺部疾病的受试者，以及患有癌症、帕金森病或脑瘫、腹部手术后或异基因造血干细胞移植前招募的患者，或肥胖的受试者。肌少症的诊断标准如下：11 项研究使用存在低肌肉量，2 项研究使用 EWGSOP 定义，4 项

研究使用低肌肉量和肌肉力量下降，1 项研究使用 SARC-F 问卷。在一项加拿大超重和肥胖的绝经后女性人群研究中发现，肌少症患病率为 5.15%[47]，进行大的上腹部手术后的挪威患者人群中患病率为 69%[42]。在这 2 项研究中，肌少症的诊断都是通过存在低肌肉量确诊。

在与年龄相关肌少症领域的研究相比，疾病相关肌少症领域进行的研究中存在更大样本的不同生命质量问卷相关研究。SF-36 和 EQ-5D 分别在 5 项和 4 项研究中出现，但也使用了其他特定的疾病相关生命质量工具，如帕金森病问卷（PDQ[54]）、针对癌症类型的癌症治疗功能评估（functional assessment of cancer therapy，FACT）问卷，以及另一种癌症相关生命质量问卷，即 EORTC QLQ-C30 问卷[55]。

在这 18 项研究中，多数研究表明肌少症患者的生命质量显著降低。一项研究[30] 显示肌少症和生命质量下降之间存在显著相关，该研究采用多变量分析并考虑德国晚期和不可治愈癌症患者的混杂因素。其他 7 项研究[31-37] 也显示，无论使用何种问卷和调查的生命质量领域，肌少症患者的生命质量都有所降低，但没有调整其对混杂因素的分析。最后 2 项研究[38, 39] 也显示肌少症与生命质量之间的关系，但只是在有限的分析部分中提及这一关联。8 项研究[40-47] 并未强调肌少症患者的生命质量有任何降低。在这 8 项研究中，有 7 项使用肌肉量减少作为诊断肌少症的单一标准。由于该定义并未将肌少症的诊断局限于同时表现出肌少症和肌肉功能降低的个体，因此肌少症的患病率通常较高。

（三）文献综述结果讨论

由于肌少症与许多健康因素相关，因此该人群的生命质量下降似乎是直观明显的[56]。基于 Ferrans 等[7] 的数据模型，我们梳理与总结了肌少症与生命质量之间的关系（图 21-1）。肌少症导致的肌肉量、肌肉力量、体能和肌肉量损失可能表

现为活动障碍、营养不良、失能和久坐行为增加。这些症状本身可能导致丧失独立性、跌倒风险增加、骨折、住院或入住养老院风险和（或）日常活动能力受损，这些因素均可导致肌少症患者的生命质量降低。在与年龄相关的肌少症研究中，无论是通过多变量和（或）单变量统计证实，以及是否涉及整体生命质量，还是仅涉及某些领域（图 21-2A），认为肌少症对生命质量的负面影响已达成普遍共识。

肌少症和生命质量下降之间的联系在继发性肌少症的个体中更为明显。事实上，这些人群受到异质性健康状况的影响，这些健康状况可能会影响生命质量，并直接降低肌少症本身与生命质量之间的潜在联系（图 21-2B）。

在 1989 年的最初定义中，肌少症是指单独的肌肉量减少。但是，这一定义因科学和技术的进步而得到丰富，并逐渐演变为包括肌肉力量和身体功能表现下降的概念。在欧洲，EWGSOP 在 2010 年制订肌少症的共识定义，并在 2019 年根据循证证据对其进行更新（EWGSOP-2）[12, 57]。在此版本定义中，肌少症的特征是肌肉力量和肌肉

量的下降，而身体功能表现下降被认为是严重肌少症的指标。由于本综述中包含的所有研究都是在 2009 年之后发表的，因此存在大量的研究使用肌少症的最初定义，即使用肌肉量减少、没有测量肌肉力量或身体功能表现诊断肌少症。一种假设可能是肌少症的评估是事后根据可用数据进行的，而不是围绕肌少症专门设计的研究。我们鼓励作者在他们未来的研究方案中尽可能地应用最新达成共识的肌少症定义，以使测量结果标准化。在涉及年龄相关性肌少症患者的研究中，肌少症与生命质量之间的关系与其所使用的肌少症定义无关。然而，在与疾病相关的肌少症研究中，在 8 项未得出肌少症与生命质量呈负相关结论的研究中，有 7 项研究将肌肉量减少作为诊断肌少症的唯一标准，即使用肌质量作为唯一标准通常会导致更高的肌少症患病率。从全球来看，在本综述包括的所有肌少症患病率较高的研究中，肌少症和较低的生命质量之间的关系似乎不太明显。如果将肌少症受试者人群限制在患有肌肉量减少和肌肉功能减退的人群中，则肌少症发病率将会降低，并会影响患有更严重肌肉健康个体的识别情

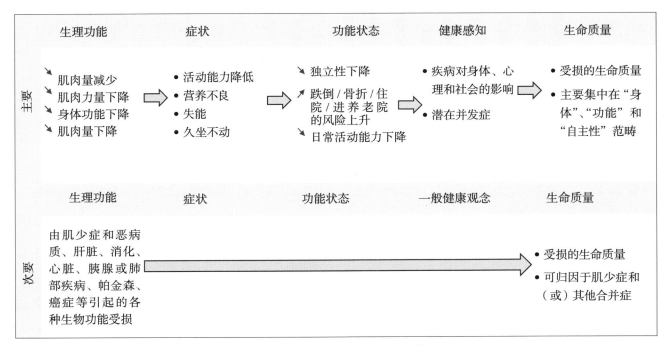

▲ 图 21-1　肌少症生命质量概念模型

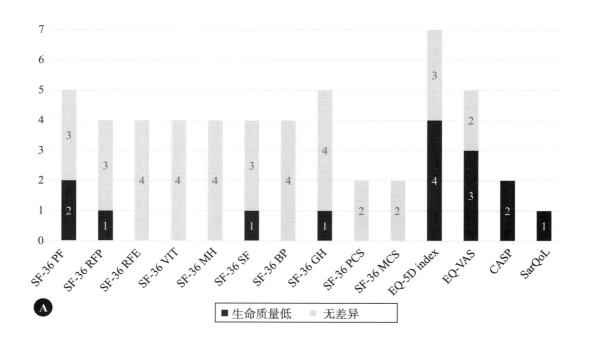

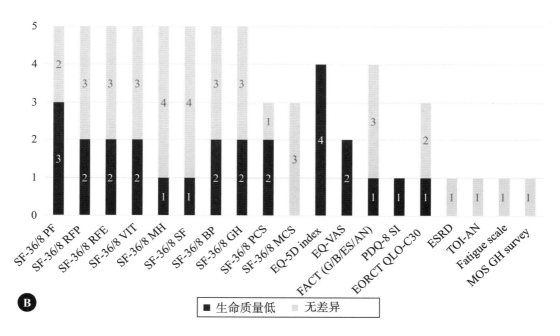

▲ 图 21-2　A. 报道原发性肌少症与非肌少症患者生命质量差异的研究数量；B. 报道继发性肌少症与无肌少症患者生命质量差异的研究数量

况。因此，肌少症组和非肌少症组之间在生命质量显著差异的可能性似乎会增加。

我们的结果还揭示这样一个事实，即与非肌少症患者相比，肌少症患者的生命质量可能降低，但只是在某些生命质量领域。当使用 SF-36 问卷

时，这一观察尤其正确，在该问卷中，似乎只有在患有年龄相关的肌少症受试者中的"身体功能"领域受到影响。所有其他领域，以及身体成分概要（physical component summary，PCS）和精神成分概要（mental component summary，MCS）几乎

从未受到肌少症的影响。在使用 SF-36 来测量生命质量的不同研究中发现，SF-36 的各域结果中置信区间较大，这些较大的置信区间可能是由异质人群、小样本或对测量结果使用不适当的工具造成的。到目前为止，SF-36 问卷尚未在患有肌少症的人群中，甚至在老年人群中得到验证，并且可能不适用于研究此类问题。SF-36 量表等通用问卷评估内容较为全面，包括广泛的生命质量方面（即 SF-36，身体健康、精神健康、社会健康和功能健康）。然而，由于肌少症主要影响肌肉健康，所以观察到身体和功能健康的生命质量下降并不奇怪，而不是特别关注其他领域，如社会健康或精神健康。令人惊讶的是，这一观察结果似乎并不适用于 EQ-5D，这也是一个通用的生命质量问卷。事实上，正如原发性和继发性肌少症的情况一样，该工具似乎特别适合强调与健康人群相比，肌少症患者的生命质量下降。然而，相比于 SF-36 量表，EQ-5D 仅由 5 个问题组成，其中 4 个问题可能会直接或间接受到不良肌肉健康的负面影响（灵活性、自主性、日常生活活动和疼痛）。

尽管如此，在一般问卷中，只有一部分问题与肌少症有关。因此，使用这种工具观察肌少症患者和非肌少症患者之间的差异比使用特定的问卷更困难，因为问卷中的所有问题都与受肌少症影响的生命质量相关。例如，在增加肌肉功能的干预后，对特定问卷的所有反应都可能不同，量表的总分数也可能受到影响。在普通问卷中，只有有限数量的问题可能与肌少症有关，并且随着时间的推移或治疗后总体评分的变化会更低。因此，一种特定的工具能够更好地准确评估肌少症对生命质量的影响。

二、SarQoL 问卷

如前所述，肌少症对老年人的生命质量产生负面影响。然而，由于肌少症对患者日常生活体验影响的具体知识仍然缺乏，这些通用的测量方法缺乏特异性和敏感性，无法捕捉肌少症患者生

命质量详细而准确的表象。

为解决这一缺陷，SarQoL 调查问卷被制订，可通过此网站下载 www.sarqol.org。该工具专门设计用于对生命质量进行前瞻性评估，并检测干预前后生命质量的变化。下文概述了它的发展和随访调查，及其心理测量性质。

（一）SarQoL 问卷编制

依照文献建议，开发人员通过进行文献综述、采访肌少症患者和征求专家意见，试图对尽可能多的与肌少症患者生命质量相关项目进行分类。选择 55 个项目，并将其分为 7 个健康相关功能障碍领域。这些领域包括身心健康、运动、社会关系、身体组成、功能、日常生活活动、休闲活动和恐惧。这 55 个项目被整合为 22 个问题，大多数问题的回答选项以 Likert 量表形式呈现。将 7 个领域在 0（最差生命质量）～100（最好生命质量）进行评分，并根据所有项目计算总体生命质量分数，也是按照 0～100 进行评分[52]。

（二）心理测量学特性

那些希望使用问卷或其他工具的研究人员和临床医生，应该能够相信该工具可靠、有效且具有响应性，即没有测量误差，并且可以用于检测变化。为提供这一信息，对 SarQoL 问卷的心理测量学特性开展相关研究。该调查问卷首先针对来自法国“随年龄增长而出现的肌少症和身体损伤”（SarcoPhAge）[25, 58] 的老年受试者样本进行研究，其研究成果已发布英语版、荷兰语版、波兰语版、匈牙利语版、罗马尼亚语版、希腊语版、俄语版和立陶宛语版的验证研究[59-66]。

这些研究结果的概述可以在图 21-3 中找到，并将在文中详细阐述。

问卷的结构效度和已知组效度是评估工具测量结构的两个基准，已在 8 种语言中进行评估，样本总数为 318 名肌少症患者和 1025 名非肌少症患者。尽管一些不同的假设（即生命质量评估问卷和部分其他问卷之间没有相关性或相关性很

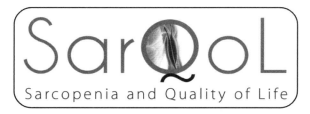

特征	信度 （8 个队列，n=318）
• 专为社区肌少症老年人筛查设计 • 自评 • 22 个问题 • 完成时间：10min • 7 个域和 1 个综合生命质量评分（0～100 分） • 可在 www.sarqol.org 获取	• 测试 – 复测信度极佳（ICC=0.91～0.98） • 内部一致性很好（Cronbach α：0.87～0.96） • 测量标准误差为 2.65 分（0～100 分） • 最小可检测变化是 7.35 分（0～100 分）

健康相关功能障碍 7 大领域

1. 身心健康（14.5%）
2. 运动（16.4%）
3. 身体成分（5.5%）
4. 功能（25.5%）
5. 日常生活活动（27.3%）
6. 休闲活动（3.6%）
7. 恐惧（7.3%）

建构效度

（8 个队列，n=318）

• 收敛性假设在很大程度上得到了证实，但发散性假设的结果却喜忧参半
• 所有研究均证实了已知组效度，肌少症受试者的生命质量评分显著较低

27 个语言特定版本

阿拉伯语 – 粤语 – 克罗地亚语 – 捷克语 – 荷兰语 * – 英语 * – 波斯语 – 法语 * – 德语 * – 希腊语 * – 印地语 – 匈牙利语 – 意大利语 – 韩语 – 立陶宛 * – 马拉地语 – 波兰 * – 葡萄牙语（巴西）– 葡萄牙语（葡萄牙语）– 罗马尼亚 * – 俄语 * – 塞尔维亚语 – 西班牙语（西班牙语）– 西班牙语（美国）– 瑞典语 – 土耳其语 – 乌克兰语（＊表示有效版本）

响应性

（1 个队列，n=42）

对 42 名间隔 2 年的肌少症患者进行假设检验，发现其响应性较好，标准化反应均值明显高于 SF-36-PCS 评分、EQ-5D 评分和 EQ-VAS 评分

▲ 图 21–3　肌少症生命质量量表是一份针对肌少症患者生命质量的评价工具

弱）被拒绝，但关于生命质量评估问卷和（部分）其他问卷之间相关性强度的假设基本上证实，生命质量评估问卷完全可以评估生命质量。所有 8 项验证研究都一致证实已知组的有效性，与非肌少症患者相比，肌少症患者的生命质量得分明显较低[59-66]。

问卷具有较好的可靠性。在 7 项研究中，测试总体生命质量评分的重测信度结果较好。在对 7 项研究中 278 名个体进行汇总分析发现，总体生命质量评分的组内相关系数为 0.969（0.961～0.975），非常接近完全一致性。内部一致性表明问卷中的所有项目是否评估相同的结构，在整个 8 项验证研究中发现内部一致性约为 0.9（0.88～0.96），这表明问卷中可能存在少量冗余，尚可进一步缩短。最后，测量误差和最小可检测变化（smallest detectable change，SDC）也在前面提到的 278 名参与者的汇总分析中进行检查，发现测量的标准误差（standard error of measurement，SEM）为 2.65。这意味着任何给定患者的"真实"生命质量有 95% 的可能性可以在 SarQoL 问卷测量的总体生命质量得分的 5.3 分（或 2 倍 SEM）范围内找到。Bland-Altman 对总体生命质量评分的分析显示没有系统性偏差[59-67]。

SarQoL 问卷的另一个要素已被研究，以解释得到的生命质量分数。在同一项研究中，我们评估了最小的可检测变化，这表明我们能够确保变化是真实的，而不是潜在的测量误差结果之前，需要观察总体生活质量分数的最小变化量，该研究也计算了测量的标准误差。对于单个患者，两次观察之间的总体生命质量评分需要改变至少 7.35 分（0～100 分），才能确信患者的生命质量已经改变[67]。

最后，对 42 名肌少症患者进行为期 2 年的随访，研究问卷检测生命质量变化的能力，即问卷的响应性。响应性通过 2 种方法评估：第一种通过检验 SarQoL 问卷测量的生命质量变化与 SF-36 问卷和 EQ-5D 问卷测量变化之间的相关性假设。第二种通过计算不同问卷（SarQoL、SF-36 和 EQ-5D）的标准化反应均值（standardized response means，SRM）（一种效应量的形式），并比较它们之间的效应大小。本研究发现，通过确认 9 个预先设定假设中的 8 个进行确认，SarQoL 问卷具有良好的响应性，并观察到 SarQoL 总体得分的 SRM 显著大于 SF-36 身体成分得分（-0.72 vs. -0.20）、EQ-5D 效用得分（-0.72 vs. 0.18）和 EQVAS（-0.72 vs. -0.09）[68]。

（三）不同诊断标准的适用性

在比利时列日 SarcoPhAge 研究 387 名受试者中，评估 SarQoL 问卷与不同的肌少症诊断标准结合使用时的适用性。6 套不同的诊断标准（Baumgartner[69]、Delmonico[70]、EWGSOP[12]、FNIH[71]、IWGS[72]、SCWD[73]）被应用于样本，导致肌少症的患病率大幅波动，波动范围在 4.39%～32.8%。尽管如此，SarQoL 调查问卷能够区分肌少症和非肌少症参与者的 4 个定义，这 4 个定义是基于肌肉量和肌肉功能的组合（EWGSOP、FNIH、IWGS、SCWD），但不能区分仅关注肌肉量的 2 个定义（Baumgartner 和 Delmonico）[16]。在立陶宛版 SarQoL 问卷的验证研究及 SarcoPhAge 队列中，SarQoL 问卷与修订 EWGSOP-2 标准的适用性也得到验证和确认。

（四）前景展望

几项研究表明，SarQoL 问卷是评估肌少症老年人生命质量的有效而可靠的工具。虽然近年来有更多关于肌少症患者生命质量的信息，如前文献综述中所提到的，但使用的工具是通用的问卷，只能说明部分情况。通过将 SarQoL 问卷与通用问卷相结合，研究人员可以兼得两方面的优势，即通用问卷的普遍性和特定问卷的精确性和全面性。

为便于在时间有限的情况下（如临床实践和使用多份问卷的大型研究）采用 SarQoL 问卷，研究者正在努力精简 SarQoL 问卷，并验证这一简短形式的 SarQoL 问卷。

结论

在过去 10 年里，肌少症和生命质量之间的关系成为一个非常有趣的话题，通过我们的文献搜索，确定了不少于 35 项呈现此类结果的观察研究。文献证据表明，年龄相关性肌少症似乎与较差的生命质量有关，大多数研究表明，与非肌少症患者相比，肌少症患者在特定领域或整体上生命质量较低。生命质量似乎主要受身体和功能领域的影响，这表明针对肌少症特定的生命质量问卷可能很有意义。疾病相关肌少症对生命质量的潜在影响尚不清楚，这可能是因为继发性肌少症患者受到影响生命质量的各种健康状况的影响。尽管

关于肌少症的共识定义已经发表，该疾病的特征是肌肉量减少并伴有肌肉功能下降，但在几乎一半已发表的研究中显示，肌少症的诊断仅基于低肌肉量的存在，而没有考虑肌肉功能。应该鼓励研究者在他们的研究样本中应用一致的肌少症定义，以便提供一个正确和临床相关的肌少症诊断标准。一方面有助于为肌少症领域正在调查的研究问题起草更有力的证据，另一方面可以将一般的生命质量问卷与肌少症的特定生命质量问卷（如 SarQoL 问卷）结合使用，以获得该人群更准确的生命质量评分值，并能够更敏感地跟踪在时间层面上肌少症个体的变化情况。

参考文献

[1] Post M.W.M. Definitions of quality of life: What has happened and how to move on. *Topics in Spinal Cord Injury Rehabilitation* 2014;20(3):167–180.

[2] The WHOQOL Group. Development of the World Health Organization WHOQOL-BREF quality of life assessment. *Psychological Medicine* 1998;28(3):551–558.

[3] The WHOQOL Group. The World Health Organization quality of life assessment (WHOQOL): Position paper from the World Health Organization. *Social Science and Medicine* 1995;41(10): 1403–1409.

[4] Karimi M., and Brazier J. Health, health-related quality of life, and quality of life: What is the difference? *PharmacoEconomics* 2016;34(7):645–649.

[5] Halvorsrud L., and Kalfoss M. The conceptualization and measurement of quality of life in older adults: A review of empirical studies published during 1994-2006. *European Journal of Ageing* 2007;4(4):229–246.

[6] Bakas T., McLennon S.M., Carpenter J.S., et al. Systematic review of health-related quality of life models. *Health and Quality of Life Outcomes* 2012;10:134.

[7] Ferrans C.E., Zerwic J.J., Wilbur J.E., et al. Conceptual model of health-related quality of life. *Journal of Nursing Scholarship* 2005;37(4):336–342.

[8] Van Leeuwen K.M., Van Loon M.S., Van Nes F.A., et al. What does quality of life mean to older adults? A thematic synthesis. *PLoS One* 2019;14(3):e0213263.

[9] Beaudart C., Biver E., Reginster J.-Y., et al. Development of a self-administrated quality of life questionnaire for sarcopenia in elderly subjects: The Sar QoL. *Age and Ageing* 2015;44(6):960–966.

[10] Evans C.J., Chiou C.-F., Fitzgerald K.A., et al. Development of a new patient-reported outcome measure in sarcopenia. *Journal of the American Medical Directors Association* 2011;12(3): 226–233.

[11] Woo T., Yu S., and Visvanathan R. Systematic literature review on the relationship between biomarkers of sarcopenia and quality of life in older people. *The Journal of Frailty & Aging* 2016;5(2): 88–99.

[12] Cruz-Jentoft A.J., Baeyens J.P., Bauer J.M., et al. Sarcopenia: European consensus on definition and diagnosis: Report of the European Working Group on Sarcopenia in Older People. *Age and Ageing* 2010;39(4): 412–423.

[13] Patel H.P., Syddall H.E., Jameson K., et al. Prevalence of sarcopenia in community-dwelling older people in the UK using the European Working Group on Sarcopenia in Older People (EWGSOP) definition: Findings from the Hertfordshire Cohort Study (HCS). *Age and Ageing* 2013;42(3):378–384.

[14] Sun D.S., Lee H., Yim H.W., et al. The impact of sarcopenia on health-related quality of life in elderly people: Korean National Health and Nutrition Examination Survey. *The Korean Journal of Internal Medicine* 2019;34(4):877–884.

[15] Marques L.P., Confortin S.C., Ono L.M., et al. Quality of life associated with handgrip strength and sarcopenia: EpiFloripa Aging Study. *Archives of Gerontology and Geriatrics* 2019;81: 234–239.

[16] Beaudart C., Locquet M., Reginster J.Y., et al. Quality of life in sarcopenia measured with the SarQoL® Impact of the use of different diagnosis definitions. *Aging Clinical and Experimental Research* 2018;30(4):307–313.

[17] Go S.W., Cha Y.H., Lee J.A., et al. Association between sarcopenia, bone density, and health-related quality of life in Korean men. *Korean Journal of Family Medicine* 2013;34(4):281–288.

[18] Verlaan S., Aspray T.J., Bauer J.M., et al. Nutritional status, body composition, and quality of life in community-dwelling sarcopenic and non-sarcopenic older adults: A case-control study. *Clinical Nutrition* 2017;36(1):267–274.

[19] Kim S., Kim M., and Won C.W. Validation of the Korean version

of the SARC-F questionnaire to assess sarcopenia: Korean frailty and aging cohort study. *Journal of the American Medical Directors Association* 2018;19(1):40–45.e1.

[20] Parra-Rodríguez L., Szlejf C., García-González A.I., et al. Cross-cultural adaptation and validation of the Spanish-language version of the SARC-F to assess sarcopenia in Mexican community-dwelling older adults. *Journal of the American Medical Directors Association* 2016;17(12):1142–1146.

[21] Wu T.-Y., Liaw C.-K., Chen F.-C., et al. Sarcopenia screened with SARC-F questionnaire is associated with quality of life and 4-year mortality. *Journal of the American Medical Directors Association* 2016;17(12):1129–1135.

[22] Silva Neto L.S., Karnikowski M.G.O., Osório N.B., et al. Association between sarcopenia and quality of life in quilombola elderly in Brazil. *International Journal of General Medicine* 2016;9:89–97.

[23] Öztük Z.A., Türkbeyler I. H., Abiyev A., et al. Health-related quality of life and fall risk associated with age-related body composition changes; sarcopenia, obesity and sarcopenic obesity. *Internal Medicine Journal* 2018;48(8):973–981.

[24] Moon J.J., Park S.-G., Ryu S.M., et al. New skeletal muscle mass index in diagnosis of sarcopenia. *Journal of Bone Metabolism* 2018;25(1):15–21.

[25] Beaudart C., Reginster J.Y., Petermans J., et al. Quality of life and physical components linked to sarcopenia: The SarcoPhAge study. *Experimental Gerontology* 2015;69:103–110.

[26] Manrique-Espinoza B., Salinas-Rodríguez A., Rosas-Carrasco O., et al. Sarcopenia is associated with physical and mental components of health-related quality of life in older adults. *Journal of the American Medical Directors Association* 2017;18(7):636.e1–636.e5.

[27] Mori H., and Tokuda Y. Differences and overlap between sarcopenia and physical frailty in older community-dwelling Japanese. *Asia Pacific Journal of Clinical Nutrition* 2019;28(1):157–165.

[28] Pedrero-Chamizo R., Gómez-Cabello A., Meléndez A., et al. Higher levels of physical fitness are associated with a reduced risk of suffering sarcopenic obesity and better perceived health among the elderly: The EXERNET multi-center study. *The Journal of Nutrition, Health & Aging* 2015;19(2):211–217.

[29] Silva Neto L.S., Karnikowiski M.G., Tavares A.B., et al. Association between sarcopenia, sarcopenic obesity, muscle strength and quality of life variables in elderly women. *The Brazilian Journal of Physical Therapy* 2012;16(5):360–367.

[30] Nipp R.D., Fuchs G., El-Jawahri A., et al. Sarcopenia is associated with quality of life and depression in patients with advanced cancer. *The Oncologist* 2018;23(1):97–104.

[31] Ando Y., Ishigami M., Ito T., et al. Sarcopenia impairs health-related quality of life in cirrhotic patients. *European Journal of Gastroenterology & Hepatology* 2019.

[32] Jeon I., Bang M.S., Lim J.Y., et al. Sarcopenia among adults with cerebral palsy in South Korea. *PM & R: The Journal of Injury, Function, and Rehabilitation* 2019.

[33] Peball M., Mahlknecht P., Werkmann M., et al. Prevalence and associated factors of sarcopenia and frailty in Parkinson's disease: A cross-sectional study. *Gerontology* 2019;65(3):216–228.

[34] Olesen S.S., Büyükuslu A., Køhler M., et al. Sarcopenia associates with increased hospitalization rates and reduced survival in patients with chronic pancreatitis. *Pancreatology* 2019;19(2):245–251.

[35] Onishi S., Shiraki M., Nishimura K., et al. Prevalence of sarcopenia and its relationship with nutritional state and quality of life in patients with digestive diseases. *Journal of Nutritional Science and Vitaminology* 2018;64(6):445–453.

[36] Emami A., Saitoh M., Valentova M., et al. Comparison of sarcopenia and cachexia in men with chronic heart failure: Results from the Studies Investigating Co-morbidities Aggravating Heart Failure (SICA-HF). *European Journal of Heart Failure* 2018;20(11): 1580–1587.

[37] Koo H.-K., Park J.-H., Park H.K., et al. Conflicting role of sarcopenia and obesity in male patients with chronic obstructive pulmonary disease: Korean National Health and Nutrition Examination Survey. *PLoS One* 2014;9(10):e110448.

[38] Rodríguez-Torres J., López-López L., Cabrera-Martos I., et al. Sarcopenia in patients with malignant pleural effusion: Impact on symptoms, health status, and response to hospitalization. *Supportive Care in Cancer* 2019.

[39] Morishita S., Kaida K., Tanaka T., et al. Prevalence of sarcopenia and relevance of body composition, physiological function, fatigue, and health-related quality of life in patients before allogeneic hematopoietic stem cell transplantation. *Support Care Cancer* 2012;20(12):3161–3168.

[40] Sheean P., Gomez-Perez S., Joyce C., et al. Body composition, serum biomarkers of inflammation and quality of life in clinically stable women with estrogen receptor positive metastatic breast cancer. *Nutrition and Cancer* 2019;71(6):981–991.

[41] van Roekel E.H., Bours M.J.L., te Molder M.E.M., et al. Associations of adipose and muscle tissue parameters at colorectal cancer diagnosis with long-term health-related quality of life. *Quality of Life Research* 2017;26(7):1745–1759.

[42] Aahlin E.K., Tranø G., Johns N., et al. Health-related quality of life, cachexia and overall survival after major upper abdominal surgery: A prospective cohort study. *Scandinavian Journal of Surgery* 2017;106(1):40–46.

[43] Giglio J., Kamimura M.A., Lamarca F., et al. Association of sarcopenia with nutritional parameters, quality of life, hospitalization, and mortality rates of elderly patients on hemodialysis. *Journal of Renal Nutrition* 2018;28(3):197–207.

[44] Adams S.C., Segal R.J., McKenzie D.C., et al. Impact of resistance and aerobic exercise on sarcopenia and dynapenia in breast cancer patients receiving adjuvant chemotherapy: A multicenter randomized controlled trial. *Breast Cancer Research and Treatment* 2016;158(3):497–507.

[45] Yadav A., Chang Y.-H., Carpenter S., et al. Relationship between sarcopenia, six-minute walk distance and health-related quality of life in liver transplant candidates. *Clinical Transplantation* 2015;29(2):134–141.

[46] Thoresen L., Frykholm G., Lydersen S., et al. The association of nutritional assessment criteria with health-related quality of life in patients with advanced colorectal carcinoma. *European Journal of Cancer Care* 2012;21(4):505–516.

[47] Messier V., Karelis A.D., Lavoie M.-E., et al. Metabolic profile and quality of life in class I sarcopenic overweight and obese postmenopausal women: A MONET study. *Applied Physiology, Nutrition, and Metabolism* 2009;34(1):18–24.

[48] Malmstrom T.K., and Morley J.E. SARC-F: A simple questionnaire to rapidly diagnose sarcopenia. *Journal of the American Medical Directors Association* 2013;14(8):531–532.

[49] Ware Jr. J.E., Sherbourne C.D., Ware J.J., and Sherbourne C.D. The MOS 36-item shortform health survey (SF-36). I. Conceptual framework and item selection. *Medical Care* 1992;30(6):

473–483.

[50] Rabin R., and de Charro F. EQ-5D: A measure of health status from the EuroQol Group. *Annals of Medicine* 2001;33(5): 337–343.

[51] Lima F.M., Hyde M., Chungkham H.S., et al. Quality of life amongst older Brazilians: A cross-cultural validation of the CASP-19 into Brazilian-Portuguese. *PLoS One* 2014;9(4):e94289.

[52] Beaudart C., Biver E., Reginster J.-Y., et al. Development of a self-administrated quality of life questionnaire for sarcopenia in elderly subjects: The SarQoL. *Age and Ageing* 2015;44(6): 960–966.

[53] Chen L.-K., Liu L.-K., Woo J., et al. Sarcopenia in Asia: Consensus report of the Asian Working Group for Sarcopenia. *Journal of the American Medical Directors Association* 2014;15(2):95–101.

[54] Hagell P., and Nilsson M.H. The 39-item Parkinson's disease questionnaire (PDQ-39): Is it a unidimensional construct? *Therapeutic Advances in Neurological Disorders* 2009;2(4): 205–214.

[55] Fayers P., Bottomley A., EORTC Quality of Life Group, et al. Quality of life research within the EORTC-the EORTC QLQ-C30. European Organisation for Research and Treatment of Cancer. *European Journal of Cancer (Oxford, England: 1990)* 2002;38(4):S125–133.

[56] Beaudart C., Zaaria M., Pasleau F., et al. Health outcomes of sarcopenia: A systematic review and meta-analysis. *PLoS One* 2017;12(1):e0169548.

[57] Cruz-Jentoft A.J., Bahat G., Bauer J., et al. Sarcopenia: Revised European consensus on definition and diagnosis. *Age and Ageing* 2019;48(1):16–31.

[58] Beaudart C., Biver E., Reginster J.-Y., et al. Validation of SarQoL® a specific healthrelated quality of life questionnaire for sarcopenia. *Journal of Cachexia, Sarcopenia and Muscle* 2017;8(2):238–244.

[59] Konstantynowicz J., Abramowicz P., Glinkowski W., et al. Polish validation of the SarQoL((R)), a quality of life questionnaire specific to sarcopenia. *Journal of Clinical Medicine* 2018;7(10):323.

[60] Beaudart C., Edwards M., Moss C., et al. English translation and validation of the SarQoL® a quality of life questionnaire specific for sarcopenia. Age and Ageing 2017;46(2):271–276.

[61] Geerinck A., Scheppers A., Beaudart C., et al. Translation and validation of the Dutch SarQoL® a quality of life questionnaire specific to sarcopenia. *Journal of Musculoskeletal & Neuronal Interactions* 2018;18(4):463–472.

[62] Tsekoura M., Billis E., Gliatis J., et al. Cross cultural adaptation of the Greek sarcopenia quality of life (SarQoL) questionnaire. *Disability and Rehabilitation* 2018.

[63] Hodinka L., Vereckei E., and Gasparik A.I. Sarcopenia és életminőség: A Sarcopenia Quality of Life (SarQoL) kérdőív hiteles magyar fordítása. *Orvosi Hetilap* 2018;159(36):1483–1486.

[64] Ildiko G.A., Gabriela M., Charlotte B., et al. Psychometric performance of the Romanian version of the SarQoL(R), a health-related quality of life questionnaire for sarcopenia. *Archives of Osteoporosis* 2017;12(1):103.

[65] Tsekoura M., Kastrinis A., Katsoulaki M., et al. Sarcopenia and its impact on quality of life. *Advances in Experimental Medicine and Biology* 2017;987:213–218.

[66] Alekna V., Kilaite J., Tamulaitiene M., et al. Validation of the Lithuanian version of sarcopenia- specific quality of life questionnaire (SarQoL®. *European Geriatric Medicine* 2019. doi:10.1007/s41999-019-00208-x

[67] Geerinck A., Alekna V., Beaudart C., et al. Standard error of measurement and smallest detectable change of the Sarcopenia Quality of Life (Sarqol) questionnaire: An analysis of subjects from 9 validation studies. *PLoS One* 2019;14(4):e0216065.

[68] Geerinck A., Bruyere O., Locquet M., et al. Evaluation of the responsiveness of the SarQoL((R)) questionnaire, a patient-reported outcome measure specific to sarcopenia. *Advances in Therapy* 2018;35(11):1842–1858.

[69] Baumgartner R.N., Koehler K.M., Gallagher D., et al. Epidemiology of sarcopenia among the elderly in New Mexico. *American Journal of Epidemiology* 1998;147(8):755–763.

[70] Delmonico M.J., Harris T.B., Lee J.S., et al. Alternative definitions of sarcopenia, lower extremity performance, and functional impairment with aging in older men and women. *Journal of the American Geriatrics Society* 2007;55(5):769–774.

[71] Studenski S.A., Peters K.W., Alley D.E., et al. The FNIH sarcopenia project: Rationale, study description, conference recommendations, and final estimates. *The Journals of Gerontology Series A, Biological Sciences and Medical Sciences* 2014;69(5):547–558.

[72] Fielding R.A., Vellas B., Evans W.J., et al. Sarcopenia: An undiagnosed condition in older adults. Current consensus definition: Prevalence, etiology, and consequences. International working group on sarcopenia. *Journal of the American Medical Directors Association* 2011;12(4):249–256.

[73] Morley J.E., Abbatecola A.M., Argiles J.M., et al. Sarcopenia with limited mobility: An international consensus. *Journal of the American Medical Directors Association* 2011;12(6):403–409.

第 22 章　预防和改善肌少症的运动干预
Exercise Interventions to Prevent and Improve Sarcopenia

Mark D. Peterson　José A. Serra　著
邱俊强　译　邹艳慧　校　胡亦新　审

　　"sarcopenia" 一词译为 "肌少症"，由 Rosenberg 首次提出，尽管从最初使用以来被赋予了多种不同的含义[1]，但如今已是对老年人易衰弱、肌肉萎缩或功能丧失、独立生活能力下降的统称。肌少症为当前学术界的研究热点，已被纳入第 10 次修订版的国际疾病统计分类编码中（10th-revision of the International Statistical Classification of Diseases，ICD-10），编码 M62.84[2]。肌肉组织数量和质量的下降可能早在 40 岁之前已经发生[3]，并在 60 岁后逐渐加重[4]。与年龄相关的骨骼肌形态学和功能特征的改变常伴随着其他相关疾病的发生，这些疾病可能合并、加剧肌少症的严重程度、增加衰弱与失能的风险。值得注意的是，因衰老、失用和肌少症引起的慢性炎症[5]、氧化应激[6]、胰岛素抵抗[7]、骨骼肌纤维化[8]、肌肉脂肪浸润（即骨内和骨间的脂肪组织浸润）、线粒体体积密度与功能降低[9-11]、总脂肪量增加（即肥胖肌少症）[12-14]可能同时发生，并随着病程的发展加剧。因此，关于将肌少症究竟归类为疾病状态还是正常衰老过程的争论和猜想仍在持续，但可以肯定的是，肌少症代表一种多因素病因的复杂表现。

　　年龄相关性肌少症所导致的功能衰退主要是由肌肉力量（简称肌力）下降造成的[15-17]。实际上，由年龄增长引起的肌力下降是肌肉维度下降速度的 2～5 倍[13]。在欧洲老年肌少症工作组最近更新的建议中，肌少症以肌力下降为主要特征，并结合肌肉数量减少和质量下降进行综合诊断[18]。在此之后，由美国国立卫生研究院基金会（FNIH）发布的倡议书设定了握力（男性握力<26kg，女性握力<16kg[19]）和 ALM/BMI 的阈值。研究证明，上述既定强度阈值与活动受限发生率和死亡率密切相关[17]。

　　近期，在 FNIH 资助下，由相关领域专家及从事队列研究和临床研究的群体组成的肌少症定义和预后联合会（Sarcopenia Definitions and Outcomes Consortium），在基于现有研究证据的基础上，进一步完善了瘦体重和力量水平的阈值，以识别有行动障碍和存在其他不良健康后果风险的个体，其不良后果包括跌倒、自我报告的活动受限、髋部骨折和死亡[20]。大量研究证据表明，肌力衰弱能造成多种年龄相关疾病的发生，如糖尿病[21]、失能[22, 23]、认知能力下降[24-27]、骨质疏松症[28]及早期全因死亡率[22, 29-31]等。由前文可知，肌力下降是肌少症的标志性特征，因此可通过握力这一反映全身整体力量的可替代指标加以评估[32]，握力也被称为"衰老过程的生物标志"[33]。

　　越来越多的人认为，衰老过程中的低滴度慢性炎症（炎性衰老）是致使老年人患病和死亡的一个重要危险因素[34]，其机制可能是由年龄增长导致的肥胖、代谢紊乱与肌少症、肌力下降间相互作用造成的[35, 36]。在肌少症、肌力下降和相关合并症的病理学研究中，身体活动不足一直被认为是导致上述疾病的主要原因[37]。由上述可知，肌少症与肌力下降、衰弱和活动障碍密切相关[38, 39]，若不能通过有计划的身体活动（physical activity，PA）、运动锻炼、生活方式改变等行为干预阻止其进展，可严重影响最佳生命质量（QoL）[40]，并导致早期死亡的发生[41-43]。

一、术语的定义

肥胖、身体活动不足、吸烟和营养不良是影响肌少症、肌力下降和合并症发生、发展的独立因素。上述因素中，身体活动不足可能是在整个成年后期引发功能丧失和失能的最有害因素，在治疗年龄相关的萎缩和虚弱方面，与膳食供应不足一起，成为受到最多研究关注的风险因素。实际上，大量研究证实久坐行为（sedentary behavior，SB）与老年人患病、失能和寿命缩短间联系紧密且独立相关[44]。尽管预测与年龄相关的肌肉衰减过程并不困难，但是关于减缓或改善骨骼肌完整性和功能下降的最佳策略仍存在较大争议。目前就肌少症老年人 PA 和运动锻炼建议未达成共识。美国国家体能协会（National Strength and Conditioning Association，NSCA）最近发布了一份关于老年人抗阻训练建议的立场声明[45]，后文将进行重点介绍。

因考虑到该类人群从事体力活动或运动锻炼时存在较高风险，目前普遍推行一种简单、非渐进式、相对安全的运动方式。需要明确的是，"参与活动"不应理解为"不参与活动"的反义词。相反，为了解各种生活方式、PA 和运动方案对肌少症和肌力下降老年人身体健康及体适能的改善效果，必须对每种运动方式加以区分，明确其特有的锻炼效果。虽然维持或增加休闲 PA（leisure time physical activity，LTPA）有助于保持机体功能并延长寿命[44]，但包括抗阻运动在内的系统化、渐进式的运动方式同样具有良好的健康促进作用。因此，就本章而言需明确区分以下策略：①减少 SB 和相关慢性健康风险的生活方式策略；②保持机体功能和心脏代谢健康的 PA 策略；

③旨在引起特定生理适应和形态学改变的系统运动策略。

（一）久坐行为

SB 是指长期处于坐姿或躺姿状态的行为[46]，该行为会随着年龄的增长而增加[47]。SB 属于可进行改变的风险因素，其因作为成人慢性病和死亡率的有力预测因子而受到广泛关注[48-50]，此外，研究认为 SB 会加速肌少症的发生[51]。值得注意的是，因 SB 和极低水平 PA 与糖尿病、动脉粥样硬化的发生独立相关[48, 49, 52]，所以 SB 不应归为极低水平 PA 的同义词。SB 通常被定义为能量消耗≤1.5 倍静息能量消耗的一系列活动行为[53]。根据这一定义，如果一个人既不运动又长时间出现 SB，那么其风险就会增加。相反，也有可能只缺乏某一种行为，因为这涉及两种可行的干预目标。尽管肌肉量和功能的下降是导致老年人功能缺损的主要原因[54]，但可预见的是，上述变化也是造成该类人群 SB 增加的主要驱动因素。因此，我们可以合理推断肌少症先于功能缺损发生，但 SB 本身也很可能导致肌少症和肌力下降。通常情况下，肌力下降和肥胖都会造成 SB 发生，最终导致对心脏、神经肌肉和骨骼系统刺激量和刺激频率减少。尽管理论上认为肌少症的防治与治疗较为容易，但由于肌少症的早期诊断缺失，可能导致肌肉功能下降，并随时间推移逐渐变为明显的肌肉萎缩。由此可见，肌肉功能缺损和长期 SB 可能加剧其他慢性病的病程（如代谢综合征[55]）。这种复杂的因果关系使得与年龄相关的共病症治疗变得极其困难；但在临床实践中，有一种简单且重要的预防策略，那就是鼓励以低强度 PA 取代 SB 为特征的生活方式[56]。

（二）身体活动

根据美国医学研究所（Institute of Medicine，IOM）的定义，PA 是指骨骼肌收缩使能量消耗增加的身体活动的总称。因此，基线水平活动就是身体运动的最小增量，它能使能量消耗超过 SB

（如站立、慢走、举起非常轻的物体）[57]。与此定义一致的是，只进行基线水平活动并不属于久坐不动，但仍然被认为是活动不足。众所周知，老年人比年轻人更缺乏活动，这种趋势与衰老的各种继发效应相一致〔即由环境、行为和（或）疾病造成的影响〕。相反，就整体而言，定期参与 PA 与这些继发性后果的减弱呈显著相关，因此可以起到延长寿命的作用。为此，最新研究证据表明，增加或维持 PA 与老年人存活率的提高有关，对于肥胖或功能受限人群亦是如此[44]。因此，促进健康 PA 可以被定义为不同于基线活动且有望利于促进健康的任何身体运动。2007 年，美国运动医学会（American College of Sports Medicine，ACSM）和美国心脏协会（American Heart Association，AHA）联合发布了针对老年人 PA 和公共卫生的建议[58]，其中制订了特定的活动模式和剂量，以促进维持和（或）改善健康。2009 年，ACSM 对这些建议进行了扩展，旨在为老年人群运动锻炼和 PA 的重要问题提供概述[59]。与最近发布的美国人身体活动指南第 2 版（Physical Activity Guidelines for Americans，PAGA）相同[60]，综合信息表明，PA 可以提升人的自我感觉，增强身体功能，改善睡眠质量，并降低许多慢性病的患病风险[61]。已出版的每份指南中都特别强调每日 PA 量的累积是治疗年龄相关合并症的灵丹妙药。

实际上，研究认为定期 PA 是保持健康的必要条件，能促进老年人保持健康的身体成分和（或）体重指数、血脂 / 脂蛋白、葡萄糖耐量、血压、动态平衡和心理健康[58, 59]。日常 PA 或休闲 PA 通常被定义为自然条件下的有氧运动，包括任何流行的休闲活动的形式（如散步、园艺、骑自行车、高尔夫等）。除了避免 SB 外，从事一些日常 PA 肯定好过完全不运动，并且大多数研究结果显示，PA 的活动量、活动频率和活动强度与各自的健康效益间存在剂量 - 效应关系[59]。为给 PA 处方提供可参考的量化参数，当前推荐指南的重点还包括依赖于 PA 模式和剂量的建议[59]。此外，由于大多数老年人更喜欢短时间、低强度的休闲活动模式[62]，所以有必要开展相关研究工作，为纳入中等和高强度 PA 提供理论依据。为与 ACSM/AHA 的命名保持一致，中等强度 PA 被定义为相对于个人中等有氧能力强度的 PA[58]。这种类型的 PA 表现为心率和呼吸明显增加，并且运动形式简单，易进行周期性运动锻炼，如快走、骑自行车和水中有氧运动。虽然从事基线水平活动、日常 PA 和中等强度 PA 都为改善肌少症及其相关合并症提供了非常合理的建议，但在维持骨骼肌数量或质量（即肌力与肌肉量）方面效果甚微。

（三）运动

相反，运动是 PA 的一种，其与特定生理系统的独特适应相关，通常用于减肥、健康、体适能和（或）运动能力 / 运动表现的提高。尽管日常 PA 可以随时完成，并在一天中不断积累，但运动通常被称为有计划、有组织和重复的 PA。此外，虽然日常 PA 可能有助于维持或改善全球健康并提高老年人的 QoL，但已知只有某些类型的运动对肌少症的特定机制和健康结局具有深远的益处。特别是针对健康体适能的各个组成部分（包括心肺适能、肌力和耐力、身体成分、柔韧性和平衡性），都有必要进行量身定制的运动[63]。这其中的每个组成部分要么能间接减少患肌少症合并症的风险（如心肺适能），要么与肌少症本身的预防或逆转直接相关（如力量训练）。表 22-1 提供了益于健康体适能所需的运动类型、适应机制，以及直接或间接影响健康和（或）功能的作用效果。

二、PA 对衰老的好处

自 50 年代初 Morris 的开创性工作[64] 以来，有大量科学证据表明了 PA 能够在几种慢性病、失能和过早死亡的一级和二级预防中发挥有益作用[65-68]。然而，老年人、卫生专业人员和政策制订者仍然对运动对老年人，尤其是虚弱成年人的疾病预防和治疗效果持怀疑态度。虽然 PA 不能阻

表 22-1 运动类型及其对肌少症的影响

运动类型	健康体适能的组成部分	运动示例	适应机制	对肌少症的影响	对相关合并症的影响
中等和高强度 PA：有氧运动	心肺适能，身体成分，肌肉耐力和平衡能力	健步走、骑自行车、慢跑、卧式踏步、游泳和水中有氧运动、徒步旅行、椭圆机训练、团体有氧运动课程	• 中枢：①通过增加心输出量和每搏输出量来提高有氧能力（最大摄氧量）；②降低休息和运动期间的心率 • 外周：①I 型肌纤维的毛细血管化增加（动静脉氧差）；②线粒体大小、密度和功能增加（脂肪酸氧化）；③能量代谢物储存增加（如磷酸肌酸、糖原、甘油三酯）；④有氧酶活性增加（如肌激酶）	• 直接：肌肉功能显著改善（即肌肉耐力和抗疲劳能力） • 间接：平衡能力适度改善，滑倒风险降低	改善心脏代谢疾病的所有风险因素，即身体成分（减少肥胖）、降低血压，改善胰岛素敏感性，改善胆固醇/甘油三酯状况和减少慢性炎症
抗阻运动	肌力和耐力，身体成分，柔韧性和平衡能力	自由重量训练、等重量器械训练、气动阻力设备训练、自重运动（如俯卧撑、深蹲）、替代阻力工具（如壶铃、健身实心球、弹力带）训练	• 形态/结构：①单纤维生理横截面积及整体肌肉肥大和厚度增加；②肌束长度增加（肌节串联）；③羽状角增大 • 神经肌肉：①通过增强 II 型纤维的募集能力和增加发放频率编码（运动单位放电频率）来提高力量产生能力和力量发展速度；②通过增加肌内和肌间的协调性和减少拮抗药的共激活来提高神经肌肉效率	• 直接：肌力和功能（即肥大、力量、爆发力和耐力）显著改善 • 间接：平衡能力和柔韧性显著提高。心肺适能适度改善，尤其是以前久坐不动的老年人	①降低滑倒事故风险；②改善血糖稳态和胰岛素敏感性；③增加骨矿物质密度和肌腱强度；④改善活动能力
伸展运动/关节活动度练习	柔韧性，平衡能力	静态拉伸、被动拉伸、动态关节活动度练习、太极、瑜伽、普拉提、动态独立式伸展	①肌腱单位刚度降低；②被动阻力减少；③拉伸耐受性增加	无	①提高灵活性；②降低滑倒和跌倒事故的风险
平衡运动	平衡性	单腿站姿练习、横向重心转移练习、不稳定平面步行和等长姿势练习	①髋、膝、踝关节和脊柱稳定肌的力量小幅增加；②本体感觉和运动知觉提高	无	降低滑倒事故的风险

止衰老过程，但运动可以最大限度地减少久坐行为所带来的生理影响，并通过限制慢性病和失能状况的发生和发展来延长健康预期寿命。

毫无疑问，有规律的 PA 对包括老年人在内的所有人群的健康都有好处[61]。事实上，有规律的 PA 与以下风险的降低相关：全因死亡率（包括心血管疾病）、心血管疾病（包括心脏病和脑卒中）、高血压、2 型糖尿病（type 2 diabetes，T2D）、血

象异常、癌症（膀胱、乳腺、结肠、子宫内膜、食管、肾脏、肺、胃）、痴呆（包括阿尔茨海默病）、抑郁症、跌倒（包括跌倒相关的损伤）。此外，有规律的 PA 还可改善认知、睡眠、骨骼健康和身体功能，并能够减少焦虑，改善整体 QoL。

（一）对运动的反应

久坐不动的健康老年人对运动的生理、心血

管和神经肌肉调节在性质上与年轻人相似[69, 70]。尽管老年人的改善程度往往比年轻人低，但许多变量的相对增加通常是相似的，包括最大摄氧量（Maximal oxygen uptake，VO_{2max}）、亚极量代谢反应、运动耐量、肌力、耐力和维度[71]。

（二）身体成分的优化

在正常衰老过程中，身体成分会发生包括脂肪含量增加、肌肉含量减少和骨量减少在内的变化，这可能会对代谢、心血管和肌肉骨骼功能产生负面影响。与久坐不动的老年人相比，身体活跃的老年人的身体总脂肪和腹部脂肪较少，四肢肌肉量较高，骨矿物质密度较高[73]。

（三）降低多种慢性病的患病风险

随着年龄的增长，罹患多种慢性病（心血管疾病、T2D、高血压、肥胖和某些癌症）、退行性肌肉骨骼疾病（骨质疏松症、关节炎、肌少症）和失能的相对风险随之增加[61]。预防性运动效果的作用机制是多种多样的，尚不完全清楚，其涉及了体重减轻、维持肌肉和肌腱强度、雌激素水平降低、血压降低、低密度脂蛋白（low-density lipoprotein，LDL）胆固醇降低、胰岛素抵抗和高胰岛素血症降低等多个方面。

（四）慢性病的治疗

传统医学方法通常不能解决某些慢性病（充血性心力衰竭、慢性阻塞性肺疾病、间歇性跛行和慢性肾功能衰竭）所伴随的失用和功能失调，这可能是导致其相关失能发生的主要原因。此外，PA 是治疗和管理许多慢性病的主要治疗干预措施，这些病包括冠心病、高血压、外周血管疾病、T2D、肥胖、高胆固醇血症、骨质疏松症、骨关节炎、慢性阻塞性肺疾病、抑郁和焦虑、痴呆、疼痛、充血性心力衰竭、晕厥、脑卒中、背痛和便秘等[61]。

运动还可以降低疾病（如心血管疾病）复发的风险。RE 可以改善充血性心力衰竭患者的肌肉量，并抵消细胞因子的分解代谢作用[74]。关节炎患者进行股四头肌锻炼可以改善关节稳定性，并可能增加镇痛的效果[75]。此外，在接受皮质类固醇治疗的患者中，运动可以抵消药物的不良作用，如肌病和骨质减少[76]。

（五）减少跌倒和损伤

每年有超过 1/3 的社区老年人会发生跌倒现象。大约 10% 的跌倒会造成严重损伤，如骨折、严重的软组织损伤或创伤性脑损伤。跌倒不仅与发病率和死亡率有关，还与整体功能变差和早期入住长期护理机构有关[77]。PA 可降低出现跌倒和跌倒损伤的风险[78, 79]，即使在高龄老人中也是如此[80]。有效的方法包括对干预目标、运动计划（平衡、力量和耐力训练）、环境评估和变化等进行多维风险因素的评估。

（六）减少失能

人口老龄化的扩大导致了非传染性疾病发病率的多样化，其中包括增龄相关性活动能力障碍的患病率增加，以及健康、非失能年龄的大幅减少[81-83]。成年失能人口约占人口总数的 15%，并且每年以 0.15% 的幅度增长[84]。可能是因为他们患慢性病的风险更高，他们与失能相关的医疗保健负担几乎是非失能人群的 2 倍[85]。在日益增长的老龄化人口中，早期筛查和持续的健康促进工作对于减轻与多发病和失能相关的不断加重的医疗负担至关重要。流行病学的研究表明，PA 的剂量 - 反应模型与较低的躯体活动受限风险有关[86]。此外，研究还报道了 PA 对于体适能和躯体失能先兆症状的益处（增加肌力、有氧能力和骨密度）[87]，即使在体弱的老年人中也是如此[88, 89]。

身体活跃的成年人与久坐不动的同龄人相比，更有可能活到 80 岁或以上，并且死于失能的风险约为后者的一半[90]。失能的风险因素与身体不活跃的后果之间存在着明显的重合：运动能力下降、步态不稳以及下肢功能和活动能力受损是这两类人群的共同特征。

（七）改善心理健康

身体活跃的老年人有更加积极的心态，并且抑郁症的患病率和发病率较低。运动可以改善心理健康和幸福感，包括焦虑、抑郁、总体幸福感和 QoL[91]。有强有力的证据表明，高强度的 RE 可以有效地治疗临床抑郁症[92]。有氧运动和 RE 均可改善老年抑郁症患者的临床症状，其缓解率为 25%～88% 不等。大多数控制良好的运动训练研究结果显示，运动训练能够显著改善老年人的身体素质和 PA 的自我效能[93]。

（八）精神和社会健康

有规律的 PA 有益于精神健康和社会融合。不同的研究表明，有规律地参加 PA 可以降低老年人患痴呆症或认知能力下降的风险[94, 95]。这种关系的机制尚不清楚；有研究表明，行为训练和有氧训练可能会使得血流量增加、脑容量增加、脑源性神经营养因子升高，以及产生神经递质系统和胰岛素样生长因子 –1 功能的改善[96]。此外，有充分的证据表明，运动训练可以提升痴呆症和相关认知障碍患者的健康状况、改善身体功能、认知功能和积极行为[97]。

（九）延长预期寿命

有明确的证据表明，一生中 PA 的量与男性、女性、老年人和年轻人的全因死亡率之间成负相关[98]。每周至少进行能量消耗为 1000kcal 的运动可将死亡率降低 30%，每周接近 2000kcal 的量可将风险降低 50%。此外，患有慢性病的老年人通过参加运动，可以对死亡率的改善带来长期有益的作用效果[99]。重要的是，尽管出现合并症、虚弱、依赖性和预期寿命不断缩短的可能性增加，但保持甚至现在从零开始进行身体活动都将有助于延长寿命和保持功能独立性[100]。虚弱与早期死亡率之间也存在密切联系[101, 102]，因此，建立早期的运动习惯能够促进肌肉健康、帮助延长寿命和降低出现虚弱的风险。

（十）提高生命质量

QoL 是一个心理学概念，通常被定义为一个人对自己生活满意度的意识判断。PA 与老年人的某些 QoL 领域呈正相关，这说明促进老年人 PA 带来的益处，会远不止改善身体健康本身[103]。

三、运动方式

（一）有氧运动

有氧运动（aerobic exercise，AE）是 PA 的一种形式，其特征是大肌群在持续时间内有节奏地进行重复运动。因此，AE 是一种主要依靠氧气供应、通过有氧代谢满足能量需求的持续性身体活动，从而达到改善心肺功能、身体成分和（或）心血管代谢健康的目的。从休息时的基本能量需求，到优秀的耐力运动表现，这一系列生理过程无一不需要有氧代谢，因此，出现了针对健康成年人特定的临界值，以区分极低强度 AE［<30% 储备摄氧量（oxygen uptake reserve，VO_2R）或储备心率（heart rate reserve，HRR）］、低强度 AE（30%～39%VO_2R 或 HRR）、中等强度 AE（40%～59%VO_2R 或 HRR）、高强度 AE（60%～89%VO_2R 或 HRR）、接近最大强度 AE（≥90%VO_2R 或 HRR）。尽管有这些临界值，但改善心肺功能所需的强度并没有公认的"阈值"或最低强度水平。事实上，大多数研究表明，心肺功能的改善（即 VO_{2max} 的改善）在很大程度上取决于初始的健康能力，因此更健康的个体则需要更大的相对强度[105]。然而，由于老年人有氧运动的主要重点是鼓励开始参与和持续参与 PA，所以很少强调推荐具体的运动剂量来改善健康。相反，目前 ACSM/AHA 指南建议为老年人开具有氧 PA 处方来"促进和保持健康"，并按照 0～10 级主观用力等级（rating scale of perceived physical exertion，RPE）划分中等强度（5～6/10）和高强度（7～8/10）运动[58, 59]。此外，为了满足"有氧运动"的标准定义，有氧

PA 必须至少以中等强度进行（即 40%～59% 的 VO₂R 或 HRR 或 RPE 为 5～6/10），并持续足够长的时间（≥10min）[58, 59, 104]。新版 PAGA 建议所有成年人（包括老年人）每周至少应进行 150min（2h30min）～300min（5h）的中等强度 AE，或 75min（1h15min）～150min（2h30min）的高强度 AE，或效果相当的中等强度和高强度 AE 的组合[60]。而每周进行超过 300min 中等强度的 PA，还可以获得额外的健康益处。然而，新版 PAGA 进一步强调，当老年人由于慢性病而不能进行每周 150min 中等强度的 AE 时，他们应该在其能力和条件允许的情况下尽可能进行身体活动[60]。

尽管 AE 在改善老年人的健康和心肺功能方面是有价值的，但其对肌少症的影响通常被认为是其能间接改善肌少症的慢性合并病症。考虑到久坐不动的老年人同时存在瘦体重减少和脂肪含量逐渐增加的风险[12-14]，正常的 BMI 实际上可能掩盖了心血管代谢风险的程度，即正常体重肥胖[106, 107]（图 22-1）。

此外，考虑到在老年人中代谢综合征和 T2D 的患病率增加[109-113]，公共卫生和临床工作必须继续支持进行规律的 AE，以避免该人群出现过高的慢病风险和早期死亡率。AE 对心血管代谢健康的积极作用是多方面的，其可以从 3 个方面来说明[114]。在急性期，单次运动可以显著增加全身的葡萄糖代谢，从而暂时缓解高血糖。在运动后的几个小时内，胰岛素敏感性增加。最后也是最重要的一点，反复进行 AE 会产生慢性适应性反应，其特征是心肺适能的增强和胰岛素作用的全面提升[115, 116]。AE 还可以有效改善血压和血脂状况，减少内脏脂肪，增强脂肪酸氧化，提高线粒体功能和含量，以及减轻促炎状态[117-119]。

高强度间歇训练

高强度间歇训练（high-intensity interval training, HIIT）采用的运动形式与传统 AE 中类似，如骑自行车、跑步等，但它是短时高强度运动与被动或中等强度的恢复性运动交替进行。高强度运动通常持续 15s～4min，并可以使心率达到个人最大心率的 80%～95%。恢复间歇通常等于或略长于高强度运动的时长，其包括被动休息或以 40%～50% 最大心率进行的温和运动。运动 / 休息间歇的组合通常重复进行 6～15 次，其应取决于运动持续时间

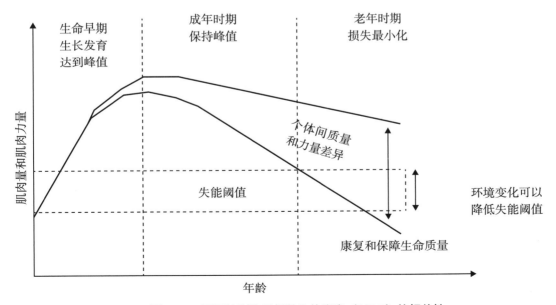

▲ 图 22-1　不同性别体重指数和体脂率（%BF）的相关性

垂直线代表 BMI 的肥胖临界值（BMI≥30kg/m²）。水平线代表男性（≥25%）和女性（≥35%）%BF 的肥胖临界值（引自 Peterson et al.[128]）（译者注：原著中图 22-1 与图 22-2 的图片顺序颠倒，翻译时已更正）

和运动强度。因此，根据运动和休息间歇的实际持续时间，HIIT 运动的总时间通常为 10～40min 或更长。现有明确证据支持 HIIT 在许多与年龄相关的慢性病、降低健康成年人（包括老年人）心血管代谢风险方面具有潜在价值 [56, 120, 121]。事实上，在最近的一项研究中，12 周的 HIIT 可以增强胰岛素敏感性和增加瘦体重，并改善有氧能力和骨骼肌的线粒体呼吸，这揭示了与其他运动方式相比，HIIT 可以使得老年人的基因转录出现显著增加，并能够逆转蛋白质组中许多与年龄相关的差异，特别是与线粒体蛋白质合成同时发生的线粒体蛋白质差异 [121]。

（二）抗阻运动

RE 是结构化 PA 的一种形式，通常被定义为肌肉对抗或抵抗所施加负荷的运动。结构化 RE 依赖于无氧代谢来满足能量需求，通常用于提高肌力、肌肉耐力或诱导骨骼肌肥大。由于肌肉无力和萎缩预示着老年人的功能缺陷、失能和早期全因死亡率的出现 [39, 101, 102, 122-124]，因此 RE 可被视为对抗肌少症的主要预防或治疗策略 [45, 125, 126]。然而，目前大约只有 27% 的人口（美国）在休闲时间进行 RE，并且对于 50 岁以上的人来说，这一比例又会低得多 [127]。此外，虽然 RE 对老年人的有益影响已经得到最高级别的证据支持（即 A 类证据）[59]，但是关于 RE 对老年人肌力和肥大方面研究的报道结果并不一致。有关老年人是否适合从事 RE 的争论已经引发了关于 RE（尤其是在运动训练过程中采取）对该类人群总体疗效和安全性的问题。在已发表的文章中，很少有人同时考虑剂量、干预时间和（或）年龄范围来进行纵向研究以探讨 RE 对老年人的总体效益。因此，尽管先前老年人 PA 推荐指南中提出了关于从事 RE 的建议 [58, 59]，但是推荐剂量偏小，并且并不是针对肌少症的治疗 / 预防。

老年人的肌少症与虚弱程度差异较大，这可能与生命早期肌肉量和肌力达到的峰值有关 [108]

（图 22-2）。因此，尽管在"高龄老人"中可能同样存在明显的适应 [129]，但可以预见的是，早期干预的效益将转化为长期健康和独立性的保持。既往研究证明了肌力和肌肉量的不成比例下降，这表明这些与年龄相关的现象在某种程度上是独立发生的 [130, 131]。此外，力量不足与功能降低密切相关 [132, 133]，虽然下降速率有很大的个体差异 [134]，但是早期诊断与 RE 干预可进一步减缓下降速度 [135]。几项调查报道表明，虽然老年受试者运动前蛋白合成速率和神经肌肉适应性反应比年轻受试者要低得多，但进行短时间的 RE 后，老年受试者上述指标结果与年轻受试者相似 [136-139]。

健康年轻人、中年人 [140, 141] 与老年人的 RE 推荐指南存在非常大的不同 [58, 59, 142]。最主要的是，尽管大量的文献支持高剂量训练的安全性和有效性，但之前针对老年人的建议并不支持通过渐进性训练来进行长期适应。然而，来自 2 项 Meta 分析 [143, 144] 的证据表明，RE 可显著改善老年人的肌力适应和瘦体重增加，并且存在可靠的剂量 – 反应关系，如运动量和运动强度与肌肉肥大和力量的增加之间密切相关。这些研究结果反映并支持了 RE 剂量增加的可行性，以适应不同肌肉对训练的适应性反应 [145]。因此，无论年龄大小，都应鼓励健康成年人进行渐进式 RE 训练，以减少肌肉形态的退行性改变与功能障碍。事实上，NSCA 最近发布了一份关于老年人 RE 建议的立场声明 [45]，极大拓展了之前推荐指南建议的内容。总体而言，新的推荐指南认为适宜老年人训练的 RE 计划应包括一个个性化、周期性的渐进式运动方案，针对每个主要肌肉群进行 2～3 组，包括 1～2 个多关节的练习，每周 2～3 次，要求强度要达到 70%～85% 1 次最大重复次数 [45]。

RE 的训练量是指单位时间内完成的总组数（不包括热身运动）。文献中关于训练量的合适的操作定义存在大量争论，这使得该参数在研究中难以控制。对于这一点，一个广为接受的定义是负荷量（volume load，VL），其将总的运动组

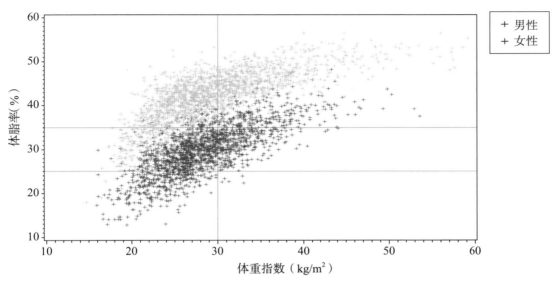

▲ 图 22-2 肌少症的生命历程模型（此图彩色版本见书末）
引自 Sayer et al.[108]

数、重复次数和举起的重量（kg）[即总重复次数（no.）× 外部负荷（kg）]考虑在内；然而，由于大多数针对老年人 RE 的已发表的研究未将 VL 作为处方的一部分，所以很难得出有关剂量 - 反应关系的结论。因此，总运动组数被视为能够引起生理应激的绝对负荷量的可代替指标，通过该指标可用于制订 RE 训练计划。训练频率是指单位时间（如 1 周）内完成一套全身 RE 的次数。在多数情况下，也可以对已公布的包含大量训练内容的训练方案进行拆分，以更好适应总体时间的需要。例如，将全身运动训练划分为每周 2 次上肢训练和 2 次下肢训练（共 4 次）。因此，尽管训练时间是 4 天，但训练频率仍为 2 天（即全身训练每周 2 次）。训练强度通常被定义为完成一次最大重复次数（即 1RM）的百分比。虽然这种强度的操作定义提供了一个比训练疲劳或 RPE 更客观、可量化的单位，但目前针对老年人的推荐指南仍然依赖 0～10 级 RPE 制订中等强度（5～6/10）和高强度（7～8/10）RE[58, 59]。或者 RE 的强度可根据目标重复次数进行调整，也可以通过在规定的最大重复次数范围内（如 8～12RM）增加负荷实现[140]。由于测定老年人真实 1RM 的难度较大且不安全，因

此，采用后一种方法来制订 RE 的强度可能是最可行、最有效的策略。

（三）爆发力训练

NSCA 的立场声明还建议在完成向心运动过程中以较高速度进行爆发力训练[45]。对老年人来说，在向心运动阶段以最大速度进行的 RE 训练（即肌肉在短时间内发挥最大力量的爆发性 RE 训练）可能比以较慢速度进行的 RE 训练更能促进功能的改善[146, 147]。这可能反映了个体日常生活活动能力更依赖于快速发力的能力而不是发挥最大力量的能力[148-151]。因为爆发力训练可提高肌肉向心和离心收缩过程中的发力速度，所以也可能有助于防止滑倒事故的发生。一些研究显示，与传统 RE 训练相比，爆发性 RE 训练更能促进老年人肌肉功能的增强[146, 147, 152, 153]。在最近一项评价下肢肌力的随机临床对照试验 Meta 分析［12 项随机对照试验（randomized controlled trials，RCT）中只有 1 项研究包括年龄在 60 岁以下的个体］中，Straight 等[154]发现，在增加下肢肌力和爆发力方面，爆发性 RE 训练比传统 RE 训练更有效。有趣的是，老年人采用爆发力 RE 训练方案，在低强度至中等强度（即 40%～60% 1RM）干预下可实现最大力量、

爆发力及肌肉大小、肌肉功能表现的增强[147, 155]。

（四）柔韧训练

柔韧性，即关节活动度（range of motion，ROM），会随着年龄增长而下降。柔韧性主要与肌肉、肌腱和骨骼有关[156]。ROM 受限，尤其是髋关节、膝关节和踝关节的活动度受限会增加跌倒风险并引起与年龄相关的步态变化，从而影响活动能力和身体独立性[157]。柔韧或拉伸运动是拉长肌肉以增加 ROM 的运动方式。拉伸运动可以是静态拉伸（摆好姿势，保持拉伸，然后放松），动态拉伸［舒展运动（如太极拳）］，主动拉伸［在拉伸时保持平衡，然后运动（如瑜伽）］，或是一套组合运动（本体感觉神经肌肉促进疗法）。柔韧性测试包括弯曲和伸展运动，然而目前还没有评价全身柔韧性的测试方法[68]。

（五）平衡训练

平衡指的是将身体重心（center of mass，COM）保持在支撑面范围内的能力[68]。老年人群难以保持平衡通常是由多方面因素造成的，如核心肌群肌力下降、肌肉激活模式改变、本体感觉丧失、无法维持正常的姿势体态。关节稳定性取决于静态成分（骨骼，关节囊和韧带）与动态成分（维持关节旋转中心的骨骼肌神经肌肉控制能力）[156]。以下是几种不同类型的平衡训练。

- 逐渐增加姿势难度并逐渐减少支撑（如双脚站立、双脚半串联站立、双脚串联站立、单脚站立）。
- 扰动重心的动态运动［如踮趾步态行走、倒退行走、侧向行走、足跟行走、踮脚绕圈行走、坐位到站位、在不稳定平面（如泡沫垫）行走、在公交和火车等移动车辆上保持平衡］。
- 加强维持姿势肌群训练（如脚跟站立、踮脚站立）。
- 减少感受器信息输入（如闭眼站立）。

（六）多成分体育锻炼

多成分体育锻炼（multicomponent physical exercise，MPE）是有氧、抗阻、柔韧、平衡训练及其他类型训练（步态、协调能力）的结合。最近的研究报道显示，MPE 干预计划在多个方面对健康和体弱老年人的肌少症有显著影响[158]。基于上述研究证据，比利时老年病学与老年医学协会推荐使用 MPE 疗法来改善老年人的肌肉量、肌力和身体功能表现[125]。研究表明，MPE 可有效改善社区健康老年人的身体与认知健康[159-164]。这种类型的运动干预似乎在老年人中有极高的依从性和满意度，并且可以考虑将其纳入临床治疗、非营利性娱乐设施 / 健身房及机构环境中。

（七）其他类型运动

针对不同的老年人群，包括衰弱和肌少症患者，目前有一些相对新颖的训练方法正在实施。然而，目前这些方法仅限于试验研究或临床研究中[71]。

血流限制（blood flow restriction，BFR）是一种在进行 RE 的同时保持动脉血流入并限制静脉血流出的肌肉训练方法[165]。这种代谢刺激激活了合成代谢信号通路。近期一项纳入 8 项研究的 Meta 分析报道称，在临床肌肉萎缩风险人群，如老年人群中，BFR 与低强度 RE 结合比单纯 RE 更能有效促进肌力增长[166]。

神经肌肉电刺激疗法（neuromuscular electrical stimulation，NMES）使用的是一种向神经发送电脉冲的设备，使骨骼肌产生不自主收缩，以此刺激与自主收缩相同的信号通路。NMES 最近被用于缓解老年人发生与年龄相关的肌肉量和功能的下降[167]。

振动是利用专门的振动仪器对全身或局部进行机械振动，从而引起肌肉不自主收缩。这种方法可用于防止老年人发生与年龄相关的肌力下降[168]。

四、运动干预与肌少症

（一）一般性建议

一般来说，成年人应该在一天中多动少坐。因此，进行一些 PA 比不进行 PA 更具积极意义。减少久坐并进行任何剂量的中等至高强度 PA 都会给成年人的健康带来益处[61]，但在促进老年人 PA 方面时应尤其注意以下几个方面[58, 59, 65]。

- 事前应考虑一些问题，如个人喜好、文化规范、运动史、意愿、动机、自律性、短期或长期目标及后勤保障等。
- 运动计划应根据慢性病、活动限制、跌倒风险、个人能力和健康状况进行调整。体质较弱的人群在进行有氧训练之前，可能需要先进行肌肉强化锻炼或平衡性训练。
- 明确具体的目标和任务。活动前应注意确定每项运动的方式、时间和地点。例如，"每周每天步行 3 次，每次 10min。运动时选择一个中等强度的运动，确保能让自己以正常说话的速度进行运动，其距离不重要，但一定要完成整个 10min 的运动"。
- 以适度的持续时间和强度开始运动，之后逐渐加强，以尽量减少受伤风险。对于身体状况不佳的老年人来说，因为他们会逐步增加活动量，所以在低于推荐强度的情况下进行数月活动较为合适。此外，当健康状况发生变化时，需要重新评估运动计划。
- 在 PA 前后，有必要以较慢的速度或较低的强度进行热身及放松活动。这些活动可以逐渐使心率和呼吸增加或减少。有氧运动的热身通常包括短时间的低强度运动（如步行 5min）。
- 感官障碍（如听力损失）会使指导老年人锻炼变得困难。因此，大声缓慢地说话、使用助视器和演示练习都是帮助老年人变得活跃的手段。

（二）生活方式的改变

鼓励老年人减少久坐活动并尽可能积极地进行日常活动，这一点非常重要。有多种方法可以将体育锻炼融入到日常生活中来。

- 在亲朋好友的陪同下进行 PA，这有助于维持 PA 计划。
- 避免长时间观看电视，利用这段时间锻炼身体。
- 短途旅行时使用步行代替开车。
- 在前往某些较低楼层时，使用楼梯而不是乘坐电梯。
- 购物时将交通工具停在离入口较远的地方，然后步行前往目的地。
- 在目的地前几站下地铁或公交车。
- 步行穿过超市或购物中心的所有过道。
- 在照顾孙辈时，带他们去公园而不是待在家里。
- 在沙发旁放一些小重量的东西，以便在看电视的同时锻炼身体。
- 在排队等候时，通过单脚站立来训练平衡。
- 边打电话边锻炼身体，如走路或做其他腿部锻炼等。
- 激活手机计步器，每天尝试增加步数。

（三）有氧运动

ACSM 和 AHA 针对老年人建议的重点是促进总体健康水平[58, 59]。因此，主要的建议是养成有氧 PA 和运动的习惯。根据指南的建议，鼓励老年人每天进行 30～60min 的中等强度 PA（每周 150～300min），或每天至少进行 20～30min 的高强度 PA（每周 75～150min）。具体来说，持续性或间歇性中等强度（40%～59% 的 VO_2R 或 HRR，或 RPE 为 5～6/10）至高强度（60%～89% 的 VO_2R 或 HRR，或 RPE 为 7～8/10）的 AE 应以促进心肺适能为明确目标。每周应至少进行 3 天的运动锻炼，但最好达到 5 天或更多，并且 2 次运动之间的间隔时间不超过连续 2 天。间歇性 AE 每次应至少为 10min，旨在达到每次至少 100～250kcal 的能量消耗目标。逐渐增加运动持续时间和强度可能会改善肥胖肌少症老年人健康状况，同时或能在满足健康基线要求上进一步提高心肺适能。然而，对于久坐的老年人来说，这可能会加剧身体的不良反应，如骨骼肌损伤等，因此需要谨慎对待。老年人通常对快走、游泳、卧式自行车和散步等活动具有较强的耐受能力。然而，除非家庭医生或心脏病专家另有规定，否则也可以进行如慢跑、远足、划船、爬楼梯等其他方式的活动。HIIT 可以每周进行 1～3 次，以增强低、中和高强度 AE 时的心肺功能[56]。

（四）抗阻运动

目前的指南建议，对于 60 岁以上的健康成年人，在训练期间，RE 强度应达到 70%～85% 1RM 以优化力量增益。肌肉形态和功能表现的改变也可以在低到中等强度（RE 为 50%～70% 1RM）运动下实现。尽管周期性和非周期性的 RE 训练计划可能会引起相似的神经肌肉适应，但较低（或有时较高）强度可用于训练调整，以防止出现厌倦心理，并在强度提升到 85% 1RM 时促进周期性计划中的训练适应[45]。虽然有很多证据表明支持低到中等强度的 RE 在提高老年人力量方面具有短期疗效[80]，但也有充分的证据证实渐进式 RE 对力量和肌肉量的改善具有长期效益[145]。正如新手学员能普遍接受的那样, RE 处方应包括一个"适应期"，在此期间每周进行 1～2 次低强度的训练（即最小组数和强度）。在熟悉过后，患有肌少症的老年人预计可以从逐渐增加的训练强度中受益，以适应力量和肌肉肥大的改善。有关 RE 相关进展的其他建议包括：①运动强度应从中等强度［50%～70% 1RM（12～15RM），或 RPE 为 5～6/10］开始并逐渐增加至高强度［70%～85% 1RM（6～10RM），或 RPE 为 7～8/10］；②逐渐增加组数，从单组训练增加到每个肌肉群 3～4 组；③重复次数逐渐减少（要与逐渐加重负荷同时发生），从每组重复 12～15 次到每组重复 6～10 次；④从主要以自身体重或基于器械的 RE 到器械加自由配重 RE 的

模式发展。在建立一般力量和肌肉耐力后（8～12 周），建议健康的老年人进一步结合中等强度（即 40%～60% 1RM）的爆发性向心力量训练。

由于衰老过程中下肢肌肉萎缩和肌力下降的程度不成比例[169]，因此，建议使用对下肢力量产生积极影响的 RE 干预方案进行训练，以增强整体功能。实际上，老年人的下肢无力是导致行走速度降低[170]、下肢表现功能障碍[39, 122]、跌倒[171, 172]、身体失能[173, 174] 和虚弱的主要独立因素[175]。在体重没有减轻的情况下，RE 还有益于改善各种心脏代谢危险因素，其中包括降低 LDL[176, 177]、甘油三酯[176]、血压[134]，增加高密度脂蛋白胆固醇（high-density lipoprotein，HDL）[177] 等作用。一些研究同样证实了 RE 在 T2D 成人患者血糖控制和胰岛素敏感性方面优于传统 AE[178, 179]；此外，长期 RE 还可以改善骨密度并减少腹部和内脏脂肪含量[180-184]；在 T2D 的成年患者中，与有氧运动相比，RE 可降低糖化血红蛋白含量[185]。正是由于以上原因，RE 通常被定义为一种"药物"治疗手段[181, 186]。因此，经过合理规划，在老年人肌少症患者中使用 RE 不仅可以在其力量产生能力和肌肉肥大方面产生显著效果，而且还能有效降低许多与肌少症相关的合并症发生风险。因此，后续还需要进一步增加公共卫生和相关临床工作来鼓励这种 PA 模式的推广运用。

（五）柔韧

目前，仅有少数研究记录了柔韧性运动对老年人群的影响。有证据表明，通过这些运动练习可以增加主要关节的柔韧性。但是，尚未完全确定有多少及哪种类型的柔韧性练习最为有效[59]。相关建议指出，人们应每周至少进行 2 次、每次 10min 的中等强度（RPE 为 5～6/10）柔韧性运动，要包括颈部、肩部、肘部、腕部、臀部、膝盖和脚踝等各关节部位[59]。而在老年人群中，进行更长时间（30～60s）的拉伸运动可能会在 ROM 方面获得更大的改善[104]。

（六）平衡

平衡性训练是指在日常活动中帮助保持身体稳定的练习方法[61]。目前针对老年人平衡性训练的相关频率、强度及类型还没有具体的建议。但对于存在跌倒或稳定性风险问题的老年人来说，建议最好每周进行 3 次或更多的平衡性训练。练习难度可以先从在练习时抓住稳定的支撑物（如家具等）开始，渐进到不依靠支撑物的情况下进行。

（七）安全性

许多刚开始进行 PA 的老年人害怕锻炼过程中会诱发心脏疾病或肌肉骨骼损伤。然而，通过对老年人群体进行适当的监督和教育可以减轻其恐惧心理。最近发布了关于安全性的一般建议，特别是关于在运动初始阶段，这些建议如下。

- 应选择适合每个人当前健康水平和健康目标下的 PA 类型。
- 随着时间的推移逐渐增加 PA 强度。"从低强度开始，逐渐增加强度"。
- 在安全的环境中进行 PA，最好能与他人结伴，并携带手机以方便拨打紧急求助电话。
- 选择合适的鞋子和衣服。
- 在进行 PA 之前要确保良好的营养摄入和充足的睡眠。

- 运动器械更容易对 ROM 进行控制，因此其对老年人尤其是身体衰弱的老年人来说更有优势。身体衰弱的患者应从在椅子或床的辅助下开始进行平衡训练。

健康的老年人在开始 PA 之前通常不需要咨询医疗保健专业人员。但是建议患有慢性病及相关病症的人群应先咨询医疗保健专业人员或 PA 专家，在了解适合他们的活动类型和强度后再进行相关的身体锻炼。

PA 有一些绝对的禁忌证，如近期心电图（electrocardiogram，ECG）变化明显、急性心肌梗死、不稳定型心绞痛、不受控制的心律失常、急性心力衰竭、严重传导疾病和可能因运动而加重的急性非心脏疾病等（感染、肾衰竭、甲状腺毒症）。

许多护理人员建议在运动之前应先进行运动负荷测试，特别是对于久坐不动的老年人来说非常重要。但并非所有临床医生都认为这种测试是有必要的，尤其是对于那些根据临床检查后被认为是身体总体稳定的人群。

在发生运动损伤后，运动会中断并以较低的强度水平进行恢复。肌肉酸痛非常常见，并且通常是无害且短暂的，其可以通过降低训练强度、冷敷和足够的时间及耐心来进行缓解，以促进人体自发性愈合。

参考文献

[1] Rosenberg, I., *Summary comments*. Am J Clin Nutr, 1989. 50: p. 1231–1233.

[2] Anker, S.D., J.E. Morley, and S. von Haehling, *Welcome to the ICD-10 code for sarcopenia*. J Cachexia Sarcopenia Muscle, 2016. 7(5): p. 512–514.

[3] Lexell, J., *Ageing and human muscle: observations from Sweden*. Can J Appl Physiol, 1993. 18(1): p. 2–18.

[4] Melton, L.J., 3rd, et al., *Epidemiology of sarcopenia*. J Am Geriatr Soc, 2000. 48(6): p. 625–30.

[5] Ferrucci, L. and E. Fabbri, *Inflammageing: chronic inflammation in ageing, cardiovascular disease, and frailty*. Nat Rev Cardiol, 2018. 15(9): p. 505–522.

[6] Chung, H.Y., et al., *Molecular inflammation: underpinnings of aging and age-related diseases*. Ageing Res Rev, 2009. 8(1): p.

18–30.

[7] Srikanthan, P., A.L. Hevener, and A.S. Karlamangla, *Sarcopenia exacerbates obesityassociated insulin resistance and dysglycemia: findings from the National Health and Nutrition Examination Survey III*. PLoS One, 2010. 5(5): p. e10805.

[8] Goldspink, G., et al., *Age-related changes in collagen gene expression in the muscles of mdx dystrophic and normal mice*. Neuromuscul Disord, 1994. 4(3): p. 183–191.

[9] Crane, J.D., et al., *The effect of aging on human skeletal muscle mitochondrial and intramyocellular lipid ultrastructure*. J Gerontol A Biol Sci Med Sci, 2010. 65(2): p. 119–128.

[10] Short, K.R., et al., *Decline in skeletal muscle mitochondrial function with aging in humans*. Proc Natl Acad Sci U S A, 2005. 102(15): p. 5618–5623.

[11] Petersen, K.F., et al., *Mitochondrial dysfunction in the elderly: possible role in insulin resistance.* Science, 2003. 300(5622): p. 1140–1142.

[12] Schrager, M.A., et al., *Sarcopenic obesity and inflammation in the InCHIANTI study.* J Appl Physiol (1985), 2007. 102(3): p. 919–925.

[13] Delmonico, M.J., et al., *Longitudinal study of muscle strength, quality, and adipose tissue infiltration.* Am J Clin Nutr, 2009. 90(6): p. 1579–1585.

[14] Thornell, L.E., *Sarcopenic obesity: satellite cells in the aging muscle.* Curr Opin Clin Nutr Metab Care, 2011. 14(1): p. 22–27.

[15] Visser, M., et al., *Muscle mass, muscle strength, and muscle fat infiltration as predictors of incident mobility limitations in well-functioning older persons.* J Gerontol A Biol Med Sci,2005. 60(3): p. 324–333.

[16] Papa, E.V., X. Dong, and M. Hassan, *Skeletal muscle function deficits in the elderly: current perspectives on resistance training.* J Nat Sci, 2017. 3(1): p. 1–8.

[17] McLean, R.R., et al., *Criteria for clinically relevant weakness and low lean mass and their longitudinal association with incident mobility impairment and mortality: the foundation for the National Institutes of Health (FNIH) sarcopenia project.* J Gerontol A Biol Sci Med Sci,2014. 69(5): p. 576–83.

[18] Cruz-Jentoft, A.J., et al., *Sarcopenia: revised European consensus on definition and diagnosis.* Age Ageing, 2019. 48: p. 16–31.

[19] Alley, D.E., et al., *Grip strength cutpoints for the identification of clinically relevant weakness.* J Gerontol A Biol Sci Med Sci, 2014. 69(5): p. 559–66.

[20] Cawthon, P.M., et al., *Establishing the link between lean mass and grip strength cut-points with mobility disability and other health outcomes: proceedings of the sarcopenia definition and outcomes consortium conference.* J Gerontol A Biol Sci Med Sci., 2020. 75: p. 1317–1323.

[21] Peterson, M.D., et al., *Muscle weakness thresholds for prediction of diabetes in adults.* Sports Medicine, 2016. 46(5): p. 619–628.

[22] McLean, R.R., et al., *Criteria for clinically relevant weakness and low lean mass and their longitudinal association with incident mobility impairment and mortality: the foundation for the National Institutes of Health (FNIH) sarcopenia project.* Journals of Gerontology Series A-Biological Sciences & Medical Sciences, 2014. 69(5): p. 576–83.

[23] McGrath, R.P., et al., *Muscle weakness and functional limitations in an ethnically diverse sample of older adults.* Ethn Health, 2020. 25: p. 342–353.

[24] Boyle, P.A., et al., *Association of muscle strength with the risk of Alzheimer disease and the rate of cognitive decline in community-dwelling older persons.* Arch Neurol, 2009. 66(11): p. 1339–44.

[25] Buchman, A.S., et al., *Grip strength and the risk of incident Alzheimer's disease.* Neuroepidemiology, 2007. 29(1–2): p. 66–73.

[26] Alfaro-Acha, A., et al., *Handgrip strength and cognitive decline in older Mexican Americans.* J Gerontol A Biol Sci Med Sci, 2006. 61(8): p. 859–865.

[27] Taekema, D.G., et al., *Handgrip strength as a predictor of functional, psychological and social health. A prospective population-based study among the oldest old.* Age and Ageing,2010. 39(3): p. 331–337.

[28] McGrath, R.P., et al., *Muscle strength is protective against osteoporosis in an ethnically diverse sample of adults.* J Strength Cond Res, 2017. 31(9): p. 2586–2589.

[29] Peterson, M., et al., *Declines in strength and mortality risk among older mexican americans: joint modeling of survival and longitudinal data.* J Gerontol A Biol Sci Med Sci, 2016. 71: p. 1646–1652.

[30] Leong, D.P., et al., *Prognostic value of grip strength: findings from the Prospective Urban Rural Epidemiology (PURE) study.* Lancet, 2015. 386(9990): p. 266–273.

[31] Wu, Y., et al., *Association of grip strength with risk of all-cause mortality, cardiovascular diseases, and cancer in community-dwelling populations: a meta-analysis of prospective cohort studies.* J Am Med Dir Assoc, 2017. 18(6): p. 551 e17–551 e35.

[32] Fragala, M.S., et al., *Comparison of handgrip and leg extension strength in predicting slow gait speed in older adults.* J Am Geriatr Soc, 2016. 64(1): p. 144–150.

[33] Sayer, A.A. and T.B. Kirkwood, *Grip strength and mortality: a biomarker of ageing?* Lancet,2015. 386(9990): p. 226–227.

[34] Franceschi, C. and J. Campisi, *Chronic inflammation (inflammaging) and its potential contribution to age-associated diseases.* J Gerontol A Biol Sci Med Sci, 2014. 69 Suppl 1: p. S4–S9.

[35] Baylis, D., et al., *Inflammation, telomere length, and grip strength: a 10-year longitudinal study.* Calcif Tissue Int, 2014. 95(1): p. 54–63.

[36] Kalinkovich, A. and G. Livshits, *Sarcopenic obesity or obese sarcopenia: a cross talk between age-associated adipose tissue and skeletal muscle inflammation as a main mechanism of the pathogenesis.* Ageing Res Rev, 2017. 35: p. 200–221.

[37] Fielding, R.A., et al., *Sarcopenia: an undiagnosed condition in older adults. Current consensus definition: prevalence, etiology, and consequences. International working group on sarcopenia.* J Am Med Dir Assoc, 2011. 12(4): p. 249–256.

[38] Bauer, J.M. and C.C. Sieber, *Sarcopenia and frailty: a clinician's controversial point of view.* Exp Gerontol, 2008. 43(7): p. 674–678.

[39] Janssen, I., S.B. Heymsfield, and R. Ross, *Low relative skeletal muscle mass (sarcopenia) in older persons is associated with functional impairment and physical disability.* J Am Geriatr Soc, 2002. 50(5): p. 889–896.

[40] Cruz-Jentoft, A.J., et al., *Sarcopenia: European consensus on definition and diagnosis: Report of the European Working Group on Sarcopenia in Older People.* Age Ageing, 2010. 39(4): p. 412–423.

[41] Cesari, M., et al., *Skeletal muscle and mortality results from the InCHIANTI Study.* J Gerontol A Biol Sci Med Sci, 2009. 64(3): p. 377–384.

[42] Metter, E.J., et al., *Skeletal muscle strength as a predictor of all-cause mortality in healthy men.* J Gerontol A Biol Sci Med Sci, 2002. 57(10): p. B359–B365.

[43] Newman, A.B., et al., *Strength, but not muscle mass, is associated with mortality in the health, aging and body composition study cohort.* J Gerontol A Biol Sci Med Sci, 2006. 61(1): p. 72–77.

[44] Balboa-Castillo, T., et al., *Physical activity and mortality related to obesity and functional status in older adults in Spain.* Am J Prev Med, 2011. 40(1): p. 39–46.

[45] Fragala, M.S., et al., *Resistance training for older adults: position statement from the national strength and conditioning association.* J Strength Cond Res, 2019. 33(8): p. 2019–2052.

[46] Chastin, S.F., et al., *Relationship between sedentary behaviour,*

physical activity, muscle quality and body composition in healthy older adults. Age Ageing, 2012. 41(1): p. 111–114.

[47] Matthews, C.E., et al., *Amount of time spent in sedentary behaviors in the United States, 2003-2004.* Am J Epidemiol, 2008. 167(7): p. 875–881.

[48] Katzmarzyk, P.T., et al., *Sitting time and mortality from all causes, cardiovascular disease, and cancer.* Med Sci Sports Exerc, 2009. 41(5): p. 998–1005.

[49] Hamilton, M.T., D.G. Hamilton, and T.W. Zderic, *Role of low energy expenditure and sitting in obesity, metabolic syndrome, type 2 diabetes, and cardiovascular disease.* Diabetes, 2007. 56(11): p. 2655–2667.

[50] Lavie, C.J., et al., *Sedentary behavior, exercise, and cardiovascular health.* Circ Res, 2019. 124(5): p. 799–815.

[51] Kortebein, P., et al., *Functional impact of 10 days of bed rest in healthy older adults.* J Gerontol A Biol Sci Med Sci, 2008. 63(10): p. 1076–81.

[52] Healy, G.N., et al., *Television time and continuous metabolic risk in physically active adults.* Med Sci Sports Exerc, 2008. 40(4): p. 639–645.

[53] Owen, N., et al., *Environmental determinants of physical activity and sedentary behavior.* Exerc Sport Sci Rev, 2000. 28(4): p. 153–158.

[54] Mayhew, D.L., et al., *Translational signaling responses preceding resistance training-mediated myofiber hypertrophy in young and old humans.* J Appl Physiol (1985), 2009. 107(5): p. 1655–1662.

[55] Gardiner, P.A., et al., *Associations between television viewing time and overall sitting time with the metabolic syndrome in older men and women: the Australian Diabetes, Obesity and Lifestyle study.* J Am Geriatr Soc, 2011. 59(5): p. 788–796.

[56] Sparling, P.B., et al., *Recommendations for physical activity in older adults.* BMJ, 2015. 350: p. h100.

[57] DHHS., 2008 Physical Activity Guidelines for Americans. 2008, U.S. Department of Health and Human Services: Rockville (MD).

[58] Nelson, M.E., et al., *Physical activity and public health in older adults: recommendation from the American College of Sports Medicine and the American Heart Association.* Circulation,2007. 116(9): p. 1094–1105.

[59] American College of Sports, M., et al., *American College of Sports Medicine position stand. Exercise and physical activity for older adults.* Med Sci Sports Exerc, 2009. 41(7): p. 1510–1530.

[60] Services, U.D.o.H.a.H., Physical Activity Guidelines for Americans. 2nd Ed. 2018, U.S. Department of Health and Human Services: Washington, DC.

[61] Piercy, K.L., et al., *The physical activity guidelines for americans.* JAMA, 2018. 320(19): p. 2020–2028.

[62] Rafferty, A.P., et al., *Physical activity patterns among walkers and compliance with public health recommendations.* Med Sci Sports Exerc, 2002. 34(8): p. 1255–1261.

[63] Bouchard C, S. Blair, and W. Haskell, eds. Physical Activity and Health. 2nd Ed. 2012, Human Kinetics: Champaign, IL

[64] Morris, J.N., et al., *Coronary heart-disease and physical activity of work.* Lancet, 1953. 262(6795): p. 1053–1057.

[65] Fiatarone, M., *Exercise comes of age: rationale and recommendations for a geriatric exercise prescription.* J Gerontol, 2002. 57A: p. M262–M282.

[66] McDermott, A.Y. and H. Mernitz, *Exercise and older patients: prescribing guidelines.* Am Fam Physician, 2006. 74(3): p. 437–444.

[67] Warburton, D.E., C.W. Nicol, and S.S. Bredin, *Health benefits of physical activity: the evidence.* CMAJ, 2006. 174(6): p. 801–809.

[68] Galloza, J., B. Castillo, and W. Micheo, *Benefits of exercise in the older population.* Phys Med Rehabil Clin N Am, 2017. 28(4): p. 659–669.

[69] Seals, D.R., et al., *Endurance training in older men and women. I. Cardiovascular responses to exercise.* J Appl Physiol Respir Environ Exerc Physiol, 1984. 57(4): p. 1024–1029.

[70] Seals, D.R., et al., *Endurance training in older men and women II. Blood lactate response to submaximal exercise.* J Appl Physiol Respir Environ Exerc Physiol, 1984. 57(4): p. 1030–1033.

[71] Valenzuela, P.L., et al., *Physical exercise in the oldest old.* Compr Physiol, 2019. 9: p. 1281–1304.

[72] Hughes, V.A., et al., *Longitudinal muscle strength changes in older adults: influence of muscle mass, physical activity, and health.* J Gerontol A Biol Sci Med Sci, 2001. 56(5): p. B209–B217.

[73] Stewart, V.H., D.H. Saunders, and C.A. Greig, *Responsiveness of muscle size and strength to physical training in very elderly people: a systematic review.* Scand J Med Sci Sports, 2014. 24(1): p. e1–e10.

[74] Williams, M.A. and K.J. Stewart, *Impact of strength and resistance training on cardiovascular disease risk factors and outcomes in older adults.* Clin Geriatr Med, 2009. 25(4): p. 703–714, ix.

[75] Jadelis, K., et al., *Strength, balance, and the modifying effects of obesity and knee pain: results from the Observational Arthritis Study in Seniors (oasis).* J Am Geriatr Soc, 2001. 49(7): p. 884–891.

[76] Braith, R.W., et al., *Resistance exercise prevents glucocorticoid-induced myopathy in heart transplant recipients.* Med Sci Sports Exerc, 1998. 30(4): p. 483–9.

[77] Tinetti, M.E. and C. Kumar, *The patient who falls: "It's always a trade-off."* JAMA, 2010. 303(3): p. 258–266.

[78] Taylor-Piliae, R.E., R. Peterson, and M.J. Mohler, *Clinical and community strategies to prevent falls and fall-related injuries among community-dwelling older adults.* Nurs Clin North Am, 2017. 52(3): p. 489–497.

[79] Hopewell, S., et al., *Multifactorial interventions for preventing falls in older people living in the community: a systematic review and meta-analysis of 41 trials and almost 20 000 participants.* Br J Sports Med, 2019. 54: p. 1–13.

[80] Serra-Rexach, J.A., et al., *Short-term, light- to moderate-intensity exercise training improves leg muscle strength in the oldest old: a randomized controlled trial.* J Am Geriatr Soc, 2011. 59(4): p. 594–602.

[81] Bardenheier, B., et al., *Disability-free life-years lost among adults aged ≥50 years, with and without diabetes.* Diabetes Care, 2016. 39: p. 1222–1229.

[82] Wong, E., et al., *Diabetes and risk of physical disability in adults: a systematic review and meta-analysis.* Lancet Diabetes Endocrinol, 2013. 1(2): p. 106–114.

[83] Gregg, E.W., N. Sattar, and M.K. Ali, *The changing face of diabetes complications.* Lancet Diabetes Endocrinol, 2016. 4(6): p. 537–547.

[84] Kraus, L., Lauer, E., Coleman, R., and Houtenville, A., 2017 Disability Statistics Annual Report. Durham, NH: University of New Hampshire., 2018.

[85] Peterson, M.D. and E. Mahmoudi, *Healthcare utilization*

associated with obesity and physical disabilities. Am J Prev Med, 2015. 48(4): p. 426–435.

[86] Manini, T.M. and M. Pahor, *Physical activity and maintaining physical function in older adults.* Br J Sports Med, 2009. 43(1): p. 28–31.

[87] Latham, N.K., et al., *Systematic review of progressive resistance strength training in older adults.* J Gerontol A Biol Sci Med Sci, 2004. 59(1): p. 48–61.

[88] Fiatarone, M.A., et al., *High-intensity strength training in nonagenarians. Effects on skeletal muscle.* JAMA, 1990. 263(22): p. 3029–3034.

[89] Fiatarone, M.A., et al., *Exercise training and nutritional supplementation for physical frailty in very elderly people.* N Engl J Med, 1994. 330(25): p. 1769–1775.

[90] Leveille, S.G., et al., *Aging successfully until death in old age: opportunities for increasing active life expectancy.* Am J Epidemiol, 1999. 149(7): p. 654–664.

[91] Netz, Y., et al., *Physical activity and psychological well-being in advanced age: a meta-analysis of intervention studies.* Psychol Aging, 2005. 20(2): p. 272–284.

[92] Mather, A.S., et al., *Effects of exercise on depressive symptoms in older adults with poorly responsive depressive disorder: randomised controlled trial.* Br J Psychiatry, 2002. 180: p. 411–415.

[93] McAuley, E., S.M. Shaffer, and D. Rudolph, *Affective responses to acute exercise in elderly impaired males: the moderating effects of self-efficacy and age.* Int J Aging Hum Dev, 1995. 41(1): p. 13–27.

[94] Sofi, F., et al., *Physical activity and risk of cognitive decline: a meta-analysis of prospective studies.* J Intern Med, 2011. 269(1): p. 107–117.

[95] Santos-Lozano, A., et al., *Physical activity and Alzheimer disease: a protective association.* Mayo Clin Proc, 2016. 91(8): p. 999–1020.

[96] Liang, K.Y., et al., *Exercise and Alzheimer's disease biomarkers in cognitively normal older adults.* Ann Neurol, 2010. 68(3): p. 311–318.

[97] Groot, C., et al., *The effect of physical activity on cognitive function in patients with dementia: a meta-analysis of randomized control trials.* Ageing Res Rev, 2016. 25: p. 13–23.

[98] Lee, I.M. and P.J. Skerrett, *Physical activity and all-cause mortality: what is the dose-response relation?* Med Sci Sports Exerc, 2001. 33(6 Suppl): p. S459–S471; discussion S493-4.

[99] Morey, M.C., et al., *Exercise adherence and 10-year mortality in chronically ill older adults.* J Am Geriatr Soc, 2002. 50(12): p. 1929–1933.

[100] Stessman, J., et al., *Physical activity, function, and longevity among the very old.* Arch Intern Med, 2009. 169(16): p. 1476–1483.

[101] McGrath, R.P., et al., *Handgrip strength, function, and mortality in older adults: a timevarying approach.* Med Sci Sports Exerc, 2018. 50(11): p. 2259–2266.

[102] Whitney, D.G. and M.D. Peterson, *The association between differing grip strength measures and mortality and cerebrovascular event in older adults: national health and aging trends study.* Front Physiol, 2018. 9: p. 1871.

[103] Vagetti, G.C., et al., *Association between physical activity and quality of life in the elderly: a systematic review, 2000-2012.* Braz J Psychiatry, 2014. 36(1): p. 76–88.

[104] Garber, C.E., et al., *American college of sports medicine position stand. Quantity and quality of exercise for developing and maintaining cardiorespiratory, musculoskeletal, and neuromotor fitness in apparently healthy adults: guidance for prescribing exercise.* Med Sci Sports Exerc, 2011. 43(7): p. 1334–1359.

[105] Swain, D.P. and B.A. Franklin, *VO(2) reserve and the minimal intensity for improving cardiorespiratory fitness.* Med Sci Sports Exerc, 2002. 34(1): p. 152–157.

[106] Romero-Corral, A., et al., *Normal weight obesity: a risk factor for cardiometabolic dysregulation and cardiovascular mortality.* Eur Heart J, 2010. 31(6): p. 737–746.

[107] Marques-Vidal, P., et al., *Normal weight obesity: relationship with lipids, glycaemic status, liver enzymes and inflammation.* Nutr Metab Cardiovasc Dis, 2010. 20(9): p. 669–675.

[108] Sayer, A.A., et al., *The developmental origins of sarcopenia.* J Nutr Health Aging, 2008. 12(7): p. 427–432.

[109] Ford, E.S., C. Li, and G. Zhao, *Prevalence and correlates of metabolic syndrome based on a harmonious definition among adults in the US.* J Diabetes, 2010. 2(3): p. 180–193.

[110] Cowie, C.C., et al., *Full accounting of diabetes and pre-diabetes in the U.S. population in 1988-1994 and 2005-2006.* Diabetes Care, 2009. 32(2): p. 287–294.

[111] CDC., National Diabetes Fact Sheet: National Estimates and General Information on Diabetes and Prediabetes in the United States, 2011. 2011, Department of Health and Human Services, Centers for Disease Control and Prevention.: Atlanta, GA.

[112] Thomas, M.C., M.E. Cooper, and P. Zimmet, *Changing epidemiology of type 2 diabetes mellitus and associated chronic kidney disease.* Nat Rev Nephrol, 2016. 12(2): p. 73–81.

[113] Sinclair, A., T. Dunning, and L. Rodriguez-Manas, *Diabetes in older people: new insights and remaining challenges.* Lancet Diabetes Endocrinol, 2015. 3(4): p. 275–285.

[114] Richter, E.A., W. Derave, and J.F. Wojtaszewski, *Glucose, exercise and insulin: emerging concepts.* J Physiol, 2001. 535(Pt 2): p. 313–322.

[115] Nassis, G.P., et al., *Aerobic exercise training improves insulin sensitivity without changes in body weight, body fat, adiponectin, and inflammatory markers in overweight and obese girls.* Metabolism, 2005. 54(11): p. 1472–1479.

[116] Dela, F., et al., *Insulin-stimulated muscle glucose clearance in patients with NIDDM. Effects of one-legged physical training.* Diabetes, 1995. 44(9): p. 1010–1020.

[117] Pedersen, B.K., *The anti-inflammatory effect of exercise: its role in diabetes and cardiovascular disease control.* Essays Biochem, 2006. 42: p. 105–117.

[118] Colberg, S.R., et al., *Exercise and type 2 diabetes: American College of Sports Medicine and the American Diabetes Association: joint position statement. Exercise and type 2 diabetes.* Med Sci Sports Exerc, 2010. 42(12): p. 2282–2303.

[119] Donnelly, J.E., et al., *American college of sports medicine position stand. Appropriate physical activity intervention strategies for weight loss and prevention of weight regain for adults.* Med Sci Sports Exerc, 2009. 41(2): p. 459–471.

[120] Weston, K.S., U. Wisloff, and J.S. Coombes, *High-intensity interval training in patients with lifestyle-induced cardiometabolic disease: a systematic review and meta-analysis.* Br J Sports Med, 2014. 48(16): p. 1227–1234.

[121] Robinson, M.M., et al., *Enhanced protein translation underlies improved metabolic and physical adaptations to different exercise training modes in young and old humans.* Cell Metab, 2017. 25(3): p. 581–592.

[122] Visser, M., et al., *Leg muscle mass and composition in relation to lower extremity performance in men and women aged 70 to 79: the health, aging and body composition study.* J Am Geriatr Soc, 2002. 50(5): p. 897–904.

[123] Ruiz, J.R., et al., *Association between muscular strength and mortality in men: prospective cohort study.* BMJ, 2008. 337: p. a439.

[124] Artero, E.G., et al., *A prospective study of muscular strength and all-cause mortality in men with hypertension.* J Am Coll Cardiol, 2011. 57(18): p. 1831–1837.

[125] Beckwee, D., et al., *Exercise interventions for the prevention and treatment of sarcopenia. A systematic umbrella review.* J Nutr Health Aging, 2019. 23(6): p. 494–502.

[126] Yoshimura, Y., et al., *Interventions for treating sarcopenia: a systematic review and metaanalysis of randomized controlled studies.* J Am Med Dir Assoc, 2017. 18(6): p. 553 e1–553 e16.

[127] CDC, *QuickStats: Percentage of Adults Aged ≥18 Years Who Engaged in Leisure-Time Strengthening Activities,* by Age Group and Sex --- National Health Interview Survey, United States, 2008, in MMWR: Morbidity and Mortality Weekly Report.* 2009.

[128] Peterson, M.D., S. Al Snih, J.A. Serra-Rexach, and C. Burant, *Android adiposity and lack of moderate and vigorous physical activity are associated with insulin resistance and diabetes in aging adults.* J Gerontol A Biol Sci Med Sci. 2015. 70(8): p. 1009–1017.

[129] Kryger, A.I. and J.L. Andersen, *Resistance training in the oldest old: consequences for muscle strength, fiber types, fiber size, and MHC isoforms.* Scand J Med Sci Sports, 2007. 17(4): p. 422–430.

[130] Lynch, N.A., et al., *Muscle quality. I. Age-associated differences between arm and leg muscle groups.* J Appl Physiol (1985), 1999. 86(1): p. 188–194.

[131] Young, A., M. Stokes, and M. Crowe, *The size and strength of the quadriceps muscles of old and young men.* Clin Physiol, 1985. 5(2): p. 145–154.

[132] Bassey, E.J. and U.J. Harries, *Normal values for handgrip strength in 920 men and women aged over 65 years, and longitudinal changes over 4 years in 620 survivors.* Clin Sci (Lond),1993. 84(3): p. 331–337.

[133] Ferrucci, L., et al., *Hospital diagnoses, Medicare charges, and nursing home admissions in the year when older persons become severely disabled.* JAMA, 1997. 277(9): p. 728–734.

[134] Kelley, G.A. and K.S. Kelley, *Progressive resistance exercise and resting blood pressure: a meta-analysis of randomized controlled trials.* Hypertension, 2000. 35(3): p. 838–843.

[135] Huber, G., *The Effect of Resistance training on disablement outcomes: a meta-analysis [Dissertation].* 2005, University of Illinois: Chicago, IL. p. 124.

[136] Holviala, J.H., et al., *Effects of strength training on muscle strength characteristics, functional capabilities, and balance in middle-aged and older women.* J Strength Cond Res, 2006. 20(2): p. 336–344.

[137] Newton, R.U., et al., *Mixed-methods resistance training increases power and strength of young and older men.* Med Sci Sports Exerc, 2002. 34(8): p. 1367–1375.

[138] Roth, S.M., et al., *Muscle size responses to strength training in young and older men and women.* J Am Geriatr Soc, 2001. 49(11): p. 1428–1433.

[139] Yarasheski, K.E., J.J. Zachwieja, and D.M. Bier, *Acute effects of resistance exercise on muscle protein synthesis rate in young and elderly men and women.* Am J Physiol, 1993. 265(2 Pt 1): p. E210–E214.

[140] American College of Sports, M., *American College of Sports Medicine position stand. Progression models in resistance training for healthy adults.* Med Sci Sports Exerc, 2009. 41(3): p. 687–708.

[141] Kraemer, W.J., et al., *American College of Sports Medicine position stand. Progression models in resistance training for healthy adults.* Med Sci Sports Exerc, 2002. 34(2): p. 364–380.

[142] ACSM, *American College of Sports Medicine Position Stand. The recommended quantity and quality of exercise for developing and maintaining cardiorespiratory and muscular fitness, and flexibility in healthy adults.* Med Sci Sports Exerc, 1998. 30(6): p. 975–991.

[143] Peterson, M.D., et al., *Resistance exercise for muscular strength in older adults: a metaanalysis.* Ageing Res Rev, 2010. 9(3): p. 226–237.

[144] Peterson, M.D., A. Sen, and P.M. Gordon, *Influence of resistance exercise on lean body mass in aging adults: a meta-analysis.* Med Sci Sports Exerc, 2011. 43(2): p. 249–258.

[145] Peterson, M.D. and P.M. Gordon, *Resistance exercise for the aging adult: clinical implications and prescription guidelines.* Am J Med, 2011. 124(3): p. 194–198.

[146] Bottaro, M., et al., *Effect of high versus low-velocity resistance training on muscular fitness and functional performance in older men.* Eur J Appl Physiol, 2007. 99(3): p. 257–264.

[147] Ramirez-Campillo, R., et al., *High-speed resistance training is more effective than low-speed resistance training to increase functional capacity and muscle performance in older women.* Exp Gerontol, 2014. 58: p. 51–57.

[148] Izquierdo, M., et al., *Effects of strength training on muscle power and serum hormones in middle-aged and older men.* J Appl Physiol (1985), 2001. 90(4): p. 1497–1507.

[149] Reid, K.F. and R.A. Fielding, *Skeletal muscle power: a critical determinant of physical functioning in older adults.* Exerc Sport Sci Rev, 2012. 40(1): p. 4–12.

[150] Hakkinen, K., et al., *Selective muscle hypertrophy, changes in EMG and force, and serum hormones during strength training in older women.* J Appl Physiol (1985), 2001. 91(2): p. 569–580.

[151] Casas-Herrero, A., et al., *Functional capacity, muscle fat infiltration, power output and cognitive impairment in institutionalized frail oldest-old.* Rejuvenation Res 2013. 16: p. 396–403.

[152] Miszko, T.A., et al., *Effect of strength and power training on physical function in communitydwelling older adults.* J Gerontol A Biol Sci Med Sci, 2003. 58(2): p. 171–175.

[153] Bean, J.F., et al., *Increased velocity exercise specific to task training versus the National Institute on Aging's strength training program: changes in limb power and mobility.* J Gerontol A Biol Sci Med Sci, 2009. 64(9): p. 983–991.

[154] Straight, C.R., et al., *Effects of resistance raining on lower-extremity muscle power in middleaged and older adults: a systematic review and meta-analysis of randomized controlled trials.* Sports Med, 2016. 46(3): p. 353–364.

[155] Cadore, E.L., et al., *Multicomponent exercises including muscle power training enhance muscle mass, power output, and functional outcomes in institutionalized frail nonagenarians.* Age (Dordr), 2014. 36(2): p. 773–785.

[156] Micheo, W., L. Baerga, and G. Miranda, *Basic principles regarding strength, flexibility, and stability exercises.* Pm r, 2012. 4(11): p. 805–811.

[157] Harada, N.D., et al., *An evaluation of three self-report physical activity instruments for older adults.* Med Sci Sports Exerc, 2001. 33(6): p. 962–970.

[158] Liberman, K., et al., *The effects of exercise on muscle strength, body composition, physical functioning and the inflammatory profile of older adults: a systematic review.* Curr Opin Clin Nutr Metab Care, 2017. 20(1): p. 30–53.

[159] Baker, M.K., E. Atlantis, and M.A. Fiatarone Singh, *Multimodal exercise programs for older adults.* Age Ageing, 2007. 36(4): p. 375–381.

[160] Carvalho, M.J., E. Marques, and J. Mota, *Training and detraining effects on functional fitness after a multicomponent training in older women.* Gerontology, 2009. 55(1): p. 41–48.

[161] Toraman, N.F., A. Erman, and E. Agyar, *Effects of multicomponent training on functional fitness in older adults.* J Aging Phys Act, 2004. 12(4): p. 538–553.

[162] Castell, M.V., et al., *Effectiveness of an intervention in multicomponent exercise in primary care to improve frailty parameters in patients over 70 years of age (MEFAP-project), a randomised clinical trial: rationale and study design.* BMC Geriatr, 2019. 19(1): p. 25.

[163] Losa-Reyna, J., et al., *Effect of a short multicomponent exercise intervention focused on muscle power in frail and pre frail elderly: a pilot trial.* Exp Gerontol, 2019. 115: p. 114–121.

[164] Tarazona-Santabalbina, F.J., et al., *A multicomponent exercise intervention that reverses frailty and improves cognition, emotion, and social networking in the community-dwelling frail elderly: a randomized clinical trial.* J Am Med Dir Assoc, 2016. 17(5): p. 426–433.

[165] Takano, H., et al., *Hemodynamic and hormonal responses to a short-term low-intensity resistance exercise with the reduction of muscle blood flow.* Eur J Appl Physiol, 2005. 95(1): p. 65–73.

[166] Hughes, L., et al., *Blood flow restriction training in clinical musculoskeletal rehabilitation: a systematic review and meta-analysis.* Br J Sports Med, 2017. 51(13): p. 1003–1011.

[167] Mignardot, J.B., et al., *Neuromuscular electrical stimulation leads to physiological gains enhancing postural balance in the pre-frail elderly.* Physiol Rep, 2015. 3: p. 1–17.

[168] Pietrangelo, T., et al., *Effects of local vibrations on skeletal muscle trophism in elderly people: mechanical, cellular, and molecular events.* Int J Mol Med, 2009. 24(4): p. 503–512.

[169] Doherty, T.J., *Invited review: aging and sarcopenia.* J Appl Physiol (1985), 2003. 95(4): p. 1717–1727.

[170] Kelley, G.A., K.S. Kelley, and Z.V. Tran, *Exercise and bone mineral density in men: a metaanalysis.* J Appl Physiol (1985), 2000. 88(5): p. 1730–1736.

[171] Kelley, G.A. and K.S. Kelley, *Efficacy of resistance exercise on lumbar spine and femoral neck bone mineral density in premenopausal women: a meta-analysis of individual patient data.* J Womens Health (Larchmt), 2004. 13(3): p. 293–300.

[172] Roig, M., et al., *The effects of eccentric versus concentric resistance training on muscle strength and mass in healthy adults: a systematic review with meta-analysis.* Br J Sports Med, 2009. 43(8): p. 556–568.

[173] Baumgartner, R.N., et al., *Epidemiology of sarcopenia among the elderly in New Mexico.* Am J Epidemiol, 1998. 147(8): p. 755–763.

[174] Janssen, I., et al., *Skeletal muscle cutpoints associated with elevated physical disability risk in older men and women.* Am J Epidemiol, 2004. 159(4): p. 413–421.

[175] Orr, R., J. Raymond, and M. Fiatarone Singh, *Efficacy of progressive resistance training on balance performance in older adults : a systematic review of randomized controlled trials.* Sports Med, 2008. 38(4): p. 317–343.

[176] Goldberg, L., et al., *Changes in lipid and lipoprotein levels after weight training.* JAMA,1984. 252(4): p. 504–506.

[177] Hurley, B.F., et al., *Resistive training can reduce coronary risk factors without altering VO2max or percent body fat.* Med Sci Sports Exerc, 1988. 20(2): p. 150–154.

[178] Cauza, E., et al., *Strength and endurance training lead to different post exercise glucose profiles in diabetic participants using a continuous subcutaneous glucose monitoring system.* Eur J Clin Invest, 2005. 35(12): p. 745–751.

[179] Steib, S., D. Schoene, and K. Pfeifer, *Dose-response relationship of resistance training in older adults: a meta-analysis.* Med Sci Sports Exerc, 2010. 42(5): p. 902–914.

[180] Shaw, C.S., J. Clark, and A.J. Wagenmakers, *The effect of exercise and nutrition on intramuscular fat metabolism and insulin sensitivity.* Annu Rev Nutr, 2010. 30: p. 13–34.

[181] Westcott, W.L., *Resistance training is medicine: effects of strength training on health.* Curr Sports Med Rep, 2012. 11(4): p. 209–216.

[182] Dalsky, G.P., et al., *Weight-bearing exercise training and lumbar bone mineral content in postmenopausal women.* Ann Intern Med, 1988. 108(6): p. 824–828.

[183] Nelson, M.E., et al., *Effects of high-intensity strength training on multiple risk factors for osteoporotic fractures. A randomized controlled trial.* JAMA, 1994. 272(24): p. 1909–1914.

[184] Shah, K., et al., *Exercise training in obese older adults prevents increase in bone turnover and attenuates decrease in hip bone mineral density induced by weight loss despite decline in boneactive hormones.* J Bone Miner Res, 2011. 26(12): p. 2851–2859.

[185] Bweir, S., et al., *Resistance exercise training lowers HbA1c more than aerobic training in adults with type 2 diabetes.* Diabetol Metab Syndr, 2009. 1: p. 27.

[186] Shaw, B.S., Shaw, I. Brown, G.A., *Resistance exercise is medicine: strength training in health promotion and rehabilitation.* Int J Ther Rehabil, 2015. 22(8): p. 385–389.

[187] Organisation, W.W.H., Global Recommendations on Physical Activity for Health. 2010, World Health Organization: Geneva, Switzerland.

第 23 章　肌少症的营养治疗
Nutritional Approaches to Treat Sarcopenia

Tommy Cederholm　Jürgen M. Bauer　Alfonso J. Cruz-Jentoft　著

姜　娟　译　　王晶桐　校　　康　琳　审

一、肌少症的病因和营养干预的效果

肌少症是一种多种原因相互作用的疾病，分为原发性和继发性肌少症，这种分类反映了潜在机制的差异[1]。了解不同情况下肌少症的发生机制，是提供最佳治疗方案的先决条件，例如，营养干预的效果在很大程度上取决于肌少症的病因。

原发性肌少症是指由于衰老相关的分解代谢机制而导致的肌肉功能和肌肉量损失[1]。随着年龄增长，食欲下降，"老年性厌食症"[2] 的相关影响因素包括嗅觉和味觉的变化、饥饿和饱腹信号之间的激素平衡（如胆囊收缩素和胃泌素）、心室扩张能力。其他引起原发性年龄相关性肌少症的促进因素较少或不易受到营养干预的影响，如细胞凋亡增加、合成代谢激素（如睾酮和雌激素）分泌减少、运动神经元退化和低滴度炎症反应（炎症反应过程）[3]。当有导致肌肉量和功能下降的明确的其他原因时，会发生继发性肌少症[1]。本章特别关注的是由于能量或蛋白质摄入不足、吸收不良和厌食导致的营养不良性肌少症，这也包括肥胖相关的肌少症，即肥胖肌少症（见第 12 章）。其他类型的继发性肌少症包括疾病和缺乏活动，这些不是主要通过营养或饮食摄入不足而引起肌少症。尽管如此，营养干预仍然可能是其他适当治疗手段的有益补充。例如，将蛋白质补充与抗阻训练相结合，以对抗久坐的生活方式或其他原因导致的运动缺乏；或者将能量和蛋白质补充与其他治疗和运动相结合可改善疾病相关营养不良（即

恶病质），因其可限制炎症驱动的肌肉分解代谢造成的体重下降[4]。

本章将讨论可能影响肌肉功能和肌肉量的各种营养干预方法，重点是蛋白质摄入。介绍当前和未来的建议，以及相关证据基础。此外，讨论治疗肌少症的其他营养干预选择，如维生素 D、必需脂肪酸和肌肉保护性饮食模式。

二、膳食蛋白质摄入量与肌肉合成代谢

肌原纤维蛋白，即肌动蛋白和肌球蛋白，构成肌肉细胞。肌肉组织每天的更新率（降解和合成）高达 2%，肌肉高度依赖氨基酸的持续供应。无论是蛋白质摄入的数量，还是蛋白质来源和氨基酸组成的质量，对肌肉平衡和增加都很重要。

（一）目前的膳食蛋白质推荐

维持肌肉稳态所需的每日膳食蛋白质摄入量是多年来备受争议的话题。即使受到多个国际专家组以及官方膳食指南的质疑，官方主流推荐的蛋白质摄入量仍然是成人 0.8g/（kg·d）[5-7]。很多推荐也在不断更新。这个 0.8g/（kg·d）的推荐源自 IOM2006[8]，基于对 19 项短期氮平衡研究的 Meta 分析[9]。其中仅有 1 项是针对 65 岁以上的受试者[10]。在 Meta 分析结果中，平均需要量（estimated average requirement，EAR）设定为 0.65g/（kg·d），随后推荐的膳食营养素供给量（recommended dietary allowance，RDA）为

0.83g/（kg·d），已涵盖所有（97%）健康个体的每日最低需求，并且不建议按年龄进行区分。

即使使用这些保守的推荐量，估计仍有 1/3 的 50 岁以上成年人无法达到蛋白质的 RDA，而大约 10% 老年女性甚至无法达到蛋白质的 EAR。

（二）老年人是否需要更高的蛋白质推荐量

自 21 世纪初以来，越来越多的证据对 IOM2006 的推荐提出了质疑，一些专家小组建议更高的蛋白质摄入量。

2013 年，国际 PROT-AGE 研究小组提出，65 岁以上的老年人需要每天摄入至少 1.0～1.2g/kg 蛋白质。患有急性或慢性疾病的老年人建议每天摄入 1.2～1.5g/kg 蛋白质。但对于有肾功能不全如肾小球滤过率（glomerular filtration rate，GFR）< 30ml/（min·1.73m²）的患者，需要谨慎对待这个建议[11]。

1 年后，欧洲临床营养与代谢学会[12] 的国际专家组表示支持上述建议，他们认为："首先，对于健康老年人，膳食应提供 1.0～1.2g/（kg·d）蛋白质。其次，对于因患有急性或慢性疾病而有营养不良或营养不良风险的老年人，膳食应提供 1.2～1.5g/（kg·d）蛋白质；对于严重疾病或损伤的患者，推荐的摄入量甚至更高。最后，强调所有老年人应尽可能进行日常身体活动或锻炼（包括抗阻训练和有氧运动）。"

北欧营养建议 2012（Nordic Nutrition Recommendations 2012）（2015 年北欧部长理事会）[13] 明确推荐了宏量营养素摄入量应占总能量的比例（E%），对于健康老年人（>65 岁）蛋白质摄入量占总能量的 15%～20%，平均为 18%[13, 14]。这分别对应的蛋白质摄入量为 1.1～1.3g/（kg·d）和 1.2g/（kg·d）。与 2004 年相应建议比较，蛋白质摄入量增加了 20%。

随后，一些专家声明支持更高蛋白质摄入量的建议[15-20]，尽管相关证据基础尚不明确。

世界卫生组织最近发布了一份文件，即"老年人整合照护，社区干预管理内在能力下降指南"，指出"……标准蛋白质摄入量可能不足以满足老年人"，但没有给出任何更详细的摄入量建议[21]。

（三）推荐更高蛋白质摄入量的证据基础

肌少症发生是一个伴随着功能和肌肉量缓慢丧失的隐匿性过程，最终发展成肌少症。氮平衡研究被认为是确定蛋白质需求量的"黄金标准"，但此类研究仅在 3～7 天内进行，无法在长时间内识别非常小量的负氮平衡。在过去 10 年中，发明了一种通过稳定同位素测量氮平衡的替代技术[22, 17]。运用"氨基酸氧化指标"（indicator amino acid oxidation，IAAO）技术的研究结果表明，既往传统氮平衡技术低估了 30%～50% 的需求量[23]。

尽管研究表明，老年人和年轻人的肌肉蛋白质合成能力非常相似[24-27]，但许多观察结果提示，老年人通常需要摄入更多的膳食蛋白质，以诱发一个最大的肌肉合成反应[28, 29]。这种合成代谢抵抗[30, 31] 与原发性（年龄相关）肌少症的发生有相同的促进因素，如凋亡活性增加、自噬功能失调、内脏氨基酸提取增加和炎症反应。

1. 全饮食方法：观察和干预研究

尽管高质量的随机对照试验（RCT）具有更高的价值，但是由于老年人肌少症的进程缓慢，良好的前瞻性观察研究的证据等级可能会升级。但是，此类 RCT 仍需要足够长的研究时间来避免以下风险：要么错过了增加蛋白质暴露的长期延迟效应，要么未显示出急性效应，这种效应因为代谢适应或饮食偏好的变化被平衡化了。

几项重要的观察性研究源自健康老龄化身体成分（Aging Body Composition，ABC）报道，但结果有些矛盾。其中，2008 年一项研究提供了关于蛋白质摄入量和肌肉量变化的 3 年随访数据，通过双能 X 线吸收法测量社区老年人肌肉量，结果表明当摄入量高于 0.8g/（kg·d）时，则以剂量依赖的方式发挥对肌肉量的良好保护作用[32]。有趣的是，最近发表的报道是在同一队列人群随访 5 年，观察蛋白质摄入量与通过计算机断层扫描测量大腿中部肌肉体积，却无法重复 2008 年报道中的结果[33]。最近的研究主要关注的是肌肉功能而不是肌肉量，也许这更为重要，在同一队列人群的第 3 项研究是关于蛋白质摄入量与步行和爬楼梯活动能力受限之间的关系，随访 6 年结果显示增加蛋白质摄入量降低活动能力受限的风险[34]。

支链必需氨基酸亮氨酸在实验模型中增加肌肉蛋白质的合成[35, 36]。在丹麦 WHO-MONICA 队列中，通过饮食访谈计算饮食中亮氨酸的摄入量，6 年后通过生物电阻抗法测定瘦体重（LBM）并评估身体功能。<65 岁的年轻人保持 LBM 与蛋白质或亮氨酸摄入量无关，与之相比，>65 岁的老年人只有在亮氨酸摄入量达到最高的四分位数（7.1g/d），才能够保持其 LBM。高亮氨酸摄入量与总蛋白质最高摄入量［1.26g/（kg·d）］相关[37]。长期前瞻性研究主要是为了解特定营养素在整个饮食中的防治价值。

小型短期 RCT 研究表明，维持蛋白质摄入量 0.8g/（kg·d）会导致老年受试者大腿肌肉体积减少和尿氮排泄减少[38]。

2. 动物或植物蛋白质来源

与植物性来源相比，动物性食品提供的每克蛋白质数量和质量更高。然而，植物性饮食也可以很好地满足对含必需氨基酸的蛋白质需求，但需要增加膳食量。植物性饮食还提供了动物性饮食中没有的其他潜在保护肌肉的营养素。

图 23-1 提供了一些普通食物中蛋白质含量的数据。不同蛋白质来源促进肌肉蛋白质合成的能力差异通常归因于 2 个关键因素，即蛋白质的氨基酸组成和消化吸收动力学。

3. 蛋白质补充研究—整蛋白方法

当已经发生肌少症时，如居住在社区的老年人、慢性病患者或护理院老人，补充液体蛋白质通常是增加蛋白质摄入量的主要途径。尽管有许多来自这些人群的蛋白质补充研究，但根据最新

来　　源	每 100g 食物	蛋白质（g）
动物性来源	瘦牛肉	25
	鸡胸肉	25
	三文鱼	22
	水浸金枪鱼	24
	牛奶（1%）	3
	酸奶（低脂）	5
	硬奶酪	25
	鸡蛋（1 个）	7
植物性来源	花生	26
	杏仁	20
	坚果（各种）	13～20
	大豆（熟的）	11
	扁豆（熟的）	9
	白豆（熟的）	7
	青豌豆（熟的）	5
	藜麦	5
	意大利面	3～11
	米饭（熟的）	3
	马铃薯	3
	鳄梨	2
	香蕉	1

▲ 图 23-1 各种食物中的蛋白质含量

定义，只有少数人被确定为肌少症。总体上，回顾针对肌肉效应的重要干预研究仍然很有意义。

一项 Meta 分析[39]总结了 36 项 RCT 涉及近 4000 名患者（1/3 患者患有髋部骨折，平均疗程 3 个月），并评估了口服高蛋白营养补充剂（蛋白质摄入量占总能量>20%）的多重疗效。与肌少症相关的因素是握力的改善，同时减少并发症和再入院。其中包括的大部分研究均提供了整蛋白，而没有特别强调蛋白质质量或氨基酸分布。

荷兰 2 项针对衰弱老年人的研究报道，6 个月内单独服用 30g 浓缩乳蛋白粉可改善腿部力量和简易体能状况量表（SPPB）评分（包括步速、起坐测试和平衡）[40]。同等蛋白质补充剂与运动相结合并没有因增强运动而改善腿部力量，但引起了临床相关的肌肉量增加[41]。

一项韩国 RCT 研究[42]在 120 名衰弱或衰弱前期[43]老年受试者中评估了补充蛋白粉的效果，将蛋白质摄入量从 0.8g/（kg·d）（安慰剂）分别增加到 1.2g/（kg·d）或 1.5g/（kg·d），3 个月后，最

高摄入量即 1.5g/（kg·d），而不是 1.2g/（kg·d），与四肢骨骼肌量增加和步速改善有关。

4. 蛋白质补充研究：快蛋白和慢蛋白、必需氨基酸、亮氨酸、β- 羟基 -β- 甲基丁酸

肌肉中的肌肉蛋白质合成速率会因为肌肉所含蛋白质种类和质量的改变而发生显著变化，尤其是急性反应时。

膳食蛋白质消化和吸收的动力学各不相同，这个过程的速度可能会影响餐后氨基酸的利用率和肌肉内蛋白质合成反应。因此，膳食蛋白质分为"快"或"慢"蛋白[44]。与慢蛋白如酪蛋白相比，快消化蛋白如乳清蛋白，对肌肉蛋白质合成的刺激更快、更强[45]。含有乳清蛋白和必需氨基酸混合物的补充剂在摄入后 15min 内出现在血浆中，称为快蛋白。相反，大多数常规食物（如牛肉、鸡肉、乳制品）来源的蛋白质需要更长时间才能出现在循环中，并被认为是慢蛋白。快蛋白可以改善老年患者的肌肉功能，有助于限制衰老相关的合成代谢抵抗[46]。

蛋白质中的必需氨基酸（EAA）含量和组成可能是影响蛋白质合成代谢潜力的最重要决定因素。EAA 可以有效提高急性期的蛋白质合成速率[47]。但是，临床中长期应用是否可以有持续的类似效果？一项临床研究将接受膝关节置换术的老年患者术后随机分为 20g EAA 组和（或）安慰剂组，为期 6 周，值得注意的是，EAA 保护了 LBM、股四头肌力量和功能（即 TUG 测试）[48]。

亮氨酸是一种支链 EAA，实验研究表明其具有特殊的增加蛋白质合成作用[35, 49]。同样的问题是，这样的短期研究结果，临床长期应用疗效是否可以维持。临床上亮氨酸研究的结果并不一致，但在某些情况下可能是营养成分的重要补充。

PROVIDE 研究为这一说法提供了一些证据。在一项为期 3 个月的研究中，近 400 名主要居住在社区的肌少症老年人被随机分为 2 组，一组给予富含亮氨酸、维生素 D 和蛋白质的液体补充剂，另一组给予等热量的安慰剂。虽然主要结果指标

呈阴性，包括 SPPB 和握力，但改善了干预组的次要结果，包括起坐能力和四肢肌肉量[50]。对于大多数营养干预研究来说，很难明确指出哪些营养素是导致疗效的根本原因（或者是多种因素的综合结果）。

β- 羟基 -β- 甲基丁酸（HMB）是亮氨酸的活性代谢产物，具有与亮氨酸相似的合成代谢作用。HMB 在临床上被认为比亮氨酸更有效[51-53]。在与 PROVIDE 研究类似的一项研究中，330 名肌少症和营养不良的老年人被随机分为 2 组，分别接受含 HMB 的高蛋白质（每日 40g）口服营养补充剂（oral nutrition support，ONS）和不含 HMB 的高蛋白质（每日 28g）ONS，2 组 ONS 提供的热量相等。6 个月后，2 组的腿部力量和握力都得到改善，在轻 - 中度肌少症亚组中，HMB 对腿部力量有一些补充效应[54]。

（四）更高的蛋白质摄入能否使所有 65 岁以上的老年人受益

在改善老年人健康和功能状态的时代，同时伴有全球流行性肥胖也影响老年人的情况下，建议 65 岁以上的所有人摄入相同数量的蛋白质可能是有待商榷的。

一项针对 65 岁以上、超重且非肌少症的美国男性研究，受试者均存在躯体功能下降和蛋白质摄入量低于 0.8g/（kg·d），此项研究可能会阐明这个问题[55]。该研究观察了 2 种水平的蛋白质摄入量 [0.8g/（kg·d）和 1.3g/（kg·d）] 持续 6 个月以上对肌肉量和力量的影响。受试者的平均体重为 92kg（BMI 约 30kg/m²）。低蛋白质摄入组每天摄入了相当高的蛋白质绝对量，达到 74g（相当于 340g 牛肉）。高蛋白质摄入组每天摄入 120g 蛋白质（相当于 540g 牛肉）。观察 6 个月后 2 组的肌肉量和力量没有差异。这个结果反映了这样一个事实，即在蛋白质决定摄入量处于足够的范围值内时，进一步增加蛋白质摄入量不会增加健康老年人的蛋白质合成。先前在青年人和老年

人中进行的一项研究表明，一份适量的 113g 牛肉（相当于 30g 蛋白质）与一份更大的 340g 牛肉（90g 蛋白质）在激发蛋白质合成反应方面的效果相同[56]。

从这项研究[55]和其他研究中得到的提示是，除了年龄和蛋白质摄入量，蛋白质的推荐量还需要考虑体重、肌肉和健康状况。

（五）绝对或按比例的蛋白摄入建议

2006 年，IOM[8]建议使用主要营养素分布可接受范围（acceptable macronutrient distribution range，AMDR），作为占总能量摄入的能量百分比（energy percent，E%）。与 0.8g/（kg·d）的 RDA 相比，IOM 声称蛋白质的 AMDR 为 10%～35%，提供了更宽的推荐范围，允许膳食规划和个体需求具有更大的灵活性。AMDR（10%～35%）的范围上限［在老年人群中高达 2.5g/（kg·d）］可能超过了可接受的蛋白质摄入量，因此其实用性受到限制。在较窄的范围内，蛋白质的 AMDR 推荐为 10%～20%（如 NNR2012[13]的建议）可操作性更好。此外，蛋白质推荐量将与理想的体力活动水平（physical activity levels，PAL）、能量摄入量、性别有关，而不仅仅与实际体重有关。因此，对于超重和肥胖人群而言，AMDR 模型可能会调整高蛋白质摄入量。

三、蛋白质补充与运动相结合

抗阻运动是对各年龄段及各种临床状态下的肌少症治疗的关键手段[57-59]。2009 年的一项 Cochrane 系统综述涵盖了 121 项关于抗阻运动的研究，明确证实了对老年人肌肉力量的有益影响[60]。

直观而言，抗阻运动与蛋白质补充相结合看起来合乎逻辑。然而，必须考虑到抗阻训练对合成代谢的强大促进作用。因此，许多研究表明，额外补充蛋白质并不一定会带来有益作用。总体数据表明，当蛋白质习惯性摄入量和氨基酸含量不足时，以及当受试者为肌少症或营养不良时，额外补充蛋白质是有效的。

对于患肌少症或有可能患肌少症的老年人来说，推荐抗阻训练和额外蛋白质补充相结合是安全的。对于这个问题，蛋白质的摄入时机可能很重要。（见"蛋白质补充的时机"）

运动与蛋白质补充相结合的证据基础

2012 年的一项 Meta 分析[61]总结了 22 项运动和蛋白质补充相结合的 RCT 研究。研究对象包括青年人和老年人，为所有参与者提供运动指导，随机分为提供含蛋白质的 ONS 组与安慰剂组。ONS 组的去脂体重和股四头肌力量均增加（青年人和老年人）。

患肌少症的日本老年女性被随机分为 4 组，单独抗阻运动（每周 2 次）组、抗阻运动与 EAA 补充剂联合组、单独 EAA 补充剂组、健康宣教组。3 个月后，3 个干预组的步速均有提高，抗阻运动组和抗阻运动与 EAA 联合组的腿部肌肉量有所增加，而膝关节伸展力量仅在抗阻运动与 EAA 联合组有所改善[62]。

另一项关于运动和营养补充相结合的研究只选择了肌少症的老年人（80 岁）[63]。全部受试者每周运动 5 次，每次 20min，并随机分配至营养干预组（乳清蛋白、EAA、亮氨酸和维生素 D 的复合物）与安慰剂组。12 周后，与安慰剂组相比，营养干预组的 FFM 增加 1.6kg，握力增加 3.7kg。一项针对脑卒中后肌少症患者的小型研究也表明，在低强度抗阻训练中添加富含亮氨酸的补充剂可增加肌肉量、握力和功能独立性评定量表（functional independence measure，FIM）得分[64]。另外 2 项日本 RCT 研究针对肌少症老年人，分别持续 8 周和 12 周，报道了亮氨酸或蛋白质补充剂同时联合抗阻训练，对握力、肌肉量和膝关节伸展度有改善作用[65, 66]。在衰弱老年人中，乳清蛋白补充剂和抗阻运动相结合，运动持续 14 周以上，改善了握力和 TUG 指标，而肌酸补充剂没有额外的获益[67]。

正如所预料的，并不是所有的研究都表明运动联合蛋白质补充会产生有益效果。例如，荷兰的一项研究就是这种情况，该研究纳入健康非肌少症的老年男性，进行 12 周以上的抗阻运动，运动后随机接受 20g 蛋白质或安慰剂，每周 3 次，并未观察到 2 组肌肉量和力量有差异[68]。来自美国和瑞典的 VIVE2 研究，对于行动不便但无营养不良或肌少症的老年受试者，提供每周 3 次锻炼，为期半年，并随机分配至营养补充组（含蛋白、亮氨酸和维生素 D 的补充剂）和安慰剂组[69]。营养补充组的 400m 步行试验和股四头肌力量有轻微提高，除了减少肌内脂肪的积累，未观察到其他正性效应[70]。

四、蛋白质补充的时机

我们将从 2 个方面讨论蛋白质摄入的时机问题，即一天中膳食摄入量的分布和与运动有关的摄入。

一日三餐中蛋白质的均匀分布是否能促进肌肉的增加和功能，目前还没有定论。尽管如此，为了达到推荐水平，需要确保三餐的高蛋白质含量。抗阻运动促进蛋白质合成；然而，这个窗口期相当长。尽管如此，在锻炼同时及时补充蛋白质，确保肌肉中的高氨基酸含量可能是明智的。

（一）蛋白质日摄入量的分配

许多人每天的大部分蛋白质都是在一餐中摄入，即午餐或晚餐[71]。来自 NHANES 的膳食调查数据表明，早餐、午餐和晚餐的平均蛋白质摄入量分别为 15g、15g 和 30g。研究表明，机体摄取 25～30g 蛋白质（8～10g EAA）时，蛋白质合成速率最大[25, 72]。加拿大一项针对超过 1500 名老年人、为期 3 年的观察性研究表明，蛋白质摄入分配越均匀，握力和腿部力量改善越好，但与活动能力（如 TUG 和步速）无关[73]。

因此，一些人建议平均分配蛋白质摄入量，每餐至少 25～30g，以实现最佳的肌肉蛋白质合成效果。这一建议仍然缺乏更有力的数据支持，而且有研究结果反驳了平均分配蛋白质摄入量与肌肉蛋白质合成率的相关性[74]。

（二）运动时蛋白质摄取时机

在抗阻运动中，肌肉中的蛋白质合成是受限的，但会在 1h 内恢复，并在长达 48h 内促进蛋白质增加[75-77]。当运动促进蛋白质合成时，建议确保肌肉中的高氨基酸含量[78]。

快蛋白，即乳清蛋白和 EAA 溶液，在摄入后约 15min 出现在循环中，因此应该在运动前短时间内给予。相反，来自牛肉、鸡肉或奶制品等常规食物的蛋白质要花更长的时间才能出现在循环中，因此，它们应该在运动前 60～90min 摄入。

五、其他营养干预方法

（一）维生素 D 与肌少症

维生素 D 对老年人肌肉功能的作用是不确定的。肌肉细胞有大量的维生素 D 受体（vitamin D receptor，VDR）。早期研究表明，严重的维生素 D 缺乏会导致肌病，并对维生素 D 治疗有效[79, 80]。肌肉细胞的维生素 D 水平影响 VDR 基因的表达和其他细胞功能[80]。在短期小规模的干预研究中，维生素 D 可改善肌纤维面积[81]。一项被大量引用的 Meta 分析[82] 表明，补充维生素 D 可以预防老年人跌倒。几项 RCT 研究评估了维生素 D 对肌肉量和功能的影响，并被纳入 Meta 分析。

基于目前的研究，在某些情况下，建议老年人每日或每周补充中等剂量的维生素 D 似乎是安全的。纠正明确的维生素 D 缺乏。维生素 D 浓度至少应保持在 20ng/L 以上，相当于 50nmol/L。患有肌少症或肌少症风险的老年人通常也有骨质疏松症和维生素 D 缺乏的风险，这增加了维生素 D 处方的安全性。对于肌少症的治疗，应将维生素 D 与蛋白质补充（和运动）结合起来。

维生素 D 推荐的证据基础

自 2011 年以来，至少发表了 3 篇较大规模的

Meta 分析[83-85]。这些文献提出了不同的主要结果衡量标准。Stockton 及其同事[83]综合分析了 17 项针对 18 岁以上成年人的 RCT 研究，所有的研究都表明干预对握力和下肢力量没有影响。但是，其中有 2 项针对维生素 D 缺乏参与者［25- 羟基维生素 D，25（OH）D＜25nmol/L］的研究表明，补充维生素 D 改善了髋部肌肉力量。Beaudart 团队收集了 30 项 RCT 数据进行 Meta 分析[84]，发现补充维生素 D 对整体肌肉力量有微小的积极作用。支持先前的 Meta 分析结果，在 25（OH）D 值较低（＜30nmol/L）的老年受试者中作用会更明显。第 3 项 Meta 分析[85]纳入 15 项 RCT，以握力或 TUG 作为结局变量，结果提示补充维生素 D 对两者都没有影响。

最近的一项 RCT 选择了居住在社区的 60 岁以上的居民，并且血清 25（OH）D＜20ng/ml（相当于＜50nmol/L），予补充维生素 D 使其在 1 年内达到＞32ng/L 的水平。结果显示此干预措施不影响下肢力量、功能或 LBM[86]。对 65 岁以上处于衰弱或衰弱前期、基线血清 25（OH）D 浓度为 20～50nmol/L 的老年人来说，补充维生素 D 6 个月，并没有改变肌肉量或身体功能[87]。同样，380 名 70 岁以上的老年人每月提供高剂量维生素 D，补充持续 1 年，对握力或 TUG 无显著影响[88]。与这些阴性结果不同，在日本社区老年人中进行的关于每日抗阻运动与每日 1000U 维生素 D 的研究表明，运动和维生素 D 补充分别改善了身体功能，包括下肢肌肉力量，但联合治疗效果更好[89]。

（二）必需脂肪酸

多不饱和脂肪酸（polyunsaturated fatty acids，PUFA），即 ω-3 脂肪酸和 ω-6 脂肪酸，前者主要存在于海产品和绿叶食物中，后者主要来自非热带蔬菜，两者是生命活动所必需的物质，必须从食物中获取。在脂肪酸的诸多功能中，其能够进入细胞核并影响与肌肉蛋白质合成相关的基因表达[90]。二十碳五烯酸（eicosapentaenoic acid，EPA）和二十二碳六烯酸（docosahexaenoic acid，DHA）是研究的热点。

20 世纪 90 年代，有几篇关于 EPA 有效改善癌症恶病质患者肌肉量的报道[91]。这些观察结果为将 2g EPA 随机分配给 200 名体重减轻的胰腺癌患者大型 RCT 奠定了基础。该 RCT 研究[92]，虽然意向性分析（intention-to-treat analysis，ITT）不能显示对肌肉量的任何影响，但是在对照组中 EPA 水平也有所增加，按照前期方案和事后分析表明，EPA 补充对 LBM 有积极作用。目前，对 ω-3 脂肪酸和肌肉量在癌症中的研究兴趣有所下降。然而，最近 6 个 RCT（2009—2014 年）关于 ω-3 脂肪酸治疗各种恶性肿瘤患者的报道显示，在治疗 1～2 个月后，LBM 普遍增加[93]。

补充 ω-3 脂肪酸是否能有效预防或治疗老年肌少症尚不清楚。在一项为期 6 个月的 RCT 中，为健康老年人提供 3g EPA 或安慰剂，结果显示与安慰剂组相比，服用 EPA 组大腿体积和握力有所改善[94]。相比之下，规模更大的法国 MAPT 试验研究结果提示，"低剂量 ω-3 补充剂，无论是单独还是与多种生活方式干预相结合，观察 3 年对老年人的肌肉力量没有显著影响"[95]。这一阴性结果与在健康老年男性抗阻运动基础上，随机添加 ω-3 脂肪酸为期 3 个月，观察到的结果是一致的，对炎症细胞因子的水平或表达没有任何影响[96]。

（三）饮食模式

食物是数百种营养素和化学物质的混合物，无论是单一成分还是混合物均具有多种功能。与药理学物质相比，分开单独评估营养素效应很少有用，因为食物成分之间可能会发生相互作用。医学实践倾向于将营养素作为药理学物质来评估，因此，当每种营养素的功效没有得到科学证明时，可能会忽略其潜在效应。食物模式的概念承认，营养物质的相互作用组合可能会产生生理效应。

幸运的是，文献表明通常对健康有益的食物

模式对肌肉也有好处。以蔬菜和水果为基础的植物性饮食，结合不饱和的非热带植物油、鱼类和家禽（如传统的地中海饮食模式），可能对保护肌肉功能有长期好处。

植物性饮食和肌肉健康的证据基础

食物和食物改良对健康的影响通常需要很长时间才能显现。因此，良好的长期观察研究是可靠的证据来源。关于健康饮食与肌少症相关性的长期 RCT 研究很少，相关研究主要以传统的地中海饮食为主，依从性通常根据地中海饮食评分（Mediterranean Diet Score，MDS）0～8 分进行评估[97]。

InChianti 研究是关于托斯卡纳 690 名社区居民（>65 岁）的队列研究，根据食物频率问卷(food frequency questionnaires，FFQ）计算 MDS，随访 6 年，MDS 评分与衰弱的发展呈负相关。衰弱的诊断标准为肌肉力量差、乏力、步速慢和体力活动下降中至少符合 2 条[98]。西班牙一项对 1800 名老年人进行的为期 3 年的观察研究表明，地中海饮食依从性较好者衰弱的风险减半[99]。瑞典一项针对平均年龄 87 岁男性的研究[100] 显示，肌少症的发展[101] 与平均年龄 71 岁时的 MDS 呈反比关系。MDS 每增加一个标准差，肌少症风险下降的粗略比值比为 0.68，95% 置信区间（confidence interval，CI）为 0.46～0.99。一项全面的综述[102] 总结了以往文献结果，并报道了地中海饮食对肌肉功能及对下肢功能的益处。

对超过 700 名英国老年人进行为期 3 年的随访，比较了 3 种饮食模式，其中富含黄油、红肉和土豆的"传统英国饮食"，使患肌少症的风险增加了 1 倍（"即使在总体蛋白质摄入良好的情况下"）[103]。

六、最新观点

预防和治疗老年人（即 >70 岁）肌少症的营养方案概述。

- 根据机体的健康水平、营养状态和肌肉情况，提供蛋白质 1～1.5g/（kg·d），即蛋白质占摄取总能量的 15%～20%。
- 根据 EAA 的分布，动物性蛋白质质量更高，但是植物性蛋白质除了提供蛋白质，还提供膳食纤维、优质脂肪和抗氧化剂。
- 蛋白质补充剂可提供大量的 EAA。
- 富含亮氨酸或 HMB 的补充剂可以进一步激发蛋白质的合成，尤其是患肌少症或营养不良的老年人。
- 建议将抗阻运动与蛋白质补充相结合，尤其是肌少症或营养不良的患者。对营养良好的健康老年人，补充蛋白质可能产生的益处不会超过运动产生的收益。
- 根据实验和流行病学证据，建议将蛋白质的摄入量平均分配至每日三餐中。
- 抗阻运动促进蛋白质合成，在运动的同时保证足够的蛋白质摄入。
- 乳清蛋白和蛋白质补充剂是快蛋白，15min 内出现在循环中。
- 如果血清维生素 D 浓度低，建议每日或每周补充维生素 D。
- 必需脂肪酸，特别是 ω-3 脂肪酸（EPA 和 DHA），对肌肉健康的作用仍不清楚。
- 从生命周期的角度看，健康饮食有利于预防肌少症，如传统的地中海饮食，一种以植物为主（富含豆类、蔬菜、水果、全谷物）的饮食模式，以不饱和脂肪 / 油为主，适度的肉类和奶制品。

七、未来展望

- 持续的研究将对增加蛋白质摄入量的建议进行微调，这些建议可能会被欧洲食品安全局（European Food Safety Authority，EFSA）、美国食品药品管理局（Food and Drug Administration，FDA）和世界卫生组织等官方监管机构接纳。
- 需明确哪些人群能从更高的蛋白质摄入量中受益最大，相关效应可能取决于生物学年龄和实际年龄。

- 提高对肠道微生态和肌肉间相互作用的认识水平，进一步明确菌群失调在低滴度全身炎症和肌肉分解代谢中的作用。益生菌和益生元可能会在预防 / 治疗方面有作用。

- 健康饮食中的成分，如蔬菜、脂肪酸来源、维生素、矿物质、抗氧化剂，以及更多有助于整体和肌肉健康的营养成分，将在研究中被证实。

参考文献

[1] Cruz-Jentoft AJ, Bahat G, Bauer J, et al. Sarcopenia: Revised European consensus on definition and diagnosis. *Age Ageing* 2019;48(4):601. doi:10.1093/ageing/afz046.

[2] Morley JE. Pathophysiology of the anorexia of aging. *Curr Opin Clin Nutr Metab Care* 2013;16(1):27–32. doi:10.1097/MCO.0b013e328359efd7.

[3] Franceschi C, Bonafè M, Valensin S, et al. Inflamm-aging. An evolutionary perspective on immunosenescence. *Ann N Y Acad Sci* 2000;908:244–254.

[4] Cederholm T, Barazzoni R, Austin P, et al. ESPEN guidelines on definitions and terminology of clinical nutrition. *Clin Nutr* 2017;36:4964.

[5] EFSA NDA Panel (EFSA Panel on Dietetic Products, Nutrition and Allergies). 2012. Scientific opinion on dietary reference values for protein. *EFSA J*;10(2):2557, 66 pp. doi:10.2903/j.efsa.2012.2557 www.efsa.europa.eu/efsajournal

[6] WHO. Protein and amino acid requirements in human nutrition: Report of a joint FAO/ WHO/UNU expert consultation. Geneva, World Health Organization, 2007 (WHO Technical Report Series; no. 935).

[7] Dietary Guidelines for Americans 2015-2020. Eigth Edition. https://health.gov/ dietaryguidelines/2015/guidelines/

[8] Institute of Medicine. Dietary reference intakes: The essential guide to nutrient requirements. Washington, DC: The National Academies Press; 2006.

[9] Rand WM, Pellett PL, Young VR. Meta-analysis of nitrogen balance studies for estimating protein requirements in healthy adults. *Am J Clin Nutr* 2003;77(1):109–127.

[10] Uauy R, Winterer JC, Bilmazes C, et al. The changing pattern of whole body protein metabolism in aging humans. *J Gerontol* 1978;33(5):663–671.

[11] Bauer J, Cederholm T, Cesari M, et al. Evidence-based recommendations for optimal dietary protein intake in older people: A position paper from the PROT-AGE Study Group. *J Am Med Direct Assoc* 2013;14:542–559.

[12] Deutz NE, Bauer JM, Barazzoni R, et al. Protein intake and exercise for optimal muscle function with aging: Recommendations from the ESPEN Expert Group. *Clin Nutr* 2014;33:929–936.

[13] Nordic Nutrition Recommendations 2012. Integrating nutrition and physical activity. © Nordic Council of Ministers 2014. Nord 2014:002 ISSN 0903–70040. http://dx.doi. org/10.6027/Nord2014-002

[14] Pedersen A, Cederholm T. Health effects of protein intake in healthy elderly populations: A systematic literature review. *Food Nutr Res* 2014;58:23364.

[15] Phillips SM, Chevalier S, Leidy HJ. Protein "requirements" beyond the RDA: Implications for optimizing health. *Appl Physiol Nutr Metab* 2016;41(5):565–572. doi:10.1139/apnm-2015-0550.

[16] Baum JI, Kim IY, Wolfe RR. Protein consumption and the elderly: What is the optimal level of intake? *Nutrients* 2016;8(6). doi:10.3390/nu8060359.

[17] Pencharz PB, Elango R, Wolfe RR. Recent developments in understanding protein needs - How much and what kind should we eat? *Appl Physiol Nutr Metab* 2016;41(5):577–580. doi:10.1139/apnm-2015-0549.

[18] Dent E, Morley JE, Cruz-Jentoft AJ, et al. International clinical practice guidelines for sarcopenia (ICFSR): Screening, diagnosis and management. *J Nutr Health Aging* 2018;22(10):1148–1161. doi:10.1007/s12603-018-1139-9.

[19] Singer P, Blaser AR, Berger MM, et al. ESPEN guideline on clinical nutrition in the intensive care unit. *Clin Nutr* 2019;38(1):48–79. doi:10.1016/j.clnu.2018.08.037.

[20] Cruz-Jentoft AJ, Dawson Hughes B, Scott D, et al. Nutritional strategies for maintaining muscle mass and strength from middle age to later life: A narrative review. *Maturitas* 2020;132:57–64. doi:10.1016/j.maturitas.

[21] WHO. Integrated care for older people: Guidelines on community-level interventions to manage declines in intrinsic capacity. Geneva: World Health Organization; 2017. Licence: CC BY-NC-SA 3.0 IGO

[22] Tang M, McCabe GP, Elango R, et al. Assessment of protein requirement in octogenarian women with use of the indicator amino acid oxidation technique. *Am J Clin Nutr* 2014;99(4): 891–898.

[23] Rafii M, Chapman K, Elango R, et al. Dietary protein requirement of men >65 years old determined by the indicator amino acid oxidation technique is higher than the current estimated average requirement. *J Nutr* 2016 Mar 9. pii: jn225631.

[24] Volpi E, Ferrando AA, Yeckel CW, et al. Exogenous amino acids stimulate net muscle protein synthesis in the elderly. *J Clin Invest* 1998;101:2000–2007.

[25] Paddon-Jones D, Sheffield-Moore M, Zhang XJ, et al. Amino acid ingestion improves muscle protein synthesis in the young and elderly. *Am J Physiol Endocrinol Metab* 2004;286(3):E32 1–E328.

[26] Paddon-Jones D, Sheffield-Moore M, Katsanos CS, et al. Differential stimulation of muscle protein synthesis in elderly humans following isocaloric ingestion of amino acids or whey protein. *Exp Gerontol* 2006;41(2):215–219.

[27] Paddon-Jones D, Rasmussen BB. Dietary protein recommendations and the prevention of sarcopenia. *Curr Opin Clin Nutr Metabol* 2009;12(1):86–90.

[28] Volpi E, Mittendorfer B, Rasmussen BB, et al. The response of muscle protein anabolism to combined hyperaminoacidemia and

glucose-induced hyperinsulinemia is impaired in the elderly. *J Clin Endocrinol Metabol* 2000;85(12):4481–4490.

[29] Cuthbertson D, Smith K, Babraj J, et al. Anabolic signaling deficits underlie amino acid resistance of wasting, aging muscle. *FASEB J* 2005;19(3):422–424.

[30] Biolo G, Cederholm T, Muscaritoli M. Muscle contractile and metabolic dysfunction is a common feature of sarcopenia of ageing and chronic disease: From sarcopenic obesity to cachexia. *Clin Nutr* 2014;33:737–748.

[31] Biolo G, Pio R, Mazzucco S, et al. Anabolic resistance assessed by oral stable isotope ingestion following bed rest in young and older adult volunteers: Relationships with changes in muscle mass. *Clin Nutr* 2017;36(5):1420–1426. doi:10.1016/j.clnu.2016.09.019.

[32] Houston DK, Nicklas BJ, Ding J, et al. Dietary protein intake is associated with lean mass change in older, community-dwelling adults: The Health, Aging, and Body Composition (Health ABC) Study. *Am J Clin Nutr* 2008;87(1):150–155

[33] Verreijen AM, Engberink MF, Houston DK, et al. Dietary protein intake is not associated with 5-y change in mid-thigh muscle cross-sectional area by computed tomography in older adults: The Health, Aging, and Body Composition (Health ABC) Study. *Am J Clin Nutr* 2019;109(3):535–543. doi:10.1093/ajcn/nqy341.

[34] Houston DK, Tooze JA, Garcia K, et al. Health ABC Study. Protein intake and mobility limitation in community-dwelling older adults: The Health ABC Study. *J Am Geriatr Soc* 2017;65(8):1705–1711. doi:10.1111/jgs.14856.

[35] Rieu I, Balage M, Sornet C, et al. Leucine supplementation improves muscle protein synthesis in elderly men independently of hyperaminoacidaemia. *J Physiol* 2006;575:305–315.

[36] Leenders M, van Loon LJ. Leucine as a pharmaconutrient to prevent and treat sarcopenia and type 2 diabetes. *Nutr Rev* 2011;69(11):675–689.

[37] McDonald CK, Ankarfeldt MZ, Capra S, et al. Lean body mass change over 6 years is associated with dietary leucine intake in an older Danish population. *Br J Nutr* 2016;115(9):1556–1562. doi:10.1017/S0007114516000611.

[38] Campbell WW, Trappe TA, Wolfe RR, et al. The recommended dietary allowance for protein may not be adequate for older people to maintain skeletal muscle. *J Gerontol A Biol Sci Med Sci* 2001;56(6):M373–M380.

[39] Cawood AL, Elia M, Stratton RJ. Systematic review and meta-analysis of the effects of high protein oral nutritional supplements. *Ageing Res Rev* 2012;11(2):278–296. doi:10.1016/j.arr.2011.12.008.

[40] Tieland M, van de Rest O, Dirks ML, et al. Protein supplementation improves physical performance in frail elderly people: A randomized, double-blind, placebo-controlled trial. *J Am Med Dir Assoc* 2012;13(8):720–726. doi:10.1016/j.jamda.2012.07.005.

[41] Tieland M, Dirks ML, van der Zwaluw N, et al. Protein supplementation increases muscle mass gain during prolonged resistance-type exercise training in frail elderly people: A randomized, double-blind, placebo-controlled trial. *J Am Med Dir Assoc* 2012;13(8):713–719. doi:10.1016/j.jamda.2012.05.020.

[42] Park Y, Choi JE, Hwang HS. Protein supplementation improves muscle mass and physical performance in undernourished prefrail and frail elderly subjects: A randomized, double-blind, placebo-controlled trial. *Am J Clin Nutr* 2018;108(5):1026–1033. doi:10.1093/ajcn/nqy214.

[43] Fried LP, Tangen CM, Walston J, et al. Frailty in older adults: Evidence for a phenotype. *J Gerontol A Biol Sci Med Sci* 2001;56(3):M146–M156.

[44] Boirie Y, Dangin M, Gachon P, et al. Slow and fast dietary proteins differently modulate postprandial protein accretion. *Proc Natl Acad Sci U S A* 1997;94(26):14930–14935.

[45] Pennings B, Boirie Y, Senden JM, et al. Whey protein stimulates postprandial muscle protein accretion more effectively than do casein and casein hydrolysate in older men. *Am J Clin Nutr* 2011;93(5):997–1005.

[46] Boirie Y, Guillet C. Fast digestive proteins and sarcopenia of aging. *Curr Opin Clin Nutr Metab Care* 2018;21(1):37–41. doi:10.1097/MCO.0000000000000427.

[47] Volpi E, Kobayashi H, Sheffield-Moore M, et al. Essential amino acids are primarily responsible for the amino acid stimulation of muscle protein anabolism in healthy elderly adults. *Am J Clin Nutr* 2003;78(2):250–258.

[48] Dreyer HC, Strycker LA, Senesac HA, et al. Essential amino acid supplementation in patients following total knee arthroplasty. *J Clin Invest* 2013;123(11):4654–4666. doi:10.1172/JCI70160.

[49] Katsanos CS, Kobayashi H, Sheffield-Moore M, et al. A high proportion of leucine is required for optimal stimulation of the rate of muscle protein synthesis by essential amino acids in the elderly. *Am J Physiol Endocrinol Metab* 2006;291(2):E381–E387.

[50] Bauer JM, Verlaan S, Bautmans I, et al. Effects of a vitamin D and leucine-enriched whey protein nutritional supplement on measures of sarcopenia in older adults, the PROVIDE Study: A randomized, double-blind, placebo-controlled trial. *J Am Med Dir Assoc* 2015;16:740–747.

[51] Wilkinson DJ, Hossain T, Hill DS, et al. Effects of leucine and its metabolite beta-hydroxybeta- methylbutyrate on human skeletal muscle protein metabolism. *J Physiol* 2013;591(Pt 11):2911–2923.

[52] Deutz NE, Pereira SL, Hays NP, et al. Effect of beta-hydroxy-beta-methylbutyrate (HMB) on lean body mass during 10 days of bed rest in older adults. *Clin Nutr* 2013;32(5):704–712.

[53] Engelen MPKJ, Deutz NEP. Is β-hydroxy β-methylbutyrate an effective anabolic agent to improve outcome in older diseased populations? *Curr Opin Clin Nutr Metab Care* 2018;21(3):207–213. doi:10.1097/MCO.0000000000000459. PMC5882564.

[54] Cramer JT, Cruz-Jentoft AJ, Landi F, et al. Impacts of high-protein oral nutritional supplements among malnourished men and women with sarcopenia: A multicenter, randomized, double-blinded, controlled trial. *J Am Med Dir Assoc* 2016;17(11):1044–1055.

[55] Bhasin S, Apovian CM, Travison TG, et al. Effect of protein intake on lean body mass in functionally limited older men: A randomized clinical trial. *JAMA Intern Med* 2018;178(4):530–541. doi:10.1001/jamainternmed.2018.0008.

[56] Symons TB, Sheffield-Moore M, Wolfe RR, et al. A moderate serving of high-quality protein maximally stimulates skeletal muscle protein synthesis in young and elderly subjects. *J Am Diet Assoc* 2009;109(9):1582–1586. doi:10.1016/j.jada.2009.06.369.

[57] Fiatarone MA, Marks EC, Ryan ND, et al. High-intensity strength training in nonagenarians. Effects on skeletal muscle. *JAMA* 1990;263(22):3029–3034.

[58] Phillips SM, Tipton KD, Aarsland A, et al. Mixed muscle protein synthesis and breakdown after resistance exercise in humans. *Am J Physiol* 1997;273(1 Pt 1):E99–E107.

[59] Deley G, Kervio G, Van Hoecke J, et al. Effects of a one-year

exercise training program in adults over 70 years old: A study with a control group. *Aging Clin Exp Res* 2007;19(4):310–315.

[60]　Liu CJ, Latham NK. Progressive resistance strength training for improving physical function in older adults. *Cochrane Database Syst Rev* 2009(3):CD002759.

[61]　Cermak NM, Res PT, de Groot LC, et al. Protein supplementation augments the adaptive response of skeletal muscle to resistance-type exercise training: A meta-analysis. *Am J Clin Nutr* 2012;96(6):1454–1464. doi:10.3945/ajcn.112.037556.

[62]　Kim HK, Suzuki T, Saito K, et al. Effects of exercise and amino acid supplementation on body composition and physical function in community-dwelling elderly Japanese sarcopenic women: A randomized controlled trial. *J Am Geriatr Soc* 2012;60(1):16–23. doi:10.1111/j.1532-5415.2011.03776.x. Erratum in: J Am Geriatr Soc. 2012;60(3):605. PubMed PMID: 22142410.

[63]　Rondanelli M, Klersy C, Terracol G, et al. Whey protein, amino acids, and vitamin D supplementation with physical activity increases fat-free mass and strength, functionality, and quality of life and decreases inflammation in sarcopenic elderly. *Am J Clin Nutr* 2016;103(3):830–840. doi:10.3945/ajcn.115.113357.

[64]　Yoshimura Y, Bise T, Shimazu S, et al. Effects of a leucine-enriched amino acid supplement on muscle mass, muscle strength, and physical function in post-stroke patients with sarcopenia: A randomized controlled trial. *Nutrition* 2019;58:1–6. doi:10.1016/j. nut.2018.05.028.

[65]　Takeuchi I, Yoshimura Y, Shimazu S, et al. Effects of branched-chain amino acids and vitamin D supplementation on physical function, muscle mass and strength, and nutritional status in sarcopenic older adults undergoing hospital-based rehabilitation: A multicenter randomized controlled trial. *Geriatr Gerontol Int* 2019;19(1):12–17. doi:10.1111/ggi.13547.

[66]　Yamada M, Kimura Y, Ishiyama D, et al. Synergistic effect of bodyweight resistance exercise and protein supplementation on skeletal muscle in sarcopenic or dynapenic older adults. *Geriatr Gerontol Int* 2019;19(5):429–437. doi:10.1111/ggi.13643.

[67]　Collins J, Longhurst G, Roschel H, et al. Resistance training and co-supplementation with creatine and protein in older subjects with frailty. J *Frailty Aging* 2016;5(2):126–134. doi:10.14283/jfa.2016.85.

[68]　Verdijk LB, Jonkers RA, Gleeson BG, et al. Protein supplementation before and after exercise does not further augment skeletal muscle hypertrophy after resistance training in elderly men. *Am J Clin Nutr* 2009;89(2):608–616. doi:10.3945/ajcn.2008.26626.

[69]　Fielding RA, Travison TG, Kirn DR, et al. Effect of structured physical activity and nutritional supplementation on physical function in mobility-limited older adults: Results from the VIVE2 randomized trial. *J Nutr Health Aging* 2017;21:936–942.

[70]　Englund D, Kirn DR, Koochek A, et al. Nutritional supplementation with physical activity improves muscle composition in mobility-limited older adults, the VIVE2 study: A randomized, double-blind, placebo-controlled trial. *J Gerontol* 2017. doi:10.1093/Gerona/glx141

[71]　Rousset S, Patureau Mirand P, Brandolini M, et al. Daily protein intakes and eating patterns in young and elderly French. *Br J Nutr* 2003;90(6):1107–1115.

[72]　Katsanos CS, Kobayashi H, Sheffield-Moore M, et al. Aging is associated with diminished accretion of muscle proteins after the ingestion of a small bolus of essential amino acids. *Am J Clin Nutr* 2005;82(5):1065–1073.

[73]　Farsijani S, Payette H, Morais JA, et al. Even mealtime distribution of protein intake is associated with greater muscle strength, but not with 3-y physical function decline, in freeliving older adults: The Quebec longitudinal study on Nutrition as a Determinant of Successful Aging (NuAge study). *Am J Clin Nutr* 2017;106(1):113–124. doi:10.3945/ ajcn.116.146555.

[74]　Kim IY, Schutzler S, Schrader A, et al. Quantity of dietary protein intake, but not pattern of intake, affects net protein balance primarily through differences in protein synthesis in older adults. *Am J Physiol Endocrinol Metab* 2015;308(1):E21–E28. doi:10.1152/ ajpendo.00382.2014.

[75]　Phillips SM, Tipton KD, Aarsland A, et al. Mixed muscle protein synthesis and breakdown after resistance exercise in humans. *Am J Physiol* 1997;273:E99–E107.

[76]　Deldicque L, Theisen D, Francaux M. Regulation of mTOR by amino acids and resistance exercise in skeletal muscle. *Eur J Appl Physiol* 2005;94(1–2):1–10.

[77]　Burd NA, West DW, Moore DR, et al. Enhanced amino acid sensitivity of myofibrillar protein synthesis persists for up to 24 h after resistance exercise in young men. *J Nutr* 2011;141(4):568–573.

[78]　Pennings B, Koopman R, Beelen M, et al. Exercising before protein intake allows for greater use of dietary protein-derived amino acids for de novo muscle protein synthesis in both young and elderly men. *Am J Clin Nutr* 2011;93(2):322–331.

[79]　Smith R, Stern G. Muscular weakness in osteomalacia and hyperparathyroidism. *J Neurol Sci* 1969;8(3):511–520.

[80]　Ceglia L, Harris SS. Vitamin D and its role in skeletal muscle. *Calcif Tissue Int* 2013 Feb;92(2):151–162. doi:10.1007/s00223-012-9645-y.

[81]　Ceglia L, Niramitmahapanya S, da Silva Morais M, et al. A randomized study on the effect of vitamin D₃ supplementation on skeletal muscle morphology and vitamin D receptor concentration in older women. *J Clin Endocrinol Metab* 2013;98(12):E1927–E1935. doi:10.1210/jc.2013-2820.

[82]　Bischoff-Ferrari HA, Dawson-Hughes B, Staehelin HB, et al. Fall prevention with supplemental and active forms of vitamin D: A meta-analysis of randomised controlled trials. *Br Med J* 2009;339:b3692. doi:10.1136/bmj.b3692.

[83]　Stockton KA, Mengersen K, Paratz JD, et al. Effect of vitamin D supplementation on muscle strength: A systematic review and meta-analysis. *Osteoporos Int* 2011;22(3):859–871. doi:10.1007/s00198-010-1407-y.

[84]　Beaudart C, Buckinx F, Rabenda V, et al. The effects of vitamin D on skeletal muscle strength, muscle mass, and muscle power: A systematic review and meta-analysis of randomized controlled trials. *J Clin Endocrinol Metab* 2014;99(11):4336–4345. doi:10.1210/ jc.2014-1742.

[85]　Rosendahl-Riise H, Spielau U, Ranhoff AH, et al. Vitamin D supplementation and its influence on muscle strength and mobility in community-dwelling older persons: A systematic review and meta-analysis. *J Hum Nutr Diet* 2017;30(1):3–15. doi:10.1111/jhn.12394. Erratum in: J Hum Nutr Diet. 2018 Dec;31(6):825–826.

[86]　Shea MK, Fielding RA, Dawson-Hughes B, et al. The effect of vitamin D supplementation on lower-extremity power and function in older adults: A randomized controlled trial. *Am J Clin Nutr* 2019;109(2):369–379. doi:10.1093/ajcn/nqy290.

[87]　Vaes AMM, Tieland M, Toussaint N, et al. Cholecalciferol or 25-hydroxycholecalciferol supplementation does not affect muscle strength and physical performance in prefrail and frail older adults. *J Nutr* 2018;148(5):712–720. doi:10.1093/jn/nxy024.

[88] Ranathunga RMTK, Hill TR, Mathers JC, et al. No effect of monthly supplementation with 12000 IU, 24000 IU or 48000 IU vitamin D3 for one year on muscle function: The vitamin D in older people study. *J Steroid Biochem Mol Biol* 2019;190:256–262. doi:10.1016/j. jsbmb.2018.12.008.

[89] Aoki K, Sakuma M, Endo N. The impact of exercise and vitamin D supplementation on physical function in community-dwelling elderly individuals: A randomized trial. *J Orthop Sci* 2018;23:682–687. doi:10.1016/j.jos.2018.03.011.

[90] Jeromson S, Gallagher IJ, Galloway SD, et al. Omega-3 fatty acids and skeletal muscle health. *Mar Drugs* 2015;13(11):6977–7004. doi:10.3390/md13116977.

[91] Tisdale MJ. Cachexia in cancer patients. *Nat Rev Cancer* 2002;2(11):862–871.

[92] Fearon KC, Von Meyenfeldt MF, Moses AG, et al. Effect of a protein and energy dense N-3 fatty acid enriched oral supplement on loss of weight and lean tissue in cancer cachexia: A randomised double blind trial. *Gut* 2003;52(10):1479–1486.

[93] Bozzetti F. Forcing the vicious circle: Sarcopenia increases toxicity, decreases response to chemotherapy and worsens with chemotherapy. *Ann Oncol* 2017;28(9):2107–2118. doi:10.1093/annonc/mdx271.

[94] Smith GI, Julliand S, Reeds DN, et al. Fish oil-derived n-3 PUFA therapy increases muscle mass and function in healthy older adults. *Am J Clin Nutr* 2015;102(1):115–122. doi:10.3945/ajcn.114.105833.

[95] Rolland Y, Barreto PS, Maltais M, et al. Effect of long-term omega 3 polyunsaturated fatty acid supplementation with or without multidomain lifestyle intervention on muscle strength in older adults: Secondary analysis of the multidomain alzheimer preventive trial (MAPT). *Nutrients* 2019;11(8). pii: E1931. doi:10.3390/nu11081931.

[96] Cornish SM, Myrie SB, Bugera EM, et al. Omega-3 supplementation with resistance training does not improve body composition or lower biomarkers of inflammation more so than resistance training alone in older men. *Nutr Res* 2018;60:87–95. doi:10.1016/j. nutres.2018.09.005.

[97] Trichopoulou A, Costacou T, Bamia C, et al. Adherence to a Mediterranean diet and survival in a Greek population. *N Engl J Med* 2003;348(26):2599–2608.

[98] Talegawkar SA, Bandinelli S, Bandeen-Roche K, et al. A higher adherence to a Mediterranean-style diet is inversely associated with the development of frailty in community- dwelling elderly men and women. *J Nutr* 2012 Dec;142(12):2161–2166. doi:10.3945/ jn.112.165498.

[99] León-Muñoz LM, Guallar-Castillón P, López-García E, et al. Mediterranean diet and risk of frailty in community-dwelling older adults. *J Am Med Dir Assoc* 2014;15(12):899–903. doi:10.1016/j.jamda.2014.06.013.

[100] Karlsson M, Becker W, Michaëlsson K, et al. Associations between dietary patterns at age 71 and the prevalence of sarcopenia 16 years later in older Swedish men. *Clin Nutr* 2019. doi:10.1007/s40520-019-01208-4.

[101] Cruz-Jentoft A, Baeyens JP, Bauer J, et al. Sarcopenia: European consensus on definition and diagnosis. *Age Ageing* 2010;39: 412–423.

[102] Granic A, Sayer AA, Robinson SM. Dietary patterns, skeletal muscle health, and sarcopenia in older adults. *Nutrients* 2019;11(4). pii: E745. doi:10.3390/nu11040745.

[103] Granic A, Mendonça N, Sayer AA, et al. Effects of dietary patterns and low protein intake on sarcopenia risk in the very old: The Newcastle 85+ study. *Clin Nutr* 2020;39(1):166–173. doi:10.1016/j.clnu.2019.01.009.

第 24 章　β–羟基–β–甲基丁酸和肌少症
Beta-hydroxy-betamethylbutyrate (HMB) and Sarcopenia

Francesco Landi　Riccardo Calvani　Anna Picca　Emanuele Marzetti　著

欧阳晓俊　译　　何逸康　校　　励建安　审

β–羟基–β–甲基丁酸（beta-hydroxy-beta-methylbutyrate，HMB）是一种亮氨酸的活性代谢产物，完全来源于食物的支链必需氨基酸，已经被研究了数十年（图 24-1）。HMB 少量存在于花椰菜、柑橘类水果、牛油果和鲶鱼这些食物中。HMB 是由亮氨酸在肝脏和肌肉细胞中分 2 步合成的[1]。在肌肉细胞水平，亮氨酸在控制和调节蛋白质合成方面具有明确的作用，而 HMB 作为这一过程中的关键活性代谢物具有重要作用。然而，通过常规饮食我们摄入的亮氨酸中仅有约 5% 可以转化为 HMB，在体重为 70～80kg 的受试者中，每天最终能产生 0.2～0.4g 的 HMB[2]。

HMB 通常被用作功能增进补充剂与运动训练相结合。过去，健美运动员和运动员使用 HMB 补充剂来塑造肌肉和提高功能，它通常以钙盐单水化合物的形式，即 β–羟基–β–甲基丁酸钙（CaHMB）作为营养补充剂提供。最近的研究旨在更好地了解 HMB 补充剂在维持或重建有肌少症风险和（或）受肌少症影响的受试者的肌肉量中的作用，主要研究对象是社区和不同医疗机构（急症医院、康复中心、长期照护）的老年人。HMB 在老年人中的应用引起了人们对其减少肌少症和增加肌肉功能作用的兴趣。一些研究表明，单独使用 HMB 补充剂或与联合其他微量和宏量营养素、开展运动项目对维持和改善瘦体重、肌肉力量和身体功能表现具有积极作用[3]。

一、HMB 对肌肉细胞的生物活性

HMB 在通过哺乳动物雷帕霉素靶蛋白通路和生长激素 / 胰岛素样生长因子 –1（IGF-1）轴增强肌原纤维蛋白合成，以及通过泛素蛋白酶体和自噬溶酶体系统避免肌肉蛋白分解方面，具有重要作用（图 24-2）[4]。总之，HMB 已被证明可以维持肌肉细胞膜完整性，下调蛋白质降解信号，上调蛋白质合成信号[5]。

一方面，HMB 通过激活 mTOR 直接促进蛋白质合成，mTOR 是一种控制蛋白质合成的细胞内蛋白质，其作用可以被 IGF-1 增强。通过这种方式，HMB 可能有助于克服与增龄相关的组织对内源性生长激素（如导致肌少症的 IGF-1）反应降低[6]。

另一方面，HMB 阻断肌肉细胞炎症途径，从而减少蛋白质降解。尤其，HMB 阻断了半胱氨酸蛋白酶 –8 的刺激，从而抑制了蛋白质合成的下调，并增强了对启动蛋白质分解的 NF-κB 的抑制。因此，HMB 有促进蛋白质和抑制额外的蛋白质降解的功能[3]。

肌肉蛋白质合成率主要受合成代谢刺激的调节，如运动、身体活动和特定食物。日常饮食中的蛋白质和（或）特定营养补充剂（如 HMB）可提高肌肉蛋白质合成率，还能够防止蛋白质分解，从而有利于净肌肉蛋白质的增加。目前已经明确衰老过程本身对骨骼肌蛋白质分解率、自噬或泛素蛋白酶体系统没有负面影响[7, 8]。因此，关注肌肉蛋白质合成过程可能对在增龄过程中保持肌肉

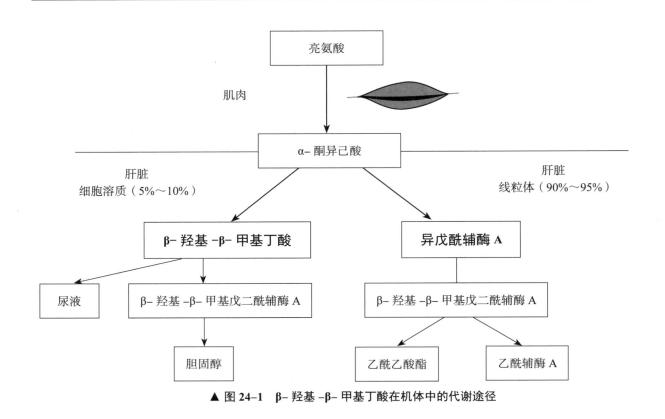

▲ 图 24-1 β- 羟基 -β- 甲基丁酸在机体中的代谢途径

健康具有潜在益处。事实上，即使在衰老过程中肌肉细胞的合成代谢反应率较低，但较高的蛋白质摄入（如 10～15g，至少含有 3g 亮氨酸）能够克服这种合成代谢抵抗，同时刺激蛋白质合成反应，这与在年轻人中观察到的反应类似[9]。

二、日常饮食中的 HMB

最近研究结果表明，每天 2.4g HMB 对肌肉健康有益[10]。然而，从饮食中获取 HMB 很难，因为食物中 HMB 的含量很低，亮氨酸转化为 HMB 的转化率也很低[11]。此外，从饮食中摄取的亮氨酸含量通常不足。健康人每天估计需要消耗 60g 亮氨酸才能产生 2.4g HMB（相当于 3g CaHMB），即使对于年轻人来说，每天也很难达到[12]。美国农业部食品成分数据库显示，黑豆是亮氨酸的最佳来源之一（每 100g 豆中含有约 1.7g 亮氨酸），因此需要摄入约 3.5kg 豆类才能获得 60g 亮氨酸，这很难做到。这也意味着即使食用富含亮氨酸的食物，如乳制品、肉类、鸡蛋，想要达到每天 2.4g

HMB 所需的量也超出了日常饮食所消耗的量。因此，HMB 补充剂是一种替代方案，尤其是对于老人，或有与疾病相关的肌肉量和质量问题的肌少症或有肌少症风险的人群[3]。

三、老年人和疾病状态下的 HMB 干预研究

在过去的 30 年中，许多研究报道了 HMB 补充剂对成人和老年受试者的身体成分、肌肉量和肌力、身体功能表现的影响。自 1990 年以来，已有 100 多篇关于单独使用 HMB 或与其他微量和宏量营养素联合使用的文章，其中一些研究是在健康老年人和其他特定临床状况中进行的[3, 5, 13]。除了实验研究，迄今为止还发表了许多系统评价、Meta 分析和立场文件[14]。大多数研究人员认为，每天 3g 是 HMB 干预组的最佳剂量。少数研究测试了更低或更高的剂量（2～6g），结果显示，每天给予更高的剂量并没有产生更好的效果[15]。

综述论文说明了 HMB 补充剂与老年人维持肌

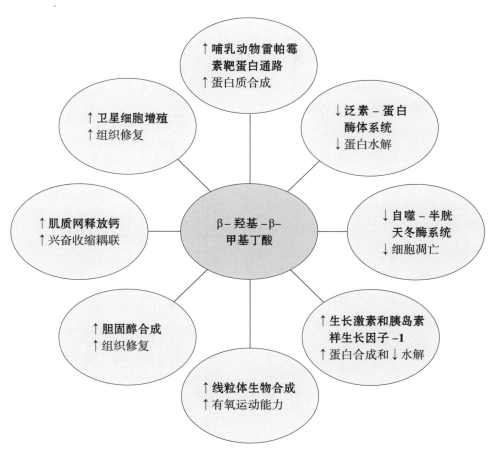

▲ 图 24-2　β- 羟基 -β- 甲基丁酸的潜在通路

肉量、肌力和功能相关的特定维度之间可能存在的关系。然而，迄今为止进行的研究有一些局限性，包括有时每个研究组的受试者数量较少，以及研究设计、方法和结果的异质性。此外，联合使用 HMB 与其他氨基酸或营养补充剂（如维生素）限制了 HMB 单一直接效应或其在特定制剂中的积极作用。从这方面来说，需要强调的是营养应被视为一种融合运动和健康饮食等健康生活方式因素的多模式干预概念。在研究不同的营养干预时，阐明营养配方中单一元素的影响是有困难的。因为多种因素与阳性结果相关，不同成分的组合也可能改变这些效果。营养配方中的特定成分应该是以整体产物而不是以单一元素发挥积极效果[3, 5]。

总之，补充 HMB、维生素 D 和钙的综合营养干预可以增加体重，减少身体功能障碍、跌倒次数、住院时间、临床不良事件的发生[4]。

（一）HMB 在卧床老人中的作用

卧床是老年人肌肉量下降的最重要原因之一，尤其是在住院期间。肌肉量和肌力的丢失也与出院后身体功能的减退有关。Deutz 及其同事[16]进行了一项随机对照试验，对 20 名被迫每天卧床 24h 总共 10 天的健康女性补充 HMB，以研究 HMB 在预防肌肉丢失方面的积极作用。干预组在卧床前 5 天及整个卧床期间每天服用 HMB 补充剂（每天 3g），而对照组仅服用安慰剂。在卧床 10 天结束时，对照组参与者的总瘦体重（通过双能 X 线吸收法评估）显著下降 2.05kg（较基线值比为 –4.9%），而那些接受 HMB 补充剂治疗的参与者没有发生显著变化（瘦体重减少 0.17kg，较基线值比为 –0.04%）。这些发现表明，对于长时间卧床的健康老人，服用 HMB 补充剂可以保持其肌肉量[16]。虽然这些研究结果是积极的，但仍然需要在更大的样本中而且不是在实验环境中得到证实。

（二）HMB 在急性期患者中的作用

HMB 补充剂已经在住院患者中被广泛研究，表明对死亡率和发病率方面具有重要的积极影响。营养治疗对住院患者非计划再入院和生存情况的效果（Nutrition Effect on Unplanned Readmissions and Survival in Hospitalized Patients，NOURISH）[17] 研究是迄今为止使用专门口服营养补充剂进行的最重要的试验之一。该研究评估了包括特定营养补充剂（350kcal、20g 蛋白质、1.5g CaHMB、11g 脂肪、44g 碳水化合物及其他必需微量营养素）在内的营养干预与仅含维生素 C 和碳水化合物的安慰剂口服补充剂相比，对老年营养不良住院患者再入院、营养状况和死亡率的影响。主要结局是出院后 90 天内非选择性再入院的发生率，主要疗效终点是出院后 90 天内死亡或非选择性再入院的复合事件。住院患者随机接受 HMB 营养补充剂或安慰剂加上医院的标准营养治疗（对照组）。纳入研究的患者（n=622）年龄都在 65 岁及以上，被诊断为充血性心力衰竭、急性心肌梗死、肺炎或慢性阻塞性肺疾病，并且通过主观全面评估（Subjective Global Assessment，SGA）工具评估为营养不良状态。尽管在主要复合终点上两组间没有显著差异，但与对照组相比，接受含有 HMB 补充剂的试验组 90 天死亡率显著更低（4.8% vs. 9.7%，P=0.018）[17]。

同时观察到了营养状况的积极变化。接受 HMB 治疗的受试者在出院 90 天后营养状态更好的概率更高（OR=2.04，95%CI 1.28～3.25，P<0.01）。同样，HMB 干预组的握力显著高于对照组（P=0.03）。90 天后，握力与营养状况呈显著正相关；相较于 31% 握力不变或下降的受试者，49% 肌肉力量改善的受试者营养状况更好（P=0.003）。总体而言，这项研究清楚地表明，与安慰剂或标准治疗相比，高蛋白和 HMB 补充可降低出院后死亡率并改善营养状况、握力、饮食摄入和营养指标[17]。

NOURISH 试验的经济分析使用资源利用和受试者报告的健康相关生命质量的研究数据来评估研究产品的成本效益。研究作者估计，在研究的 90 天范围内，每个质量调整生命年（quality adjustment of life year，QALY）的成本效益比为 33 818 美元，远低于标准阈值每个 QALY 50 000 美元（建议成本效益）。当时间范围扩展到患者的剩余生命时，成本效益比下降到每个 QALY 不到 1000 美元。该研究表明，相对于标准治疗，HMB 补充具有很高的成本效益。

HMB 补充已被证明可通过改善伤口愈合、肌肉量和肌力来减少营养不良骨科患者的制动和住院时间。Ekinci 及其同事[18] 研究了此类补充剂（含 3g HMB、36g 蛋白质、矿物质和维生素的肠内营养产品）对髋部骨折老年女性患者伤口愈合、卧床时间、肌肉力量及一些生物标志物指标的效果。对照组仅接受标准术后营养。干预组的伤口愈合时间明显短于对照组。同时，干预组在第 15 天和第 30 天能够移动的人数（81.3%）明显高于对照组人数（26.7%）（P=0.001）。最后，与对照组相比，HMB 干预组 1 个月后的肌肉力量显著提高。该研究得出结论是，补充 HMB 和蛋白质可加速伤口愈合，缩短卧床时间，增加肌肉力量，没有改变老年髋部骨折患者的体重指数[18]。

（三）HMB 在急性期后患者的作用

Olveira 及其同事[19] 评估了 12 周的肺康复治疗与肺康复治疗加 HMB 补充剂对营养正常的非囊性纤维化支气管扩张患者的身体成分、肌肉力量、生命质量和血清生物标志物的影响。参与者被随机分配到单纯接受 12 周康复治疗或康复治疗加 HMB 补充剂的 2 组内。30 名参与者随机分组（每组 15 名），2 组基线在临床和呼吸功能变量上没有差异。接受 HMB 营养补充剂组的参与者，骨密度、平均和最大握力、上臂围（mid-arm muscle circumference，MAMC）和前白蛋白在 12 周和 24

周时相较基线都有明显增加，去脂体重和去脂体重指数在 12 周时增加。这些结果表明，在肺康复计划中补充富含 HMB 和蛋白质的口服营养补充剂可改善支气管扩张患者的身体成分、肌肉力量和生命质量[19]。

最近，Malafarina 及其同事进行的一项随机对照试验[20]评估了含有 HMB、蛋白质和维生素的营养补充剂对髋部骨折老年患者肌肉量和营养指标的影响。该研究参与者（n=92，平均年龄 86±6 岁）在髋部骨折手术后入住康复单元，干预组接受标准饮食加上每天 2 份含 HMB 的营养补充剂，对照组仅接受标准饮食 1 个月。干预组的体重指数和四肢瘦体重（appendicular lean mass，ALM）基本稳定，而对照组中这些参数降低，差异有统计学意义（分别为 $P<0.001$ 和 $P=0.020$）。补充 HMB 的参与者具有更高的蛋白质（$P=0.007$）和维生素 D（$P=0.001$）摄入量。此外，与对照组（59%）相比，干预组功能恢复率更高（68%），尽管两组间差异无统计学意义（$P=0.265$）。这些结果表明，在标准饮食中添加 HMB 补充剂有助于髋部骨折老年患者康复期间维持肌肉量并促进功能恢复和改善营养状况[20]。

（四）HMB 在社区老年人中的作用

Berton 及其同事[21]研究了持续 8 周服用含有蛋白质、1.5g HMB 和其他重要微量营养素（矿物质和维生素）的特殊补充剂是否可以改善社区老年女性的身体功能表现和肌肉力量参数。80 名健康女性被分为 2 组，参加每周 2 次的轻量级健身计划。主要结局指标为简易体能状况量表（SPPB），次要结局指标为下肢峰力矩等长肌力和峰力矩等速屈曲的变化、6min 步行试验（6MWT）。8 周后，2 组 SPPB、身体成分参数无差异。与对照组相比，HMB 治疗组在峰力矩等速屈曲（δ=1.56±1.56，$P=0.03$）和伸展（δ=3.32±2.61，$P=0.03$）、峰力矩等长肌力（δ=9.74±3.90，$P=0.02$）、6MWT（δ=7.67±8.29，$P=0.04$）和握力（δ=21.41±16.28，

$P=0.02$）上得分更高。该研究得出的结论是，健康的老年女性服用 8 周含有 1.5g HMB 的营养补充剂不能改善 SPPB，但改善了一些肌肉力量和身体功能表现的参数[21]。

最近，Cramer 及其同事[22]评估了 2 种包含不同量和类型的优质口服营养补充剂对社区老年人的效果。该研究招募了 330 名 65 岁及以上患营养不良和肌少症的老人。参与者被随机分配到对照组（补充剂为 330kcal，14g 蛋白质，包括维生素和矿物质）或实验组（补充剂为 330kcal，1.5g HMB 和 20g 蛋白质，包括矿物质和维生素），每天服用 2 次口服营养补充剂，共持续 6 个月。同基线对比，2 组（对照组和实验组）的等速峰力矩、肌肉质量、握力和步速均得到提高，组间没有差异。在二次分析中发现，患有严重肌少症的老人（44%）基线等速峰力矩和肌肉质量较低，肌力改善没有组间差异。然而，在轻-中度肌少症老人基线等速峰力矩和肌肉质量较高，握力正常的受试者肌力改善在 12 周时有统计学差异（补充 HMB 的实验组＞没有 HMB 的对照组，$P=0.032$）。作者得出结论，营养补充增强了患有营养不良和肌少症的老人肌力；同时，与标准营养补充（对照组）相比，轻中度肌少症（但不是严重肌少症）的老人使用含有 HMB 的营养补充剂（实验组）可提高腿部肌肉力量和肌肉量[22]。

四、运动和 HMB

在年轻人和老年人中，身体活动不足（久坐的生活方式）和肌肉失用与合成代谢抵抗的发生相关[23]。活动不足和久坐的生活方式也可能降低基础肌肉蛋白合成率。因此，HMB 补充剂联合体育锻炼的协同处方对于那些存在分解代谢应激因素（如疾病、肥胖、炎症、受伤或久坐）的中老年人至关重要。已有研究证明体育锻炼（特别是抗阻运动）联合补充 HMB 对骨骼肌蛋白质合成具有积极和协同作用[24]。数据表明，特定的体育锻炼方案联合合适的膳食蛋白质摄入（每天每千克

理想体重至少 1.0g）和 HMB 补充剂可以对衰老中的肌肉细胞产生最大的效益[3, 5]。

五、HMB 在运动员中的功效

年轻运动员广泛使用 HMB 补充剂来增进功能指标。因为一些研究表明，联合使用 HMB 补充剂与运动训练方案可能会增加肌肉量和肌力，同时增加运动员的耐力。这种对肌力和身体功能表现的积极影响可能在有明显蛋白水解的特定疾病中更为显著，如久坐的人决定开始锻炼。尽管如此，由于研究设计和方法各异，仍然没有定论。最近，一篇包含 9 项不同研究、394 名参与者的 Meta 分析显示，服用 HMB 补充剂对未经训练的举重运动员的下肢平均肌肉力量有轻微益处。此外，没有观察到身体成分的明显改变[5, 25]。有研究证明，服用 HMB 补充剂也可以避免肌肉损伤。一项系统评价确定了 HMB 在预防受过训练和未经训练的个体发生身体活动和运动相关肌肉损伤方面具有积极作用[26]。

国际运动营养学会发表的立场声明支持使用 HMB 来促进受过良好训练和未受过训练的个体的恢复，并与适当的身体活动和锻炼方案一起增加骨骼肌肥大、力量和爆发力[27]。建议至少在运动前 2 周开始服用 HMB 补充剂。

六、HMB 的安全性

总的来说，HMB 补充剂对于人体是安全的，没有特别不良反应。一项来自 9 个研究的数据表明，每天使用 3g HMB，为期 2 个月，没有发现血液检测、耐受性或其他不良反应的任何安全相关问题[5]。相反，除了对肌肉细胞水平的积极效果以外，HMB 降低总胆固醇、低密度脂蛋白胆固醇和收缩压。这些结果已经在包括健康和衰弱老人的临床试验中被证实，同时还有前瞻性研究的安全参数；这些研究均没有发现与 HMB 直接相关的不良反应[5, 28]。

七、欧洲临床营养和代谢学会指南中的 HMB

欧洲临床营养与代谢学会（ESPEN）指南[29]的推荐意见 2.2 建议，对于营养不良或存在营养不良高风险的内科多病住院患者，应给予特定营养素的口服营养补充剂以维持肌肉量，减少死亡率或改善生命质量（推荐等级 B，共识 89% 同意）。ESPEN 报告已经测试了几种特殊营养素对于改善住院患者预后的有效性。根据 NOURISH 研究，一项包括 652 名营养不良住院患者的多中心随机对照试验显示，与服用安慰剂组相比，服用含高蛋白和 HMB 补充剂组在再入院率方面可能没有差异，但有助于维持住院期间的肌肉量，降低出院后的死亡率（90 天的死亡率干预组 4.8% vs. 对照组 9.7%，RR=0.49，95%CI 0.27～0.90，P=0.018）（证据水平 1++）。推荐意见 9.3[29] 中也引用了 HMB：对有营养不良高风险或已有营养不良的 65 岁及以上的内科多病住院患者，出院应考虑使用营养补充剂或个体化营养干预继续进行营养支持以降低死亡率。最后，推荐意见 7.1 建议，对于有压疮的内科多病住院患者，特定的氨基酸（精氨酸和谷氨酰胺）和 HMB 可被添加到经口 / 肠内营养以促进压疮的愈合[29]。

结论

实验研究清楚表明，HMB 具有对抗肌少症的多种积极作用；在年轻运动员中也证实了使用 HMB 补充剂具有积极作用[30]。然而，随机对照试验数量少、使用的方法不同、结果测量缺乏一致性、HMB 与其他成分和运动的相互作用，导致 HMB 的补充剂对肌少症效果的临床研究受限。总体而言，研究结果表明补充 HMB 可以避免肌肉量丢失或增加肌量，同时增强肌力、身体功能和表现。尽管由于研究的局限性而未得出定论，但最近研究提供的证据可以作为未来研究的基础，以检验实施针对骨骼肌的营养干预（HMB 补充）是否可以改善衰弱老人的临床结局[8]。在这方面，重要的是要强调 ESPEN 关于内科多病患者营养支持的指南，指南建议对营养不良或营养不良高风险的住院患者，应给予特定营养素补充剂（含 HMB），以维持肌肉量、降低死亡率或提高生命质量[29]。

参考文献

[1] Duan, Y. H.; Zeng, L. M.; Li, F. N.; Kong, X. F.; Xu, K.; Guo, Q. P.; Wang, W. L.; Zhang, L. Y. β-hydroxy-β-methyl butyrate promotes leucine metabolism and improves muscle fibre composition in growing pigs. *J. Anim. Physiol. Anim. Nutr. (Berl).* 2018;102(5):1328–1339.

[2] Bung, N.; Roy, A.; Chen, B.; Das, D.; Pradhan, M.; Yasuda, M.; New, M. I.; Desnick, R. J.; Bulusu, G. Human hydroxymethylbilane synthase: molecular dynamics of the pyrrole chain elongation identifies step-specific residues that cause AIP. *Proc. Natl. Acad. Sci. U. S. A.* 2018, 115, E4071–E4080.

[3] Landi, F.; Calvani, R.; Picca, A.; Marzetti, E. Beta-hydroxy-beta-methylbutyrate and sarcopenia: from biological plausibility to clinical evidence. *Curr. Opin. Clin. Nutr. Metab. Care.* 2019, 22(1), 37–43.

[4] Wilkinson, D. J.; Hossain, T.; Limb, M. C.; Phillips, B. E.; Lund, J.; Williams, J. P.; et al. Impact of the calcium form of β-hydroxy-β-methylbutyrate upon human skeletal muscle protein metabolism. *Clin Nutr.* 2018;37(6 Pt A):2068–2075. 2017.

[5] Cruz-Jentoft, A. J. Beta-hydroxy-beta-methyl butyrate (HMB): from experimental data to clinical evidence in sarcopenia. *Curr. Protein Pept. Sci.* 2018, 19, 668–672.

[6] Redd, M. J.; Hoffman, J. R.; Gepner, Y.; Stout, J. R.; Hoffman, M. W.; Ben-Dov, D.; Funk, S.; Church, D. D.; Avital, G.; Chen, Y.; Frankel, H.; Ostfeld, I. The effect of HMB ingestion on the IGF-I and IGF binding protein response to high intensity military training. *Growth Hormon. IGF Res.* 2017, 32, 55–59.

[7] Landi, F.; Calvani, R.; Tosato, M.; Martone, A. M.; Ortolani, E.; Savera, G.; D'Angelo, E.; Sisto, A.; Marzetti, E. Protein intake and muscle health in old age: from biological plausibility to clinical evidence. *Nutrients* 2016, 8, 295.

[8] Calvani, R.; Picca, A.; Cesari, M.; Tosato, M.; Marini, F.; Manes-Gravina, E.; Bernabei, R.; Landi, F.; Marzetti, E. Biomarkers for sarcopenia: reductionism vs. complexity. *Curr. Protein Pept. Sci.* 2018, 19, 639–642.

[9] Landi, F.; Calvani, R. Editorial: protein and sarcopenia: experimental data and clinical evidence. *Curr. Protein Pept. Sci.* 2018, 19, 632.

[10] Ellis, A. C.; Hunter, G. R.; Goss, A. M.; Gower, B. A. Oral supplementation with Betahydroxy- beta-methylbutyrate, arginine, and glutamine improves lean body mass in healthy older adults. *J. Diet. Suppl.* 2018, 10, 1–13.

[11] Engelen, M. P. K. J.; Deutz, N. E. P. Is β-hydroxy β-methylbutyrate an effective anabolic agent to improve outcome in older diseased populations? *Curr. Opin. Clin. Nutr. Metab. Care* 2018, 21, 1.

[12] Duan, Y.; Li, F.; Guo, Q.; Wang, W.; Zhang, L.; Wen, C.; Chen, X.; Yin, Y. β-Hydroxy-β- methyl butyrate is more potent than leucine in inhibiting starvation-induced protein degradation in C2C12 myotubes. *J. Agric. Food Chem.* 2018, 66, 170–176.

[13] Beaudart, C.; Rabenda, V.; Simmons, M.; Geerinck, A.; Araujo De Carvalho, I.; Reginster, J.-Y.; Amuthavalli Thiyagarajan, J.; Bruyère, O. Effects of protein, essential amino acids, Bhydroxy B-methylbutyrate, creatine, dehydroepiandrosterone and fatty acid supplementation on muscle mass, muscle strength and physical performance in older people aged 60 years and over. A systematic review on the literature. *J. Nutr. Health Aging* 2018, 22, 117–130.

[14] Silva, V. R.; Belozo, F. L.; Micheletti, T. O.; Conrado, M.; Stout, J. R.; Pimentel, G. D.; Gonzalez, A. M. β-hydroxy-β-methylbutyrate free acid supplementation may improve recovery and muscle adaptations after resistance training: a systematic review. *Nutr. Res.* 2017, 45, 1–9.

[15] Fitschen, P. J.; Wilson, G. J.; Wilson, J. M.; Wilund, K. R. Efficacy of β-hydroxy-β-methylbutyrate supplementation in elderly and clinical populations. *Nutrition* 2013, 29, 29–36.

[16] Deutz, N. E. P.; Pereira, S. L.; Hays, N. P.; Oliver, J. S.; Edens, N. K.; Evans, C. M.; Wolfe, R. R. Effect of β-hydroxy-β-methylbutyrate (HMB) on lean body mass during 10 days of bed rest in older adults. *Clin. Nutr.* 2013, 32, 704–712.

[17] Deutz, N. E.; Matheson, E. M.; Matarese, L. E.; Luo, M.; Baggs, G. E.; Nelson, J. L.; Hegazi, R. A.; Tappenden, K. A.; Ziegler, T. R. NOURISH Study Group Readmission and mortality in malnourished, older, hospitalized adults treated with a specialized oral nutritional supplement: A randomized clinical trial. *Clin. Nutr.* 2016, 35, 18–26.

[18] Ekinci, O.; Yank, S.; Terzioğlu Bebitoğlu, B.; Yılmaz Akyüz, E.; Dokuyucu, A.; Erdem, Ş. Effect of Calcium β-Hydroxy-β-Methylbutyrate (CaHMB), Vitamin D, and Protein Supplementation on Postoperative Immobilization in Malnourished Older Adult Patients With Hip Fracture: a randomized controlled study. *Nutr Clin Pract.* 2016 Dec;31(6): 829–835.

[19] Olveira, G.; Olveira, C.; Dona, E.; Palenque, F. J.; Porras, N.; Dorado, A.; Godoy, A. M.; Rubio-Martinez, E.; Rojo-Martinez, G.; Martin-Valero, R. *Clin. Nutr.* 2016, 35, 1015.

[20] Malafarina, V.; Uriz-Otano, F.; Malafarina, C.; Martinez, J. A.; Zulet, M. A. Effectiveness of nutritional supplementation on sarcopenia and recovery in hip fracture patients. A multi-centre randomized trial. *Maturitas* 2017, 101, 42–50.

[21] Berton, L.; Bano, G.; Carraro, S.; Veronese, N.; Pizzato, S.; Bolzetta, F.; et al. Effect of oral beta-hydroxy-beta-methylbutyrate (HMB) supplementation on physical performance in healthy old women over 65 years: an open label randomized controlled trial. *PLoS One.* 2015 Nov 3; 10(11):e0141757.

[22] Cramer, J. T.; Cruz-Jentoft, A. J.; Landi, F.; Hickson, M.; Zamboni, M.; Pereira, S. L.; Hustead, D. S.; Mustad, V. A. Impacts of high-protein oral nutritional supplements among malnourished men and women with sarcopenia: a multicenter, randomized, double-blinded, controlled trial. *J. Am. Med. Dir. Assoc.* 2016, 17, 1044–1055.

[23] Landi, F.; Calvani, R.; Picca, A.; Tosato, M.; Martone, A. M.; D'Angelo, E.; Serafini, E.; Bernabei, R.; Marzetti, E. Impact of habitual physical activity and type of exercise on physical performance across ages in community-living people. *PLoS One* 2018, 13, e0191820.

[24] Martone, A. M.; Marzetti, E.; Calvani, R.; Picca, A.; Tosato, M.; Santoro, L.; Di Giorgio, A.; Nesci, A.; Sisto, A.; Santoliquido, A.; Landi, F. Exercise and protein intake: a synergistic approach against sarcopenia. *Biomed. Res. Int.* 2017, 2017, 2672435.

[25] Rowlands, D. S.; Thomson, J. S. Effects of beta-hydroxy-beta-methylbutyrate supplementation during resistance training on strength, body composition, and muscle damage in trained and un- trained young men: a meta-analysis. *J. Strength Cond. Res. Natl. Strength Cond. Assoc.* 2009, 23, 836–846.

[26] Molfino, A.; Gioia, G.; Rossi Fanelli, F.; Muscaritoli, M. Beta-hydroxy-beta-methylbutyrate supplementation in health and disease: a systematic review of randomized trials. *Amino Acids* 2013, 45, 1273–1292.

[27] Wilson, J. M.; Fitschen, P. J.; Campbell, B.; Wilson, G. J.; Zanchi, N.; Taylor, L.; Wilborn, C.; Kalman, D. S.; Stout, J. R.; Hoffman, J. R.; Ziegenfuss, T. N.; Lopez, H. L.; Kreider, R. B.; Smith-Ryan, A. E.; Antonio, J. International Society of Sports Nutrition Position Stand: beta-hydroxy-beta-methylbutyrate (HMB). *J. Int. Soc. Sports Nutr.*, 2013, 10, 6.

[28] Stout, J. R.; Smith-Ryan, A. E.; Fukuda, D. H.; Kendall, K. L.; Moon, J. R.; Hoffman, J. R.; Wilson, J. M.; Oliver, J. S.; Mustad, V. A. Effect of calcium β-hydroxy-β-methylbutyrate (CaHMB) with and with- out resistance training in men and women 65+yrs: a randomized, double-blind pilot trial. *Exp. Gerontol.* 2013, 48, 1303–1310.

[29] Gomes, F.; Schuetz, P.; Bounoure, L.; Austin, P.; Ballesteros-Pomar, M.; Cederholm, T.; Fletcher, J.; Laviano, A.; Norman, K.; Poulia, K.-A.; Ravasco, P.; Schneider, S. M.; Stanga, Z.; Weekes, C. E.; Bischoff, S. C. ESPEN guidelines on nutritional support for polymorbid internal medicine patients. *Clin. Nutr.* 2018, 37, 336–353.

[30] Durkalec-Michalski, K.; Jeszka, J.; Podgórski, T. The effect of a 12-week Beta-hydroxybeta- methylbutyrate (HMB) supplementation on highly-trained combat sports athletes: a randomised, double-blind, placebo-controlled crossover study. *Nutrients* 2017, 9, 753.

第 25 章　药物治疗的未来
The Future of Drug Treatments

Francesco Landi　Graziano Onder　Rolland Yves　著
肖　滢 译　姜　珊 校　　邹艳慧 审

肌少症与不良结局之间的关系对治疗方法有重要意义。生活方式干预（即体育活动，尤其是抗阻运动训练，以及营养支持）被证实在预防和逆转肌少症方面起到重要作用。然而，许多老年人久坐不动，不想锻炼或无法锻炼。因此，不同程度的科学证据说明，一些药物对肌肉量、力量和功能起到作用。随着对衰老过程中影响骨骼肌的结构和功能改变所涉及的特定分子通路的日益了解，许多潜在的药物干预靶点已被提出用于预防和（或）治疗肌少症。

在这一章，我们回顾了 3 类药物（心血管、激素和代谢类药物）对老年人肌少症和肌肉预后的影响。对每一种类药物，我们会介绍来自临床研究的证据及生物学合理性。

一、心血管药物

（一）血管紧张素转化酶抑制药

在充血性心力衰竭（congestive heart failure，CHF）患者中，血管紧张素转化酶抑制药（angiotensin Ⅱ converting enzyme inhibitors，ACEI）已被证实可预防发病率、死亡率及住院率，并减少躯体功能和运动能力的下降。ACEI 对肌肉功能的影响可能主要归因于积极的心血管效应。然而，ACEI 引起的积极作用被假定与其对骨骼肌的直接积极作用有关[1]。

1. 临床经验

在一项纳入 641 名不合并 CHF 的老年失能女性（平均年龄 79 岁）的观察性临床研究中测试了 ACEI 对肌肉强度的作用[2]。在这一组中，持续使用 ACEI 的患者 3 年肌力平均下降（–1.0kg）程度明显低于持续或间歇使用其他降压药的患者（–3.7kg，P=0.016）或从不服用降压药者（–3.9kg，P=0.026）。

一项纳入 2431 名独立老年患者的横断面研究，研究了抗高血压药物的使用与瘦体重（LBW）的横断面关系[3]。组间比较显示，与未使用任何药物（平均 ± 标准差：15.9 ± 0.1，vs. ACEI=0.15）或使用其他降压药（平均值 ± 标准差：15.7 ± 0.1，vs. ACEI=0.001）的患者相比，使用 ACEI 的患者下肢肌肉量更大（平均 ± 标准差：16.1 ± 0.2）。

在一项随机双盲对照试验中，130 名具有功能障碍的老年人（平均年龄 78.7 岁）被随机分配到接受培哚普利组或安慰剂治疗，该研究为期 20 周[4]。在 95 名完成试验的受试者中，接受培哚普利的受试者平均 6min 步行试验较安慰剂组有显著改善（组间平均差异 31.4m）。然而，在随后的一项研究中，在不伴有心力衰竭的功能受损老年患者中使用培哚普利，似乎并不能改善躯体功能及运动能力[5]。一项前瞻性双盲试验比较了培哚普利和硝苯地平对合并高血压的老年患者躯体运动能力的影响，在肌力、行走能力或功能指标方面没有观察到显著差异[6]。血管紧张素转换酶抑制与新型心血管危险因素的研究（Trial of Angiotensin-Converting Enzyme Inhibition and Novel

Cardiovascular Risk Factors，TRAIN）发现，与安慰剂组相比，随机分配到 ACEI 组的老年患者 6 个月后的身体运动能力没有显示出获益[7]。近期另一项针对绝经后女性的大型前瞻性研究发现，ACEI/ 血管紧张素受体拮抗药（angiotensin receptor blocker，ARB）与高 LBM 显著相关[8]。最后，最新一项 Meta 分析[9]比较了 3 种不同的 ACEI（依那普利、培哚普利和福辛普利）的用法。即使报道了对干预组有一定的积极效果，也没有获得显著的结果，这表明在肌肉功能方面，老年人亚组可能受益于 ACEI 的治疗。

一些遗传学研究支持 ACE 系统可能涉及骨骼肌功能的假说。在优秀运动员中，ACE II 基因型似乎在长跑运动员中更常见，而 D 等位基因与短跑运动员、短距离游泳运动员的力量导向表现有关[10]。对这些发现的可能解释来源于 Zhang 及其同事的一项基因研究，该研究表明，ACEI 等位基因与 I 型肌肉纤维的比例增加有关[11]。相反，D 等位基因和 II 型纤维的表达相关，与 I 型纤维相比，II 型纤维抗疲劳能力更弱，动力性能更高效。然而，关于 ACE 基因对健康青年耐力和动力性能的影响，有一些相互矛盾的证据[12]。在老年人中，ACE 基因和躯体功能之间的联系目前还没有被证实[13]。

在推荐 ACEI 治疗肌少症之前，还需要进一步的证据支持。

2. 作用机制

图 25-1 总结了 ACEI 对骨骼肌有益作用的潜在机制。

在 CHF 患者中，依那普利和氯沙坦被证明可以支配腿部腓肠肌肌球蛋白重链从 II 型向 I 型纤维的转变[14]。这一结果与 Zhang 及其同事的研究结果一致，他们的研究表明，ACEI 等位基因（与低 ACE 活性相关）与 I 型肌纤维百分比的增加有关，而 D 等位基因（与高 ACE 活性相关）与 II 型肌纤维表达有关[11]。

肾素 - 血管紧张素系统可能介导炎症反应，从而影响肌肉功能。体外研究表明，血管紧张素 II 增加白细胞介素 -6（IL-6）和肿瘤坏死因子 -α（TNF-α）的产生[15]。Kranzhofer 及其同事证实了血管紧张素在触发炎症通路中的重要功能，并证明 ACEI 可以抑制血管紧张素的促炎活性[16]。ACEI 的抗炎作用已在一项对 161 名接受冠状动脉搭桥手术的受试者中进行的观察性研究中得到证实。接受 ACEI 治疗的受试者术后 IL-6 浓度的增加明显低于其他受试者[17]。

ACEI 可能通过调节营养物质的肠道吸收而有效地影响营养状况，并可通过对中枢神经系统的直接影响来调节食欲和躯体活动。此外，一些动物研究表明，使用 ACEI 治疗增加了缺血肢体自然血管的生成，增强了侧枝血管的发育[18]。此外，Zimmerman 及其同事证明，使用雷米普利治疗后，心肌组织中血管内皮生长因子的表达增加[19]。

最后，ACEI 在生长激素 / 胰岛素样生长因子 -1（GH/IGF-1）轴的调节中发挥重要作用[20]。已知 IGF-1 是肌少症的潜在因素。有假说认为，ACEI 可能通过调节 IGF-1 系统来防止肌肉量的损失。这种作用可能与 IGF-1 自分泌系统的减少有关。ACEI 对 IGF-1 系统的直接影响已在 2 项针对老年人的大型流行病学队列研究中报道。在 ilSIRENTE 研究[21]和 InCHIANTI 研究[22]中，使用 ACEI 的老年人胰岛素样生长因子结合蛋白 -3（insulin-like growth factor-binding protein-3，IGFBP-3）水平较高。IGF-1 肌肉特异性亚型的过度表达减少了血管紧张素 II 诱导的肌肉损失[20]。这些结果表明抑制血管紧张素 I 向血管紧张素 II 转化的药物，如 ACEI，可能通过调节 IGF-1 系统，延缓或防止老年人的肌肉丢失。

总的来说，与其他抗高血压药物相比，长期使用 ACEI 可能会减缓老年人肌肉力量和行走速度的下降，引起下肢肌肉量增加[23]。ACEI 已被证明可以提高心脏衰竭的年轻人和老年人的运动能力，但不能提高握力[24]。

其他研究发现，摄入 ACEI 与骨骼肌量、力

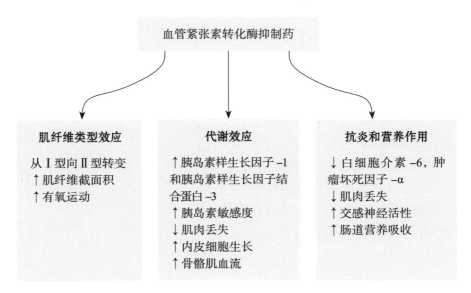

▲ 图 25-1　血管紧张素转化酶抑制药对骨骼肌的作用

量、肌肉质量或功能之间没有正相关作用[25]。进一步的研究有望更好地分析 ACEI 类药物在肌少症的治疗和预防中的作用。例如，LACE 试验是一项正在进行的多中心、安慰剂对照、随机对照试验，该试验将探索亮氨酸和 ACEI 在改善欧洲老年肌少症工作组定义的肌少症患者肌肉质量和功能方面的作用[26]。

（二）他汀类药物

在长期使用不同降血脂药物的动物身上进行的蛋白质组学分析表明，他汀类或贝特类降脂药物都能够改变骨骼肌功能必需的特定蛋白的表达[27]。基于这一实验证据，他汀类药物已被假定可能用于治疗肌少症。

1. 临床经验

他汀类药物对身体成分的影响已经在一项针对社区居民的临床试验中得到验证，该研究是针对 49 名社区居住受试者（60—69 岁的男性和女性），他们完成了为期 2 周的营养教育，随后进行了 12 周的高强度抗阻训练，并在运动后补充蛋白[28]。该试验记录了血清胆固醇水平和他汀类药物治疗与训练后 LBM 的增加独立相关，提示他汀类药物可能改善肌肉对运动训练的反应。此外，在一项对 756 名社区老年居民的观察性研究中，他汀类药物使用超过 1 年的人比未使用他汀类药物者的计时椅子起坐测试表现更好（-0.5s；P=0.04）[29]。另一项研究结果表明，老年患者使用阿托伐他汀并不影响肌肉功能和肌肉本身对不同躯体活动的适应性，即使是高强度的肌肉损伤活动。在抗阻训练中，他汀类药物也表现出一定的优势[30]。在 LIFE 研究中也发现了类似的结果，该研究是一项 1635 人的多中心单盲随机试验，评估了他汀类药物对行动能力丧失风险较高的久坐老年人的影响。需要他汀类药物治疗的老年人从增加躯体活动的干预中获益[31]。此外，研究发现，他汀类肌痛与老年人肌肉力量和去脂体重不足或肌肉蛋白周转失调无关[32]。

然而，需要强调的是，他汀类药物也被认为会对骨骼肌量产生不良影响。他汀类药物可能通过使线粒体功能受损、线粒体含量降低和凋亡通路降低有氧运动耐受性。在一项对老年社区居民进行的纵向研究中，他汀类药物治疗与肌肉力量降低相关，并增加跌倒风险[33]。在另一项研究中，在有代谢综合征风险的超重或肥胖患者中，当与运动训练相结合时，使用辛伐他汀与心肺健康和骨骼肌线粒体含量下降有关[34]。

2. 作用机制

图 25-2 总结了他汀类药物对骨骼肌和躯体功能的潜在积极影响。

他汀类药物可能会影响肌肉量和功能，延缓动脉粥样硬化对骨骼肌血管的负面影响，确保更好的灌注，从而防止肌肉萎缩，减少肌肉无力和（或）疲劳。他汀类药物还能增加内皮中一氧化氮的产生，而一氧化氮具有局部血管扩张的特性。此外，Bitto 及其同事已经证明辛伐他汀可以提高糖尿病小鼠的伤口愈合率，这一过程似乎是通过增加血管内皮生长因子介导的[35]。

他汀类药物可以减轻炎症，而炎症又是肌少症的一个重要决定因素。一些研究指出，他汀治疗可降低 C 反应蛋白和其他炎症标志物水平，而不受胆固醇的影响[36]。HPS 研究[37] 和 JUPITER 试验[38] 间接证实了这一假说，研究表明普伐他汀和瑞舒伐他汀使用者心血管事件的减少与基线胆固醇水平无关。

使用他汀类药物可以减轻炎症的证据，以及炎症是肌肉量和功能的重要决定因素的认识，似乎为他汀类药物对肌少症有直接影响的假设提供了理论基础。然而，还需要进一步的研究来更好地确定他汀类药物对骨骼肌量、力量、耐力和功能的影响[39]。

二、激素替代疗法

（一）睾酮

睾酮由女性的卵巢泡膜细胞和男性的睾丸间质细胞分泌。睾酮与较高的肌肉量和肌肉蛋白质合成有关。在动物和人类的研究中，它似乎也增加了卫星细胞的数量，这对肌肉细胞的功能很重要。在老年男性中，流行病学研究支持睾酮水平下降与年龄、肌肉量和力量损失之间的关系。因此，作为肌少症的一种潜在疗法，激素替代治疗受到了相当大的关注。

1. 临床经验

一些关于睾酮的随机对照研究表明，睾酮对肌肉量有直接影响，在一些情况下对肌肉力量有直接影响，尤其是在睾酮不足的男性中[39-42]。男性睾酮替代疗法研究显示出不同的结果，这取决于受试者的年龄和治疗前的血浆睾酮水平。2006年进行的一项纳入 11 项随机临床试验的 Meta 分析表明，与安慰剂相比，睾酮治疗能小幅度增加肌肉力量[43]。一项系统评价和 Meta 分析的总括性综述显示，老年受试者（无明显肌少症）补充睾酮对肌肉量有显著影响，但对肌肉力量、躯体功能的影响较小，特别是血清睾酮水平低的男性（200～300ng/dl）[9]。Srinivas-Shanker 及其同事在

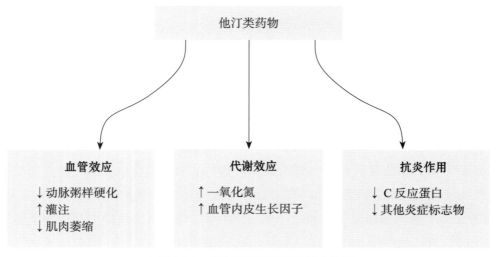

▲ 图 25-2　他汀类药物对骨骼肌的作用

衰弱和中等衰弱的老年男性中发现，连续 6 个月每天经皮应用 50mg 的睾酮显著增加 LBM，这与膝关节伸肌力量的增加有关[44]。睾酮补充与营养不良受试者的营养补充[45]或与体育活动计划相结合，在增加衰弱老年人的肌肉量和功能方面表现出更好的效果[46, 47]。总体而言，睾酮治疗对睾酮水平正常的老年受试者的影响尚未得到充分研究。此外，尽管补充睾酮对肌肉量有积极影响，但这种治疗对失能和躯体功能有直接影响的结论性证据仍然缺乏。睾酮替代疗法对老年男性肌肉量和肌肉力量的随机临床试验结果的不一致性，可能是由给药途径造成的。事实上，最近一项 Meta 分析报道肌内注射睾酮替代疗法比透皮制剂更有效[48]。

在考虑睾酮替代疗法时，必须权衡治疗的潜在好处和可能的不良反应。美国巴尔的摩一项涉及 781 名老年受试者的纵向研究表明，前列腺癌与睾酮水平有直接关系。游离睾酮水平每增加 0.1U，65 岁以上男性罹患高危前列腺癌的可能性就增加 1 倍[49]。这一点，加上睾酮治疗的其他潜在不良反应，如外周水肿、男性乳房发育症、红细胞增多症和睡眠呼吸暂停，都限制了其成为肌少症的安全治疗手段[50]。在行动受限和多病共存的老年男性中，应用睾酮凝胶与心血管不良事件风险增加相关[51]。在睾酮试验（Testosterone Trials，TTrial）中，7 个随机对照试验（788 名平均年龄 72 岁的男性），睾酮增加了冠状动脉非钙化斑块体积。与安慰剂相比，睾酮与更多心血管或前列腺不良事件无关。然而，需要更大规模的试验和更长的随访来确定睾酮是否会增加心血管或前列腺疾病风险[52]。因此，目前最谨慎的做法是只治疗血清睾酮水平反复偏低，以及存在雄激素缺乏相关症状和体征的老年男性。

2. 作用机制

合成代谢作用和对运动神经元的影响被认为是睾酮在肌肉功能中的作用（图 25-3）。

一些数据表明，睾酮通过在调节肌肉蛋白合成和分解途径中的多个步骤起作用而诱发肌纤维肥大。一项在老年男性中进行的研究表明，服用睾酮通过减少蛋白质分解促进肌肉合成代谢[53]。与氨基酸补充相结合时，睾酮不产生额外刺激肌肉合成代谢的作用。

应用睾酮与 I 型和 II 型肌纤维的横截面积增加有关[54]。在年轻男性中，睾酮诱导的肌肉大小增加与肌肉纤维横截面积的显著增加有关，I 型和 II 型纤维的横截面积与睾酮浓度成比例增加[55]。多能干细胞的分化依赖于睾酮，这一观察结果为睾酮对肌肉和脂肪量的共同作用提供了一个统一的解释。在这方面，有必要强调的是，一些研究表明，睾丸激素通过雄激素受体介导的途径，通过促进间充质多能干细胞向肌源性细胞系的分化和抑制向脂肪源性细胞系的分化，从而控制和调节间充质多能干细胞的谱系决定。

运动神经元具有雄激素受体，是雄激素作用的潜在位点。雄激素在运动神经元中的重要性通过以下事实得到证实：雄激素受体基因的特定突变可能导致一种被称为脊髓延髓性肌萎缩的退行性疾病，其特征是表达高水平雄激素受体的运动神经元死亡，雄激素受体主要位于脊髓前角和脊髓球区[56]。最后，有研究表明睾酮可能通过刺激神经突蛋白的产生来促进损伤后的周围神经再生，

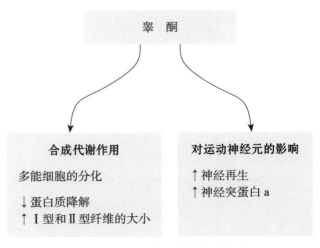

▲ 图 25-3　睾酮对骨骼肌的作用

神经突蛋白是一种参与中枢神经系统创伤后神经元连接重建的蛋白质[57]。

（二）雌激素和替勃龙

女性在绝经后会经历肌肉量和力量的加速损失[58]。生活习惯的改变（低水平的体育活动）和激素的变化可能是肌肉量和力量下降的 2 个主要原因[58]。一些证据表明，激素替代治疗与肌肉质量和肌肉力量之间的联系已被证明。然而，雌激素对女性骨骼肌的作用仍存在分歧。

1. 临床经验

7 项临床试验中有 3 项雌激素对肌力有显著正向作用的临床研究[59-61]；相反，其他 4 项随机对照试验未发现对肌肉量[62]和力量[63-65]有任何影响。对这些有争议的结果的合理解释可能与观察期的持续时间、参与者的平均年龄不同有关；在这方面，有必要强调的是，这些研究中纳入的老年女性和雌激素治疗反应无关。

唯一一项关于替勃龙的临床试验显示，替勃龙是一种具有雌激素、孕激素和雄激素活性的合成类固醇，对肌肉力量有显著的正向作用[66]。同时，替勃龙似乎对肌肉量有显著的积极作用[67]。特别要指出，替勃龙增加了去脂体重和身体总含水量，减少了脂肪量。即使与雌激素联合使用，替勃龙的积极作用也被证实。Hanggi及其同事的结果表明替勃龙治疗对肌肉量没有影响，这表明这种治疗可能只在脂肪分布中起作用[68]。

雌激素对机体成分的影响存在较大争议，有研究表明该药物可以增加 LBM 或减少脂肪量，其他研究显示没有影响[58]。

总的来说，只有少数关于雌激素和替勃龙在老年女性中的临床研究[64]。

同时考虑到与这些药物使用相关的众所周知的不良反应（乳腺癌、子宫内膜癌、卵巢癌、静脉血栓栓塞风险、脑卒中），雌激素或替勃龙治疗不建议作为肌少症的主要治疗手段。这些药物对老年受试者肌肉量和力量的影响及其长期安全性有待进一步研究。

2. 作用机制

雌激素和替勃龙都可能与肌纤维中的核内受体发生反应，替勃龙也可能通过与肌纤维中的雄激素受体结合而增加游离睾酮和生长激素。替勃龙可直接增加血清 IGF-1 水平[69]，同时增加游离睾酮的数量。雌激素被转换为睾酮，睾酮对肌肉蛋白质的合成代谢起作用。此外，2 种性激素都可能抑制对骨骼肌有分解代谢作用的炎性细胞因子。

替勃龙可能对肌肉力量有另一个积极作用，增加血浆中介导骨骼肌卫星细胞激活的一氧化氮水平[70]。在绝经后的女性中，雌激素治疗促进肌源性调节因子基因表达增多，引起体育锻炼时肌源性反应更强和最大偏心运动后肌肉损伤更低[71]。最后，有报道称雌激素替代治疗可以改善体育活动训练项目中的胰岛素反应[72]。

（三）脱氢表雄酮

脱氢表雄酮（DHEA）是一种激素前体，在特定的靶组织可转化为睾酮 / 雌激素[73]。由于 DHEA 是这些激素生物合成的前体，在男性和女性中补充 DHEA 可能有助于提高肌肉量和力量。

1. 临床经验

在大多数人类观察性研究中，有报道称血液循环中 DHEA 水平与肌肉力量或肌肉量之间存在微弱的相关性。很少有研究评估补充 DHEA 对老年人的影响，并且发现对肌肉量和功能的影响是可变的。2011 年，一项系统研究发现，只有 8 项研究调查了 DHEA 对老年人身体成分和活动能力的影响[74]。这篇综述的作者得出结论，DHEA 对老年人肌肉力量和躯体功能的好处仍然没有定论。一些在老年男性和女性中进行的研究表明，补充 DHEA 可以增加骨密度、睾酮和雌二醇水平，但对肌肉大小、力量或功能没有影响[73]。Kenny 及其同事对 99 名女性（平均年龄 76.6 ± 6.0 岁）进行了随机试验，以调查 DHEA 结合运动对骨量、肌肉力量和躯体功能的影响[46]。已有文献证明，补充 DHEA 改善了参与有氧运动的年老体弱女性的下肢力量和功能。另一项研究表明，只有在补充 DHEA 的基础上增加高抗阻训练后，一组健康老年人的力量才能得到改善[75]。力量和功能的改善可能需要结合 DHEA 和锻炼，尽管不是所有的研究都有这个结果。Christiansen 及其同事研究了补充 DHEA 对肾上腺衰竭女性患者的影响[76]。6 个月后，DEHA 治疗对肌肉量、脂肪量和骨组织没有影响；只观察到 LBM 少量增加，但记录到高频出现的不良反应。研究人员在评估 DHEA 在老年人中的使用时建议，应在较长一段时间内对 DHEA 的效果进行评估，如果使用的 DHEA 剂量使循环中的雄激素水平超过年轻健康成年人的水平，则可能更有效[73]。最后，在一项系统综述中，Baker 及其同事[74]表明 DHEA 对老年人肌肉力量和躯体功能的益处仍不确定。DHEA 似乎对身体功能或表现没有常规益处。尽管没有达成一致意见，仍可能观察到一些肌肉力量的测量指标会改善。尽管补充 DHEA 可能会带来其他好处，如增加骨密度和性激素水平，但尚未证实它能对抗肌少症。

2. 作用机制

在 inChianti 的研究中，Valenti 及其同事证明在 60—79 岁的男性中，循环中的 DHEA 是肌肉力量和小腿肌肉面积的独立相关因素[77]。DHEA 可能通过多种机制影响肌肉量和力量，包括骨骼肌将 DHEA 转化为活性雄激素的能力，以及增加 IGF-1。DHEA 对老年受试者的重要性在于，几乎所有的雄激素总量都来自这些肾上腺类固醇前体[74]。动物模型中进行的研究表明，骨骼肌中含有特定的酶，能够将循环中的 DHEA 转化为睾酮，并进一步转化为脱氢睾酮，脱氢睾酮是一种作用于局部类固醇受体的雄激素[78]。此外，补充 DHEA 可增加 IGF-1 水平，从而刺激肌源性或肌肉前体细胞的增殖和迁移。

（四）生长激素

生长激素（growth hormone，GH）对肌少症的影响已引起广泛关注。老年人的 GH 水平通常较低，GH 释放脉冲的振幅和频率也明显降低；因此，我们假设 GH 将有助于防止与年龄相关的肌量损失。然而，尽管有大量的研究评估了 GH 补充剂对肌肉量、力量和身体功能表现的影响，但是否应使用 GH 来预防和（或）治疗肌少症仍然存在争议。值得注意的是，在健康或中度衰弱、非 GH 缺乏的老年人中的研究中发现 GH 治疗尚存在争议。

1. 临床经验

许多研究报道补充 GH 的效果甚微。Brill 及其同事证实，补充 1 个月 GH 可以改善平衡功能，与睾酮联合使用可以改善躯体功能，但不能增强肌肉力量[79]。Papadakis 及其同事观察到，在 69 岁以上的健康受试者中，使用 GH 治疗 6 个月可增加肌肉量，减少脂肪量，但没有改善身体功能[80]。Blackman 及其同事研究发现，在健康的老年女性中，补充 GH 对肌肉力量没有显著影响，而接受生长激素和睾酮治疗后的男性，肌肉力量仅有边际效应的增加[81]。例如，其他一些研究报道称，健康老年人在使用 GH 补充剂后肌肉质量和力量有所增加[50, 73]。在一组老年男性中，那些接受最高剂量的 GH 和睾酮联合补充 4 个月的人，肌肉量平均增加了 3kg，肌肉力量增加了 30%，而平均脂肪量减少了[82]。2009 年，一项 Meta 分析报道称[83]，GH 缺乏的成年人使用 GH 替代治疗对有氧运动能力和肌肉量产生显著积极影响。然而，如果只分析高质量研究，1 年后的另一项 Meta 分析并不支持 GH 替代治疗对 GH 缺乏的成年人的力量有获益[84]。

大多数研究已经证明，对于改善肌肉量和肌肉力量，GH 补充剂在老年受试者中无效。Taaffe 及其同事发现，定期锻炼的老年男性使用重组人 GH 治疗并不会增加肌肉量或组织 IGF-1 表达[85]。

Yarasheski 及其同事在一小部分久坐不动的男性样本中证明，抗阻运动训练可以改善肌肉力量和代谢，但当运动训练与补充 GH 结合时，这些改善作用并没有增强[86]。同样，Thompson 及其同事在绝经后中度肥胖的女性中发现 GH 补充剂对肌肉力量没有任何影响[87]。Lange 及其同事进行了一项随机临床试验，检验单独使用 GH、单纯运动、GH 与运动相结合的效果[88]。这项试验表明，仅仅使用 GH 对肌肉质量、强度和力量没有影响；运动诱导的肌力改善并没有通过补充 GH 得到进一步增强。

这些形成鲜明对比的结果可能是由于研究之间的方法学差异，这些对照研究的时间较短，以及纳入的受试者数量较少。许多原因可以解释为何补充 GH 对改善肌量和肌力无效，例如，外源性 GH 不能模拟自然 GH 分泌的脉冲模式或诱导 GH 相关的胰岛素抵抗[50]。此外，大多数关于 GH 补充剂的试验报道了高发的不良反应事件，如液体潴留、软组织水肿、体位性低血压、糖尿病、腕管综合征、关节痛和男性乳房发育，考虑到这些非常重要。总之，基于目前的证据，在改善老年人的身体组分和功能方面，GH 治疗不应该被认为是一种安全的策略。

2. 作用机制

GH 对骨骼肌功能中的影响被认为有 2 种重要作用机制：抗炎症和合成代谢作用（图 25-4）。

GH 对肌肉的作用主要是由 IGF-1 介导的。在 GH 的作用下，肝脏和骨骼肌产生 IGF-1 并释放到全身。IGF-1 具有促进骨骼肌增生及肥厚的作用。增生性作用导致肌肉卫星细胞增殖，肥厚性作用导致收缩蛋白合成增加。此外，IGF-1 抑制蛋白水解，促进氨基酸和葡萄糖传递到肌细胞，并刺激成肌细胞增殖和分化。全身注射 IGF-1 可提高损伤后肌肉功能恢复率，并改善耐力和肌肉收缩功能。

一些研究表明，肌肉表达的 IGF-1 可加速损伤后的再生过程，调节炎症反应并限制纤维化的

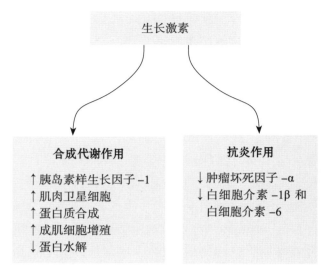

▲ 图 25-4　生长激素对骨骼肌的作用

发生[89]。IGF-1 的表达显著下调促炎细胞因子，如 TNF-α 和 IL-1β。IGF-1 已被证实是改善急性心肌损伤后心功能和减少梗死面积的一种有希望的策略[90]。这一效应的假说机制包括减少炎症反应（如 IL-6 和 IL-1β）和降低心肌细胞凋亡的严重程度。

（五）胃生长激素释放素

胃生长激素释放素是胃在禁食时分泌的一种肽类激素。血液中胃生长激素释放素浓度的增加会导致饥饿感和食物摄入量的增加。考虑到厌食症和营养不良是肌少症的重要原因，我们假设补充胃生长激素释放素可以有效防止与年龄相关的肌肉质量损失。

1. 临床经验

有报道称，补充胃生长激素释放素效果明显[91]。在 25 名慢性阻塞性肺疾病患者样本中，皮下注射合成胃生长激素释放素类似物有增加去脂体重和改善躯体功能的趋势[91]。在伴有慢性阻塞性肺疾病相关恶病质的人群中，一项纳入 33 名参与者的小样本随机对照试验中，有报道称服用 GH 可以改善呼吸道症状和呼吸力度[92]。此外，有研究报道，胃生长激素释放素浓度与骨骼肌量显著相关[93]。然而，很少有合成胃生长激素释放素或胃生长激素释放素激动药治疗老年受试者的临

床研究。在没有肌少症的健康老年人中，口服 2 年胃生长激素释放素模拟剂可增加血液中 GH 和 IGF-1 水平和肌肉量，但力量或躯体功能没有显著变化[94]。

2. 作用机制

胃生长激素释放素通过激活下丘脑中的促生长激素受体（GH secretagogue-receptor, GHS-R 1α）来刺激 GH 的释放；此外，在老年人中，胃生长激素释放素模拟重建了 GH 脉冲分泌规律。随后，在老年人中 GH 促分泌剂或 GH 促分泌剂受体激动药可能参与肌肉的新陈代谢。这种作用与调节食物摄入的黑素皮质素受体拮抗药部分相关，这导致人们探索胃生长激素释放素作为一种潜在的治疗手段，以减少恶病质消耗和肌少症的可能[91]。

三、代谢物

（一）肌酸

肌酸在蛋白质和细胞代谢中起着重要作用。有报道称，补充肌酸对年轻人的运动表现有益处，肌酸被认为是预防和治疗肌少症的潜在疗法[95]。

1. 临床经验

几项研究评估了肌酸补充对中老年人的影响，但其结果相互矛盾。Brose 及其同事已经证明，老年人在补充肌酸并进行 14 周抗阻训练后，肌肉量和肌肉力量显著增加[96]。其他研究也证实了老年男性在 2～12 周的肌酸补充和抗阻训练后肌肉量显著增加[40]。与这些发现相反，Rawson 及其同事发现，为期 1 个月的肌酸补充并不增加无脂肪质量、总体重或上肢力量的增加，但却减少了腿部疲劳感[97]。Bermon 及其同事发现，在老年男性和女性中，经过 8 周的肌酸补充和抗阻训练后下肢肌肉量没有增加[98]。在一组 46 名中老年人群中（年龄 54—73 岁），6 个月的抗阻训练加肌酸补充并没有发现肌肉量的差异[99]。在其他研究中，老年男性补充肌酸并不能改善肌肉量或神经肌肉疲劳[39, 40]。在 2017 年，一个包含 53 项研究的 Meta 分析报道

称，肌酸补充可以改善短时间运动（<3min）的上肢和下肢力量表现，不论参与者的特征、训练协议、补充剂量或持续时间[100]。然而，其他研究报道称，长期低剂量膳食肌酸补充对老年女性的肌肉量或肌肉力量没有有益影响[101]。

对于补充肌酸是否能只增加老年人抗阻训练的益处，以及肌酸补充是应该在训练前还是训练后进行，尚存在很大争议。2014 年一项系统综述和 Meta 分析调查了抗阻训练之外补充肌酸是否能增加老年人的肌肉量、肌肉力量和功能。这项工作的结果支持肌酸补充对抗阻训练期间肌肉量增加、肌肉力量和功能表现的积极影响，而不只是抗阻训练。这项 Meta 分析只对 357 名参与者进行了研究，作者也强调了研究数量有限[102]。一个为期 24 周的随机对照试验调查了在 60 名有或无抗阻训练的老年衰弱女性中补充肌酸的效果，肌酸补充结合抗阻训练显著改善了四肢去脂体重和肌肉功能[103]。在一项小样本随机对照试验中，无论何时补充肌酸，与抗阻训练相结合的肌酸补充都比单纯的抗阻训练更能提高肌肉力量。然而，当在抗阻训练后补充肌酸时，瘦组织量比训练前有更大的提高[104]。另一项研究发现，老年人在抗阻训练前后补充肌酸，肌肉量或力量的变化是相似的[105]。从现有的作品中不能得出明确的结论。

基于这些相互矛盾的结果，并考虑到肌酸可能增加间质性肾炎的风险，肌酸补充不建议作为老年人肌少症的常规治疗[40]。在抗阻训练中，补充肌酸对肌肉量增加、力量和功能表现的好处是振奋人心的。但研究数量有限，随机对照试验样本量小，仍需进一步研究。

2. 作用机制

人们认为肌酸在肌肉功能中的作用包括合成代谢、抗氧化和神经保护作用（图 25-5）。

据推测，肌酸可以增加肌源性转录因子的表达，促进肌源性基因［如成肌蛋白和肌源性调节因子 4（MRF-4）］的上调，从而促进肌肉量和力量的增加。

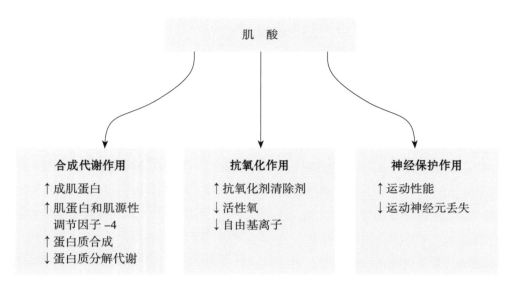

▲ 图 25-5　肌酸对骨骼肌的作用

一项在年轻健康志愿者中进行的研究表明，在 2 周的腿部固定和 10 周的康复恢复训练中肌酸补充显著增加了肌源性转录因子 MRF-4 的表达，这反过来与肌肉横截面积的增加相关[106]。在另一项研究中，肌酸补充结合 12 周的抗阻训练显著增加了成肌蛋白的 mRNA 和蛋白表达和 MRF-4[107]。肌酸也可能增加骨骼肌中肌特异性蛋白质的合成和（或）降低蛋白质分解代谢率。

一些作者证明肌酸具有抗氧化清除剂的作用，主要是对抗自由基离子。肌酸具有显著的抗氧化活性，其作用机制依赖于直接清除活性氧和活性氮。肌酸的这种抗氧化作用似乎也能起到保护神经的作用。在肌萎缩侧索硬化的动物模型中，肌酸被证明对运动表现有剂量依赖性的增强，并保护运动神经元免受损伤。

（二）维生素 D

众所周知，维生素 D 在骨骼和肌肉代谢中起着重要作用。缺乏维生素 D 的典型临床症状之一是肌肉无力。已有文献证明，老年人低维生素 D 的患病率较高[108]。因此，关于肌少症管理的营养建议提倡评估所有肌少症风险受试者血浆 25（OH）维生素 D 水平，并对所有低水平的人群进行补充[95]。

1. 临床经验

维生素 D 有提高肌肉力量的潜力。最近一项关于维生素 D 及其对老年人身体功能影响的系统综述显示了来自横断面研究的相互矛盾的证据，也表明 25（OH）维生素 D 水平与肌肉力量之间的横断面相关性不一致[109]。Kyoung Kim 及其同事发现，在韩国老年人中，25（OH）维生素 D 水平与肌少症之间存在很强的负相关[110]。阿姆斯特丹老龄化队列研究（Longitudinal Aging Study Amsterdam，LASA）已经显示 25（OH）维生素 D 水平是肌肉量和力量在 3 年内增加的预测因素[111]。Tasmanian 老年患者队列研究是一项关于社区老年人的前瞻性研究，更高的 25（OH）维生素 D 是合适的，但与更大的肌肉量密切相关，同时也预示着老年人肌肉力量的提高[110]。

在 3 项不同的随机对照试验中，有报道称补充维生素 D 可以增加肌肉力量[112-114]。此外，在 65 岁及以上的成年人中，补充 800U 的维生素 D 可在 2~12 个月后显著改善 4%~11% 的下肢力量或功能[115]。补充维生素 D 对肌肉量和功能的积极影响，已被假设为使用维生素 D 的老年疗养院居民跌倒减少的机制[50]。一项 Meta 分析显示，老年人每天摄入 700～1000U 的维生素 D 可以降低 19% 的患病风险[116]。Verschueren 及其同事在一项随机临床研究中记录了 113 名 70 岁以上的老年女性在服用维生素 D 6 个月后膝关节伸肌力量增加了 6.4%[117]。在最近的一项 Meta 分析中，包括 792 名参与者的 7 项研究分析了抗阻运动训练和补充维生素 D_3 对老年人肌肉功能的联合影响。这项工作支持维生素 D 联合抗阻运动，小幅度提高老年人的肌肉力量。除了运动之外，尚未发现对躯体功能有有益影响，如简易体能状况量表或起立 - 行走计时测试[118]。一些研究发现维生素 D 缺乏症患者中补充维生素 D 未能在身体功能、跌倒风险或生活质量上获益[50, 91]。在社区居住的老年人中，一项纳入 15 项研究 2866 名年龄在 65 岁以上参与者的 Meta 分析研究称，在使用维生素 D 后，肌肉力量没有明显的改善[119]。研究中肌肉量和强度反应的差异部分可能归因于维生素 D 剂量的差异使用（使用更高剂量时效果更好），以及测量技术差异（手握式测力器和腿部推蹬机）的差异，年龄和血清维生素 D 水平基线[39, 40, 50]。补充维生素 D 的反应也可能取决于 25（OH）维生素 D 和蛋白质摄入量的基线水平。可能增加肌肉量是需要足够的 25（OH）维生素 D 基线水平和蛋白质摄入[120]。

考虑到维生素 D 缺乏在缺乏自理能力人群中的高发生率（超过 70%），维生素 D 补充必须被作为一种预防肌少症，并改善肌少症对该人群发病率和死亡率影响的可能方法。应测定衰弱老年人血浆维生素 D 水平，特别是在社会福利机构的个人。维生素 D 口服补充剂应提供给有维生素 D 血浆水平低于 40nmol/L 的人群[121]。维生素 D 的每日推荐摄入量为 400～600U，这可能不足以将血清维生素 D 水平提高到 75～100nmol/L 的理想水平[50]。一些研究表明，为了达到 25（OH）维生素 D 的最佳水平，需要 700～1000U 的剂量[50]。在美国，某些食物的强化是强制性的，如牛奶和橙汁，而在欧洲国家，只有少数食物是维生素 D 强化的。然而，是否应该强制在食品中添加维生素 D 的问题仍然存在争议[50]。

2. 作用机制

关于维生素 D 对肌肉功能的作用，人们提出了几种作用机制（图 25-6）。骨骼肌中维生素 D 受体的激活导致蛋白质合成和随后的肌肉细胞生长。当血浆维生素 D 水平较低时，肌肉合成代谢降低[39, 91]。低水平的维生素 D 通过减少胰岛素分泌和增加肌原纤维降解影响肌肉蛋白周转代谢[39]。一些作者观察到在维生素 D 缺乏时组织学上的肌肉萎缩，绝大多数是 II 型纤维[122]。

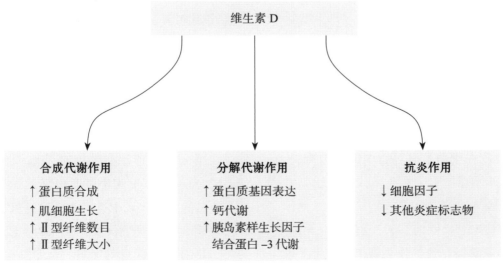

▲ 图 25-6 维生素 D 对骨骼肌的作用

在一项小型非对照的研究中，补充维生素 D 3 个月后，老年女性 II 型肌肉纤维的相对数量和大小显著增加 [123]。同样，我们观察到，老年脑卒中幸存者每天补充 1000U 维生素 D，在 2 年内 II 型肌肉纤维的平均直径增加了 2.5 倍 [124]。

维生素 D 核受体有多种与肌肉量有关的遗传多态性。维生素 D 和维生素 D 受体对骨骼肌的代谢过程和转录调节均有直接影响。结合其他因素，与核受体相关的维生素 D 可以调节钙代谢或 IGFBP-3 相关蛋白质的基因表达等。维生素 D 膜受体也可能通过调节肌纤维细胞膜钙通道进而影响肌肉功能。

最后，最近的研究表明，维生素 D 补充与促炎细胞因子的降低和抗炎细胞因子的增加有关。鉴于炎症被认为是肌少症发生和发展的原因之一，改善维生素 D 状态可能通过降低炎症水平来预防功能下降 [125]。

（三）β- 羟基 -β- 甲基丁酸

β- 羟基 -β- 甲基丁酸（β-hydroxy β-methylbutyrate，HMB）是亮氨酸的活性代谢物，亮氨酸是一种支链必需氨基酸，在肌肉和肝细胞中由亮氨酸合成而来。HMB [126] 在一些食物中含量很低，如牛油果、柑橘、水果、花椰菜和鲶鱼。运动员和健美运动员习惯上使用 HMB 钙盐一水化合物（CaHMB）的形式来提高成绩和增加肌肉量，在那些 LBM 减少会增加受伤、残疾或死亡风险的人群中，它的使用似乎在保持或重建肌肉量方面发挥了重要作用。蛋白质、必需氨基酸或特定的 HMB 补充，能够增加肌肉蛋白质合成率和抑制蛋白质分解。衰老过程本身并不影响骨骼肌蛋白质分解率 [127]。靶向肌肉蛋白合成在预防衰老过程中的肌肉流失和肌少症方面很有前景 [126]。

1. 临床经验

HMB 在健康成年人中已被广泛研究，无论是单独或与其他氨基酸结合，作为锻炼的辅助手段，以帮助改善身体成分和身体功能表现。多项研究支持每天 3g [128] 的 HMB 补充剂的有效性和安全性，可减少迟发的肌肉酸痛和肌肉损伤标志物，增加 LBM 而不增加脂肪，提高各种躯体功能，包括肌肉量和力量。

一项随机、双盲、安慰剂对照研究表明，为期 12 周的 HMB 与精氨酸和赖氨酸联合补充可使蛋白质合成率提高约 20%，显著改善老年女性的身体组成和躯体功能（起立 - 行走测试表现提高 17%，安慰剂组无变化），并显著增强肌肉力量（膝关节屈伸力量和握力）[129]。在一项随机、双盲、安慰剂对照研究中，Vukovich 及其同事评估了在平均年龄 70 岁的健康男性和女性每周 5 天的体重训练计划中，每天添加 3g HMB（n=14）或安慰剂（n=17）的效果 [130]。8 周后，与服用安慰剂的老年人相比，仅服用 HMB 的老年人身体成分较基线有显著改善（HMB 组 LBM+0.8kg，安慰剂组 LBM -0.2kg）[95]。HMB 联合精氨酸和谷氨酰胺能改善重症创伤患者的氮平衡，这提示蛋白质合成增加。一项随机试验检查了 HMB 补充对慢性阻塞性肺疾病需要机械通气患者炎症、蛋白代谢和肺功能的影响。7 天后，接受 HMB 治疗的患者 C 反应蛋白和白细胞计数较基线显著降低 [131]。此外，HMB 组 56% 的受试者肺功能得到改善，而对照组只有 25% 的受试者肺功能得到改善。最近的研究支持了这些发现，并强调了 HMB 补充剂在增加老年和危急重症患者蛋白质合成方面可能的关键作用。

一项随机、双盲的试点试验证实在 I 期研究中，在 65 岁以上的男性和女性中，长期补充 CaHMB 可以在不进行抗阻运动的情况下改善总去脂体重、力量、功能和肌肉量。II 期研究中，无论是否使用 CaHMB，高强度抗阻运动方案都获得了类似的结果，但 CaHMB 组显示总脂肪质量显著下降，总去脂体重和手臂肌肉量增加 [132]。同样，在 24 名健康老年人中进行的一项随机、对照、双盲、平行组设计研究证实，在卧床休息 10 天期间，补充 HMB 可以保持肌肉量 [133]。另一个平行组设计、随机、对照、开放标签试验表明，在一组社区健康老年女性中，口服 1.5g CaHMB 8 周，确实显著改善了部分肌肉力量和躯体功能参数，但对简易体能状况量表没有显著影响[134]。在另一项研究中，作者发现富含 HMB 的饮食可以改善老年髋部骨折患者的肌肉量和功能表现，从整体上预防肌少症的发生[135]。最近的一项双盲安慰剂对照试验分析了在进行抗阻运动的老年男性中补充 HMB 游离酸对肌肉肥大的增量效应[136]。

最近的一项综述强调，使用高蛋白富含 HMB 的口服营养补充剂可能通过维持和改善肌肉量、保护肌肉功能和改善住院患者的临床结局，成为一种缓解肌少症相关功能衰退的工具[137]。最后，最近的一项随机对照试验的系统综述和 Meta 分析表明，HMB 和含有 HMB 的补充剂可以增加肌肉量和力量，在各种以肌肉质量损失和骨骼肌无力为特征的临床条件下，包括衰老和危重疾病或特殊情况下，如接受管饲的养老院老人、患有营养不良或肌少症或骨科干预的住院老年人、癌症或类风湿性恶病质、HIV、维持性血液透析和支气管扩张的患者[138]。

2. 作用机制

HMB 通过保护、抗分解代谢机制发挥作用，并已被证明直接影响蛋白质合成。HMB 已被证明可以稳定肌细胞膜，调节蛋白质降解，并上调蛋白质合成[139]。HMB 作为肌细胞中合成胆固醇的底物，稳固细胞膜。通过这种方式，HMB 帮助稳定肌细胞膜，保持肌细胞完整。此外，它还选择性地抑制细胞内炎症，以减弱蛋白质降解途径。一项为期 10 周的前瞻性、随机、双盲、安慰剂对照试验研究了 HMB 补充对老年人的影响。这些老年人卧床休息 10 天，随后进行了 8 周的逐渐增强的抗阻训练，每周 3 次上肢和下肢康复计划，并服用安慰剂或 HMB 钙剂。结果表明，HMB 刺激甘油三酯脂肪酸池的增加，这可能保护肌肉免受其他已知的可激活活性氧自由基和炎症通路的生物活性脂类的作用。除此之外，在康复期，与对照组相比，HMB 增加线粒体氧化磷酸化含量和动

力学，在卧床休息期间维持肌肉量，在运动恢复期增强肌肉力量[140]。HMB 抑制半胱氨酸蛋白酶 -8 的活化，从而抑制 NF-κB 引发的蛋白合成下调，增加对蛋白降解的抑制[141]。因此，HMB 通过抑制细胞膜上半胱氨酸蛋白酶 -8 的激活，维持蛋白质合成，预防额外的蛋白质降解。此外，HMB 通过激活哺乳动物雷帕霉素靶蛋白，直接增加蛋白质合成，mTOR 是一种控制蛋白质合成的细胞内蛋白。正是活性亮氨酸代谢物持续激活 mTOR 信号通路。IGF-1 是激活肌细胞 mTOR 的生长因子之一。HMB 也激活 mTOR，其作用被 IGF-1 增强。通过这种方式，HMB 可能有助于克服年龄相关的组织对内源性 GH 反应的降低（如导致骨骼肌 IGF-1 分泌减少）[142]。除此之外，HMB 治疗被发现可促进衰老大鼠肌肉干细胞增殖，增加快速收缩足底肌卫星细胞数量。同时，HMB 增加了分化抑制因子 2 和细胞周期蛋白 A 等增殖标志物的核蛋白丰度，卫星细胞的增殖导致分化的肌细胞核数量增加，最终能够支持肌少症肌肉肥厚变化和功能改变[143]。

四、其他可能的药物手段

（一）选择性雄激素受体调节药

人工合成的雄激素调节药，如选择性雄激素受体调节药（selective androgen receptor modulators, SARM）是睾酮的潜在替代药物。SARM 与睾酮具有同样的肌肉组织合成代谢作用，并且在提高药物的组织选择性同时没有产生治疗相关不良反应。在健康老年男性和女性中进行了一项使用 SARM、Ostarin 的试验。这项研究表明，3 个月的 Ostarin 治疗可以增加肌肉量和爬楼梯能力[144]。另一项为期 6 个月的随机对照研究纳入 170 名 65 岁及以上肌少症和中度躯体功能障碍的女性，调查了与安慰剂相比，SARM（MK0773）治疗的益处。所有参与者都接受了维生素 D 和蛋白质补充。在接受 SARM 的参与者中，观察到 LBM 在统计学上显著

增加，但没有发现肌肉力量或身体活动能力的改善[145]。这些新药进入临床期研究时，可能扩大雄激素在肌少症中的临床应用。特别是，SARM 最大的潜在优势之一是女性使用可能是安全的。随着组织选择性的提高，SARM 能够维持雄激素的合成代谢作用，而不产生与传统雄激素疗法相关的不良作用，这将真正扩大女性肌少症治疗选择中雄激素的使用。癌症恶病质是一种因癌症引起的肌肉萎缩，也是 SARM 研究的一个重要领域。SARM 治疗肌少症的未来将取决于正在进行的试验结果。

（二）补充植物雌激素和异黄酮类

一种预防或治疗肌少症的潜在方法可能是补充植物雌激素。异黄酮几乎完全由豆科植物家族成员生产，豆科植物中大部分具有植物雌激素的作用。一些临床研究调查了大豆异黄酮补充对肌肉量和身体运动能力的影响。

Aubertin-Leheudre 及其同事[146]证实，绝经后肥胖伴肌少症的女性每天补充 70mg 大豆异黄酮，持续 24 周，可显著增加无脂体重（+0.5kg）。在对绝经后女性进行的一项随机研究中，Moeller 及其同事表明，异黄酮含量丰富的组 LBM 增加幅度（+3.4%）比异黄酮含量较低组（+1%）或对照组（0%）更大[147]。最近，Maesta 及其同事[104]评估了大豆蛋白（25g）与抗阻训练对绝经后女性身体成分的联合作用。这项研究表明，大豆蛋白结合16 周的抗阻训练与单独的抗阻训练相比并没有使肌肉量增加更多，这表明大豆蛋白补充对肌肉量没有影响。在最近的一项研究中也发现了类似的结果，该研究表明，在牛奶中添加大豆蛋白可使健康的绝经后女性在 16 周的抗阻训练后肌肉力量得到增强，但并不会增加肌肉[148]。

植物雌激素可能对肌肉质量有有益的影响，可能是因为它们对肌肉上的雌激素受体 α 有亲和力，或通过其减轻炎症作用。一项动物研究表明，慢性高大豆蛋白饮食可有效降低肌肉蛋白降

解途径的激活[149]。特别是在大豆制品中发现的异黄酮，可通过降脂发挥作用，促进血管扩张和动脉顺应性，有利于调节空腹血糖及胰岛素水平[150]。一些异黄酮，尤其是大豆异黄酮，在食用大豆蛋白的人群中被研究表明与乳腺癌发病率较低相关，因为其通过细胞内酶、蛋白质合成、生长因子作用和血管生成影响性激素代谢和生物活性[150]。

（三）黑素皮质素受体 4 拮抗药

黑素皮质素受体 4（melanocortin-4 receptor, MC4R）是一种下丘脑表达的 G 蛋白耦联受体。它在食物摄入、能量消耗和分解代谢中起着重要作用[39, 91]。中枢黑素皮质素系统在恶病质的发病机制中似乎很重要。它对摄食行为和代谢率的影响是通过 MC4R 介导的。

在小鼠中，刺激 MC4R 已被证实可以减少觅食行为，增加基础代谢率并降低 LBM[91]。在人类中，MC4R 突变会导致严重的肥胖[151]。另外，在心脏恶病质模型大鼠中，阻断中枢黑素皮质素信号会增加 LBM 和脂肪量[152]。

在恶病质动物模型中，通过拮抗或 MC4R 抗体抑制黑素皮质素系统显示了令人鼓舞的结果。据报道，MC4R 拮抗药对减轻与恶病质相关的机体成分变化（如骨骼肌减少）有益处[91]。人类临床试验正在等待这个治疗肌少症的潜在有效药物。

（四）鸟氨酸 α- 酮戊二酸

鸟氨酸 α- 酮戊二酸（ornithine alpha-ketoglutarate, OKG）是谷氨酰胺和精氨酸等生物活性氨基酸的前体，以及在骨骼肌蛋白质代谢调节中起重要作用的其他活性化合物。鸟氨酸对胰岛素和 GH 等合成代谢激素的分泌有强大的影响；此外，鸟氨酸不仅是活性代谢物和激素的前体，而且补充鸟氨酸后产生的各个成分之间存在重要的相互作用[153]。

研究表明，在腹部手术后，补充 OKG 全肠外营养可维持氮平衡并减少骨骼肌蛋白分解[153]。经

证实，在老年患者出院后不久给予 OKG 可改善营养状况。在一项对 370 名自由生活的营养不良老年受试者（平均年龄 80.0±0.5 岁）进行的研究中，与只接受安慰剂的对照组相比，补充 OKG 对体重、体重指数、血浆白蛋白和甲状腺素转运蛋白有显著的有益影响[153]。

OKG 通过其对蛋白质代谢的各种直接和间接的潜在作用，可能是一个有价值的候选者，以限制肌少症的老年受试者的肌肉无力。然而，在没有营养问题的肌少症受试者中，补充鸟氨酸对肌肉质量和力量的可能影响从未被研究过。

（五）瘦素

细胞因子类激素的瘦素是一种将食物摄入与能量消耗及随后的身体组成联系起来的重要因素。瘦素是脂肪组织分泌的一种脂肪因子，可以降低饱腹感和脂肪组织的大小，但肌肉也是瘦素的主要来源，血清瘦素水平随着肌肉量的增加而增加。瘦素也被报道调节包括骨骼肌蛋白合成在内的几个生理过程。骨骼肌和骨髓来源的间充质干细胞中都富含瘦素受体[154]，当失用性萎缩、骨丢失和瘦素缺乏增加肌萎缩蛋白肌生成抑制素的表达时，瘦素受体的表达升高[155]。中枢性瘦素抵抗可以随着年龄的增长而增加，并且在衰弱老年人中观察到循环瘦素水平较低。体外瘦素治疗可增加原代成肌细胞中生肌基因的表达，体内瘦素治疗可增加参与肌发生的 microRNA 的表达[154]。

瘦素缺乏的小鼠存在肥胖、骨骼肌重量下降[39]。Hamrick 及其同事证明，补充瘦素可以增加老龄小鼠股四头肌的相对重量，以及趾长伸肌骨骼肌纤维的纤维大小[155]。这些结果与之前对瘦素缺乏的 ob/ob 小鼠的研究一致，重组瘦素治疗部分通过抑制肌生成抑制蛋白来增加肌肉量。外源性瘦素能够诱导骨骼肌中显著的合成代谢反应，并产生特异性 miRNA 表达的变化。虽然补充瘦素在老年小鼠骨骼肌代谢中发挥着重要作用，瘦素也能够调节 37 个 miRNA 基因的表达，但只能逆转老年小鼠中 3 个失调的 miRNA（miR-685、miR-142-3p 和 miR-155），这表明需要研究其他治疗方法，以靶向衰老肌肉中识别的某些 miRNA[155]。

在临床实践中，肥胖患者因他们表现出的瘦素抵抗，可能不是瘦素获益的目标人群[39]。瘦素抵抗似乎是由于高甘油三酯血症，因此降低甘油三酯可以对抗瘦素抵抗。此外，Kohara 等的一项研究调查了中老年男性和女性血浆瘦素水平、股肌减少症和内脏型肥胖之间的关系。血浆瘦素水平与股肌横截面积显著、独立且负相关。此外，同时患有股肌肌少症和内脏型肥胖的受试者瘦素水平也高于只有一种情况的受试者，这突显了肌少症对了解老年人群肥胖的病理生理方面的重要性[156]。伴有肌少症的肥胖骨性关节炎患者血清瘦素水平明显高于非肌少症的肥胖患者。此外，高血清瘦素与维生素 D 和身体功能呈负相关，尤其是肌肉力量下降和功能损害[157]。总的来说，衰老与骨质流失和肌肉萎缩有关，导致虚弱、姿势不稳和跌倒。治疗干预措施如蛋白质和氨基酸补充可以增加肌肉量和肌源性瘦素，可能对老年患者有多种获益[157]。

（六）肌生成抑制蛋白抑制药

肌生成抑制蛋白也被认为是生长分化因子 8，是 β 型转化生长因子（transforming growth factor-β，TGF-β）的成员之一。它几乎只在骨骼肌中表达，对肌肉量的正常代谢具有重要作用[91]。肌生成抑制蛋白可抑制成肌细胞增殖，因此是骨骼肌量的负调控因子[91]。因此，抑制肌生成抑制蛋白可能是预防和治疗肌少症的一种有趣的治疗方法。最初发现肌肉抑制素基因突变与肌肉肥厚有关[50]。

动物研究表明，抗体导向的肌生成抑制蛋白抑制药可以改善衰老小鼠的肌肉量和功能[91]。Murphy 及其同事报道称，经过 14 周的肌生成抑制蛋白抗体治疗，肌肉量增加了 8%～18%，肌纤维大小增加了 12%，肌力增加了 35%，差异具有显著统计学差异。同时 Ⅱ 型肌肉纤维率提高 114%，肌纤维氧化能力提高 39%[158]。这些结果也扩展到了中年小鼠（13～16 个月）中，经过 6 周的肌生成抑制蛋白抑制药治疗，小鼠握力增强[159]。在动物和人类中，肌生成抑制蛋白基因的突变会导致肌肉量增加。单基肌生成抑制蛋白抑制药可以增强小鼠的肌肉质量和力量。肌生成抑制蛋白抑制药可促进老年小鼠肌肉组织再生。

目前正在开发不同的方法以抑制肌生成抑制蛋白对骨骼肌的负面影响。激素类（如卵泡抑制素，一种肌生成抑制蛋白结合蛋白）或药物（如曲古菌素 A）可拮抗肌生成抑制蛋白，是治疗肌少症的潜在新药[160]。使用卵泡抑制素抑制肌生成抑制蛋白可能对骨骼肌有潜在治疗作用。卵泡抑制素最初被称为 FSH 抑制蛋白，其作用是多重的。通过抑制肌生长抑素和激活素，诱导卫星细胞增殖从而引起肌肉肥大。重组人生长抑素抗体目前正在对患有肌肉萎缩症的受试者进行试验。Ⅱ 期临床试验已经在肌肉萎缩症中进行，初步结果表明 MYO-29（一种重组的肌生长抑素抗体）具有良好的安全性和耐受性[161]。在未来，肌生长抑素 - 抑制药 - 蛋白的基因治疗也可能成为增加肌肉量和肌力的一种选择。然而，据报道，肌生长抑素缺乏小鼠的肌肉组织可能更容易发生肌肉和肌腱损伤[50]。

最近，2 项 Ⅱ 期随机试验研究了肌生成抑制蛋白抗体与安慰剂在老年患者中的疗效和安全性。第一项试验[162] 评估了一种靶向肌生成抑制蛋白的人源化单克隆抗体在行择期全髋关节置换术患者中的有效性。400 名年龄≥50 岁、计划择期进行骨性关节炎全髋关节置换术的受试者被随机分配到安慰剂组，以及在第 0、4、8 和 12 周接受不同剂量的皮下注射肌生成抑制蛋白抗体（35、105 或 315mg）组，并随访至第 24 周。研究观察到，干预组四肢的 LBM 呈剂量依赖性增加，脂肪量呈下降趋势。第二项研究[163] 的目的是测试肌生成抑制蛋白抗体是否会增加四肢 LBM，并改善近期有过跌倒和肌肉力量较弱的老年人的身体性能。99 名参与者被随机分配到安慰剂组，102 人接受了肌生成抑制蛋白抗体治疗。在第 0、4、8、12、16 和 20 周皮下注射安慰剂或肌生成抑制蛋白抗体 315mg。作者报道去脂体重得到增加（组间差异 =0.43kg，95%CI 0.192～0.660，P＜0.0001），肌力指标有改善趋势。综上所述，这些令人鼓舞的结果表明，还需要进一步的研究来了解肌生成抑制蛋白抗体是否能降低衰弱老年患者跌倒或躯体依赖的风险。

Bimagrumab 是一种人源单克隆抗体，可与 Ⅱ 型激活素受体结合并阻止其配体（如肌生成抑制蛋白，激活素 A）的结合，这些配体通常作为肌肉生长和蛋白质合成的抑制药。Bimagrumab 会阻断这些配体，从而增加年轻人和老年人的肌肉量。Rooks 等进行了一项为期 24 周的随机、双盲、安慰剂对照、平行臂、概念验证研究，对 65 岁及以上患有肌少症和行动受限的社区居民使用 Bimagrumab 进行药物治疗的效果进行评估。参与者被 1 ∶ 1 随机分配到接受静脉注射 Bimagrumab 30mg/kg 组或安慰剂组。研究评估了身体组成与 DXA、握力、6min 步行距离、步行速度和药物安全性。与安慰剂组相比，使用 2 种剂量的 Bimagrumab 后，患者大腿肌肉体积、LBM、四肢去脂体重增加，体脂量减少。此外，基于移动的躯体运动功能也得到了改善。最后，Bimagrumab 在老年人中是安全且耐受性良好[164]。

由同一作者进行的一项双盲、安慰剂对照试验，评估了 Bimagrumab 在健康年轻男性失用性骨骼肌萎缩肌肉体积恢复方面的临床潜力。所有参与者进行下肢的全长石膏固定 2 周。去除石膏后，受试者随机接受单次静脉注射 30mg/kg Bimagrumab 或安慰剂。在 2 周的关节固定石膏后，接受 Bimagrumab 的参与者固定紧密的肌肉体积得到了安全加速的恢复，降低了大腿肌肉体积的积累时间和积聚的肌间脂肪组织的逆转。鉴于这些发现，希望进一步评估 Bimagrumab 在骨骼肌量较少和身体功能受损的老年人中的作用[165, 166]。

针对肌生成抑制蛋白途径的制剂可能有助于增加肌肉量，因此，可能在肌肉消耗障碍和年龄相关的肌少症中发挥重要作用[50]。目前尚无其他来自人体研究的结论性数据报道[91]。

结论

一些有希望的临床研究结果表明，几种药物对预防和治疗老年人肌少症有良好的疗效。如上所示，这些具有不同机制的药物可能会影响肌肉的结果，从而可能导致与年龄相关的躯体功能衰退。然而，尽管这些结果对老年社区来说非常令人兴奋，但还不足以支持常规使用这些药物来预防老年人的失能和功能受损，需要进一步的研究来证实这一假设，即这些药物可以提供有效的干预来防止老年人的身体衰退，从而使这一不断增长的人群拥有更大的自主权。

参考文献

[1] Onder G, Vedova CD, Pahor M. Effects of ACE inhibitors on skeletal muscle. *Curr Pharm Des* 2006;12:2057–2064.

[2] Onder G, Penninx BW, Balkrishnan R, Fried LP, Chaves PHM, Williamson JD, Carter C, Di Bari M, Guralnik JM, Pahor M. Relation between use of angiotensin-converting enzyme inhibitors and muscle strength and physical function in older women: an observational study. *Lancet* 2002;359:926–930.

[3] Di Bari M, Franse LV, Onder G, Kritchevsky SB, Newman A, Harris TB, Williamson JD, Marchionni N, Pahor M. Antihypertensive medications and differences in muscle mass in older persons: the Health, Aging and Body Composition Study. *J Am Geriatr Soc* 2004;52:961–966.

[4] Sumukadas D, Witham MD, Struthers AD, McMurdo ME. Effect of perindopril on physical function in elderly people with functional impairment: a randomized controlled trial. *CMAJ* 2007;177:867–874.

[5] Sumukadas D, Band M, Miller S, Cvoro V, Witham M, Struthers A, McConnachie A, Lloyd SM, McMurdo M. Do ACE inhibitors improve the response to exercise training in functionally impaired older adults? A randomized controlled trial. *J Gerontol A Biol Sci Med Sci* 2014 Jun;69(6):736–743.

[6] Bunout D, Barrera G, de la Maza MP, Leiva L, Backhouse C, Hirsch S. Effects of enalapril or nifedipine on muscle strength or functional capacity in elderly subjects. A double blind trial. *J Renin Angiotensin Aldosterone Syst* 2009;10:77–84.

[7] Cesari M, Pedone C, Incalzi RA, Pahor M. ACE-inhibition and physical function: results from the Trial of Angiotensin-Converting Enzyme Inhibition and Novel Cardiovascular Risk Factors (TRAIN) study. *J Am Med Dir Assoc* 2010;11:26–32.

[8] Bea JW, Wassertheil-Smoller S, Wertheim BC, Klimentidis Y, Chen Z, Zaslavsky O, Manini TM, Womack CR, Kroenke CH, LaCroix AZ, Thomson CA. Associations between ACEinhibitors, angiotensin receptor blockers, and lean body mass in community dwelling older women. *J Aging Res* 2018 Feb 19;2018:8491092.

[9] De Spiegeleer A, Beckwée D, Bautmans I, Petrovic M; Sarcopenia Guidelines Development group of the Belgian Society of Gerontology and Geriatrics (BSGG). Pharmacological interventions to improve muscle mass, muscle strength and physical performance in older people: an umbrella review of systematic reviews and meta-analyses. *Drugs Aging* 2018 Aug;35(8):719–734

[10] Rankinen T, Wolfarth B, Simoneau JA, Maier-Lenz D, Rauramaa R, Rivera MA, Boulay MR, Chagnon YC, Perusse L, Keul J, Bouchard C. No association between the angiotensin- converting enzyme ID polymorphism and elite endurance athlete status. *J Appl Physiol* 2000;88:1571–1575.

[11] Zhang B, Tanaka H, Shono N, Miura S, Kiyonaga A, Shindo M, Saku K. The I allele of the angiotensin-converting enzyme gene is associated with an increased percentage of slowtwitch type I fibers in human skeletal muscle. *Clin Genet* 2003;63:139–144.

[12] Pescatello LS, Kostek MA, Gordish-Dressman H, Thompson PD, Seip RL, Price TB, Angelopoulos TJ, Clarkson PM, Gordon PM, Moyna NM, Visich PS, Zoeller RF, Devaney JM, Hoffman EP. ACE ID genotype and the muscle strength and size response to unilateral resistance training. *Med Sci Sports Exerc* 2006;38:1074–1081.

[13] Kritchevsky SB, Nicklas BJ, Visser M, Simonsick EM, Newman AB, Harris TB, Penninx B, Satterfield S, Colbert L, Rubin SM, Pahor M. Angiotensin converting enzyme insertion/ deletion genotype, exercise and physical decline: evidence of a gene-environment interaction. *J Am Geriatr Soc* 2004; 52:A29.

[14] Vescovo G, Dalla Libera L, Serafini F, Leprotti C, Facchin L, Volterrani M, Ceconi C, Ambrosio GB. Improved exercise tolerance after losartan and enalapril in heart failure: correlation with changes in skeletal muscle myosin heavy chain composition. *Circulation* 1998;98:1742–1749.

[15] Han Y, Runge MS, Brasier AR. Angiotensin II induces interleukin-6 transcription in vascular smooth muscle cells through pleiotropic activation of nuclear factor-kappa B transcription factors. *Circ Res* 1999;84:695–703.

[16] Kranzhofer R, Schmidt J, Pfeiffer CA, Hagl S, Libby P, Kubler W. Angiotensin induces inflammatory activation of human vascular smooth muscle cells. *Arterioscler Thromb Vasc Biol* 1999;19:1623–1629.

[17] Brull DJ, Sanders J, Rumley A, Lowe GD, Humphries SE, Montgomery HE. Impact of angiotensin converting enzyme inhibition on post-coronary artery bypass interleukin 6 release. *Heart* 2002;87:252–255.

[18] Takeshita S, Tomiyama H, Yokoyama N, Kawamura Y, Furukawa T, Ishigai Y, Shibano T, Isshiki T, Sato T. Angiotensin-converting

enzyme inhibition improves defective angiogenesis in the ischemic limb of spontaneously hypertensive rats. *Cardiovasc Res* 2001;52: 314–320.

[19] Zimmermann R, Kastens J, Linz W, Wiemer G, Scholkens BA, Schaper J. Effect of longterm ACE inhibition on myocardial tissue in hypertensive stroke-prone rats. *J Mol Cell Cardiol* 1999;31:1447–1456.

[20] Giovannini S, Marzetti E, Borst SE, Leeuwenburgh C. Modulation of GH/IGF-1 axis: potential strategies to counteract sarcopenia in older adults. *Mech Ageing Dev* 2008;129:593–601.

[21] Onder G, Liperoti R, Russo A, et al. Use of ACE inhibitors is associated with elevated levels of IGFBP-3 among hypertensive older adults: results from the IlSIRENTE study. *Eur J Clin Pharmacol* 2007;63:389–395.

[22] Maggio M, Ceda GP, Lauretani F, et al. Relation of angiotensin-converting enzyme inhibitor treatment to insulin-like growth factor-1 serum levels in subjects >65 years of age (the InCHIANTI study). *Am J Cardiol* 2006;97:1525–1529.

[23] Sakuma K, Yamaguchi A. Recent advances in pharmacological, hormonal, and nutritional intervention for sarcopenia. *Pflugers Arch* 2018 Mar;470(3):449–460.

[24] Witham MD, Syddall HE, Dennison E, Cooper C, McMurdo ME, Sayer AA. ACE inhibitors, statins and thiazides: no association with change in grip strength among community dwelling older men and women from the Hertfordshire Cohort Study. *Age Ageing* 2014 Sep;43(5):661–666.

[25] Spira D, Walston J, Buchmann N, Nikolov J, Demuth I, Steinhagen-Thiessen E, Eckardt R, Norman K. Angiotensin-converting enzyme inhibitors and parameters of sarcopenia: relation to muscle mass, strength and function: data from the berlin aging study-II (BASE-II). *Drugs Aging* 2016 Nov;33(11):829–837.

[26] Band MM, Sumukadas D, Struthers AD, Avenell A, Donnan PT, Kemp PR, Smith KT, Hume CL, Hapca A, and Witham MD. Leucine and ACE inhibitors as therapies for sarcopenia (LACE trial): study protocol for a randomised controlled trial. *Trials* 2018 Jan 4; 19(1):6.

[27] Camerino GM, Pellegrino MA, Brocca L, Digennaro C, Camerino DC, Pierno S, Bottinelli R. Statin or fibrate chronic treatment modifies the proteomic profile of rat skeletal muscle. *Biochem Pharmacol* 2011;81:1054–1064.

[28] Riechman SE, Andrews RD, Maclean DA, Sheather S. Statins and dietary and serum cholesterol are associated with increased lean mass following resistance training. *J Gerontol A Biol Sci Med Sci* 2007;62:1164–1171.

[29] Agostini JV, Tinetti ME, Han L, McAvay G, Foody JM, Concato J. Effects of statin use on muscle strength, cognition, and depressive symptoms in older adults. *J Am Geriatr Soc* 2007;55:420–425.

[30] Panayiotou G, Paschalis V, Nikolaidis MG, Theodorou AA, Deli CK, Fotopoulou N, Fatouros IG, Koutedakis Y, Sampanis M, Jamurtas AZ. No adverse effects of statins on muscle function and health-related parameters in the elderly: an exercise study. *Scand J Med Sci Sports* 2013 Oct;23(5):556–567.

[31] Henderson RM, Lovato L, Miller ME, Fielding RA, Church TS, Newman AB, Buford TW, Pahor M, McDermott MM, Stafford RS, Lee DS, Kritchevsky SB, LIFE Study Investigators. Effect of statin use on mobility disability and its prevention in at-risk older adults: the LIFE study. *J Gerontol A Biol Sci Med Sci* 2016 Nov;71(11):1519–1524.

[32] Mallinson JE, Marimuthu K, Murton A, Selby A, Smith K, Constantin-Teodosiu D, Rennie MJ, Greenhaff PL. Statin myalgia is not associated with reduced muscle strength, mass or protein turnover in older male volunteers, but is allied with a slowing of time to peak power output, insulin resistance and differential muscle mRNA expression. *J Physiol* 2015 Mar 1;593(5):1239–1257.

[33] Armitage J, Bowman L, Collins R, Parish S, Tobert J. Effects of simvastatin 40 mg daily on muscle and liver adverse effects in a 5-year randomized placebo-controlled trial in 20,536 high-risk people. *BMC Clin Pharmacol* 2009;9:6.

[34] Mikus CR, Boyle LJ, Borengasser SJ, Oberlin DJ, Naples SP, Fletcher J, Meers GM, Ruebel M, Laughlin MH, Dellsperger KC, Fadel PJ, Thyfault JP. Simvastatin impairs exercise training adaptations. *J Am Coll Cardiol* 2013 Aug 20;62(8):709–714.

[35] Bitto A, Minutoli L, Altavilla D, Polito F, Fiumara T, Marini H, Galeano M, Calò M, Lo Cascio P, Bonaiuto M, Migliorato A, Caputi AP, Squadrito F. Simvastatin enhances VEGF production and ameliorates impaired wound healing in experimental diabetes. *Pharmacol Res* 2008;57:159–169.

[36] Ridker PM, Rifai N, Clearfield M, Downs JR, Weis SE, Miles JS, Gotto AM Jr, Air Force/ Texas Coronary Atherosclerosis Prevention Study Investigators. Measurement of C-reactive protein for the targeting of statin therapy in the primary prevention of acute coronary events. *N Engl J Med* 2001;344:1959–1965.

[37] Heart Protection Study Collaborative Group. MRC/BHF Heart Protection Study of cholesterol lowering with simvastatin in 20,536 high-risk individuals: a randomised placebocontrolled trial. *Lancet* 2002;360:7–22.

[38] Ridker PM, Danielson E, Fonseca FA, Genest J, Gotto AM Jr, Kastelein JJ, Koenig W, Libby P, Lorenzatti AJ, MacFadyen JG, Nordestgaard BG, Shepherd J, Willerson JT, Glynn RJ, JUPITER Study Group. Rosuvastatin to prevent vascular events in men and women with elevated C-reactive protein. *N Engl J Med* 2008;359:2195–2207.

[39] Rolland Y, Onder G, Morley JE, Gillette-Guyonet S, Abellan van Kan G, Vellas B. Current and future pharmacologic treatment of sarcopenia. *Clin Geriatr Med* 2011;27:423–447.

[40] Onder G, Della Vedova C, Landi F. Validated treatments and therapeutics prospectives regarding pharmacological products for sarcopenia. *J Nutr Health Aging* 2009;13:746–756.

[41] Visvanathan R, Chapman I. Preventing sarcopaenia in older people. *Maturitas* 2010;66:383–388.

[42] Emmelot-Vonk MH, Verhaar HJ, et al. Effect of testosterone supplementation on functional mobility, cognition, and other parameters in older men: a randomized controlled trial. *JAMA* 2008;299:39–52.

[43] Ottenbacher KJ, Ottenbacher ME, Ottenbacher AJ, Acha AA, Ostir GV. Androgen treatment and muscle strength in elderly men: a meta-analysis. *J Am Geriatr Soc* 2006;54:1666–1673.

[44] Srinivas-Shankar U, Roberts SA, Connolly MJ, et al. Effects of testosterone on muscle strength, physical function, body composition, and quality of life in intermediate-frail and frail elderly men: a randomized, double-blind, placebo-controlled study. *J Clin Endocrinol Metab* 2010;95(2):639–650.

[45] Chapman IM, Visvanathan R, Hammond AJ, et al. Effect of testosterone and a nutritional supplement, alone and in combination, on hospital admissions in undernourished older men and women. *Am J Clin Nutr* 2009;89:880–889.

[46] Kenny AM, Boxer RS, Kleppinger A, Brindisi J, Feinn R, Burleson JA. Dehydroepiandrosterone combined with exercise improves muscle strength and physical function in frail older women. *J Am Geriatr Soc* 2010;58:1707–1714.

[47] Dos Santos MR, Sayegh AL, Bacurau AV, Arap MA, Brum PC, Pereira RM, Takayama L, Barretto AC, Negrão CE, Alves MJ. Effect of Exercise Training and Testosterone Replacement on Skeletal Muscle Wasting in Patients With Heart Failure With Testosterone Deficiency. *Mayo Clin Proc* 2016 May;91(5):575–586.

[48] Skinner JW, Otzel DM, Bowser A, Nargi D, Agarwal S, Peterson MD, Zou B, Borst SE, Yarrow JF. Muscular responses to testosterone replacement vary by administration route: a systematic review and meta-analysis. *J Cachexia Sarcopenia Muscle* 2018 Jun;9(3): 465–481.

[49] Pierorazio PM, Ferrucci L, Kettermann AE, Metter EJ, Carter HB. Serum testosterone is associated with aggressive prostate cancer: results from the Baltimore longitudinal study of aging. *J Urol* 2008;179:150.

[50] Burton LA, Sumukadas D. Optimal management of sarcopenia. *Clin Interv Aging* 2010;5:217–228.

[51] Basaria S, Coviello AD, Travison TG, et al. Adverse events associated with testosterone administration. *N Engl J Med* 2010;363:109–122.

[52] Snyder PJ, et al. Lessons from the testosterone trials. *Endocr Rev* 2018 Jun 1;39(3):369–386.

[53] Ferrando AA, Sheffield-Moore M, Paddon-Jones D, Wolfe RR, Urban RJ. Differential anabolic effects of testosterone and amino acid feeding in older men. *J Clin Endocrinol Metab* 2003;88:358–362.

[54] Verdijk LB, Snijders T, Beelen M, Savelberg HH, Meijer K, Kuipers H, Van Loon LJ. Characteristics of muscle fiber type are predictive of skeletal muscle mass and strength in elderly men. *J Am Geriatr Soc* 2010;58:2069–2075.

[55] Sinha-Hikim I, Artaza J, Woodhouse L, Gonzalez-Cadavid N, Singh AB, Lee MI, Storer TW, Casaburi R, Shen R, Bhasin S. Testosterone-induced increase in muscle size in healthy young men is associated with muscle fiber hypertrophy. *Am J Physiol Endocrinol Metab* 2002;283:E154–E164.

[56] Palazzolo I, Gliozzi A, Rusmini P, Sau D, Crippa V, Simonini F, Onesto E, Bolzoni E, Poletti A. The role of the polyglutamine tract in androgen receptor. *J Steroid Biochem Mol Biol* 2008;108:245–253.

[57] Fargo KN, Alexander TD, Tanzer L, Poletti A, Jones KJ. Androgen regulates neuritin mRNA levels in an in vivo model of steroid-enhanced peripheral nerve regeneration. *J Neurotrauma* 2008;25:561–566.

[58] Messier V, Rabasa-Lhoret R, Barbat-Artigas S, Elisha B, Karelis AD, Aubertin-Leheudre M. Menopause and sarcopenia: a potential role for sex hormones. *Maturitas* 2011;68:331–336.

[59] Sipila S, Taaffe DR, Cheng S, Puolaka J, Toivanen J, Suominen H. Effects of hormone replacement therapy and high impact physical exercise on skeletal muscle in post-menopausal women: a randomized placebo-controlled study. *Clin Sci* 2001;101: 147–157.

[60] Heikkinen J, Kyllonen E, Kurtilla-Matero E, et al. HRT and exercise: effects on bone density, muscle strength and lipid metabolism. A placebo controlled 2 year prospective trial on two estrogen–progestin regimens in healthy postmenopausal women. *Maturitas* 1997;26:139–149.

[61] Skelton DA, Phillips K, Bruce SA, Naylor CH, Woledge RC.

[62] Hormone replacement therapy increases isometric muscle strength of adductor pollicis in post-menopausal women. *Clin Sci* 1999;96:357–364.

[62] Bea JW, Zhao Q, Cauley JA, et al. Effect of hormone therapy on lean body mass, falls, and fractures: 6-year results from the Women's Health Initiative hormone trials. *Menopause* 2011 Jan;18(1):44–52.

[63] Ribom EL, Piehl-Aulin K, Ljunghall S, et al. Six months of hormone replacement therapy does not influence muscle strength in postmenopausal women. *Sci Direct* 2002;42:225–237.

[64] Ribom EL, Svensson P, van Os S, Larsson M, Naessen T. Low-dose tibolone (1.25 mg/d) does not affect muscle strength in older women. *Menopause* 2011 Feb;18(2):194–197.

[65] Armstrong AL, Oborne J, Coupland CAC, et al. Effects of hormone replacement therapy on muscle performance and balance in post-menopausal women. *Clin Sci* 1996;91:685–690.

[66] Meeuwsen IBAE, Samson MM, Duursma SA, Verhaar HJJ. Muscle strength and tibolone: a randomised, double blind placebo-controlled study. *BJOG* 2002;109:77–84.

[67] Boyanov MA, Shinkov AD. Effects of tibolone on body composition in postmenopausal women: a 1 year follow up study. *Maturitas* 2005;51:363–369.

[68] Hanggi W, Lippuner K, Jaeger P, et al. Differential impact of conventional oral or transdermal hormone replacement therapy or tibolone on body composition in postmenopausal women. *Clin Endocrinol (Oxf)* 1998;48:691–699.

[69] Porcile A, Gallardo E, Duarte P, Aedo S. Differential effects on serum IGF-1 of tibolone (5 mg/day) vs. combined continuous estrogen/progestagen in post menopausal women. *Rev Med Chil* 2003;131:1151–1156.

[70] Cicinelli E, Ignarro LJ, Galantino P, Pinto V, Barba B, Schonauer S. Effects of tibolone on plasma levels of nitric oxide in postmenopausal women. *Fertil Steril* 2002;78:464–468.

[71] Dieli-Conwright CM, Spektor TM, Rice JC, Sattler FR, Schroeder ET. Hormone therapy attenuates exercise-induced skeletal muscle damage in postmenopausal women. *J Appl Physiol* 2009;107:853–858.

[72] Huffman KM, Slentz CA, Johnson JL, et al. Impact of hormone replacement therapy on exercise training-induced improvements in insulin action in sedentary overweight adults. *Metabolism* 2008;57:888–895.

[73] Jones TE, Stephenson KW, King JG, Knight KR, Marshall TL, Scott WB. Sarcopenia– mechanisms and treatments. *J Geriatr Phys Ther* 2009;32:83–89.

[74] Baker WL, Karan S, Kenny AM. Effect of dehydroepiandrosterone on muscle strength and physical function in older adults: a systematic review. *J Am Geriatr Soc* 2011 Jun;59(6): 997–1002.

[75] Villareal DT, Holloszy JO. DHEA enhances effects of weight training on muscle mass and strength in elderly women and men. *Am J Physiol Endocrinol Metab* 2006;291: E1003–E1008.

[76] Christiansen JJ, Bruun JM, Christiansen JS, Jørgensen JO, Gravholt CH. Long-term DHEA substitution in female adrenocortical failure, body composition, muscle function, and bone metabolism: a randomized trial. *Eur J Endocrinol* 2011;165:293–300.

[77] Valenti G, Denti L, Maggio M, Ceda G, Volpato S, Bandinelli S, Ceresini G, Cappola A, Guralnik JM, Ferrucci L. Effect of DHEAS on skeletal muscle over the life span: the InCHIANTI study. *J Gerontol A Biol Sci Med Sci* 2004;59:466–472.

[78] Sato K, Iemitsu M, Aizawa K et al. Testosterone and DHEA

activate the glucose metabolism- related signaling pathway in skeletal muscle. *Am J Physiol Endocrinol Metab* 2008;294: E961–E968.

[79] Brill KT, Weltman AL, Gentili A, Patrie JT, Fryburg DA, Hanks JB, Urban RJ, Veldhuis JD. Single and combined effects of growth hormone and testosterone administration on measures of body composition, physical performance, mood, sexual function, bone turnover, and muscle gene expression in healthy older men. *J Clin Endocrinol Metab* 2002;87:5649–5657.

[80] Papadakis MA, Grady D, Black D, Tierney MJ, Gooding GA, Schambelan M, Grunfeld C. Growth hormone replacement in healthy older men improves body composition but not functional ability. *Ann Intern Med* 1996;124:708–716.

[81] Blackman MR, Sorkin JD, Munzer T, Bellantoni MF, Busby-Whitehead J, Stevens TE, Jayme J, O'Connor KG, Christmas C, Tobin JD, Stewart KJ, Cottrell E, Pabst KM, Harman SM. Growth hormone and sex steroid administration in healthy aged women and men: a randomized controlled trial. *JAMA* 2002;288:2282–2292.

[82] Sattler FR, Castaneda-Sceppa C, Binder EF, et al. Testosterone and growth hormone improve body composition and muscle performance in older men. *J Clin Endocrinol Metab* 2009;94:1991–2001.

[83] Rubeck KZ, Bertelsen S, Vestergaard P, Jørgensen JO. Impact of GH substitution on exercise capacity and muscle strength in GH-deficient adults: a meta-analysis of blinded, placebo-controlled trials. *Clin Endocrinol (Oxf)* 2009 Dec;71(6):860–866.

[84] Widdowson WM, Gibney J. The effect of growth hormone (GH) replacement on muscle strength in patients with GH-deficiency: a meta-analysis. *Clin Endocrinol (Oxf)* 2010 Jun;72(6):787–792.

[85] Taaffe DR, Pruitt L, Reim J, Hintz RL, Butterfield G, Hoffman AR, Marcus R. Effect of recombinant human growth hormone on the muscle strength response to resistance exercise in elderly men. *J Clin Endocrinol Metab* 1994;79:1361–1366.

[86] Yarasheski KE, Zachwieja JJ, Campbell JA, Bier DM. Effect of growth hormone and resistance exercise on muscle growth and strength in older men. *Am J Physiol* 1995;268: E268–E276.

[87] Thompson JL, Butterfield GE, Gylfadottir UK, Yesavage J, Marcus R, Hintz RL, Pearman A, Hoffman AR. Effects of human growth hormone, insulinlike growth factor I, and diet and exercise on body composition of obese postmenopausal women. *J Clin Endocrinol Metab* 1998;83:1477–1484.

[88] Lange KH, Andersen JL, Beyer N, Isaksson F, Larsson B, Rasmussen MH, Juul A, Bulow J, Kjaer M. GH administration changes myosin heavy chain isoforms in skeletal muscle but does not augment muscle strength or hypertrophy, either alone or combined with resistance exercise training in healthy elderly men. *J Clin Endocrinol Metab* 2002;87:513–523.

[89] Carpenter V, Matthews K, Devlin G, Stuart S, Jensen J, Conaglen J, Jeanplong F, Goldspink P, Yang SY, Goldspink G, Bass J, McMahon C. Mechano-growth factor reduces loss of cardiac function in acute myocardial infarction. *Heart Lung Circ* 2008;17:33–39.

[90] Santini MP, Tsao L, Monassier L, Theodoropoulos C, Carter J, Lara-Pezzi E, Slonimsky E, Salimova E, Delafontaine P, Song YH, Bergmann M, Freund C, Suzuki K, Rosenthal N. Enhancing repair of the mammalian heart. *Circ Res* 2007;100:1732–1740.

[91] Kung T, Springer J, Doehner W, Anker SD, von Haehling S. Novel treatment approaches to cachexia and sarcopenia: highlights from the 5th Cachexia Conference. *Expert Opin*

Investig Drugs 2010;19:579–585.

[92] Miki K, Maekura R, et al. Ghrelin treatment of cachectic patients with chronic obstructive pulmonary disease: a multicenter, randomized, double-blind, placebo-controlled trial. *PLoS One* 2012;7(5):e35708.

[93] Tai K, Visvanathan R, Hammond AJ, Wishart JM, Horowitz M, Chapman IM. Fasting ghrelin is related to skeletal muscle mass in healthy adults. *Eur J Nutr* 2009;48(3):176–183.

[94] Nass R, Pezzoli SS, Oliveri MC, et al. Effects of an oral ghrelin mimetic on body composition and clinical outcomes in healthy older adults: a randomized trial. *Ann Intern Med* 2008;149(9):601–611.

[95] Morley JE, Argiles JM, Evans WJ, et al. Nutritional recommendations for the management of sarcopenia. *J Am Med Dir Assoc* 2009;11:391–396.

[96] Brose A, Parise G, Tarnopolsky MA. Creatine supplementation enhances isometric strength and body composition improvements following strength exercise training in older adults. *J Gerontol Biol Med Sci* 2003;58:11–19.

[97] Rawson ES, Wehnert ML, Clarkson PM. Effects of 30 days of creatine ingestion in older men. *Eur J Appl Physiol* 1999;80: 139–144.

[98] Bermon S, Venembre P, Sachet C, Valour S, Dolisi C. Effect of creatine monohydrate ingestion in sedentary and weight-trained older adults. *Acta Physiol Scand* 1998;164; 147–115.

[99] Eijnde BO, Van Leemputte M, Goris M, et al. Effects of creatine supplementation and exercise training on fitness in males 55 to 75 years old. *J Appl Physiol* 2003;95:818–828.

[100] Lanhers C, Pereira B, Naughton G, Trousselard M, Lesage FX, Dutheil F. Creatine supplementation and upper limb strength performance: a systematic review and meta-analysis. *Sports Med* 2017 Jan;47(1):163–173.

[101] Tritto AC, da Silva LR, de Oliveira PB, Benatti FB, Roschel H, NieβB, Gualano B, Pereira RM. Effects of long-term low-dose dietary creatine supplementation in older women. Lobo DM, *Exp Gerontol* 2015 Oct;70:97–104.

[102] Devries MC, Phillips SM. Creatine supplementation during resistance training in older adults-a meta-analysis. *Med Sci Sports Exerc* 2014 Jun;46(6):1194–203.

[103] Gualano B, Macedo AR, Alves CR, Roschel H, Benatti FB, Takayama L, de Sá Pinto AL, Lima FR, Pereira RM. Creatine supplementation and resistance training in vulnerable older women: a randomized double-blind placebo-controlled clinical trial. *Exp Gerontol* 2014 May;53:7–15.

[104] Candow DG, Vogt E, Johannsmeyer S, Forbes SC, Farthing JP. Strategic creatine supplementation and resistance training in healthy older adults. *Appl Physiol Nutr Metab* 2015 Jul;40(7):689–694.

[105] Candow DG, Zello GA, Ling B, Farthing JP, Chilibeck PD, McLeod K, Harris J, Johnson S. Comparison of creatine supplementation before versus after supervised resistance training in healthy older adults. *Res Sports Med* 2014;22(1):61–74.

[106] Francaux M, Poortmans JR. Effects of training and creatine supplement on muscle strength and body mass. *Eur J Appl Physiol* 1999;80:165–168.

[107] Ingwall JS, Weiner CD, Morales MF, Stockdale FE. Specificity of creatine in the control of muscle protein synthesis. *J Cell Physiol* 1974;63:145–151.

[108] Morley JE. Vitamin D redux. *J Am Med Dir Assoc* 2009;10:591–592.

[109] Annweiler, C., Schott, A.M., Berrut, G. et al. Vitamin D related changes in physical performance: a systematic review. *J Nutr Health Aging* 2009;13:893–898.

[110] Kim MK, Baek KH, Song KH, Kang MI, Park CY, Lee WY, Oh KW. Vitamin D deficiency is associated with sarcopenia in older Koreans, regardless of obesity: the Fourth Korea National Health and Nutrition Examination Surveys (KNHANES IV) 2009. *J Clin Endocrinol Metab* 2011, in press.

[111] Visser, M., Deeg, D.J.H. Lips, P. Low vitamin D and high parathyroid hormone levels as determinants of loss of muscle strength and muscle mass (sarcopenia): the Longitudinal Aging Study Amsterdam. *J Clin Endocrinol Metabol* 2003;88:5766–5772.

[112] Bischoff HA, Stahelin HB, Dick W, et al. Effects of vitamin D and calcium supplementation on falls: a randomized controlled trial. *J Bone Miner Res* 2003;18:343–351.

[113] Pfeifer M, Begerow B, Minne HW, Suppan K, Fahrleitner-Pammer A, Dobnig H. Effects of a long-term vitamin D and calcium supplementation on falls and parameters of muscle function in community-dwelling older individuals. *Osteoporos Int* 2009;20:315–322.

[114] Moreira-Pfrimer LD, Pedrosa MA, Teixeira L, Lazaretti-Castro M. Treatment of vitamin D deficiency increases lower limb muscle strength in institutionalized older people independently of regular physical activity: a randomized double-blind controlled trial. *Ann Nutr Metab* 2009;54:291–300.

[115] Pfeifer M, Begerow B, Minne HW, Abrams C, Nachtigall D, Hansen C. Effects of a shortterm vitamin D and calcium supplementation on body sway and secondary hyperparathyroidism in elderly women. *J Bone Miner Res* 2000;15:1113–1118.

[116] Bischoff-Ferrari HA, Dawson-Hughes B, Staehelin HB, et al. Fall prevention with supplemental and active forms of vitamin D: a meta-analysis of randomised controlled trials. *BMJ* 2009;339:b3692.

[117] Verschueren SM, Bogaerts A, Delecluse C, Claessens AL, Haentjens P, Vanderschueren D, Boonen S. The effects of whole-body vibration training and vitamin D supplementation on muscle strength, muscle mass, and bone density in institutionalized elderly women: a 6-month randomized, controlled trial. *J Bone Miner Res* 2011;26:42–49.

[118] Antoniak AE, Greig CA. The effect of combined resistance exercise training and vitamin D3 supplementation on musculoskeletal health and function in older adults: a systematic review and meta-analysis. *BMJ Open* 2017 Jul 20;7(7):e014619.

[119] Rosendahl-Riise H, Spielau U, Ranhoff AH, Gudbrandsen OA, Dierkes J. Vitamin D supplementation and its influence on muscle strength and mobility in community-dwelling older persons: a systematic review and meta-analysis. *J Hum Nutr Diet* 2017 Feb;30(1):3–15.

[120] Verlaan S, Maier AB, et al. Sufficient levels of 25-hydroxyvitamin D and protein intake required to increase muscle mass in sarcopenic older adults - The PROVIDE study. *Clin Nutr* 2018 Apr;37(2):551–557.

[121] Landi F, Liperoti R, Fusco D, Mastropaolo S, Quattrociocchi D, Proia A, Russo A, Bernabei R, Onder G. Prevalence and risk factors of sarcopenia among nursing home older residents. *J Gerontol A Biol Sci Med Sci* 2011, in press.

[122] Janssen HC, Samson MM, Verhaar HJ. Vitamin D deficiency, muscle function, and falls in elderly people. *Am J Clin Nutr* 2002;75:611–615.

[123] Sorensen OH, Lund B, Saltin B, et al. Myopathy in bone loss of ageing: improvement by treatment with 1 alpha-hydroxycholecalciferol and calcium. *Clin Sci (Lond)* 1979;56:157–161.

[124] Sato Y, Iwamoto J, Kanoko T, Satoh K. Low-dose vitamin D prevents muscular atrophy and reduces falls and hip fractures in women after stroke: a randomized controlled trial. *Cerebrovasc Dis* 2005;20:187–192.

[125] Scott D, Blizzard L, Fell J, Ding C, Winzenberg T, Jones G. A prospective study of the associations between 25-hydroxy-vitamin D, sarcopenia progression and physical activity in older adults. *Clin Endocrinol (Oxf)* 2010;73(5):581–587.

[126] Landi F, Calvani R, Picca A, Marzetti E. Beta-hydroxy-beta-methylbutyrate and sarcopenia: from biological plausibility to clinical evidence. *Curr Opin Clin Nutr Metab Care* 2019 Jan;22(1):37–43.

[127] Calvani R, Picca A, Cesari M, et al. Biomarkers for sarcopenia: reductionism vs. complexity. *Curr Protein Pept Sci* 2018;19:639–642.

[128] Rossi AP, D'Introno A, Rubele S, Caliari C, Gattazzo S, Zoico E, Mazzali G, Fantin F, Zamboni M. The potential of β-hydroxy-β-methylbutyrate as a new strategy for the management of sarcopenia and sarcopenic obesity. *Drugs Aging* 2017 Nov;34(11):833–840.

[129] Flakoll P, Sharp R, Baier S, Levenhagen D, Carr C, Nissen S. Effect of β-hydroxy-β- methylbutyrate, arginine, and lysine supplementation on strength, functionality, body composition, and protein metabolism in elderly women. *Nutrition* 2004;20:445–451.

[130] Vukovich MD, Stubbs NB, Bohlken RM. Body composition in 70-year old adults responds to dietary β-hydroxy-β-methylbutyrate similarly to that of young adults. *J Nutr* 2001;131:2049–2052.

[131] Hsieh LC, Chien SL, Huang MS, Tseng HF, Chang CK. Anti-inflammatory and anticatabolic effects of short-term β-hydroxy-β-methylbutyrate supplementation on chronic obstructive pulmonary disease patients in intensive care unit. *Asia Pac J Clin Nutr* 2006;15:544–550.

[132] Stout JR, Smith-Ryan AE, Fukuda DH, et al. Effect of calcium β-hydroxy-β-methylbutyrate (CaHMB) with and without resistance training in men and women 65+yrs: a randomized, double-blind pilot trial. *Exp Gerontol* 2013;48:1303–1310.

[133] Deutz NE, Pereira SL, Hays NP, Oliver JS, Edens NK, Evans CM, Wolfe RR. Effect of β-hydroxy-β-methylbutyrate (HMB) on lean body mass during 10 days of bed rest in older adults. *Clin Nutr* 2013 Oct;32(5):704–712.

[134] Berton L, Bano G, Carraro S, Veronese N, Pizzato S, Bolzetta F, De Rui M, Valmorbida E, De Ronch I, Perissinotto E, Coin A, Manzato E, Sergi G. Effect of oral beta-hydroxybeta-methylbutyrate (HMB) supplementation on physical performance in healthy old women over 65 years: an open label randomized controlled trial. *PLoS One* 2015 Nov 3;10(11):e0141757.

[135] Malafarina V, Uriz-Otano F, Malafarina C, Martinez JA, Zulet MA. Effectiveness of nutritional supplementation on sarcopenia and recovery in hip fracture patients. A multicentre randomized trial. *Maturitas* 2017 Jul;101:42–50.

[136] Din USU, Brook MS, Selby A, Quinlan J, Boereboom C,

Abdullah H, Franchi M, Narici MV, Phillips BE, Williams JW, Rathmacher JA, Wilkinson DJ, Atherton PJ, Smith K. A double-blind placebo controlled trial into the impacts of HMB supplementation and exercise on free-living muscle protein synthesis, muscle mass and function, in older adults. *Clin Nutr*. 2018 Sep 27. pii: S0261-5614(18)32463-4.

[137] Sanz-Paris A, Camprubi-Robles M, Lopez-Pedrosa JM, Pereira SL, Rueda R, Ballesteros- Pomar MD, Garcia Almeida JM, Cruz-Jentoft AJ. Role of oral nutritional supplements enriched with β-Hydroxy-β-methylbutyrate in maintaining muscle function and improving clinical outcomes in various clinical settings. *J Nutr Health Aging* 2018;22(6):664–675.

[138] Bear DE, Langan A, Dimidi E, Wandrag L, Harridge SDR, Hart N, Connolly B, Whelan K. β-Hydroxy-β-methylbutyrate and its impact on skeletal muscle mass and physical function in clinical practice: a systematic review and meta-analysis. *Am J Clin Nutr* 2019 Apr 1;109(4):1119–1132.

[139] Eley HL, Russell ST, Tisdale MJ. Mechanism of attenuation of muscle protein degradation induced by tumor necrosis factor-a and angiotensin II by β-hydroxy-β-methylbutyrate. *Am J Physiol Endocrinol Metab* 2008;295:E1417–E1426.

[140] Standley RA, Distefano G, Pereira SL, Tian M, Kelly OJ, Coen PM, Deutz NEP, Wolfe RR, Goodpaster BH. Effects of β-hydroxy-β-methylbutyrate on skeletal muscle mitochondrial content and dynamics, and lipids after 10 days of bed rest in older adults. *J Appl Physiol (1985)*. 2017 Nov 1;123(5):1092–1100.

[141] Eley HL, Russell ST, Baxter JH, Mukerji P, Tisdale MJ. Signaling pathways initiated by β-hydroxy-β-methylbutyrate to attenuate the depression of protein synthesis in skeletal muscle in response to cachectic stimuli. *Am J Physiol Endocrinol Metab* 2007;293:E923–E931.

[142] Paddon-Jones D, Short KR, Campbell WW, Volpi E, Wolfe RR. Role of dietary protein in the sarcopenia of aging. *Am J Clin Nutr* 2008;87(suppl):1562S–1566S.

[143] Alway SE, Pereira SL, Edens NK, Hao Y, Bennett BT. β-Hydroxy-β-methylbutyrate (HMB) enhances the proliferation of satellite cells in fast muscles of aged rats during recovery from disuse atrophy. *Exp Gerontol* 2013 Sep;48(9):973–984.

[144] Morley JE. Developing novel therapeutic approaches to frailty. *Curr Pharm Des* 2009;15:3384–3395.

[145] Papanicolaou DA, Ather SN, Zhu H, Zhou Y, Lutkiewicz J, Scott BB, Chandler J. A phase IIA randomized, placebo-controlled clinical trial to study the efficacy and safety of the selective androgen receptor modulator (SARM), MK-0773 in female participants with sarcopenia. *J Nutr Health Aging* 2013;17(6):533–543.

[146] Aubertin-Leheudre M, Lord C, Khalil A, Dionne IJ. Six months of isoflavone supplement increases fat-free mass in obese-sarcopenic postmenopausal women: a randomized doubleblind controlled trial. *Eur J Clin Nutr* 2007;61:1442–1444.

[147] Moeller LE, Peterson CT, Hanson KB, et al. Isoflavone-rich soy protein prevents loss of hip lean mass but does not prevent the shift in regional fat distribution in perimenopausal women. *Menopause* 2003;10(4):322–331.

[148] Orsatti FL, Maestá N, de Oliveira EP, Nahas Neto J, Burini RC, Nunes PRP, Souza AP, Martins FM, Nahas EP. Adding soy protein to milk enhances the effect of resistance training on muscle strength in postmenopausal women. *J Diet Suppl* 2018 Mar 4;15(2): 140–152.

[149] Nikawa T, Ikemoto M, Sakai T, Kano M, Kitano T, Kawahara T, Teshima S, Rokutan K, Kishi K. Effects of a soy protein diet on exercise-induced muscle protein catabolism in rats. *Nutrition* 2002;18:490–495.

[150] Candow DG, Chilibeck PD, Abeysekara S, Zello GA. Short-term heavy resistance training eliminates age-related deficits in muscle mass and strength in healthy older males. *J Strength Cond Res* 2011;25:326–333.

[151] Farooqi IS, Keogh JM, Yeo GS, Lank EJ, Cheetham T, O'Rahilly S. Clinical spectrum of obesity and mutations in the melanocortin 4 receptor gene. *N Engl J Med* 2003;348: 1085–1095.

[152] Scarlett JM, Bowe DD, Zhu X, Batra AK, Grant WF, Marks DL. Genetic and pharmacologic blockade of central melanocortin signaling attenuates cardiac cachexia in rodent models of heart failure. *J Endocrinol* 2010;206:121–130.

[153] Walrand S. Ornithine alpha-ketoglutarate: could it be a new therapeutic option for sarcopenia? *J Nutr Health Aging* 2010;14(7):570–577.

[154] Hamrick MW. Role of the cytokine-like hormone leptin in muscle-bone crosstalk with aging. *J Bone Metab* 2017 Feb;24(1):1–8.

[155] Hamrick MW, Herberg S, Arounleut P, He HZ, Shiver A, Qi RQ, Zhou L, Isales CM, Mi QS. The adipokine leptin increases skeletal muscle mass and significantly alters skeletal muscle miRNA expression profile in aged mice. *Biochem Biophys Res Commun* 2010;400:379–383.

[156] Kohara K, Ochi M, Tabara Y, Nagai T, Igase M, Miki T. Leptin in sarcopenic visceral obesity: possible link between adipocytes and myocytes. *PLoS One* 2011;6(9):e24633.

[157] Manoy P, Anomasiri W, Yuktanandana P, Tanavalee A, Ngarmukos S, Tanpowpong T, Honsawek S. Elevated serum leptin levels are associated with low vitamin D, sarcopenic obesity, poor muscle strength, and physical performance in knee osteoarthritis. *Biomarkers* 2017 Dec;22(8):723–730.

[158] Murphy KT, Koopman R, Naim T, Léger B, Trieu J, Ibebunjo C, Lynch GS. Antibodydirected myostatin inhibition in 21-mo-old mice reveals novel roles for myostatin signaling in skeletal muscle structure and function. *FASEB J* 2010;24:4433–4442.

[159] Siriett V., Salerno MS, Berry C, Nicholas G, Bower R, Kambadur R, Sharma M. Antagonism of myostatin enhances muscle regeneration during sarcopenia. *Mol Ther* 2007;15:1463–1470.

[160] Solomon AM, Bouloux PM. Modifying muscle mass - the endocrine perspective. *J Endocrinol* 2006;191:349–360.

[161] Wagner KR. Phase II trial of MYO-29 in adult subjects with muscular dystrophy. *Ann Neurol* 2008;63:561–571.

[162] Woodhouse L, Gandhi R, Warden SJ, Poiraudeau S, Myers SL, Benson CT, Hu L, Ahmad QI, Linnemeier P, Gomez EV, Benichou O, Study Investigators. A phase 2 randomized study investigating the efficacy and safety of myostatin antibody LY2495655 versus placebo in patients undergoing elective total hip arthroplasty. *J Frailty Aging* 2016;5(1):62–70.

[163] Becker C, Lord SR, Studenski SA, Warden SJ, Fielding RA, Recknor CP, Hochberg MC, Ferrari SL, Blain H, Binder EF, Rolland Y, Poiraudeau S, Benson CT, Myers SL, Hu L, Ahmad QI, Pacuch KR, Gomez EV, Benichou O, STEADY Group. Myostatin antibody (LY2495655) in older weak fallers: a proof-of-concept, randomised, phase 2 trial. *Lancet Diabetes Endocrinol* 2015 Dec;3(12):948–957.

[164] Rooks D, Praestgaard J, Hariry S, Laurent D, Petricoul O, Perry RG, Lach-Trifilieff E, Roubenoff R. Treatment of sarcopenia with bimagrumab: results from a phase II, randomized, controlled, proof-of-concept study. *J Am Geriatr Soc* 2017 Sep;65(9):1988–1995.

[165] Rooks DS, Laurent D, Praestgaard J, Rasmussen S, Bartlett M, Tankó LB. Effect of bimagrumab on thigh muscle volume and composition in men with casting-induced atrophy. *J Cachexia Sarcopenia Muscle* 2017 Oct;8(5):727–734.

[166] Lach-Trifilieff E, Minetti GC, Sheppard K et al. An antibody blocking activin type II receptors induces strong skeletal muscle hypertrophy and protects from atrophy. *Mol Cell Biol* 2014;34:606–618.

第 26 章　肌少症的预防
Sarcopenia: Is It Preventable?

Stany Perkisas　Keliane Liberman　Ivan Bautmans　Maurits Vandewoude　著
郑　蓉　译　　邹艳慧　校　　胡亦新　审

肌少症是一种进行性全身性骨骼肌疾病，与跌倒、骨折、身体失能和死亡风险等不良后果相关[1]。由于与年龄相关，肌少症的发生随年龄增加而增长。事实上，人体大部分生理功能均随年龄增长而退化，30—70 岁平均每年呈线性下降0.34%～1.28%，并与重大疾病影响无关[2]。因此，肌少症可以被认为是每个人的肌肉量老化的结果。即使是保持体育运动且水平远高于伏案工作者的运动员，瘦组织仍然随年龄增加而减少[3]。除了内在的与年龄相关的因素，许多外在的行为因素也会加剧肌少症的发展和（或）进展，如卧床和缺乏体力活动、营养不良、慢性炎症和共病。这些因素的相对贡献可显现出人与人之间的重要差异。因此，个体之间肌肉量和肌力的丢失存在巨大差异。一些老年人的肌肉量与年轻人相当，而也有些老年人的肌肉量低至影响其功能能力。因此，肌少症被人们认为既是衰老的一个过程，也是衰老的一个结果。

一、与年龄相关的身体成分变化

与年龄相关的身体成分变化发展非常缓慢。30 岁以后，肌肉量开始以每年约 1% 的速度下降。身体成分的纵向变化显示，男性在 40 多岁时呈脂肪和瘦体重增加趋势，随后呈瘦体重下降趋势，至 60 岁后两者均下降[4]。对女性的研究显示，各年龄段女性的脂肪均持续增加。横截面数据表明，随年龄增长，全身蛋白质呈曲线下降趋

势，65 岁后下降速度加快[5]。近期研究显示，与年轻的老年人相比，75 岁以上受试者的瘦组织呈指数级丢失[6]。最初，肌肉量的丢失无症状，与临床相关性很低。而后期，肌肉量的丢失则与失能相关。然而，失能发展是一个极其复杂的领域，而且是这些个体多种因素作用的结果。肌少症是否成为临床问题取决于许多因素，包括肌肉量的起始水平及下降速度。肌少症的发生和发展可能涉及多种机制。这些机制包括蛋白质合成与水解、神经肌肉完整性和肌内脂肪组织[7, 8]。每个患者发生肌少症可能涉及多种机制，相对贡献可能随时间而变化。由于慢病或体力活动本身往往随年龄增长而下降，如果将衰老本身的影响与慢病或体力活动的影响分开看，是非常值得探讨的问题。

二、肌少症的患病率

研究发现肌少症患病率总趋势是老年男性和女性的患病率均上升，男性患病率更高。几项纵向研究表明，自 45 岁左右起，肌肉量和体积每 10 年人均减少约 6%[9]。由于使用不同的诊断标准，已有文献报道的肌少症患病率存在较大差异[10, 11]。有作者估计，60—70 岁人群的肌少症患病率为 5%～13%，80 岁或以上人群的患病率为11%～50%[12-14]。此外，与男性相比，女性肌少症患病率的变化更大[11]。然而可以假设，在特定年龄组中，未满足肌少症诊断标准的人群在定性

和定量方面均存在肌肉丢失。事实上，这部分人群已存在与肌少症患者相同的病理生理机制，并且这种机制持续存在。因此可以说，在老年人中，肌少症的患病率达到了 100%。而基于阈值的诊断[15]（如低于年龄和性别调整的年轻健康成年人参考值 2 个标准差）将肌肉量的持续减少过程转化为一个分类过程，如肌少症前期和肌少症[16]。该方法旨在识别已经存在肌少症和肌肉无力导致的功能性失能（或存在此发展风险）的个体。与其他退行性疾病一样，每个人最终是否都会出现与所提出的诊断标准相对应的肌少症是一个值得讨论的问题。

三、预防措施

预防失能涉及面广泛，包括来自不同方面的相互关联的计划、行动和活动。涉及公共卫生政策制订者，以及不同级别的卫生保健从业人员（医生、护士和相关卫生专业人员）。预防策略通常包含一级、二级、三级和四级预防（表 26-1）。Gordon 在疾病预防领域提出了除经典预防级别之外的其他预防性干预分类系统[17]，由三级预防干预系统组成，具有普遍性、选择性和指导性的预防层级（表 26-2）。该三步模型与传统模型中的一级和二级预防部分重叠，有助于在肌少症预防流程中提供具体的预防策略。然而，预防计划的有效性在很大程度上取决于个体的自身健康负责程度，以及是否愿意遵循有关健康生活方式（包括营养和锻炼）的建议。

（一）一级预防

一级预防包括在疾病和失能发生之前采取的预防措施。现今发达国家最紧迫的健康问题是人口老龄化所致慢病和共病增加的现状。这种不断增加的多疾病发生率是老年综合征的摇篮。此类综合征的一级预防比定义明确的疾病的一级预防更具挑战性，因为需要改变健康行为。对于肌少症来说，包括健康生活方式的基本行为，如良好的营养、充分的锻炼和休息。然而，改变根深蒂固且往往受文化影响的行为模式，如饮食和运动缺乏，通常不如环境健康和免疫计划容易实现。

（二）二级预防

二级预防的目标是在出现明显症状之前识别和检测出疾病或状态的早期阶段，此时最有可能得到成功的治疗。通过早期发现和诊断，可以逆

表 26-1　根据患者病情（有或没有可能的肌少症相关症状）和医生评估（基于行为评估）确定的预防层级

		肌少症体征（医生）	
		无	有
肌少症症状（患者）	无	一级预防	二级预防
	有	四级预防	三级预防

表 26-2　具有普遍性、选择性和指导性预防水平的预防干预系统

预防级别	靶　点	目　标	行　动
普遍性	全人群	预防或延缓肌少症	预防肌少症的信息和技能
选择性	肌少症发生风险高于平均水平的人群	预防或延缓肌少症	• 营养补充的信息 • 面向有能力老年人的网站
指导性	• 识别已存在肌少症早期临床表现的个体 • 肌肉功能低下和跌倒风险增加的可能标识	包含筛选流程	特异和个体化的营养与运动干预

转病情，减缓病情进展，预防或减少并发症，并限制随后的失能。随着对肌少症病理生理学的深入了解，需要更多的研究，使用不仅可以显示肌肉数量，还可以显示肌肉量的技术，如计算机断层扫描、磁共振成像，或在临床常规实践中更有用的超声技术[18]。

（三）三级预防

三级预防计划旨在通过限制并发症和失能，降低疾病的严重程度和进展，并提供康复以恢复功能和自理，从而改善已经受疾病或状态影响患者的生活质量。对于骨骼肌减少的老年人，药物、营养或运动干预可以通过提高活动力和独立性来改善生活质量。

（四）四级预防

这一术语描述了减轻或避免卫生系统中不必要或过度干预后果的一系列健康行动。

四、预防策略

在肌少症的处置策略中，预防应与治疗区分开来。干预措施将针对类似的潜在病理生理过程。预防与治疗措施的区别在于对个体的实际支持与指导。因此，应开发一种管理肌少症全过程的方法，以指导不同阶段所需的实际干预。

肌少症是老年人衰弱和失能的主要原因。它是"一种状态"，但作为"一个积极的过程"，它存在于每个人成年后。考虑到肌少症固有的与年龄相关的特点，如有可能一级预防应在潜在过程开始时尽早开始（即在成年早期）；在年龄较大时，应考虑二级和三级预防策略，以避免肌少症的快速进展（预防水平的定义见表 26-1）。

在一级预防策略中，循证证据应明确说明，以尽可能长久地保持肌肉量和功能。同时，应提高人们对无循证证据的抗衰老治疗的认识，这种认识通常是商业性的。以关键词"肌少症和预防"在 PubMed 检索获得同行评议的文献（最后检索时间为 2019 年 9 月 15 日），共 482 篇（其中 434 篇为人类相关文献）。根据现有知识体系，体育锻炼和营养是肌少症各级预防的主要方法。

需要低成本但敏感的评估工具确定个体适合一级预防、二级预防或更高级别预防。虽然缺乏肌少症的普遍共识定义，实际应用的筛查工具侧重于筛选符合肌少症诊断标准者［即肌肉量和（或）力量的 T 值<-2］。事实上，使用此标准可筛选肌少症相关失能高风险者。在此情况下，欧洲老年人肌少症工作组最近修改了最初的病例筛查方法，从以前的步速测量改为先使用 SARC-F 问卷进行筛查，后测量握力[1,16]。使用步速下降标准筛选经一级和二级预防可获益者可能过于滞后，此时已需三级预防和（或）治疗。因此，使用简单可靠、可提供连续评分的方法进行肌肉功能评估，可能更适合筛查出已出现肌少症引起的肌无力而尚无功能障碍的患者。握力易测量，并且与年龄相关的握力变化已明确[19]，并与其他肌肉群的肌力丢失相平行[20]。因此，使用了简短的筛查问卷（SARC-F）后，握力被认为是首选的老年人肌力筛查工具。由于日常活动通常需要持续剧烈的肌肉收缩（如提购物袋时），肌少症可引起老年人的疲劳感。因此，建议将肌肉疲劳作为筛选肌无力早期症状的补充条件。最近，阐述并验证了基于握力（表示为持续收缩期间握力降至最大值 50% 的时间）及计算握力功（0.75 × 疲劳抗力 × 最大握力）的简单公式的疲劳抗力试验。这种抗性测试可以很容易地整合到早期评估中[21-25]。

在这里，我们提出了一种临床决策算法，用于在肌细胞减少症导致的失能变得明显之前的阶段对受试者 / 患者进行预防性管理（图 26-1）。主要预防目标是所有成年受试者，其握持力对应于更高或在年轻时预期的性别匹配正常值范围内的水平。二级预防针对握力较低，但仍高于统计定义的临界点（T 值或 $P<0.05$）[12,16,19,21]，并且无肌少症导致的功能性失能迹象（如肌少症诊断中所建议的）的受试者[12,16]。

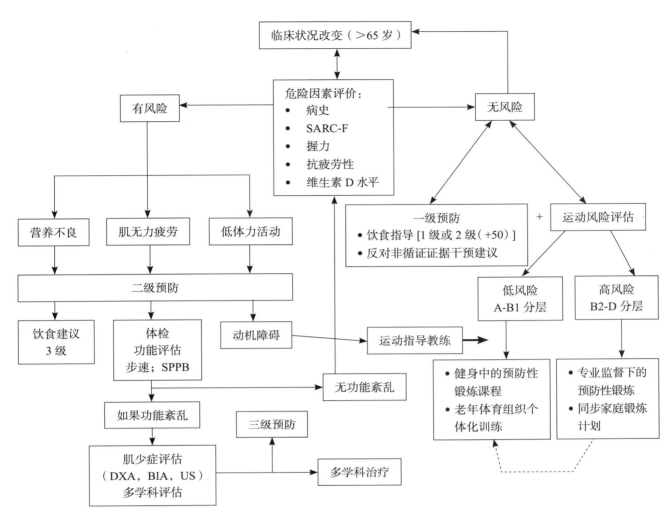

▲ 图 26-1　肌少症诱发的失能发生之前，受试者 / 患者预防性管理的临床决策方法

BIA. 生物电阻抗法；DXA. 双能 X 线吸收法；SPPB. 简易体能状况量表；US. 超声

五、体育锻炼

规律的体育活动是一般健康预防的主要内容之一。为了获得明确的健康获益，建议每天进行 30min 适度体力活动[26]。根据强度（负荷或阻力、重复次数、系列次数）、持续时间、频率和类型（举重、步行或跑步、骑自行车等），体育锻炼有多种形式。为了防止健康老年人肌力丢失和（或）让其提高肌力，抗阻训练是最合适的体育锻炼方式，尤其是较高强度和频率的抗阻训练（即每周 3 次，而非每周 1 次或 2 次）[27-29]。这种类型的训练通常包括 3 个系列的 10～12 次重复，重复次数

为一次最大重复次数的 70%～85%（1RM= 在整个运动范围内可移动的最大重量）。每周进行 1～3 次锻炼可以获得最佳效果[30]。通过这种训练方案，与年龄相关的过度肌力丢失至少可以部分抵消，并且可以在短时间内获得显著的肌力增长[27, 31, 32]。对于衰弱老年人，建议采取类似的抗阻运动干预措施，重点是逐渐增加运动量，从 1RM 的 20% 逐渐增加到 30%，再到 80%。此外，应进行功能和平衡训练，以刺激日常功能[30]。最近，比利时老年学和老年医学学会发布了老年人运动干预建议，其中建议进行高强度抗阻训练（1RM 的 70%～80%）以提高肌力、肌肉量和躯体功能。同

时也可考虑综合体育锻炼和血流限制抗阻训练[33]。

体力活动维持肌肉量和功能的机制是复杂的，目前尚未完全阐明。体育锻炼（尤其是抗阻运动）通过激活胰岛素样生长因子 –1 信号通路（通过 AKT、mTOR 及进一步的下游信号传导）刺激肌蛋白合成，并抑制蛋白质降解（通过 FOXO 及抑制 NF-κB 和泛素 – 蛋白酶体途径）[34]。

值得关注的是，规律的体力活动对全身炎症过程也有很强的调节作用[35, 36]。事实上，即使在健康人中，衰老也通常伴随着循环促炎介质（如 IL-6 和 TNF-α）浓度的轻微升高，处于慢性低滴度炎症状态（chronic low-grade inflammatory profile，CLIP）[37]。处于更显著慢性低滴度炎症状态的老年人肌肉量和肌力会更低[38, 39]。除了提供合成代谢刺激外，众所周知，高强度的体育锻炼会引发炎症反应，伴随着促炎细胞因子（尤其是 IL-6）[40] 的释放和免疫系统细胞成分的复杂变化。在这种情况下，IL-6 被认为主要从收缩的肌肉中释放，并作为一种"肌细胞因子"发挥与其他状态（如急性感染）时不同的功能[40]。运动急性期的反应与肌肉做功强度呈正相关。最近，研究表明，老年人能够通过运动诱导的循环 IL-6 显著增加来应对生理压力，这一现象与年轻人类似[41, 42]。事实上，反复暴露于轻度压力已被证明可以在细胞和机体水平上提高生存率和延长寿命[43]。在这种情况下，最近发现老年小鼠[44] 和老年人[45] 通过体育锻炼可促进伤口愈合；其潜在机制尚未阐明，可能与免疫相关。运动可能会降低 Toll 样受体 4 的表达，从而降低感染诱导的外周血单核细胞释放的细胞因子[46]。因此，体育锻炼可以减轻老年人感染后的慢性低滴度炎症状态和急性炎症反应。CLIP 符合炎症定义[47]，描述了年轻时高反应性免疫系统的益处（表现出良好的抗感染能力），但较高的 CLIP 更易致衰老和肌少症发生。抗炎对应于年轻时的低炎症反应（显示出对传染性疾病的更高易感性），但在老年时表现为较低的 CLIP 和较少的肌少症发生[47]。在这种情况下，体育锻炼将使受试者从"炎症"转向"抗炎"，对肌肉量和肌肉功能产生有益影响。

在一级预防中，应建议所有成年受试者采取积极的生活方式，包括每天至少 30min 的适度体育活动。然而，考虑到剂量 – 反应关系，建议每周进行 2～3 次高于平均强度刺激大肌群的体育锻炼（即在有限的重复次数后诱发肌肉疲劳），以防止过度刺激。这种类型的锻炼可以在没有外部指导的情况下进行，也可以在特定的锻炼环境中进行（如健身、老年体育俱乐部）。考虑到通常很少有人参加体育活动，临床医生应意识到进行体育活动潜在的动机和障碍。研究表明，在比利时等西欧国家，只有 1/2 的公民每周进行至少 2.5h 的中等体力活动[48]，在 75 岁及以上老年人中这一比例降至 1/5。在其他欧洲工业化国家[49] 和非欧洲工业化国家[50] 也可观察到同样的趋势。此外，80 岁以上老年人的体力活动急剧减少。不同年龄组，包括儿童、中年人和老年人[51] 及最年长的老年人[52] 进行体育活动的动机和障碍均已阐明。在促进老年人进行体力活动时，应特别注意体力活动的健康益处、受试者恐惧、个人偏好和社会支持，以及与物理环境相关的限制因素[52]。

二级预防针对的是肌肉功能低于平均预期、但无证据表明肌少症所致失能的年轻老年人。对于这些受试者，运动建议与肌肉功能正常的受试者相似。然而，应特别关注体力活动的阻碍因素，和其他加速肌少症进展的因素［如急性炎症发生和（或）慢性炎症病因］，并予以确认。当患者因共病（如慢性心力衰竭、关节疼痛）或药物使用而出现并发症风险增加时，可考虑进行更高水平的运动监督，如调整运动课程或在物理治疗师监督下进行体育锻炼。最近提出的一个简单分类系统将与体育锻炼期间并发症风险增加相对应的健康状态进行分层（表 26-3），临床医生可以在运动处方中使用该系统[10, 53]。设计此分类系统的首要目的是为没有直接医疗监督的老年人制订锻炼计划（类型、持续时间和强度）。因此，此分类系统

表 26-3　老年人体育锻炼期间并发症风险的健康分层

健康分层		描　述	临床示例
A	A₁	完全健康，无用药史	
	A₂	完全健康，只服用预防性用药	激素替代疗法、阿司匹林等
B	B₁	功能正常，患有稳定的非心血管疾病，无心血管异常	已治疗的甲状腺功能减退、稳定的糖尿病等
	B₂	功能正常，服用具有心血管效应的药物，除已控制的高血压外，无明显心血管疾病	高血压；β 受体拮抗药等
C		有心血管疾病史或异常心电图	束支阻滞；心绞痛、冠状动脉旁路术后等
D		检查时出现急性或活动性疾病表现	支气管痉挛、关节肿胀、流感等

引自参考文献 [1]

相当保守，并且易用于有并发症风险的个体。总的来说，A 类患者（完全健康者）在体育锻炼方面没有特别的限制；对于 B₁ 类患者（功能正常，但患有慢性非心血管疾病者），建议随健康问题的性质而变化；B₂ 类患者只有在有资格培训老年人的教练指导下，才能进行较高强度的运动（如心率达最大心率的 80% 或更高）；C 类患者只能在教练监督下，以及在培训计划的医疗指导下进行锻炼；D 类患者除非得到医生的许可，否则不许运动。

六、营养基础

（一）蛋白质

在成年期的年轻至中年阶段，骨骼肌量相对恒定。这表明在吸收状态下（即餐后、喂食后）的蛋白质合成与空腹状态下的蛋白质分解代谢之间是平衡的。然而，随着年龄增长，健康肌肉中蛋白质合成和分解之间的平衡逐渐被打破。在老年人中，包括肌原纤维蛋白和线粒体蛋白在内的混合肌肉蛋白合成率下降了 30%[54]。肌肉蛋白质的合成受到必需和非必需氨基酸饮食摄入的刺激。大量研究表明，进餐对蛋白质合成的刺激作用中，超过 80% 可归因于氨基酸[55]。与年轻人相比，老年人的这种刺激作用正在减弱，但并非没有。此时可以通过增加蛋白质摄入来对抗这种下降。氨基酸除了在蛋白质合成中起作用外，还在

调节蛋白质分解中发挥作用[56]。老年人群（56—80 岁）氮平衡研究显示，老年人对蛋白质的需求 [1.14g/（kg·d）] 较年轻人 [0.8g/（kg·d）] 更大[57]。然而，同一研究小组在一项短期氮平衡研究中发现，健康老年人对总膳食蛋白质的需求与年轻人没有什么不同，膳食供给估计值与推荐膳食供给量（recommended dietary allowance，RDA）在统计学上没有差异[58]。另一方面，进食量接近 RDA 的老年人比进食量超过 1.2g/（kg·d）的老年人患病风险更大[59]。这为蛋白质摄入不足是肌少症潜在发病机制提供了关键信息，尤其已知蛋白质摄入与年龄成反比。2013 年，PROT-AGE 研究小组将 65 岁以上老年人分为三大亚组，即健康久坐的老年人、健康活跃的老年人和患有慢性病的老年人，并提供膳食建议[60]。对于健康久坐的老年人，建议蛋白质摄入量为 1~1.2g/（kg·d）；对于健康活跃的老年人，建议蛋白质摄入量为至少 1.2g/（kg·d）的蛋白质，并在包括特定运动的情况下补充 20g 蛋白质；对于患有慢性病的老年人，建议蛋白质摄入量为 1.2~1.5g/（kg·d），当患有重病或受伤时，建议蛋白质摄入量高达 2.0g/（kg·d）。随机对照试验数据显示每餐摄入足量的优质蛋白质（25~30g）比一次性摄入更重要，因为一次摄入超过 30g 可能并不会进一步刺激肌肉蛋白质的合成[61]。此外，还需要足够高的

蛋白质和维生素 D 基线水平以增加患肌少症老年人的肌肉[62]。当然，达到合成代谢平衡的蛋白质补充效率可能取决于每日蛋白质总摄入量或一天中蛋白质摄入量的分布[63]。此外，蛋白质的质量也很重要，"慢"蛋白质（如酪蛋白）不像"快"蛋白质（如乳清蛋白）那样刺激肌肉蛋白质的合成[64-66]。最后，蛋白质的来源（动物蛋白 / 植物蛋白）也很重要。迄今为止该领域仅有的少数研究显示，与食用植物蛋白相比，食用动物蛋白蛋白质分解更小[67-69]。此外，必需氨基酸可能比非必需氨基酸更能刺激肌肉蛋白质合成[70]。Paddon-Jones 报道衰老并不会不可避免地减少对优质蛋白餐的合成代谢反应，相反由于胰岛素抵抗对肌肉蛋白质合成的影响，碳水化合物的存在会减弱这种反应[65]。这些数据表明，优质蛋白质应少量食用，但不应与碳水化合物一起食用。

　　老年性厌食症所致低营养摄入被认为是肌少症发生发展的重要危险因素[71]。Morley 回顾了老年性厌食症的表现并报道，胃底松弛度降低导致的早期饱腹感增加了胆囊收缩素的释放以应对脂肪摄入，瘦素水平和神经递质的增加可能也在老年性厌食症中发挥作用。据报道，15% 的 60 岁以上老年人每天摄入的蛋白质低于推荐膳食供给量的 75%[72]。因此，尽管总体营养摄入不足可能促进肌减少症的发生，但低蛋白摄入是老年人群的重要问题，可能是干预策略的潜在靶点。

　　总之，从营养角度来看，蛋白质摄入量为 0.8g/（kg·d）的均衡饮食适合年轻人和中年人。然而，随着蛋白质合成代谢反应逐渐减弱，对优质蛋白质的需求可能会更高。对于健康和患有慢性病的老年人，建议蛋白质摄入量为 1~1.5g/（kg·d）。对于患有严重疾病的老年人，建议将蛋白质摄入量增加到 2.0g/（kg·d）。因此，应结合临床情况，根据建议随年龄增长增加蛋白质摄入量（图 26-1 和表 26-4）。

（二）维生素 D

　　最近维生素 D 被认为是另一种肌少症的潜

表 26-4　肌少症预防策略中的营养干预措施

一级预防	
1 级	• 平衡的地中海式饮食 • 优质蛋白质分餐摄入：1.0~1.2g/（kg·d）蛋白质，400~1000U 维生素 D
2 级	• 平衡的地中海式饮食 • 优质蛋白质分餐摄入：1.0~1.2g/（kg·d）蛋白质，800~2000U 维生素 D
二级预防	
3 级	• 饮食习惯 / 营养师建议 • 个性化地中海式饮食 • 优质蛋白质分餐摄入：1.0~1.2g/（kg·d）蛋白质，800~2000U 维生素 D
三级预防	
4 级	• 饮食习惯 / 营养师建议 • 个性化地中海式饮食 • 优质蛋白质分餐摄入：1.2~1.5g/（kg·d）蛋白质，800~2000U 维生素 D
5 级	• 饮食习惯 / 营养师建议 • 个性化地中海式饮食 • 优质蛋白质分餐摄入：1.2~1.5g/（kg·d）蛋白质，800~2000U 维生素 D • 含有必需氨基酸的营养补充剂，如亮氨酸
四级预防	
同所有前述级别预防措施一起的并行建议	

在干预策略。虽然对维生素 D 与肌肉功能之间关系的理解在过去 10 年中取得了进展，但维生素 D 对肌肉组织的作用及其如何改善肌肉功能的机制仍有待阐明。一种可能的解释是维生素 D 受体（VDR）基因的作用，它在钙稳态和骨骼肌功能中起着关键的调节作用[73]。虽然 VDR 基因变异影响肌力和肌少症发生风险，但作用有限[74]。老年人患维生素 D 不足的风险增加，维生素 D 水平低的老年人可能需要补充维生素 D，以降低肌少症、功能衰退和跌倒风险[75]。随着年龄的增长，皮肤无法有效合成维生素 D，肾脏也无法将维生素 D

转化为其活性激素形式。普遍观点认为，现有的安全性证据和对成年人的潜在益处证明，最佳维生素 D 状态为血清 25- 羟基维生素 D 水平至少为75nmol/L[76]。根据此阈值，80 岁及以上女性维生素 D 不足的患病率约为 81%[77]。人们可能会通过增加阳光照射来达到维生素 D 充足的目的，但阳光照射和饮食摄入仍不足以维持充足水平，因此大多数成年人都需要补充维生素 D 制剂。基于对维生素 D 不足的质疑，临床上可以考虑 3 种"处置方法"[78]。第一组是不伴有影响维生素 D 吸收或作用共病的 50 岁以下成年人，维生素 D 缺乏的风险较低。对于这些人维生素 D 的合适补充量为10～25μg（400～1000U），无须测定血清 25- 羟基维生素 D。不伴有影响维生素 D 吸收或作用共病的 50 岁或以上成年人存在中度维生素 D 不足风险。对这些人常规补充维生素 D 是适宜的，剂量应为20～50μg（800～2000U）。对这些患者进行初步评估时，不应常规测定血清 25- 羟基维生素 D，但如给予药物治疗则应在补充适量剂量 3～4 个月后测定 25- 羟基维生素 D。维生素 D 不足所致不良后果的高危人群包括那些复发性骨折、骨质流失、肌少症和(或)伴有影响维生素 D 吸收共病的患者。在这些情况下，血清 25- 羟基维生素 D 应作为初始评估的一部分进行测定，并基于测量值确定维生素 D 补充剂量。可通过测定血清 25- 羟基维生素 D 水平来确定高于当前可耐受上限水平［50μg（2000U）］定义的补充剂量要求。维生素 D_3 是首选的补充剂型，维生素 D_2 可用于大剂量制剂。骨化三醇及其类似物是安全剂量范围很窄的处方药，不是维生素 D 的同义词，不建议用于预防或常规治疗骨质疏松症。对于大多数的成年人来说，服用初始剂量为每天 20～25μg（800～1000U）的维生素 D_3，可使血清 25- 羟基维生素 D 水平升高 15～30nmol/L。为了达到理想的维生素 D 水平（>75nmol/L），许多人所需剂量将大于此最小剂量。如有制剂，每周服用 250μg（10 000U）维生素 D_3 对某些患者会更方便。然而应注意每年

300 000～500 000U 的维生素 D 剂量可能会增加跌倒和骨折的风险，尤其是在开始服用维生素 D 胶丸的前 3 个月。因此建议按日、按周或按月处方维生素 D 制剂[79]。

（三）抗氧化剂

作为肌肉衰退的一个可能的重要因素[80]，氧化损伤过程和抗氧化剂在过去几十年中一直是人们越来越感兴趣的研究目标。由于抗氧化剂可以通过正常饮食获得，理论上这种特定的营养支持可以预防与年龄相关的疾病，如肌少症[81]。根据分子亲脂性不同，不同类型的抗氧化剂对氧化过程产生不同的影响。研究最多的化合物是维生素 E 和维生素 C[82]。然而，尚无大规模研究明确定义这些抗氧化剂与肌少症之间的联系，数据稀少甚至相互矛盾。因此，虽然有理论支持，但目前仍没有关于摄入抗氧化剂预防肌少症的建议。

（四）矿物质

钠、钾和钙等矿物质在正常肌肉功能中起着重要作用。其他矿物质，如镁、磷、锌和硒缺乏时也会发生肌肉功能障碍。然而，矿物质与肌少症的关系尚不清楚，仅有一些来自观察性研究的数据[83]。肌少症的患病率与硒[84, 85]、磷[85]、钙[86]和镁[84, 85]的摄入量有关。肌肉量与钙摄入量[86]和血清硒水平[87]相关。老年人躯体功能与硒、锌[88]、铁[89]和镁[90]水平呈正相关。然而，上述研究为观察性研究且在某些矿物质还存在相互矛盾的数据。因此，虽然有理论支持，但目前仍没有关于摄入矿物质预防肌减少症的建议。

（五）饮食

许多特定化合物正在研究中，但实践中这些化合物主要通过饮食补充而非制剂补充。在这方面，需提到 2 种特殊的饮食：地中海饮食和波罗的海饮食。坚持地中海饮食与老年男性和女性的非脂体重、腿部爆发力、躯体功能、下肢功能呈正相关，与患肌少症的概率呈负相关[91-93]。由于

向非地中海国家出口这种饮食可能会在食物供应和饮食习惯方面造成困难，因此北欧国家提出并催生了波罗的海饮食[94]。必须注意的是，这两种饮食的定义可能因研究或区域不同而不同，并且常需与测量结果的巨大差异相结合。尽管如此，这些类型的饮食在肌少症预防方面有一定作用，因为 2 种饮食的依从性越低，相对骨骼肌指数越低，瘦体重越低。尚需进一步研究以提高这些饮食对预防肌少症的具体建议的证据水平。对于其他营养素，比利时老年学和老年医学学会根据之前发表的综述，建议补充亮氨酸以增加肌少症老年人的肌肉量。此外，建议在抗阻训练计划中增加蛋白质摄入，以增加肌肉力量和肌肉量。对于肥胖的老年人，干预应至少进行 24 周[95]。

七、四级预防：非循证干预警告

由于肌少症常难以定义，大多数药理学研究难以得出明确结论。最近的一项综述证明，除维生素 D 和睾酮外，没有足够证据显示在临床实践中进行药物干预可以预防肌少症[96]。维生素 D 已经在本章其他部分进行了充分综述。睾酮由于不良反应只能用于非常特定的适应证。鉴于缺乏明确数据，以及与睾酮一样有产生不良作用的风险，应警告患者不要使用其他合成代谢药物（如脱氢表雄酮、生长激素、生长激素释放激素和胰岛素样生长因子）。人们正在寻找能够预防肌少症的药物。正在研究的新药除对肌肉量和力量有益外，还需显示对躯体功能的疗效，并且必须确定目标人群[97]。对于这一主题的详细讨论，请参考本书其他章节。

参考文献

[1] Cruz-Jentoft, A.J., et al., *Sarcopenia: revised European consensus on definition and diagnosis.* Age Ageing, 2019. 48(1): p. 16–31.
[2] Sehl, M.E. and F.E. Yates, *Kinetics of human aging: I. Rates of senescence between ages 30 and 70 years in healthy people.* J Gerontol A Biol Sci Med Sci, 2001. 56(5): p. B198–208.
[3] Pollock, M.L., et al., *Twenty-year follow-up of aerobic power and body composition of older track athletes.* J Appl Physiol, 1997. 82(5): p. 1508–16.
[4] Guo, S.S., et al., *Aging, body composition, and lifestyle: the Fels Longitudinal Study.* Am J Clin Nutr, 1999. 70(3): p. 405–11.
[5] Hansen, R.D., C. Raja, and B.J. Allen, *Total body protein in chronic diseases and in aging.* Ann N Y Acad Sci, 2000. 904: p. 345–52.
[6] Genton, L., et al., *Body composition changes over 9 years in healthy elderly subjects and impact of physical activity.* Clin Nutr, 2011. 30(4): p. 436–42.
[7] Perkisas, S., A. De Cock, V. Verhoeven, and M. Vandewoude, Physiological and architectural changes in the ageing muscle and their relation to strength and function in sarcopenia. Europ Geriat Med, 2016, 7 (3): p.201–6.
[8] Perkisas, S., et al., *Intramuscular adipose tissue and the functional components of sarcopenia in hospitalized geriatric patients.* Geriatrics (Basel), 2017. 2(1): p. 11.
[9] Janssen, I. and R. Ross, *Linking age-related changes in skeletal muscle mass and composition with metabolism and disease.* J Nutr Health Aging, 2005. 9(6): p. 408–19.
[10] Bautmans, I., K. Van Puyvelde, and T. Mets, *Sarcopenia and functional decline: pathophysiology, prevention and therapy.* Acta Clin Belg, 2009. 64(4): p. 303–16.
[11] Beaudart, C., et al., *Prevalence of sarcopenia: the impact of different diagnostic cut-off limits.* J Musculoskelet Neuronal Interact, 2014. 14(4): p. 425–31.
[12] Fielding, R.A., et al., *Sarcopenia: an undiagnosed condition in older adults. Current consensus definition: prevalence, etiology, and consequences. International working group on sarcopenia.* J Am Med Dir Assoc, 2011. 12(4): p. 249–56.
[13] von Haehling, S., J.E. Morley, and S.D. Anker, *An overview of sarcopenia: facts and numbers on prevalence and clinical impact.* J Cachexia Sarcopenia Muscle, 2010. 1(2): p. 129–33.
[14] Morley, J.E., *Sarcopenia: diagnosis and treatment.* J Nutr Health Aging, 2008. 12(7): p. 452–6.
[15] Janssen, I., *The epidemiology of sarcopenia.* Clin Geriatr Med, 2011. 27(3): p. 355–63.
[16] Cruz-Jentoft, A.J., et al., *Sarcopenia: European consensus on definition and diagnosis: Report of the European Working Group on Sarcopenia in Older People.* Age Ageing, 2010. 39(4): p. 412–23.
[17] Gordon, R.S., Jr., *An operational classification of disease prevention.* Public Health Rep,1983. 98(2): p. 107–9.
[18] Perkisas, S., et al. Eur Geriatr Med, 2019. 10: 157. doi:10.1007/s41999-018-0141-4.
[19] Merkies, I.S., et al., *Assessing grip strength in healthy individuals and patients with immunemediated polyneuropathies.* Muscle Nerve, 2000. 23(9): p. 1393–401.
[20] Lauretani, F., et al., *Age-associated changes in skeletal muscles and their effect on mobility: an operational diagnosis of sarcopenia.* J Appl Physiol, 2003. 95(5): p. 1851–60.
[21] Bautmans, I., et al., *Grip work estimation during sustained maximal contraction: validity and relationship with physical dependency & inflammation in elderly persons.* J Nutr Health

Aging, 2011. 15(8): p. 731–6.

[22] Bautmans, I., et al., *Handgrip performance in relation to self-perceived fatigue, physical functioning and circulating IL-6 in elderly persons without inflammation.* BMC Geriatr, 2007. 7: p. 5.

[23] Bautmans, I. and T. Mets, *A fatigue resistance test for elderly persons based on grip strength: reliability and comparison with healthy young subjects.* Aging Clin Exp Res, 2005. 17(3): p. 217–22.

[24] Bautmans, I., et al., *Surgery-Induced Inflammation in Relation to Age, Muscle Endurance, and Self-Perceived Fatigue.* J Gerontol A Biol Sci Med Sci, 2010. 65(3): p. 266–73.

[25] Bautmans, I., et al., *Muscle endurance in elderly nursing home residents is related to fatigue perception, mobility, and circulating tumor necrosis factor-alpha, interleukin-6, and heat shock protein 70.* J Am Geriatr Soc, 2008. 56(3): p. 389–96.

[26] Pate, R.R., et al., *Physical activity and public health. A recommendation from the Centers for Disease Control and Prevention and the American College of Sports Medicine.* JAMA, 1995(273): p. 402–7.

[27] Vogel, T., et al., *Health benefits of physical activity in older patients: a review.* Int J Clin Pract, 2009. 63(2): p. 303–20.

[28] Visvanathan, R. and I. Chapman, *Preventing sarcopaenia in older people.* Maturitas, 2010. 66(4): p. 383–8.

[29] Turpela, M., et al., *Effects of different strength training frequencies on maximum strength, body composition and functional capacity in healthy older individuals.* J Exp gerontol, 2017. 98: p. 13–21.

[30] Fragala, M.S., et al., *Resistance training for older adults: position statement from the national strength and conditioning association.* J Strength Cond Res, 2019. 33(8): p. 2019–52.

[31] Landi, F., et al., *Moving against frailty: does physical activity matter?* Biogerontology, 2010. 11(5): p. 537–45.

[32] Latham, N.K., et al., *Progressive resistance training for physical disability in older people (Cochrane Review).* Cochrane Libr, 2003. 2.

[33] Beckwee, D., et al., *Exercise Interventions for the Prevention and Treatment of Sarcopenia. A Systematic Umbrella Review.* J Nutr Health Aging, 2019. 23(6): p. 494–502.

[34] Saini, A., et al., *Powerful signals for weak muscles.* Ageing Res Rev, 2009. 8(4): p. 251–67.

[35] Nicklas, B.J. and T.E. Brinkley, *Exercise training as a treatment for chronic inflammation in the elderly.* Exerc Sport Sci Rev, 2009. 37(4): p. 165–70.

[36] Beavers, K.M., T.E. Brinkley, and B.J. Nicklas, *Effect of exercise training on chronic inflammation.* Clin Chim Acta, 2010. 411(11–12): p. 785–93.

[37] Krabbe, K.S., M. Pedersen, and H. Bruunsgaard, *Inflammatory mediators in the elderly.* Exp Gerontol, 2004. 39(5): p. 687–99.

[38] Marcell, T.J., *Review article: sarcopenia: causes, consequences, and preventions.* J Gerontol A Biol Sci Med Sci, 2003. 58(10): p. M911–916.

[39] Brinkley, T.E., et al., *Chronic inflammation is associated with low physical function in older adults across multiple comorbidities.* J Gerontol A Biol Sci Med Sci, 2009. 64(4): p. 455–61.

[40] Pedersen, B.K., A. Steensberg, and P. Schjerling, *Muscle-derived interleukin-6: possible biological effects.* J Physiol, 2001. 536(Pt 2): p. 329–37.

[41] Bautmans, I., et al., *Biochemical changes in response to intensive resistance exercise training in the elderly.* Gerontology, 2005. 51(4): p. 253–65.

[42] Bruunsgaard, H. and B.K. Pedersen, *Effects of exercise on the immune system in the elderly population.* Immunol Cell Biol, 2000. 78(5): p. 523–31.

[43] Minois, N., *Longevity and aging: beneficial effects of exposure to mild stress.* Biogerontology, 2000. 1(1): p. 15–29.

[44] Keylock, K.T., et al., *Exercise accelerates cutaneous wound healing and decreases wound inflammation in aged mice.* Am J Physiol Regul Integr Comp Physiol, 2008. 294(1): p. R179–84.

[45] Emery, C.F., et al., *Exercise accelerates wound healing among healthy older adults: a preliminary investigation.* J Gerontol A Biol Sci Med Sci, 2005. 60(11): p. 1432–6.

[46] Stewart, L.K., et al., *Influence of exercise training and age on CD14+ cell-surface expression of toll-like receptor 2 and 4.* Brain Behav Immun, 2005. 19(5): p. 389–97.

[47] Franceschi, C., et al., *Inflammaging and anti-inflammaging: a systemic perspective on aging and longevity emerged from studies in humans.* Mech Ageing Dev, 2007. 128(1): p. 92–105.

[48] Bayingana, K., et al., *Gezondheidsenquête België 2004 Boek III Leefstijl,* A.E. Wetenschappelijk Instituut Volksgezondheid, Editor. 2006. p. 1–115.

[49] Rütten, A. and K. Abu-Omar, *Prevalence of physical activity in the European Union.* Soz Praventivmed, 2004. 49(4): p. 281–9.

[50] Ewald B, et al., *Physical activity of older Australians measured by pedometry.* Australas J Ageing, 2009. 28(3): p. 127–33.

[51] Allender, S., G. Cowburn, and C. Foster, *Understanding participation in sport and physical activity among children and adults: a review of qualitative studies.* Health Educ Res Theory Pract, 2006. 21(6): p. 826–35.

[52] Baert, V., E. Gorus, T. Mets, C. Geerts, and I. Bautmans, *Motivators and barriers for physical activity in the oldest old: a systematic review.* Ageing Res Rev, 2011. 10(4): p.464–74.

[53] Bautmans, I., M. Lambert, and T. Mets, *The six-minute walk test in community dwelling elderly: influence of health status.* BMC Geriatr, 2004. 4(1): p. 6.

[54] Volpi, E. and B.B. Rasmussen, *Nutrition and muscle protein metabolism in the elderly.* Diabetes Nutr Metab, 2000. 13(2): p. 99–107.

[55] Volpi, E., et al., *Essential amino acids are primarily responsible for the amino acid stimulation of muscle protein anabolism in healthy elderly adults.* Am J Clin Nutr, 2003. 78(2): p. 250–8.

[56] Zanchi, N.E., H. Nicastro, and A.H. Lancha, Jr., *Potential antiproteolytic effects of Lleucine: observations of in vitro; and in vivo; studies.* Nutr Metab (Lond), 2008. 5: p. 20.

[57] Campbell, W.W., et al., *Increased protein requirements in elderly people: new data and retrospective reassessments.* Am J Clin Nutr, 1994. 60(4): p. 501–9.

[58] Campbell, W.W., et al., *Dietary protein requirements of younger and older adults.* Am J Clin Nutr, 2008. 88(5): p. 1322–9.

[59] Rousset, S., et al., *Daily protein intakes and eating patterns in young and elderly French.* Br J Nutr, 2003. 90(6): p. 1107–15.

[60] Bauer, J., et al., *Evidence-based recommendations for optimal dietary protein intake in older people: a position paper from the PROT-AGE Study Group.* J Am Med Dir Assoc, 2013. 14(8): p. 542–59.

[61] Symons, T.B., et al., *A moderate serving of high-quality protein maximally stimulates skeletal muscle protein synthesis in young and elderly subjects.* J Am Diet Assoc, 2009. 109(9): p. 1582–6.

[62] Verlaan, S., et al., *Sufficient levels of 25-hydroxyvitamin D and protein intake required to increase muscle mass in sarcopenic older adults - the PROVIDE study.* Clin Nutr, 2017.

[63] Landers-Ramos, R.Q. and K.R. Dondero, Curr Geri Rep, 2019. 8: 202. doi:10.1007/ s13670-019-00293-7.

[64] Pennings, B., et al., *Whey protein stimulates postprandial muscle protein accretion more effectively than do casein and casein hydrolysate in older men.* Am J Clin Nutr, 2011. 93(5): p. 997–1005.

[65] Paddon-Jones, D. and B.B. Rasmussen, *Dietary protein recommendations and the prevention of sarcopenia.* Curr Opin Clin Nutr Metab Care, 2009. 12(1): p. 86–90.

[66] Loenneke, J.P., et al., *Per meal dose and frequency of protein consumption is associated with lean mass and muscle performance.* Clin Nutr, 2016. 35(6): p. 1506–11.

[67] Campbell, W.W., et al., *Effects of an omnivorous diet compared with a lactoovovegetarian diet on resistance-training-induced changes in body composition and skeletal muscle in older men.* Am J Clin Nutr, 1999. 70(6): p. 1032–9.

[68] Haub, M.D., et al., *Effect of protein source on resistive-training-induced changes in body composition and muscle size in older men.* Am J Clin Nutr, 2002. 76(3): p. 511–7.

[69] Pannemans, D.L., et al., *Effect of protein source and quantity on protein metabolism in elderly women.* Am J Clin Nutr, 1998. 68(6): p. 1228–35.

[70] Beasley, J.M., J.M. Shikany, and C.A. Thomson, *The role of dietary protein intake in the prevention of sarcopenia of aging.* Nutr Clin Pract, 2013. 28(6): p. 684–90.

[71] Morley, J.E., *Anorexia and weight loss in older persons.* J Gerontol A Biol Sci Med Sci, 2003. 58(2): p. 131–7.

[72] Roubenoff, R., *Sarcopenia: a major modifiable cause of frailty in the elderly.* J Nutr Health Aging, 2000. 4(3): p. 140–2.

[73] Scimeca, M., et al., *Vitamin D receptor in muscle atrophy of elderly patients: a key element of osteoporosis-sarcopenia connection.* Aging Dis, 2018. 9(6): p. 952–64.

[74] Walsh, S., et al., *Replication study of the vitamin D receptor (VDR) genotype association with skeletal muscle traits and sarcopenia.* Aging Clin Exp Res, 2016. 28(3): p. 435–42.

[75] Dawson-Hughes, B., *Serum 25-hydroxyvitamin D and functional outcomes in the elderly.* Am J Clin Nutr, 2008. 88(2): p. 537S–40S.

[76] Bischoff-Ferrari, H.A., et al., *Fracture prevention with vitamin D supplementation: a metaanalysis of randomized controlled trials.* JAMA, 2005. 293(18): p. 2257–64.

[77] Bruyere, O., et al., *Prevalence of vitamin D inadequacy in European women aged over 80 years.* Arch Gerontol Geriatr, 2014. 59(1): p. 78–82.

[78] Hanley, D.A., et al., *Vitamin D in adult health and disease: a review and guideline statement from Osteoporosis Canada.* CMAJ, 2010. 182(12): p. E610–8.

[79] Bruyere, O., et al., *Effects of vitamin D in the elderly population: current status and perspectives.* Arch Public Health, 2014. 72(1): p. 32.

[80] Cerullo, F., G. Gambassi, and M. Cesari, *Rationale for antioxidant supplementation in sarcopenia.* J Aging Res, 2012. 2012: p. 316943.

[81] Cesari, M., et al., *Antioxidants and physical performance in elderly persons: the Invecchiare in Chianti (InCHIANTI) study.* Am J Clin Nutr, 2004. 79(2): p. 289–94.

[82] Khor, S.C., et al., *Vitamin E in sarcopenia: current evidences on its role in prevention and treatment.* Oxid Med Cell Longev, 2014. 2014: p. 914853.

[83] van Dronkelaar, C., et al., *Minerals and sarcopenia; the role of calcium, iron, magnesium, phosphorus, potassium, selenium, sodium, and zinc on muscle mass, muscle strength, and physical performance in older adults: a systematic review.* J Am Med Dir Assoc, 2018. 19(1): p. 6–11 e3.

[84] Ter Borg, S., et al., *Differences in nutrient intake and biochemical nutrient status between sarcopenic and nonsarcopenic older adults-results from the maastricht sarcopenia study.* J Am Med Dir Assoc, 2016. 17(5): p. 393–401.

[85] Verlaan, S., et al., *Nutritional status, body composition, and quality of life in communitydwelling sarcopenic and non-sarcopenic older adults: a case-control study.* Clin Nutr, 2017. 36(1): p. 267–74.

[86] Seo, M.H., et al., *The association between daily calcium intake and sarcopenia in older, nonobese Korean adults: the fourth Korea National Health and Nutrition Examination Survey (KNHANES IV) 2009.* Endocr J, 2013. 60(5): p. 679–86.

[87] Chen, Y.L., et al., *Low serum selenium level is associated with low muscle mass in the community- dwelling elderly.* J Am Med Dir Assoc, 2014. 15(11): p. 807–11.

[88] Martin, H., et al., *Does diet influence physical performance in community-dwelling older people? Findings from the Hertfordshire Cohort Study.* Age Ageing, 2011. 40(2): p. 181–6.

[89] Waters, D.L., et al., *Sexually dimorphic patterns of nutritional intake and eating behaviors in community-dwelling older adults with normal and slow gait speed.* J Nutr Health Aging, 2014. 18(3): p. 228–33.

[90] Veronese, N., et al., *Effect of oral magnesium supplementation on physical performance in healthy elderly women involved in a weekly exercise program: a randomized controlled trial.* Am J Clin Nutr, 2014. 100(3): p. 974–81.

[91] Kelaiditi, E., et al., *Measurements of skeletal muscle mass and power are positively related to a Mediterranean dietary pattern in women.* Osteoporos Int, 2016. 27(11): p. 3251–60.

[92] Hashemi, R., et al., *Diet and its relationship to sarcopenia in community dwelling Iranian elderly: a cross sectional study.* Nutrition, 2015. 31(1): p. 97–104.

[93] Milaneschi, Y., et al., *Mediterranean diet and mobility decline in older persons.* Exp Gerontol, 2011. 46(4): p. 303–8.

[94] Kanerva, N., et al., *The Baltic Sea Diet Score: a tool for assessing healthy eating in Nordic countries.* Public Health Nutr, 2014. 17(8): p. 1697–705.

[95] Gielen, E., et al., *Nutritional interventions to improve muscle mass, muscle strength and physical performance in older people: an umbrella review of systematic reviews and meta-analyses.* Nutr Rev, 2019.

[96] De Spiegeleer, A., et al., *Pharmacological interventions to improve muscle mass, muscle strength and physical performance in older people: an umbrella review of systematic reviews and meta-analyses.* Drugs Aging, 2018. 35(8): p. 719–34.

[97] Vandewoude, M.F., T. Cederholm, and A.J. Cruz-Jentoft, *Relevant outcomes in intervention trials for sarcopenia.* J Am Geriatr Soc, 2011. 59(8): p. 1566–67.

第 27 章　肌少症的经济影响
Financial Impact of Sarcopenia

Kristina Norman　著

邓一平　武笑楚　董碧蓉　译　　何逸康　校　　励建安　审

肌少症是指与年龄相关的以进行性骨骼肌量减少[1]和躯体功能衰退[2]为表现的疾病。躯体功能衰退与跌倒和骨折风险显著增加、生活独立性减弱、疾病恢复期延长关系密切[3]。自从肌肉被认为是一种内分泌器官以来，肌肉量减少和质量下降具有不同的结局。肌肉减少对新陈代谢的影响，如增加胰岛素抵抗和改变肌肉因子的分泌[4,5]，将使机体对疾病和治疗的反应改变[6]。研究已经证实，肌少症个体的患病率和死亡率均有所增加[7]。虽然肌少症发生率随年龄增长而增加，显著依赖于条件设定和研究方法，但是研究表明，在 60—70 岁的健康人群中，肌少症患病率为 10%[8]，而在长期照护人群中为 33%[9]，这使其成为重要的临床问题。

躯体功能受损、生活独立性减弱、恢复期延长都有可能增加住院日（length of hospital stay，LOS）及医疗服务利用，将增加医疗体系的压力（图 27–1 和表 27–1）。此外，肌少症与住院可能相关，并可能形成恶性循环（图 27–2）。住院与出院后综合征有关[10]，出院后综合征被描述为在患者出院后对康复影响极大的一个"获得性、短暂的脆弱期"，在老年患者中尤为显著。出院后综合征的主要特点是，在出院后的 1 个月内，往往并非因原发疾病导致而急性意外再入院。导致出院后综合征的原因与住院有关，如住院期间的营养摄入不足、卧床休息或体力活动不足、睡眠中断影响昼夜节律、药物治疗影响认知或身体状态、焦虑、疼痛和不适，所有这些都可能增加罹患肌少症的风险。

已有一些学者尝试去定义与年龄相关的肌少症和最适诊断标准，最新被广泛认可的定义是欧洲老年肌少症工作组的 2018 年更新版[11]。它将力量 / 功能的丧失作为首要关注点。然而，随着肌少症在过去几年获得的关注，以及 2016 年美国首次在国际疾病分类编码 ICD-CM（M62.84）中引入年龄相关性肌少症，表明对肌少症作为一种普遍且相关综合征的认识有所增加，并为筛查和治疗肌少症提供了急需的激励，除与年龄相关的情况外，人们对研究疾病相关的肌肉量减少的情况也越来越有兴趣。

一些作者将慢性病、缺乏运动或肥胖伴低体力活动引起的肌肉量减少称为继发性肌少症，以便与年龄相关的或原发性肌少症区分开来[12,13]。尽管在不同的情况和出版物中使用了不同的标准，但这两种分类可能经常重合，如患癌症的老年肥胖患者。

同时，研究了当前的标准或最近的共识标准所定义的年龄相关性肌少症的经济影响，以及临床状况下低肌肉量的影响，这并不一定表明但也不排除年龄相关性的肌少症，尤其是低肌肉量对术后结果的影响已被广泛评估。

本章将分别着眼于年龄相关性肌少症和住院期间的低肌肉量，因为很难将主要来自临床背景的研究与社区老年人的研究结合。

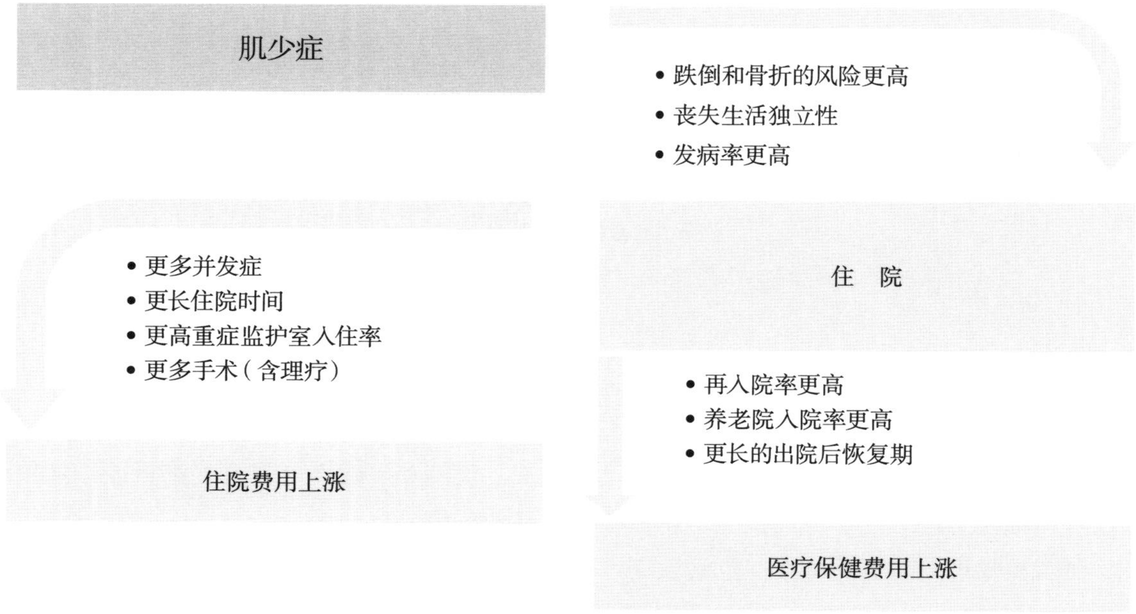

▲ 图 27-1　低肌肉量和（或）肌力与医疗保健支出费用的关系

表 27-1　低肌肉量与高费用的相关因素汇总

	高费用的相关因素	调查结果
社区居住部分	失能风险更高	年平均总费用更高（直接医疗护理和间接费用）
	生活成本更高（家庭护理，辅助生活）	医疗保健使用率更高
围术期部分	更多的术后并发症	更高的支付费用
	更长的 LOS	更高的医院费用
	更高的 ICU 入住率	收益低至负值
	出院后入住护理机构的概率更高	等待移植的就医成本更高
	输血的可能性更高	更高的实验室费用
	更多使用影像诊断	急诊费用
	更多的药物治疗	更高的支付人和患者费用
综合医院部分	更长的住院时间	更高的医院费用

ICU. 重症监护室；LOS. 住院日

一、队列研究数据：社区老年人的年龄相关性肌少症

2004 年，Janssen 等首次对年龄相关性骨骼肌量减少所产生的医疗费用进行了测算[14]。他们的测算是基于 60 岁以上受试者的低肌肉量患病率和低肌肉量发展为失能的相对风险。依据两项有代表性的健康调查数据，即第三次全国健康和营养调查与国家医疗保健消费支出调查（National Medical Care and Utilization Expenditure Survey，NMCUES），结合失能的经济成本，估算出低肌肉量对失能风险的影响（人群归因危险）。低肌肉量造成的直接费用约为 185 亿美元（男性 108 亿美元，女性 77 亿美元），占全国医保支出总额的 1.5%。考虑到低肌肉量人群归因危险和失能费用的变化，敏感性分析显示，费用可能在 118 亿～262 亿美元。而女性的额外支出更高，低肌肉量男性和女性的人均费用分别为 860 美元和 933 美元。据估计，低肌肉量患病率如果降低 10%，可节省 11 亿美元的潜在费用（根据 2000 年数据校正）。

最近，Goates 及其同事的一项究分析使用了来自全国健康和营养调查的数据（n=4011，年龄

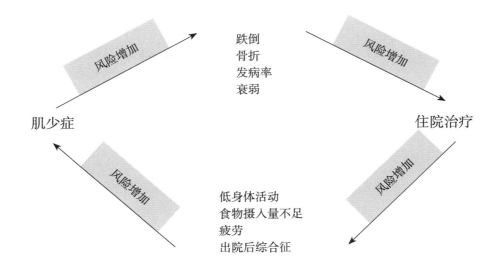

▲ 图 27-2　肌少症与住院间的恶性循环

超过 40 岁）[15]，结果显示，与非肌少症患者相比，肌少症患者住院的可能性高出近 2 倍（OR=1.95，P<0.001），每年人均费用增加约 2315.7 美元。与肌少症相关的住院总费用估计为 404 亿美元，其中大约一半发生在老年人（65 岁以上，191.2 亿美元）。西班牙裔女性的人均花费最高，显示出种族差异。

　　Lo 及其同事在一项 8 年随访的前瞻性研究老年人营养与健康调查中，确定了与低肌肉量相关的年度支出。居住在社区的 65 岁及以上老年大样本人群中，近 25% 的人基线肌肉量较低。8 年后，被随访的低肌肉量人群的住院时间、住院费用和总医疗费用在参与者中最高，年度总费用为 2802.7±945.2 欧元 vs. 1852.0±917.8 欧元（P<0.001）。作者还评估了基线时的膳食多样性和身体活动，发现这些因素降低了低肌肉量对医保利用和支出的影响[16]。有趣的是，高肌肉量的人住院和急诊次数较少，但在门诊、预防和口腔保健服务的利用率比低肌肉量的人更高。

　　以往的研究在经济分析中以肌肉量作为肌少症指标的同时，也对低肌力的经济效应进行了调查。Steffl 等使用欧洲健康、老龄化和退休调查（Survey of Health, Ageing and Retirement in Europe, SHARE）中的捷克数据集，采用疾病成本方法分析了 70 岁以上无严重慢性疾病的老年人与肌肉力量减退相关的费用[17]。据作者估算，在本研究人群中，单纯低肌力（发生率 9.4%）的人群与明显更高的直接费用（如医疗保健）和间接费用（如看护人费用）相关，低肌力者为 1125.3±1367.2 欧元，而正常肌力者为 561.4±762.6 欧元，P=0.001。此外，低握力老年人的住院风险约高出 30%。在一般线性回归模型中，即使对年龄和体重指数等重要危险因素进行了调整，低握力也与明显增加的直接成本风险相关（OR=2.11，95%CI 1.43～3.09）。

　　根据马斯特里赫特肌少症研究的数据，Mijnarends 及其同事发现肌少症患者（n=53）与非肌少症患者相比，平均医疗费用显著升高。这些医疗保健费用是由患者报告的，并计入前 3 个月发生的费用，如看全科医生和辅助医务人员，以及药物、购买医疗辅助设备、房屋环境改造、提供食物或营养补充剂等费用。费用上升的主要驱动因素是家庭照护、辅助生活或住宅生活（肌少症患者与非肌少症患者相比，4325 欧元，95%CI 3198～5471 欧元 vs. 1533 欧元，95%CI 1153～1912 欧元）。然而，当将肌少症患者与年龄和性别匹配的参与者进行比较时，这些差异便不再显著[18]。在另一项使用 MaSS 数据的分析中，作者发现，较低的步速和较慢的起坐测试是日常活动中对失能的主要预测因素，并且与明显升高的医疗费用相关[19]。

二、外科手术背景下低肌肉量对经济影响的回顾性数据

大多数关于低肌肉量对经济影响的研究都来自于外科手术背景。围术期的费用分析可以通过回顾性分析收集的常规数据、临床登记数据或其他研究终点来获得。这些费用主要限于与医院有关的费用，并包括术后 1 年的医疗保健费用。此外，这些数据集通常限于接受计算机断层扫描（CT）的患者，CT 也适用于骨骼肌量的测定。这当然限制了转用到其他场景或群体。

密歇根外科手术质量协会（Michigan Surgical Quality Collaborative，MSQC）是密歇根的医院协会，协会在 2016 年有 72 家医院。临床数据登记旨在基于人群分析外科照护质量，并提供经济分析的机会。2 份出版物分析了低肌肉量患者和非低肌肉量择期手术患者的住院时间和住院费用方面的差异[20]，以及术后 1 年[3] 的医疗保健利用率。术前 CT 扫描将低骨骼肌量定义为瘦腰肌面积（lean psoas muscle area，LPA）缩小［定义为第 4 腰椎水平（L_4）低于性别特异性三分位数］。Sheetz 及其同事分析了 1593 名接受择期重大普外科或血管外科手术的患者。低肌肉量患者的年龄（66.4 ± 14.4 岁）明显大于有足够肌肉量的患者（48.5 ± 14.8 岁，$P < 0.001$）。作者观察到，肌肉量低的患者与正常的患者相比，住院时间更长（7 天 vs. 4 天，$P < 0.001$），医院费用和支付（报销）费用在低肌肉量的患者中更高。支付费用为 6989.17 美元 /1000mm² LPA（$P < 0.001$），随着术后并发症的增加，支付费用进一步增加（269 88.41 美元 /1000mm² LPA，$P < 0.001$）。在对重要混杂因素进行调整后，低肌肉量与增加的支付费用独立相关，当术后并发症发生时，支付费用进一步增加。费用与低肌肉量相关，即使没有并发症，也与有并发症但肌肉量正常的患者

费用相当。与所有患者的平均收益（1806 美元 / 患者）和肌肉量正常患者的平均收益（3170 美元 / 患者）相比，对低肌肉量患者的治疗甚至导致医院平均收益为负值（支付人支付 – 医院成本）（–873 美元 / 患者）。

Kirk 及其同事研究了 LOS，以及术后 1 年的医疗保健资源利用情况，并分析了低肌肉量和非低肌肉量患者相应费用的差异[3]。费用包括手术 1 年内的住院费用，低肌肉量患者与正常肌肉量患者相比，费用更高（未经调整；67 525 美元 vs. 39 720 美元，$P < 0.001$）。低肌肉量患者术后并发症的发生率显著高于对照组（33.3% vs. 17.6%，$P < 0.001$）。经多变量分析调整后，低肌肉量可预测进入重症监护室（OR=2.24，CI 1.38~3.64，$P < 0.001$），LOS 延长（OR=3.47，CI 1.91~5.02，$P < 0.001$）及术后 1 年的死亡率（OR=3.26，CI 1.73~6.15，$P < 0.001$）。虽然低肌肉量的患者术后急性再入院率没有明显更高，但其出院后被送往机构而非返回家庭的可能性却明显升高，即便在对多重协变量进行调整后也是如此（OR=4.42，CI 2.28~8.55，$P < 0.001$）。疗养院的费用没有包括在分析研究中，但这是一笔巨大的财务支出，特别是当考虑到低肌肉量患者不能独立居家的可能性是非低肌肉量患者的 4 倍。

Gani 等从医院常规数据中对 1169 名接受肝胆、胰腺或结直肠切除术的患者进行了回顾性分析[21]。以腰大肌肌肉体积（CT 评估的总腰肌量，即第 3 腰椎（L_3）平面低于最低性别特异性四分位数）为依据，肌肉量低的患者为 293 名。多元回归分析显示，低肌肉量患者与更高的总住院费用相关（38 804 美元 vs. 肌肉量正常患者的 24 482 美元，$P < 0.001$）。当将研究人群分为发生或没有发生术后并发症的患者亚组时，低肌肉量患者的费用仍显著较高［在有并发症的患者中，低肌肉量和正常肌肉量患者的费用数值为 65 856 美元（四分位差即 IQR=43 730~70 784）vs. 59 609 美元（IQR=40 527~63 291），$P < 0.001$；对于无并

发症的患者，低肌肉量比正常肌肉量患者的费用数值为 26 282 美元（IQR=24 530～39 802）vs. 23 763 美元（IQR=22 220～35 254），$P<0.001$]。同样，当观察住院期间的费用时，不管 LOS 是否大于预期天数，低肌肉量都与较高的费用有关 [LOS 短于预期组：低肌肉量患者与正常肌肉量患者的费用数值为 25 038 美元（IQR=24 106～26 358）vs. 22 827 美元（IQR=21 768～23 972），$P<0.001$；LOS 大于预期天数：低肌肉量患者与正常肌肉量患者的费用数值为 43 283 美元（IQR=39 818～66 145）vs. 38 679 美元（IQR=35 563～58 015），$P<0.001$]。

Van Vugt 及其同事研究了接受腹部肿瘤手术[22] 和肝移植患者[23] 的住院费用。第一项回顾性分析包含 18 岁以上接受择期治疗手术的胃肠道或肝胰腺胆道癌患者，并且在 90 天内进行过术前 CT 扫描，其中 45.6% 的患者被确定为低肌肉量。与肌肉量正常的患者相比，这些患者的术后并发症更多，住院时间更长。总费用包括住院期间的手术费和术后费用。虽然总费用因癌症类型和手术大小而不同，但低肌肉量患者 [17 144 欧元（IQR=12 694～25 020）] 比肌肉量正常患者 [14 961 欧元（IQR=10 744～21 200），$P<0.001$] 的总费用高 12.7%。多元线性回归分析显示，肌肉量是治疗费用增加的独立相关因素，并且总治疗费用随肌肉量的增加而减少。在 ≥65 岁患者亚组中，低肌肉量患者的总费用依旧更高 [18 256 欧元（IQR=12 808～25 131）vs. 15 490 欧元（IQR=11 060～21 098），$P=0.041$]。

Van Vugt 等的第二次回顾性分析纳入了 224 名患有肝硬化并进行了肝移植的患者[23]。依据 CT 扫描评估的 L_3 最低性别特异性四分位数的肌肉量，有 55 名患者确诊为低肌肉量。总费用包括住院费用和等候手术期间的门诊费用。与总等候时间无关，等待肝移植的低肌肉患者的费用明显升高，对应费用为每天 68 欧元（IQR=16～503），而肌肉量正常的患者在等候等候手术期间的费用为每天 40 欧元（IQR=10～108）（$P=0.013$）。对混杂因素进行再次调整后的多元线性回归分析中，肌肉量的增加与医疗费用的减少相关。

Bokshan 及其同事对小样本、55 岁以上、低肌肉量、接受骨科（胸腰椎）择期手术患者的费用进行了回顾性分析[24]。根据术前腰大肌肌肉体积的 CT 扫描结果，32% 的患者为低肌肉量（即 $<L_4$ 腰肌区的最低性别特异性三分位数定义值）。低肌肉量患者发生的医院相关总费用几乎高于正常肌肉量患者的 2 倍。此外，需要输血的可能性增加了 1 倍（43.8% vs. 20.6%，$P=0.04$），需要影像学诊断检查的可能性增加了 2.6 倍（68.8% vs. 26.5%，$P=0.002$），这导致了相应费用的增加（2452 美元 vs. 801 美元，$P=0.01$）。此外，低肌肉量患者用药量更高、实验室和急诊科费用更多。然而，由于样本量小，这些结果也有局限性。

一项针对 470 名接受了胃切除术的胃癌患者进行的前瞻性研究使用了欧洲老年人肌少症工作组标准中的肌肉量和肌力和（或）身体功能状况来定义肌少症[25]。Huang 等对肌少症（低肌肉量和低握力或低步速）与重度肌少症（低肌肉量、低握力和低步速）进行了区分。肌少症和重度肌少症的总发生率为 16.8%（$n=79$）。多因素分析显示，肌少症和重度肌少症患者的住院时间更长 [11（IQR=7），$P=0.001$，14（IQR=7），$P<0.001$ vs. 12（IQR=6）]，并且重度肌少症是术后并发症的独立预测因素（OR=8.957，CI 3.876～20.697，$P<0.001$）。肌少症和重度肌少症患者的住院费用也高于非肌少症患者 [肌少症 8206.7（IQR=4032.9）]，重度肌少症 8462.3（IQR=3657.8），非肌少症 6975.3（IQR=2260.2）]。

三、低骨骼肌量和肌力的经济影响：在住院背景下的肌少症

2 项横断面研究包括来自不同医院科室的患者，使用肌肉量和肌力来描述肌少症，也分析了相应的费用。Sousa 及其同事的研究分析了普通住院成人伴肌少症的相关费用[26]。他们纳入了所有

年龄段（18 岁及以上）的患者，发现 24% 的人有肌少症。住院费用以出院时与诊断相关的分组编码为依据，在整个人群中，肌少症患者比非肌少症患者的费用更高，按年龄分层（65 岁以下和 65 岁以上）时结果也一样。

Antunes 等的研究纳入了来自医院不同科室的≥65 岁患者，共 201 名[27]。按低肌肉量和低握力标准定义肌少症，约有 10% 的患者患有肌少症。住院费用按诊断相关的分组编码的加权值计算。调整混杂因素后，与普通患者的平均费用相比，肌少症和仅有低肌力都与更高的住院费用相关。肌少症（OR=5.70，95%CI 1.57～20.71，*P*=0.008）和仅有低肌力（OR=2.40，95%CI 1.12～5.15，*P*=0.025）都与超出普通患者平均费用的医院费用相关。

四、批判性讨论

随着年龄相关性肌少症日益被认为是一个重要的公共健康问题，已采取行动确定其经济负担。然而，尽管大多数研究发现了低肌肉量经济影响的证据，但针对背景、人群、不同方法，以及部分未被验证的低肌肉量分类诊断标准而言，少数的研究结果却是显著不同的，这导致现在还不能及时进行系统的费用分析。由于高度异质性和方法学偏差，最近发表的一项 Meta 分析也未能结合现有的研究[28]。部分原因在于，较早的研究早于当前的年龄相关性肌少症标准，而且利用临床数据登记等现有数据进行的分析具有回顾性性质。对于大多数围术期的研究尤其如此。虽然大多数低肌肉量的患者很可能确实存在年龄相关性肌少症，但这些研究并没有遵循年龄相关性肌少症的诊断标准。他们经常依靠可利用的 CT 扫描，而 CT 扫描代表的是一种特殊的人群选择，因此数据不能推断到所有的住院患者。此外，他们使用腰大肌，而不是更有效的 L₃ 水平的肌肉横截面积，L_3 水平的肌肉横截面积并没有成为肌少症的肌肉标记（由于下背部肌肉的区域性高频率萎缩）[29]。最后，低肌肉量并未如推荐中那样与低躯体功能或肌力相结合。由于研究年龄相关性肌少症的影响并不是这些研究的主要目的，因此经常没有考虑到潜在的混杂因素，这在很大程度上模糊了研究结果。例如，围术期的研究包括癌症患者。虽然癌症不能排除兼有与年龄相关性肌少症，但不可否认的是，肌肉量减少本身就是癌症恶病质的一个标志性症状，这使得理顺其对结果和费用的影响变得困难，特别是因为费用往往由营养不良或恶病质而增加的 LOS 造成[30]。

无论如何，数据都显示低肌肉量和肌少症与医院外及住院期间医疗保健利用率的增加有关，在医院外和住院期间，由于住院时间的延长和并发症的增加，特别是在术后的情况下，会增加医疗服务的利用。

尽管用于肌肉量评估的方法不同，包括诊断标准和界定肌少症的阈值、不同的环境，以及部分研究样本量较小，但这些研究结果表明，低肌肉量或年龄相关性肌少症患者的直接和间接医疗费用会有所增加。因此，预防肌肉流失和治疗肌少症不仅有望改善患者的预后和康复，并且有望节省医疗费用。为促进公共卫生保健发展，进行更加标准化的研究是很有必要的。

参考文献

[1] Rosenberg IH. Sarcopenia: origins and clinical relevance. *The Journal of Nutrition* 1997;127 (5 Suppl):990S–1S.

[2] Spira D, Norman K, Nikolov J, Demuth I, Steinhagen-Thiessen E, Eckardt R. Prevalence and definition of sarcopenia in community dwelling older people: data from the Berlin aging study II (BASE-II). *Zeitschrift für Gerontologie und Geriatrie* 2016;49(2):94–9.

[3] Kirk PS, Friedman JF, Cron DC, Terjimanian MN, Wang SC, Campbell DA, et al. One-year postoperative resource utilization in sarcopenic patients. *The Journal of Surgical Research* 2015;199(1):51–5.

[4] Fielding RA, Vellas B, Evans WJ, Bhasin S, Morley JE, Newman AB, et al. Sarcopenia: an undiagnosed condition in older

adults. Current consensus definition: prevalence, etiology, and consequences. International working group on sarcopenia. *Journal of the American Medical Directors Association* 2011;12(4): 249–56.

[5] Karakelides H, Nair KS. Sarcopenia of aging and its metabolic impact. *Current Topics in Developmental Biology* 2005;68:123–48.

[6] Prado CM, Baracos VE, McCargar LJ, Reiman T, Mourtzakis M, Tonkin K, et al. Sarcopenia as a determinant of chemotherapy toxicity and time to tumor progression in metastatic breast cancer patients receiving capecitabine treatment. *Clinical Cancer Research: An Official Journal of the American Association for Cancer Research* 2009;15(8):2920–6.

[7] Pourhassan M, Norman K, Muller MJ, Dziewas R, Wirth R. Impact of sarcopenia on oneyear mortality among older hospitalized patients with impaired mobility. *The Journal of Frailty & Aging* 2018;7(1):40–6.

[8] Shafiee G, Keshtkar A, Soltani A, Ahadi Z, Larijani B, Heshmat R. Prevalence of sarcopenia in the world: a systematic review and meta- analysis of general population studies. *Journal of Diabetes and Metabolic Disorders* 2017;16:21.

[9] Cruz-Jentoft AJ, Landi F, Schneider SM, Zuniga C, Arai H, Boirie Y, et al. Prevalence of and interventions for sarcopenia in ageing adults: a systematic review. Report of the International Sarcopenia Initiative (EWGSOP and IWGS). *Age and Ageing* 2014;43(6):748–59.

[10] Krumholz HM. Post-hospital syndrome--an acquired, transient condition of generalized risk. *The New England Journal of Medicine* 2013;368(2):100–2.

[11] Cruz-Jentoft AJ, Bahat G, Bauer J, Boirie Y, Bruyere O, Cederholm T, et al. Sarcopenia: revised European consensus on definition and diagnosis. *Age and Ageing* 2019;48(4):601.

[12] Cruz-Jentoft AJ, Baeyens JP, Bauer JM, Boirie Y, Cederholm T, Landi F, et al. Sarcopenia: European consensus on definition and diagnosis: Report of the European Working Group on Sarcopenia in Older People. *Age and Ageing* 2010;39(4):412–23.

[13] Falcon LJ, Harris-Love MO. Sarcopenia and the new ICD-10-CM code: screening, staging, and diagnosis considerations. *Federal Practitioner* 2017;34(7):24–32.

[14] Janssen I, Shepard DS, Katzmarzyk PT, Roubenoff R. The healthcare costs of sarcopenia in the United States. *Journal of the American Geriatrics Society* 2004;52(1):80–5.

[15] Goates S, Du K, Arensberg MB, Gaillard T, Guralnik J, Pereira SL. Economic impact of hospitalizations in US adults with sarcopenia. *The Journal of Frailty & Aging* 2019;8(2):93–9.

[16] Lo YC, Wahlqvist ML, Huang YC, Chuang SY, Wang CF, Lee MS. Medical costs of a low skeletal muscle mass are modulated by dietary diversity and physical activity in communitydwelling older Taiwanese: a longitudinal study. *International Journal of Behavioral Nutrition and Physical Activity* 2017;14(1):31.

[17] Steffl M, Sima J, Shiells K, Holmerova I. The increase in health care costs associated with muscle weakness in older people

without long-term illnesses in the Czech Republic: results from the Survey of Health, Ageing and Retirement in Europe (SHARE). *Clinical Interventions in Aging* 2017;12:2003–7.

[18] Mijnarends DM. Burden-of-illness of Dutch community-dwelling older adults with sarcopenia: health related outcomes and costs. *European Geriatric Medicine* 2016;7:276–84.

[19] Mijnarends DM, Luiking YC, Halfens RJG, Evers S, Lenaerts ELA, Verlaan S, et al. Muscle, health and costs: a glance at their relationship. *The Journal of Nutrition, Health & Aging* 2018;22(7):766–73.

[20] Sheetz KH, Waits SA, Terjimanian MN, Sullivan J, Campbell DA, Wang SC, et al. Cost of major surgery in the sarcopenic patient. *Journal of the American College of Surgeons* 2013;217(5):813–8.

[21] Gani F, Buettner S, Margonis GA, Sasaki K, Wagner D, Kim Y, et al. Sarcopenia predicts costs among patients undergoing major abdominal operations. *Surgery* 2016;160(5):1162–71.

[22] van Vugt JLA, Buettner S, Levolger S, Coebergh van den Braak RRJ, Suker M, Gaspersz MP, et al. Low skeletal muscle mass is associated with increased hospital expenditure in patients undergoing cancer surgery of the alimentary tract. *PLoS One* 2017;12(10): e0186547.

[23] van Vugt JLA, Buettner S, Alferink LJM, Bossche N, de Bruin RWF, Darwish Murad S, et al. Low skeletal muscle mass is associated with increased hospital costs in patients with cirrhosis listed for liver transplantation-a retrospective study. *Transplant International* 2018;31(2):165–74.

[24] Bokshan SL, Han A, DePasse JM, Marcaccio SE, Eltorai AEM, Daniels AH. Inpatient costs and blood transfusion rates of sarcopenic patients following thoracolumbar spine surgery. *Journal of Neurosurgery. Spine* 2017;27(6):676–80.

[25] Huang DD, Zhou CJ, Wang SL, Mao ST, Zhou XY, Lou N, et al. Impact of different sarcopenia stages on the postoperative outcomes after radical gastrectomy for gastric cancer. *Surgery* 2017;161(3):680–93.

[26] Sousa AS, Guerra RS, Fonseca I, Pichel F, Ferreira S, Amaral TF. Financial impact of sarcopenia on hospitalization costs. *European Journal of Clinical Nutrition* 2016;70(9):1046–51.

[27] Antunes AC, Araujo DA, Verissimo MT, Amaral TF. Sarcopenia and hospitalisation costs in older adults: a cross-sectional study. *Nutrition and Dietetics* 2017;74(1):46–50.

[28] Bruyere O, Beaudart C, Ethgen O, Reginster JY, Locquet M. The health economics burden of sarcopenia: a systematic review. *Maturitas* 2019;119:61–9.

[29] Baracos VE. Psoas as a sentinel muscle for sarcopenia: a flawed premise. *Journal of Cachexia, Sarcopenia and Muscle* 2017;8(4):527–8.

[30] Norman K, Pichard C, Lochs H, Pirlich M. Prognostic impact of disease-related malnutrition. *Clinical Nutrition* 2008;27(1):5–15.

第 28 章　临床医生实践中的肌少症管理
Sarcopenia Management for Clinicians

Renuka Visvanathan　Solomon Yu　著

邓一平　武笑楚　董碧蓉　译　邹艳慧　校　胡亦新　审

一、临床实践中的肌少症管理

虽然肌少症现已作为一种医学疾病并赋予其 ICD-10-CM 代码（M62.84）[1]，但我们决不能落入以疾病为中心的陷阱，而应继续将肌少症作为一种可加重跌倒、营养不良和衰弱等其他老年综合征发生的复杂慢性健康状况进行综合管理。当前，没有药物或手术能够治愈肌少症，现阶段仅能通过健康的营养膳食和体育锻炼进行管理，同时此种方式需要临床医生具有时间和耐心，有时还需要创造性思维。

研究表明，肌肉量和肌肉力量的减少始于中年，但使人衰弱的肌少症在年龄更高的人群中更流行。事实上，这种情况可能严重损害 1/3 的 80 岁以上老年人的健康[2]。在全球人口增长最快的 80 岁及以上老年人中，衰弱等其他老年综合征也更为普遍[3]。这些数据现实正在积极地推动对肌少症全生命周期管理采取持续、全面和主动的办法。

二、可逆因素识别

在对患者进行初次评估时，肌少症往往很难被单独发现。因此，在对患者个体全面检查的过程中会经常发现可补救的因素，包括不合理的处方与非最佳的共病管理等。由于除肌少症外仍有很多因素会促成患者的不良健康状况，"MEALS ON WHEELS" 类的记忆指南在此时对临床医生特别有助益（表 28-1）[4]。可立即治疗的情况需要确诊和关注，即便是在开始治疗肌少症之前，也有

许多可以提升患者健康状况的措施。多学科诊疗常是一个有益做法。

利用 "MEALS ON WHEELS" 记忆指南，临床医生可以识别一整套相互作用。例如，一位抑郁症合并肌少症患者，最明显的症状可能是厌食症，以及对 "做饭" 和 "吃饭" 缺乏动力和兴趣。联合作用下，这些特征会致使患者食物摄入量减少，最终导致肌肉量和力量的损失。如果不能识别和治疗潜在的抑郁症，就不能确保其他治疗策略的有效实施，如提供健康的营养膳食和科学的运动锻炼。一个内在动力不足的肌少症患者，治疗成功的概率相对较低。

因此，对于任何有效的肌少症治疗管理策略，临床医生必须首先对患者进行全面的综合评估，以确定潜在的治疗方案。

（一）身体训练

国际肌少症临床实践指南推荐合适条件下的抗阻训练作为有效改善肌肉力量、肌肉量和整体身体功能的主要手段[5]，与此同时，观测是否需要对患者预后进行进一步严格的方法学研究。

在适当的运动处方指导下，抗阻训练是一种安全的运动训练方式，包括对老年人而言[6]，而且老年人通过进行平均 20.5 周的全身抗阻训练，或许可增加 1.1kg 瘦体重[7]。稳定患者其他身体功能有助于实施抗阻训练，而此种抗阻训练应是个体化的，尤其考虑到重复训练和训练强度，以及涉及多肌肉群时[6]。

表 28-1　肌少症治疗相关因素记忆指南（"MEALS ON WHEELS"）

药物	Medications
情感（抑郁）	Emotional（depression）
酗酒、厌食症、虐待（老年人）	Alcoholism, anorexia tardive, abuse（elder）
晚年妄想症	Late-life paranoia
吞咽问题	Swallowing problems
口腔问题	Oral problems
院内感染、贫困	Nosocomial infections, no money（poverty）
精神恍惚 / 失智症	Wandering/dementia
甲亢、高钙血症、肾上腺低能症	Hyperthyroidism, hypercalcemia, hypoadrenalism
肠道问题（吸收障碍）	Enteric problems（malabsorption）
进食问题	Eating problems（e.g. tremor）
低盐、低胆固醇饮食	Low-salt, low-cholesterol diet
购物、做饭和胆结石	Shopping and meal preparation problems, stones（cholecystitis）

引自 J. E. Morley. Copyright is held by the US government

当然，有些条件会禁止运动或规定只能进行某些特定类型的体力活动。例如，Valsalva 手术可能会对血压或疝气产生负面影响[6]。运动绝对禁忌证包括不稳定冠心病、失代偿性心力衰竭、不可控的心律失常、严重肺动脉高压、严重及症状性主动脉狭窄、急性心肌炎、心内膜炎、不可控的高血压（>180/110mmHg）、主动脉剥离、马方综合征、活跃的增殖性视网膜病变。

然而，对于大多数患者来说，年龄和衰弱不应该成为抗阻训练的障碍，并且该训练长久以来已被证明对骨骼肌质量有积极影响，即便是对那些年龄在 85 岁及以上的老年人[8]。Fiatarone 及其同事在 1994 年发表的一篇研讨会论文显示，在养老院等老年人护理场所提供高强度的抗阻运动

是可行的，甚至对高龄老人也是可行的[9]。其中，100 名身体虚弱的居民参与了 1994 年的研究，依从率高达 94%。

美国国家体育与体能协会最近发表的一份立场声明建议，可以为居住在老年护理机构的老年人引入抗阻训练项目，使用便携式设备和以"坐位"锻炼为主的替代方案[6]。理想的情况是进行从轻缓到高强度的分级升高的多组分运动训练，每周至少 3 次、每次 45～60min[10]。多样性或许对提升依从性是重要的。

临床医生在组织锻炼计划时应该记住，医生和患者都必须面对许多障碍。除了动机之外，社区患者可能面临资金或交通工具的缺乏，其他人可能正在经历难以控制的疼痛。成功运动训练可能需要采取进阶式的训练策略，以确保有进步且进步稳定。这让我们再次注意到最初评估的重要性。

运动训练的好处远远不止治疗肌少症。运动还有助于改善情绪，防止或减少认知能力下降[11, 12]，同时也有改善食欲和增加食物摄入量的作用[13]。团体运动可以促进社会互动，同时对认知、情绪和运动内驱力均具有有益影响[14]。

令人遗憾的是，久坐已逐步成为大众恶习。人们利用科技来进行娱乐和出行，很少人会自觉且自律地进行体育活动，当然也不会进行抗阻训练。我们很清楚，久坐行为与死亡风险增加相关[15]，而任何强度的体力活动都能降低此类风险[16]。最近一项研究显示，当满足体育活动建议时（如每周 150min 中等到高强度的体育活动），死亡风险明显降低[17]。

这个公共卫生信息是明确的。整个生命周期的身体活动对健康至关重要。就像为退休而储蓄一样，如果想在晚年时期拥有健康的生活，就应该尽早对肌肉和骨骼健康进行投资。

（二）营养膳食

当谈到对营养不良个体的膳食干预策略时，

注意力须转向蛋白质，这是一种存在于所有细胞中的主要结构和功能营养素，对生长和维护包括心脏和血液在内的所有身体组织至关重要。

有些人由于年龄的增长，食欲降低，从而食物摄入量减少，持久性地无法满足机体所需的膳食蛋白质摄入需求，这被称为衰老性厌食症。这种行为通常与味觉和嗅觉的减弱有关，可能与处方药的不良反应、口腔健康状况不佳、与年龄相关的抑郁或急慢性疾病等因素相关[18]。在肌少症方面，如果每天摄入的蛋白质不足，肌肉的生长和修复会急剧下降，导致肌肉功能受损[19]，从而影响平衡和运动功能。

在发展为营养不良或体重减轻之前，可以使用简化营养评估问卷（Simplified Nutritional Assessment Questionnaire）[20]筛查体重减轻的危险因素。问卷分析的数据可以帮助识别影响肌少症进展的潜在条件和可能的管理策略。如前所述，使用 "MEALS ON WHEELS" 记忆指南，临床医生需要考虑所有可能影响肌少症发展的因素，以便将其作为可能包括蛋白质补充在内的整体治疗计划。

当打算采取补充营养的策略时，应考虑个体丧失味觉和嗅觉是这一重要的健康特征。应避免限制饮食，特别是对老年护理机构的居民，因为限制用餐时间、进食类型和零食 / 加餐可能无意中导致热量摄入减少，进而出现体重、力量和肌肉量的下降[21]。膳食风味增强是一种策略，应考虑提高热量摄入，针对正餐与零食的少食多餐，以及改善物理环境。

老年人群蛋白质需求更高，摄入标准由前期 $0.8g/(kg \cdot d)$ 增至当前推荐量 $1 \sim 1.2g/(kg \cdot d)$[22, 23]，但目前尚不清楚如何最佳地摄入蛋白质。计划一天中蛋白质的平均摄入或分次摄入是未来的研究方向。目前，已经有证据支持运动后 $2 \sim 3h$ 摄入蛋白质效果较好[24, 25]，但实际上，出于逻辑或依从性的目的考虑，运动策略可能需要在紧邻活动的时间引入蛋白质补充。

值得注意的是，尽管专家们对满足老年人日常蛋白质需求的重要性达成了共识，但证实补充蛋白质的好处的证据仍然有限[6]。虽然就肌肉功能和力量而言，蛋白质补充剂的有效性是相当明确的，但关于肌肉量恢复的测试结果在很大程度上是不确定的[26]。

针对在肌少症中明显出现的肌肉合成代谢紊乱的研究已深入至对氨基酸中亮氨酸的阶段。可以通过摄入植物蛋白或动物蛋白获得亮氨酸，尽管动物蛋白被认为更容易合成，可能是因为植物蛋白中亮氨酸的含量较低[27]。

研究报道显示，克服老年人合成代谢异常至少需要 3g 亮氨酸[28]。近期通过一项二次研究分析显示，在 65 岁及以上（$n=288$）肌少症患者中，连续 13 周、每天 2 次补充维生素 D（800U）和富含亮氨酸的乳清蛋白（20g 乳清蛋白，3g 亮氨酸），结果显示可以减少慢性低滴度炎症[29]。维生素 D 虽然目前不是 ICFSR 的推荐，但可能对骨骼健康有益。

本研究建立在一项初步研究（$n=380$）的基础上，其结果表明不运动的营养补充可能对增加四肢骨骼肌量有益[30]，但握力和简易身体功能评估得分没有获益。

肌少症围手术期的治疗越来越受到人们的关注。例如，在美国最近发表的一项研究中，接受根治性膀胱切除术的患者在整个手术期间（从入院到出院）均得到了营养补充。与只提供多种维生素和矿物质的另一组相比，服用营养补充剂组体重减轻得更少，肌少症组的比例保持不变。在维生素和矿物质组中，骨骼肌减少的个体增加了 20%[31]。

（三）其他干预措施

药物干预治疗肌少症的成效尚不确定。最近的一项系统综述指出，在患有肌少症的老年人中引入选择性雄激素受体调节药（selective androgen receptor modulator，SARM）没有对力量和功能产生助益，而力量和功能对老年人的独立性至关重要[32]。考虑到肌肉生长抑制素与肌肉萎缩的关系，已有几项关于使用肌肉生长抑制素抗体的研究[33]。血管紧张素转换酶抑制药已被提出作为肌肉力量和行走速度的支持因素，但目前研究结果尚无定论[34]。

结论

综上所述，关于肌少症最佳治疗的相关研究越来越多，包括探索新型蛋白质补充和药理学策略等诸多方面。与此同时，临床医生在确诊肌少症之后，应采取更为全面的方法来管理该境况，并解决促成营养素（尤其是蛋白质）摄入量降低和瘦肌肉量、力量损失的可逆因素。目前，身体活动和健康的营养膳食仍然是肌少症管理的重要基石，两者都不以药物状态呈现，并且都需要临床医生的耐心和创造力。

参 考 文 献

[1] Anker SD, Morley JE, & von Haehling S. (2016). Welcome to the ICD-10 code for sarcopenia. *J Cachexia Sarcopenia Muscle*, 7(5):512–514. Epub 2016 Oct 17.

[2] Yu S, Appleton S, Adams R, et al. (2014). The impact of low muscle mass definition on the prevalence of sarcopenia in older Australians. *Biomed Res Int*, 2014:361790. doi: 10.1155/2014/361790. Epub 2014 Jul 3.

[3] Taylor D, Barrie H, Lange J, et al. (2019, Aug). Geospatial modelling of the prevalence and changing distribution of frailty in Australia - 2011 to 2027. *Exp Gerontol*, 123:57–65. doi:10.1016/j.exger.2019.05.010. Epub 2019 May 23.

[4] Morley JE. (2012). Undernutrition in older adults. *Fam Pract*, 29:i89–i93.

[5] Dent E, Morley JE, Cruz-Jentoft AJ, et al. (2018). International clinical practice guidelines for sarcopenia (ICFSR): Screening, diagnosis and management. *J Nutr Health Aging*, 22(10):1148–1161. doi:10.1007/s12603-018-1139-9.

[6] Fragala MS, Cadore EL, Dorgo S, et al. (2019). Resistance training for older adults: Position statement from the national strength and conditioning association. *J Strength Cond Res*, 33(8):2019–2052. doi:0.1519/JSC.0000000000003230.

[7] Peterson MD, Sen A, Gordon PM. (2011). Influence of resistance exercise on lean body mass in aging adults: A meta-analysis. *Med Sci Sports Exerc*, 43:249–258.

[8] Fiatarone MA, Marks EC, Ryan ND, et al. (1990). High-intensity strength training in nonagenarians: Effects on skeletal muscle. *JAMA*, 263:3029–3034.

[9] Fiatarone MA, O'Neill EF, Ryan ND, et al. (1994, Jun 23). Exercise training and nutritional supplementation for physical frailty in very elderly people. *AN Engl J Med*, 330(25):1769–1775.

[10] Jadczak AD, Makwana N Luscombe-Marsh N, et al. (2018). Effectiveness of exercise interventions on physical function in community-dwelling frail older people: An umbrella review of systematic reviews. *JBI Database Syst Rev Impl Rep 2018*, 16(3):752–775.

[11] Zhang J & Yen ST. (2015). Physical activity, gender difference, and depressive symptoms. *Health Serv Res*, 50(5):1550–1573.

[12] Geda YE, Roberts RO, Knopman DS, et al. (2010). Physical exercise and mild cognitive impairment: A population-based study. *Arch Neurol*, 67(1):80–86.

[13] Sanford AM. (2017). Anorexia of aging and its role for frailty. *Curr Opin Clin Nutr Metab Care*, 20(1):54–60.

[14] Dickinson, JM, Volpi E, & Rasmussen, BB. (2013). Exercise and nutrition to target protein synthesis impairments in aging skeletal muscle. *Exerc Sport Sci Rev*, 41:216–223.

[15] Yang L, Cao C, Kantor ED, et al. (2019). Trends in sedentary behavior among the US population. *JAMA*, 321(16):1587–1597. doi:10.1001/jama.2019.3636.

[16] Ekelund U, Tarp J, Steene-Johannessen J, et al. (2019). Dose-response associations between accelerometry measured physical activity and sedentary time and all cause mortality: Systematic review and harmonised meta-analysis. *BMJ*, 366:l4570. doi:10.1136/bmj.l4570.

[17] Stamatakis E, Gale J, Bauman A, et al. (2019). Sitting time, physical activity, and risk of mortality in adults. *J Am Coll Cardiol*, 73(16):2062–2072. doi:10.1016/j.jacc.2019.02.031.

[18] Jadczak AD & Visvanathan R. (2019). Anorexia of aging - An updated short review. *J Nutr Health Aging*, 23(3):306–309. doi:10.1007/s12603-019-1159-0.

[19] Deer RR & Volpi E. (2015). Protein intake and muscle function in older adults. *Curr Opin Clin Nutr Metab Care*, 18(3):248–253. doi:0.1097/MCO.0000000000000162.

[20] Wilson MM, Thomas DR, Rubenstein LZ, et al. (2005). Appetite assessment: Simple appetite questionnaire predicts weight loss in community-dwelling adults and nursing home residents. *Am J Clin Nutr*, 82(5):1074–1081.

[21] Schiffman SS & Warwick ZS. (1993). Effect of flavor enhancement of foods for the elderly on nutritional status: Food intake, biochemical indices, and anthropometric measures. *Physiol Behav*, 53(2):395–402.

[22] Deutz NEP, Bauer JM, Barazzoni R, et al. (2014). Protein intake and exercise for optimal muscle function with aging: Recommendations from the ESPEN Expert Group. *Clin Nutr*, 33:29–936.

[23] Bauer J, Biolo G, Cederholm T, et al. (2013). Evidence-based recommendations for optimal dietary protein intake in older people: A position paper from the PROT-AGE study group. *J Am Med Dir Assoc*, 14:542–559.

[24] Ahmad K, Lee EJ, Moon JS, et al. (2018). Multifaceted interweaving between extracellular matrix, insulin resistance, and skeletal muscle. *Cell*, 7:148.

[25] Beaudart C, Dawson A, Shaw SC, et al. (2017). Nutrition and physical activity in the prevention and treatment of sarcopenia:

Systematic review. *Osteoporos Int*, 28:1817–1833.

[26] Damanti S, Azzolino D, Roncaglione C, et al (2019). Efficacy of nutritional interventions as stand-alone or synergistic treatments with exercise for the management of sarcopenia. *Nutrients*, 11(9), pii:E1991. doi:10.3390/nu11091991.

[27] Van Vliet S, Burd AN, & Van Loon LJ. The skeletal muscle anabolic response to plantversus animal-based protein consumption. *J Nutr*, 145:1981–1991.

[28] Xu ZR, Tan ZJ, Gui QF, & Yang YM (2015). The effectiveness of leucine on muscle protein synthesis, lean body mass and leg lean mass accretion in older people: A systematic review and meta-analysis. *Br J Nutr*, 113(1):25–34. doi:10.1017/S0007114514002475. Epub 2014 Sep 19.

[29] Liberman K, Njemini R, Luiking Y et al. (2019). Thirteen weeks of supplementation of vitamin D and leucine-enriched whey protein nutritional supplement attenuates chronic low-grade inflammation in sarcopenic older adults: The PROVIDE study. *Aging Clin Exp Res*, Jun 3, 1(6):845–854. doi:0.1007/s40520-019-01208-4. Epub 2019 May 2.

[30] Bauer JM, Verlaan S, Bautmans I et al. (2015). Effects of a vitamin D and leucine-enriched whey protein nutritional supplement on measures of sarcopenia in older adults, the PROVIDE study: A randomized, double-blind, placebo-controlled trial. *J Am Med Dir Assoc*, 16(9):740–747. doi:10.1016/j.jamda.2015.05.021. Epub 2015 Jul 10.

[31] Ritch CR, Cookson MS, Clark E et al. (2019). Perioperative oral nutrition supplementation reduces prevalence of sarcopenia following radical cystectomy: Results of a prospective randomized controlled trial. *J Urol*, 201(3):470–477. doi:10.1016/j.juro.2018.10.010.

[32] Yoshimura Y, Wakabayashi H, Yamada M et al. (2017). Interventions for treating sarcopenia: A systematic review and meta-analysis of randomized controlled studies. *J Am Med Dir Assoc*, 18(6):553.e1–553.e16. doi:10.1016/j.jamda.2017.03.019.

[33] Sakuma K, & Yamaguchi A. (2018). Recent advances in pharmacological, hormonal, and nutritional intervention for sarcopenia. *Pflugers Arch*, 470(3):449–460. doi:10.1007/s00424-017-2077-9. Epub 2017 Oct 18.

[34] Onder G, Penninx BW, Balkrishnan R et al. (2002). Relation between use of angiotensinconverting enzyme inhibitors and muscle strength and physical function in older women: An observational study. *Lancet* 359(9310): 926–930.

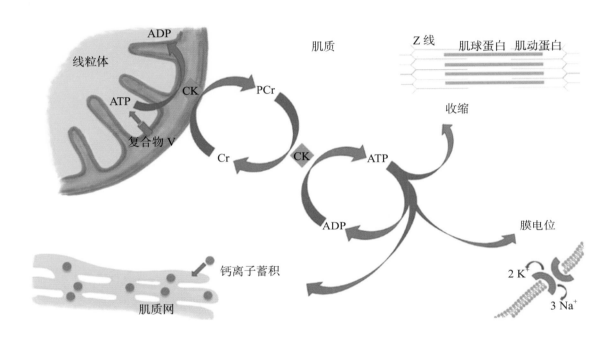

▲ 图 3-1 磷酸肌酸能量穿梭系统

电子传递链复合物 V 产生的 ATP 在线粒体基质中将肌酸（Cr）转化为磷酸肌酸（PCr），反过来在肌质中将 ADP 磷酸化。能量循环产生的 ATP 通过刺激肌原纤维的肌球蛋白链、维持膜电位以及蓄积肌质网中钙离子，从而刺激肌肉收缩

ADP. 腺苷二磷酸；ATP. 腺苷三磷酸；CK. 肌酸激酶；K^+. 钾离子；Na^+. 钠离子

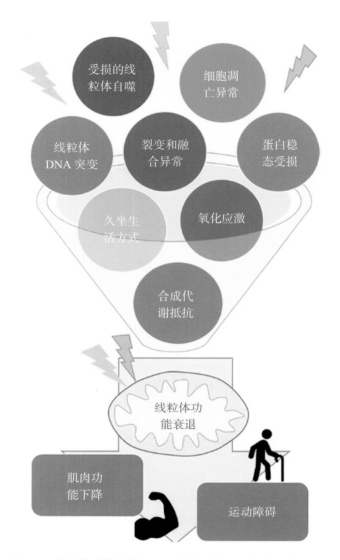

▲ 图 3-2　线粒体功能衰退、肌肉功能下降和运动障碍的假设机制

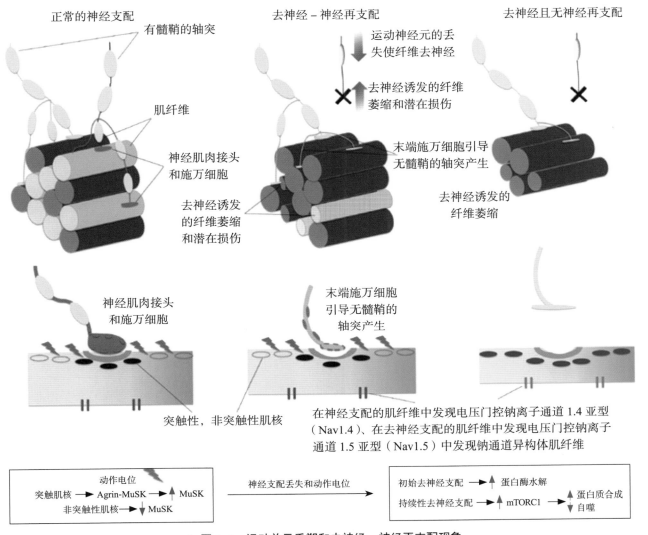

▲ 图 4-1 运动单元重塑和去神经 – 神经再支配现象

Agrin-MuSK. 集聚蛋白 - 肌特异性酪氨酸激酶；MuSK. 肌特异性酪氨酸激酶；mTORC1. 哺乳动物雷帕霉素靶蛋白 1
引自 Wilkinson 及其同事[14]

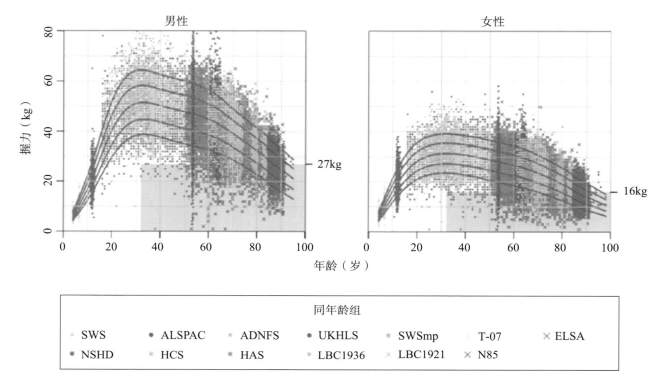

▲ 图 8-1　来自 12 项英国研究的握力生命周期标准数据

百分位数为 10、25、50、75、90；基于 T 值≤-2.5 的切点值在男性和女性中均有显示（男性≤27kg，女性≤16kg）。ADNFS. 联合邓巴国民健康调查；ALSPAC. 埃文父母与子女纵向研究；ELSA. 英国老龄化纵向研究；HAS. 赫特福德郡老龄化研究；HCS. 赫特福德郡队列研究；LBC1921 和 LBC1936. 洛锡安区 1921 年和 1936 年的出生队列；N85. 纽卡斯尔 85 岁以上研究；NSHD. 医学研究委员会全国健康与发展调查；SWS. 南安普敦女性调查；SWSmp. 来自南安普敦的母亲及其伴侣；T-07. 苏格兰西部 20-07 研究；UKHLS. 了解社会 - 英国家庭纵向研究

引自 Dodds et al. [7]Public Domain

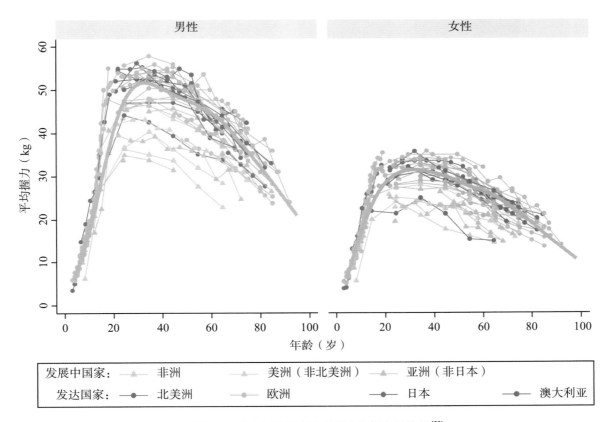

▲ 图 8-4　来自不同国家地区样本的握力平均值[33]

发展中国家和发达地区的数据分别以三角形和圆形显示；为了进行比较，灰线显示的是 12 项英国研究的常模数据的平均值（引自 Dodds et al. [33]Public Domain）

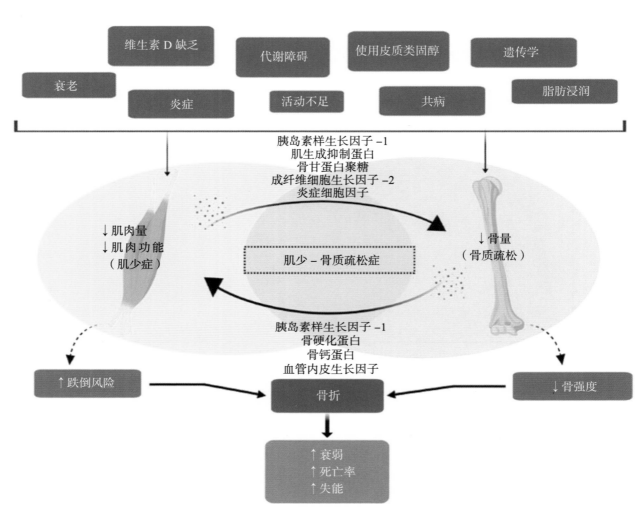

维生素 D 缺乏　代谢障碍　使用皮质类固醇　遗传学

衰老　炎症　活动不足　共病　脂肪浸润

胰岛素样生长因子 –1
肌生成抑制蛋白
骨甘蛋白聚糖
成纤维细胞生长因子 –2
炎症细胞因子

↓肌肉量
↓肌肉功能
（肌少症）

肌少 – 骨质疏松症

↓骨量
（骨质疏松）

胰岛素样生长因子 –1
骨硬化蛋白
骨钙蛋白
血管内皮生长因子

↑跌倒风险　骨折　↓骨强度

↑衰弱
↑死亡率
↑失能

▲ 图 11–1　肌肉和骨骼的相互影响，病理生理学和临床结局
改编自 Kirk et al. [1]

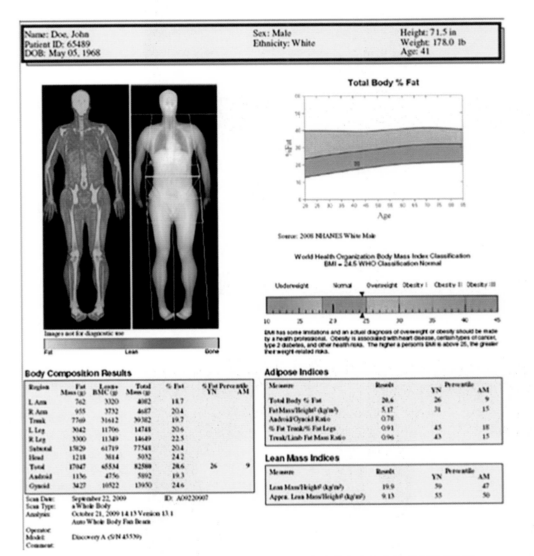

▲ 图 15–1　由 Hoiogic Discovery A DXA 扫描仪完成的患者全身体成分测量图像

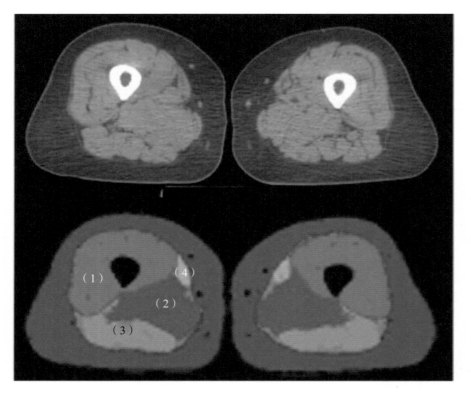

◀ 图 15-2 大腿中部 CT 扫描和使用分析软件进行肌群划分

上图：大腿中部的 CT 扫描。下图：主要肌群划分，包括股四头肌（1）、内收肌（2）、腘绳肌（3）和缝匠肌（4）

(1) (4)
(2)
(3)

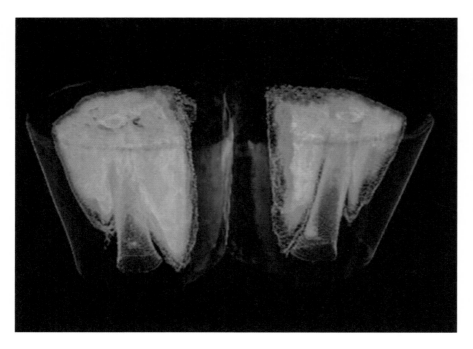

◀ 图 15-4 ^{11}C-L- 甲基 – 甲硫氨酸（^{11}C-L-Methyl Methionine，^{11}C-MET）PET/CT 采集的大腿中部三维重建扇形图像，以评估骨骼肌的蛋白质合成速率

实心像素代表 ^{11}C-MET 的摄取，透明灰阶图像代表大腿解剖轮廓。图像是 1 名女性受试者在完成右腿（图像上的左侧腿）的单侧腿部阻力练习 1h 后获得的。注意运动腿的摄取增加

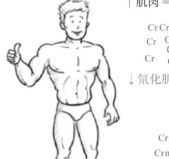
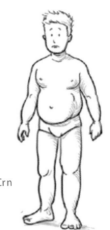

肌肉量相对较高

↑肌肉 = ↑肌酸池大小

Cr Cr Cr Cr Cr Cr Cr Cr Cr Cr Cr Cr
Cr Cr Cr Cr Cr Cr Cr Cr Cr Cr Cr Cr
Cr Cr Cr Cr Cr Cr Cr Cr Cr Cr

↓氘化肌酸：总肌酸

$Cr \rightarrow Crn$

$Cr \rightarrow Crn$

Crn Crn Crn Crn Crn Crn Crn Crn
Crn Crn Crn Crn Crn Crn Crn Crn Crn
Crn Crn Crn Crn Crn Crn Crn Crn Crn
Crn Crn Crn Crn

↓氘化肌酸：总肌酐

肌肉量相对较低

↓肌肉 = ↓肌酸池大小

Cr Cr Cr Cr Cr Cr
Cr Cr Cr Cr Cr Cr Cr
Cr Cr Cr Cr Cr

↑氘化肌酸：总肌酸

$Cr \rightarrow Crn$

$Cr \rightarrow Crn$

Crn Crn Crn Crn Crn Crn
Crn Crn Crn Crn Crn
Crn Crn Crn Crn
Crn Crn

↓氘化肌酸：总肌酐

▲ 图 17-1　人体肌酸池大小和肌肉量估计

在肌肉量相对较高的人群中，总 Cr 池中被标记的 Cr（D_3-Cr，标记为红色 Cr）相对较少。由于 Cr 会转化为 Crn，D_3-Cr 会转化为 D_3-Crn，尿液中排出的标记 Crn（D_3-Crn，标记为红色 Crn）就会相对较少。因此，在肌肉量相对较高的人群中，D_3-Crn 与总 Crn 的比值会相对较低。而在肌肉量相对较低的人群中，情况正好相反：总 Cr 池中被标记的 Cr 相对较多，导致尿液中排出的标记 Crn 也相对较多。因此，在肌肉量较低的人群中，D_3-Crn 与总 Crn 的比值相对较高

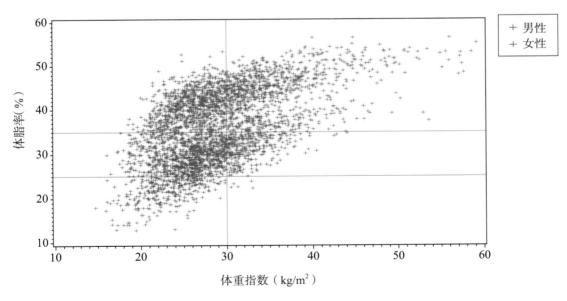

▲ 图 22-2　肌少症的生命历程模型

引自 Sayer et al.[108]

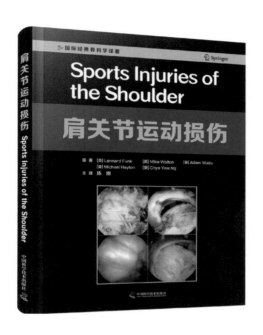

原著：[英] Lennard Funk 等

主译：陈　刚

定价：168.00元

　　本书引进自Springer出版社，是一部新颖、独特、全面的肩关节运动损伤参考书。全书共13章，先对肩关节的临床解剖与生物力学进行了概述性介绍，然后从基本解剖结构、病理生理学特点、临床表现、治疗方法、并发症处理及预后等方面对各种类型的肩关节运动损伤进行了阐述，最后简明总结了运动康复的基本原则。书中各章章首均列有学习要点，章末设有问答题，有助于读者了解及掌握书中内容。本书内容翔实，图表丰富，可供骨科医师、运动员康复理疗师日常工作中阅读参考，也可作为初入临床的骨科医学生的学习指导用书。

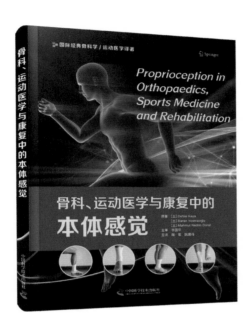

原著：[土] Defne Kaya 等

主审：李国平

主译：陶 军 阮建伟

定价：128.00元

　　本书引进自 Springer 出版社，由国际权威专家 Defne Kaya、Baran Yosmaoglu、Mahmut Nedim Doral 教授共同编写。著者通过本体感觉这一特殊视角，将骨科、运动医学及康复医学的基本理论与临床经验联系在一起，帮助读者获得更多新鲜、生动和实用的知识。纵览全书，内容全面翔实、图文并茂，深入浅出，分类明确，充分反映了近年来有关本体感觉评估和治疗的理论与实践进展，尤其重点讨论了贴近临床的诊断与治疗手段，运用循证医学方法指导临床实践，并对国际最新的研究水平进行了精辟的概括总结。本书可为临床医师更好地了解和进行术后康复指导提供准确参考，同时也可作为相关科研人员的参考书。

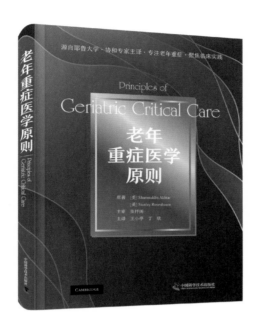

原著：[美] Shamsuddin Akhtar等

主审：张抒扬

主译：王小亭　丁　欣

定价：128.00元

　　本书引进自剑桥大学出版社，原著由美国耶鲁大学医学院 Shamsuddin Akhtar 教授和Stanley Rosenbaum 教授共同编写，聚焦于老年重症患者临床治疗的特殊性。全书共15 章，全面涵盖了老年重症相关流行病学、老年重症患者的药物治疗、营养与代谢、免疫与感染、应激反应、围术期处理及老年呼吸重症、老年心血管重症等相关内容，对慢性重症、药理学、免疫学、认知问题及理想的老年患者重症治疗方式等相关主题进行了系统阐述。本书有助于读者快速了解和掌握老年重症治疗要点，适合重症医学、老年医学、麻醉学、护理学相关医务工作者参考阅读。

出版社官方微店